HYGIÈNE DE LYON

COMPTE-RENDU

DES

TRAVAUX DU CONSEIL D'HYGIÈNE PUBLIQUE ET DE SALUBRITÉ

DU DÉPARTEMENT DU RHÔNE

(Du 1er Janvier 1851 au 31 Décembre 1859)

PREMIÈRE PARTIE

PAR M. LE Dr ROUGIER

CHEVALIER DE LA LÉGION-D'HONNEUR

VICE-PRÉSIDENT DU CONSEIL, ANCIEN MÉDECIN DE L'HÔTEL-DIEU

MEMBRE DE L'ACADÉMIE DES SCIENCES, BELLES-LETTRES ET ARTS

ET DE LA SOCIÉTÉ IMPÉRIALE DE MÉDECINE DE LYON

ETC., ETC.

DEUXIÈME PARTIE

PAR M. LE Dr GLÉNARD

CHEVALIER DE LA LÉGION-D'HONNEUR

SECRÉTAIRE DU CONSEIL, PROFESSEUR DE CHIMIE A L'ÉCOLE DE MÉDECINE

MEMBRE DE L'ACADÉMIE DES SCIENCES, BELLES-LETTRES ET ARTS

DE LA SOCIÉTÉ D'AGRICULTURE

ET DE LA SOCIÉTÉ IMPÉRIALE DE MÉDECINE DE LYON

ETC., ETC.

LYON

IMPRIMERIE D'AIMÉ VINGTRINIER

QUAI SAINT-ANTOINE, 35

1860

HYGIÈNE DE LYON

COMPTE-RENDU

DES TRAVAUX DU CONSEIL D'HYGIÈNE PUBLIQUE ET DE SALUBRITÉ

DU DÉPARTEMENT DU RHÔNE

HYGIÈNE DE LYON

COMPTE-RENDU

DES

TRAVAUX DU CONSEIL D'HYGIÈNE PUBLIQUE ET DE SALUBRITÉ

DU DÉPARTEMENT DU RHÔNE

(Du 1er Janvier 1851 au 31 Décembre 1859)

PREMIÈRE PARTIE

Par M. le Dr ROUGIER

CHEVALIER DE LA LÉGION-D'HONNEUR

VICE-PRÉSIDENT DU CONSEIL, ANCIEN MÉDECIN DE L'HÔTEL-DIEU

MEMBRE DE L'ACADÉMIE DES SCIENCES, BELLES-LETTRES ET ARTS

ET DE LA SOCIÉTÉ IMPÉRIALE DE MÉDECINE DE LYON

ETC., ETC.

DEUXIÈME PARTIE

Par M. le Dr GLÉNARD

CHEVALIER DE LA LÉGION-D'HONNEUR

SECRÉTAIRE DU CONSEIL, PROFESSEUR DE CHIMIE A L'ÉCOLE DE MÉDECINE

MEMBRE DE L'ACADÉMIE DES SCIENCES, BELLES-LETTRES ET ARTS

DE LA SOCIÉTÉ D'AGRICULTURE

ET DE LA SOCIÉTÉ IMPÉRIALE DE MÉDECINE DE LYON

ETC., ETC.

LYON

IMPRIMERIE D'AIMÉ VINGTRINIER

QUAI SAINT-ANTOINE, 35

1860

A M. VAÏSSE

SÉNATEUR, CHARGÉ DE L'ADMINISTRATION DU DÉPARTEMENT DU RHÔNE.

MONSIEUR LE SÉNATEUR,

Nous avons l'honneur de vous adresser le compte-rendu des travaux du Conseil d'hygiène publique et de salubrité du département du Rhône, pendant la période renfermée entre le 1ᵉʳ janvier 1851 et le 31 décembre 1859.

Nous avons cru devoir le faire précéder d'une étude sur la ville de Lyon et les heureuses transformations qu'elle a subies depuis le commencement du siècle, et qui sous votre habile administration ont pris des proportions si grandioses qu'elles en ont opéré la complète régénération et fait ainsi de la ville de France la plus mal dotée, peut-être, sous le rapport hygiénique, l'une des plus belles et des plus salubres de l'Empire.

Cette première partie de notre travail traite également au même point de vue des établissements publics et aborde quelques questions d'hygiène générale.

La seconde partie est la plus importante en ce qu'elle s'occupe des nombreuses et diverses industries qui ont pris une si rapide extension dans notre cité et de leur règlementation relativement à la salubrité publique, aux incommodités et aux dangers inhérents à quelques unes, toutes choses sur lesquelles votre Conseil d'hygiène a été consulté. Nous y passons en revue près de 1400 rapports dont l'ensemble peut être considéré comme formant le tableau complet de l'industrie du département. Les plus importants de ces rapports ont été reproduits intégralement dans ce compte-rendu, d'autres ont été groupés et analysés, beaucoup ont dû être passés sous silence en raison du peu d'intérêt qui s'attachait à leur objet.

Dans le choix des travaux que nous vous présentons, dans leur arrangement méthodique nous n'avons eu qu'un but, qu'une pensée, concourir à l'établissement et aux progrès de la science en lui apportant les matériaux qui résultent de nos consciencieuses observations.

Nous serons heureux, Monsieur le Sénateur, si vous jugez que nous avons répondu comme vous aviez droit de l'espérer à l'appel que vous avez fait à notre zèle et à notre dévoûment.

Veuillez agréer, Monsieur le Sénateur, l'expression de nos sentiments les plus respectueux.

ROUGIER,   A. GLÉNARD,
Vice-Président.   *Secrétaire,*

.Lyon, le 25 août 1860.

ARRÊTÉS CONSTITUTIFS

DES

CONSEILS D'HYGIÈNE PUBLIQUE

ET DE

SALUBRITÉ DANS LES DÉPARTEMENTS

———

RÉPUBLIQUE FRANÇAISE.

LIBERTÉ.-ÉGALITÉ.-FRATERNITÉ.

Au nom du Peuple français,

Le Président du Conseil des Ministres, chargé du Pouvoir exécutif ;

Sur le rapport du Ministre de l'agriculture et du commerce,

Le Conseil d'État entendu,

ARRÊTE :

TITRE PREMIER.

Des Institutions d'hygiène publique et de leur organisation.

ARTICLE PREMIER.

Dans chaque arrondissement, il y aura un Conseil d'hygiène publique et de salubrité.

Le nombre des membres de ce Conseil sera de sept au moins et de quinze au plus.

Un tableau, dressé par le Ministre de l'agriculture et du commerce, réglera le nombre des membres et le mode de composition de chaque Conseil.

ART. 2.

Les membres du Conseil d'hygiène d'arrondissement seront nommés pour quatre ans par le Préfet, et renouvelés par moitié tous les deux ans.

*

Art. 3.

Des commissions d'hygiène publique pourront être instituées dans les chefs-lieux de canton par un arrêté spécial du Préfet, après avoir consulté le Conseil d'arrondissement.

Art. 4.

Il y aura, au chef-lieu de la Préfecture, un Conseil d'hygiène publique et de salubrité du département.

Les membres de ce Conseil seront nommés pour quatre ans par le Préfet et renouvelés par moitié tous les deux ans.

Un tableau, dressé par le Ministre de l'agriculture et du commerce, règlera le mode, le nombre des membres et le mode de composition de ce Conseil.

Ce nombre sera de sept au moins et de quinze au plus.

Il réunira les attributions des Conseils d'hygiène d'arrondissement aux attributions particulières qui seront énumérées à l'art 12.

Art. 5.

Les Conseils d'hygiène seront présidés par le Préfet ou le Sous-Préfet, et les Commissions de canton par le maire du chef-lieu.

Chaque conseil élira un vice-président et un secrétaire qui seront renouvelés tous les deux ans.

Art. 6.

Les Conseils d'hygiène et les Commissions se réuniront au moins une fois tous les trois mois, et chaque fois qu'ils seront convoqués par l'Autorité.

Art. 7.

Les membres des Commissions d'hygiène de canton pourront être appelés aux séances du Conseil d'hygiène d'arrondissement; ils ont voix consultative.

Art. 8.

Tout membre des Conseils ou des Commissions de canton qui,

sans motifs d'excuse approuvés par le Préfet, aura manqué de se rendre à trois convocations consécutives, sera considéré comme démissionnaire.

TITRE II.

Attributions des Conseils et des Commissions d'hygiène publique.

ART. 9.

Les Conseils d'hygiène d'arrondissement sont chargés de l'examen des questions relatives à l'hygiène publique de l'arrondissement, qui leur sont renvoyées par le Préfet ou le Sous-Préfet. Ils peuvent être spécialement consultés sur les objets suivants :

1º L'assainissement des localités et des habitations ;

2º Les mesures à prendre pour prévenir et combattre les maladies endémiques, épidémiques et transmissibles ;

3º Les épizooties et les maladies des animaux ;

4º La propagation de la vaccine ;

5º L'organisation et la distribution des secours médicaux aux malades indigents ;

6º Les moyens d'améliorer les conditions sanitaires des populations industrielles et agricoles ;

7º La salubrité des ateliers, écoles, hôpitaux, maisons d'aliénés, établissements de bienfaisance, casernes, arsenaux, prisons, dépôts de mendicité, asiles, etc ;

8º Les questions relatives aux enfants-trouvés ;

9º La qualité des aliments, boissons, condiments et médicaments livrés au commerce ;

10º L'amélioration des établissements d'eaux minérales appartenant à l'État, aux départements, aux communes et aux particuliers, et les moyens d'en rendre l'usage accessible aux malades pauvres ;

11º Les demandes en autorisation, translation ou révocation des établissements dangereux, insalubres ou incommodes ;

12º Les grands travaux d'utilité publique, constructions d'édifices, écoles, prisons, casernes, ports, canaux, réservoirs, fontaines, halles, établissements des marchés, routoirs, égoûts, cimetières, la voirie, etc., sous le rapport de l'hygiène publique.

Art. 10.

Les Conseils d'hygiène publique d'arrondissement réuniront et coordonneront les documents relatifs à la mortalité et à ses causes, à la topographie et à la statistique de l'arrondissement, en ce qui touche la salubrité publique.

Ils adresseront régulièrement ces pièces au Préfet, qui en transmettra une copie au Ministre du commerce.

Art. 11.

Les travaux des Conseils d'arrondissement seront envoyés au Préfet.

Art. 12.

Le Conseil d'hygiène publique et de salubrité du département aura pour mission de donner son avis :

1° Sur toutes les questions d'hygiène publique qui lui seront renvoyées par le Préfet ;

2° Sur les questions communes à plusieurs arrondissements ou relatives au département tout entier.

Il sera chargé de centraliser et coordonner, sur le renvoi du Préfet, les travaux des Conseils d'arrondissement.

Il fera, chaque année, au Préfet, un rapport général sur les travaux des Conseils d'arrondissement.

Ce rapport sera immédiatement transmis, par le Préfet, avec les pièces à l'appui, au Ministre du commerce.

Art. 13.

La ville de Paris sera l'objet de dispositions spéciales.

Art. 14.

Le Ministre de l'agriculture et du commerce est chargé de l'exécution du présent arrêté.

Fait à Paris, le 18 décembre 1848.

Signé : E. CAVAIGNAC.

Le Ministre de l'agriculture et du commerce,
Signé : TOURRET.

ARRÊTÉ.

Le Ministre de l'agriculture et du commerce,

Vu les articles 1er et 5 de l'arrêté du Chef du Pouvoir exécutif, en date du 18 décembre 1848, sur l'organisation des Conseils d'hygiène publique et de salubrité ;

ARRÊTE :

ARTICLE PREMIER.

Le nombre des membres des Conseils d'hygiène et de salubrité, tant du département que d'arrondissements, sera fixé conformément au tableau annexé au présent arrêté.

ART. 2.

Le nombre des médecins, pharmaciens ou chimistes et vétérinaires, est fixé, pour chaque Conseil, dans la proportion suivante :

NOMBRE DES MEMBRES.	MÉDECINS. Docteurs en médecine, Chirurgiens et Officiers de santé.	PHARMACIENS OU CHIMISTES.	VÉTÉRINAIRES.
10.	4.	2.	1.
12.	5.	3.	1.
15.	6.	4.	2.

Les autres membres seront pris, soit parmi les notables agriculteurs, commerçants ou industriels, soit parmi les hommes qui, à raison de leurs fonctions ou de leurs travaux habituels, sont appelés à s'occuper des questions d'hygiène.

Art. 3.

L'ingénieur des mines, l'ingénieur des ponts et chaussées, l'officier du génie chargé du casernement ou, à son défaut, l'intendant ou le sous-intendant militaire, l'architecte du département, les chefs de division ou de bureau de la Préfecture, dans les attributions desquels se trouveront la salubrité, la voirie et les hôpitaux, pourront, dans le cas, où ils ne feraient pas partie du Conseil d'hygiène publique et de salubrité de leur résidence, être appelés à assister aux délibérations de ce Conseil avec voix consultative.

Art. 4.

Dans les cantons où il n'aura pas été établi de Commissions d'hygiène publique, des correspondants pourront être nommés par le Préfet, sur la proposition du Conseil d'arrondissement.

Art. 5.

Les Préfets des départements sont chargés, chacun en ce qui le concerne, de l'exécution du présent arrêté.

Paris, le 15 Février 1849.

Signé : Buffet.

TABLEAU

Portant fixation du nombre des membres des Conseils d'hygiène publique et de salubrité.

DÉPARTEMENT.	ARRONDISSEMENTS.	NOMBRE DES MEMBRES.
RHÔNE........	Lyon.................	15
	Villefranche............	12

Composition du Conseil d'hygiène publique et de salubrité de l'arrondissement de Lyon.

En vertu des arrêtés que nous venons de transcrire, ce Conseil qui ne comptait que neuf membres, fut complété et porté à quinze membres, ainsi distribués :

MM.

VIRICEL, DE POLINIÈRE, MONFALCON, IMBERT, POTTON, PRAVAZ,	MÉDECINS.
DAVALLON, PARAYON,	PHARMACIENS.
BINEAU, GLÉNARD,	CHIMISTES.
LECOQ, TISSERAND,	VÉTÉRINAIRES.
TABAREAU, GUILLLEBOT DE NERVILLE,	INGÉNIEURS.
DUMESNIL,	MÉDECIN DES ÉPIDÉMIES.

C'était ainsi du moins qu'il était composé en juillet 1851, après quelques mutations qui avaient eu lieu depuis sa constitution.

Cette époque était celle de son renouvellement triennal. Nous donnons ici l'extrait des procès-verbaux des séances auxquelles donna lieu cette opération.

Séance du jeudi 3 juillet 1851.

M. le Préfet adresse au Conseil une lettre par laquelle il invite M. le Vice-Président à procéder, à la désignation de la moitié des membres qui doivent être sortants, afin que le renouvellement biennal puisse s'effectuer, à cette lettre sont jointes: 1° Une circulaire de M. le Ministre de l'agriculture et du commerce, qui a pour objet de recommander l'exécution des instructions rédigées par le comité consultatif d'hygiène publique, sur les attributions des conseils d'hygiène publique et de salubrité ; 2° un exemplaire des dites instructions. MM. Monfalcon et de Polinière font observer qu'ils ont déjà démontré dans le compte rendu des travaux du Conseil récemment imprimé, et conformément à l'opinion unanime de tous les membres, qu'il y avait impossibilité absolue de faire une application pratique des théories sur lesquelles reposent et le décret du 18 décembre 1848, concernant la nouvelle institution des Conseils d'hygiène et de salubrité, et les instructions émanant du comité consultatif, lesquelles, au surplus, ne sont que le commentaire du texte du décret.—Ces observations sont de nouveau approuvées par tous les membres du Conseil.

Il s'agit, dit M. le Vice-Président, de désigner la moitié sortante. Comme le Conseil se compose de 15 membres, les sortants doivent être au nombre de 7 ou de 8. — Ce dernier chiffre est d'abord mis aux voix et adopté à l'unanimité, il y aura donc huit sortants.

Avant le tirage au sort des noms des sortants, M. le Vice-Président rappelle que les vacances qui existeront dans le Conseil, compteront pour le renouvellement, et que le nombre des membres sortants à tirer au sort, en sera réduit d'autant.— Il ajoute qu'une vacance va se produire par le fait de sa démission ; il déclare la donner en alléguant son âge, et la date de ses services dans le Conseil de salubrité, qui remontent au jour de sa fondation, 17 octobre 1822. Tous les membres du Conseil expriment leurs vifs regrets de la résolution manifestée par leur respectable

Président, et insistent pour le prier de ne pas se démettre de ses fonctions M. Viricel remercie ses collègues et persiste.

M. de Polinière, nommé membre du Conseil en 1826, déclare également qu'il se retire, non par motif d'une opposition quelconque au nouveau système, mais à cause de l'impossibilité où il serait d'accomplir la tâche étendue et compliquée qu'imposent les instructions ministérielles.

M. Monfalcon, dont la nomination date de 1824, dit que, sans parler de démission, il est convenable que les huit membres les plus anciens se désignent spontanément comme sortants.— Cette opinion est favorablement accueillie et reçoit son exécution. Les anciens qui se désignent comme sortants, sont : MM. Viricel, Monfalcon, Imbert, Potton, Pravaz, Davallon et de Polinière. M. Pravaz est absent, mais il a chargé l'un de ses collègues, M. Monfalcon, de le représenter et de le déclarer sortant. — Un membre, dont la nomination date de 1824, M. Tabareau, adhèrerait peut-être à la proposition de M. Monfalcon, mais il est absent et l'on ignore ses intentions.

En conséquence il y a lieu de consulter le sort pour compléter la liste de huit.— Les noms de MM. Duménil, Parrayon, Bineau, Glénard, Lecoq, Tisserant, Tabareau et Guillebot de Nerville, sont écrits sur des bulletins, pliés et mêlés dans l'urne. Le premier bulletin tiré par M. le Président, porte le nom de M. Lecoq, directeur de l'École vétérinaire. — Ce nom , ajouté aux sept qui précèdent, complète la liste des huit membres sortants.

Le Secrétaire est chargé de transmettre à M. le Préfet le procès verbal de cette opération.

———

Séance du jeudi 17 juillet, 1851.

Le Secrétaire dit que le lendemain de la dernière séance, il a écrit à M. le Préfet, pour lui faire connaître les noms des membres sortants, conformément à la disposition de l'article 2, de l'arrêté du gouvernement du 18 décembre 1848, laquelle porte que les membres des Conseils d'hygiène publique et de salubrité seront renouvelés par moitié tous les deux ans. — Le secrétaire ajoute que M. le Préfet ayant réclamé le procès verbal de la séance du 3 juillet, où sont relatées les opérations relatives au renouvellement biennal, il fallait nécessairement que ledit procès verbal reçût l'approbation du Conseil, avant d'être adressé à l'autorité ; que cette circonstance est le motif de la convocation extraordinaire de ce jour et l'objet essentiel de la séance.

Le procès verbal de la séance du 3 juillet est lu ; après une discussion à laquelle prennent part plusieurs membres, il est adopté dans toute sa teneur, sans aucune modification.

Par suite de cette désignation de huit membres sortants, et acceptant les démissions données ou entrevues, et que légitimaient de longs et importants services, un arrêté préfectoral pourvut à toutes ces vacances et appela au Conseil pour les remplacer, MM. Rougier, Richard (de Nancy), Devay, Arthaud, Fraisse et Bonnet, médecins, M. Guilliermond pharmacien et M. Lecoq directeur de l'École vétérinaire pour continuation de fonctions. Leur installation eut lieu dans la séance suivante, et connaissance en fut donnée à M. le Commissaire extraordinaire, Préfet du Rhône, par une lettre du vice Président et du Secrétaire démissionnaire, qui ne cessèrent leurs fonctions qu'à la fin de la séance dans laquelle eut lieu cette installation.

(Voir procès verbal du 21 août 1851, et la lettre à la suite.)

CONSEIL D'HYGIÈNE PUBLIQUE ET DE SALUBRITÉ

RENOUVELLEMENT BIENNAL.

Séance du jeudi 21 août 1851.

La séance est ouverte à une heure. — Sont présents MM. Viricel, vice-président, Rougier, Duménil, Arthaud, Fraisse, Glénard, Parrayon, Guilliermond, Lecoq, Tisserant, Dardel et de Polinière, secrétaire.

M. Richard de Nancy, récemment nommé membre du Conseil, a écrit pour s'excuser de ne pouvoir assister à la séance. M. Bouchacourt, récemment nommé en remplacement de M. Bonnet, non acceptant, est absent de Lyon depuis le 16 de ce mois.

Trois autres membres, MM. Bineau, Tabareau, Guillebot de Nerville sont malades ou absents.

Le procès-verbal de la dernière séance (17 juillet) est lu et adopté. — Lecture est donnée du procès-verbal de l'avant-dernière séance (3 juillet), afin que les nouveaux membres aient une connaissance exacte de ce qui s'est passé relativement au mode de désignation des huit membres sortants.

M. le Vice-Président dit que, conformément aux intentions de M. le Commissaire extraordinaire, Préfet du Rhône, cette séance est spécialement consacrée à l'installation des nouveaux membres et à la nomination, au scrutin secret, du Vice-Président et du secrétaire.

Après avoir déclaré installés les nouveaux membres, M. le Vice-Président invite le Conseil à procéder à la formation de son bureau.

Le nombre des votants est de dix : la majorité absolue est de six.

Premier scrutin, pour la nomination du Vice-Président.

M. Rougier a obtenu 8 voix. M. Tabareau, 1 ; M. Richard de Nancy, 1. — En conséquence, M. Rougier est proclamé vice-président.

Deuxième scrutin, pour la nomination du secrétaire, M. Glénard a obtenu 8 voix ; M. Tisserant, 1 ; M. Arthaud, 1. En conséquence, M. Glénard est proclamé secrétaire.

M. Viricel invite M. Rougier à le remplacer au fauteuil. M. Rougier adresse en son nom et au nom du Conseil un tribut d'hommage au vénérable doyen de la médecine lyonnaise ; il prie MM. Viricel et de Polinière de vouloir bien ne pas abandonner la séance, quoiqu'ils aient annoncé que leur mission était terminée ; puis il exprime les regrets causés dans le sein du Conseil par la retraite de MM. Viricel, Monfalcon, Imbert, Potton, Davallon, Pravaz et de Polinière.

MM. Viricel et de Polinière, après avoir remercié M. le vice-président Rougier des paroles obligeantes et affectueuses qu'il vient de prononcer, assistent aux travaux de cette séance, qui est levée à trois heures.

Lyon, ce 21 août 1851,

POLINIÈRE.   *Signé :* VIRICEL.

CONSEIL DE SALUBRITÉ DU DÉPARTEMENT DU RHONE.

—

A Monsieur le Commissaire extraordinaire, Préfet du Rhône.

Monsieur le Préfet,

Nous avons l'honneur de vous rendre compte, par le procès-verbal ci joint, de l'installation des nouveaux membres et de la formation du bureau.

Le vif intérêt que nous portons au Conseil et à ses travaux nous fait applaudir aux heureuses nominations par lesquelles vous venez de le compléter (1).

(1) Les membres nouvellement nommés n'avaient accepté leurs fonctions qu'après s'être loyalement assurés auprès des membres sortants que leur

Nous ne quitterons pas nos fonctions sans vous adresser, Monsieur le Préfet, des remercîments pour les témoignages de confiance et de bienveillance particulière que vous avez bien voulu nous donner. Veuillez croire à toute notre reconnaissance.

Agréez l'assurance de la haute considération avec laquelle nous sommes,

Monsieur le Préfet,

Vos très-humbles et très-obéissants serviteurs,

POLINIÈRE.   *Signé :* VIRICEL.

Lyon, ce 21 août 1851.

———

Aujourd'hui, par suite du changement de résidence de M. Guillebot de Nerville (1854), de la mort de MM. Dumesnil (1851) et Parayon (1859), remplacés par MM. Brisson, Brévard et Ferrand, le Conseil se trouve composé ainsi qu'il suit :

MM.

LE PRÉFET DU RHONE , *Président.*

ROUGIER ✻, ancien médecin de l'Hôtel-Dieu, président de l'Académie, etc., *Vice-Président.*

RICHARD (DE NANCY) ✻, ancien chirurgien-major de la Charité, directeur de l'École de médecine.

DEVAY, médecin de l'Hôtel-Dieu, professeur de clinique interne à l'École de méde- MÉDECINS. cine.

ARTHAUD , médecin en chef de l'hospice de l'Antiquaille.

FRAISSE , secrétaire de l'Académie, bibliothécaire au Palais-des-Arts.

BREVARD , médecin en chef des bureaux de bienfaisance, médecin des épidémies.

démission était volontaire et spontanée, et qu'en leur succédant ils ne froissaient aucune susceptibilité et ne manquaient à aucune des convenances confraternelles.

ROUGIER.

MM.

BINEAU ✳, professeur à la Faculté des sciences. |
GLÉNARD ✳, professeur à l'École de médecine, |CHIMISTES.
      secrétaire. |

FERRAND. |
GUILLIERMOND. |PHARMACIENS.

TABAREAU, O ✳, Doyen de la Faculté des sciences. |
DARDEL ✳, ancien architecte de la ville. |INGÉNIEURS.

LECOQ ✳, directeur de l'École vétérinaire. |
TISSERANT, professeur à l'École vétérinaire. |VÉTÉRINAIRES.

BRISSON ✳, ancien président du Conseil des |INDUSTRIEL.
      prud'hommes. |

M. BOUCHET, médecin des épidémies, assiste aux séances du Conseil avec voix consultative.

Le Conseil d'hygiène publique et de salubrité de l'arrondissement de Villefranche est composé ainsi qu'il suit :

MM.

LE SOUS-PRÉFET, président, à *Villefranche.*

Le Dr GUILLOT, vice-président, à *Villefranche.*

MÉHU, pharmacien, secrétaire, à *Villefranche.*

Le marquis de TOURNON, agronome à *Montmélas.*

PEYRÉ, ancien juge, à *Villefranche.*

Le Dr PERRET (Francisque), à *Villefranche.*

Le Dr FÉLIX (Prosper), à *Villefranche.*

GRÉGOIRE DE NOIGNES, apprêteur, à *Villefranche.*

RIVET (Joseph), pharmacien, à *Villefranche.*

DE FLEURIEU, propriétaire et chimiste, à *Saint-Georges de Rencins.*

Le Dr ARMAND, à *Denicé.*

ROBERT DIAMUSO, vétérinaire, à *Villefranche.*

DE BLLLEROCHE aîné, propriétaire, à *Villefranche.*

Depuis sa constitution en 1851, le Conseil d'hygiène de l'arrondissement de Lyon a été soumis à la loi du renouvellement biennal, et toujours M. le Sénateur chargé de l'administration du département du Rhône a renommé les mêmes membres par continuation de fonctions 'et chaque fois le scrutin du Conseil a maintenu dans leurs fonctions le Vice-Président et le secrétaire.

Quelques mois après son installation, le Conseil qui avait eu le temps de mesurer dans toute son étendue la tâche que lui imposaient les circulaires ministérielles, jugea qu'il était nécessaire de s'adjoindre, pour aider à son accomplissement, de nouveaux collaborateurs. En conséquence, et par suite d'une délibération spéciale, il décida qu'une demande serait faite dans ce sens à M. le baron de Vincent, alors préfet du Rhône, auquel son Vice-Président adressa la lettre suivante :

MÉDECINS CORRESPONDANTS.

Lyon, le 28 février 1852.

Monsieur le Préfet,

Pour atteindre le but que s'est proposé le Gouvernement dans l'institution des Conseils d'hygiène publique et de salubrité, il est indispensable que ces Conseils aient toute leur liberté et surtout leur possibilité d'action pour obtenir tous les renseignements dont ils ont besoin, afin de s'éclairer sur les diverses questions qui leur sont soumises et qui doivent faire la base de leurs comptes-rendus.

Les instructions ministérielles demandent aux Conseils d'hygiène, de réunir et de coordonner les documents relatifs à la mortalité et à ses causes, à la topographie, à la statistique des naissances et des décès, aux épidémies et aux épizooties, à la propagation de la vaccine, à toutes les causes d'insalubrité existant dans chaque localité, etc., etc. Il est évident que tous ces renseignements ne peuvent nous être donnés que par les médecins de ces localités, et que jusqu'à présent nous n'avons pu les recevoir que d'une manière officieuse, c'est-à-dire, souvent inexacte et irrégulière.

Je pense que ces communications avec le Conseil, doivent être officielles et elles le deviendront, M. le Préfet, si vous voulez faire usage de la faculté que vous laisse la circulaire ministérielle

(n° 13, Paris, 3 mai 1851) dans laquelle il est dit : « Il pourrait
« y avoir plus d'avantage à désigner au lieu de comité, dans
« chaque commune, un correspondant unique qui serait chargé
« de rendre compte de l'exécution des mesures d'assainissement
« et de transmettre aux Commissions cantonales et aux Conseils
« d'arrondissement, tous les renseignements qui pourraient in-
« téresser la santé publique. »

Suivre à la lettre ces instructions serait, je le crois, multiplier inutilement les rouages et occasionner des lenteurs inévitables ; il me paraîtrait suffisant de nommer, dans chaque canton, un médecin qui correspondrait avec le Conseil d'hygiène
de Lyon. On enverrait à chacun d'eux, un exemplaire des instructions du Comité consultatif d'hygiène publique, afin qu'ils
pussent voir la part qu'ils doivent prendre à ce travail pour ce
qui concerne la localité qu'ils habitent.

Je pense aussi et je vous soumets cette idée, M. le Préfet,
qu'il conviendrait que les choix de l'Administration portassent
sur les médecins déjà attachés au service des vaccinations gratuites. Cette nomination doublerait leur zèle en multipliant leurs
points de contact avec l'autorité qui apprécierait leur dévoûment.

En conséquence de ce qui précède, j'ai l'honneur, M. le Préfet,
de vous proposer de prendre un arrêté qui nomme membres
correspondants du Conseil d'hygiène publique et de salubrité
de l'arrondissement de Lyon, les médecins dont les noms sont
portés dans le tableau ci-annexé.

Veuillez agréer, M. le Préfet, l'expression de mon profond
respect.

ROUGIER,

Vice-Président du Conseil d'hygiène et de salubrité de
l'arrondissement de Lyon.

Cette démarche eut un plein succès et peu de jours après, le
Conseil reçut, en même temps, la réponse de M. le Préfet avec
l'arrêté conforme à ses indications.

**

A Monsieur le Vice-Président du Conseil d'hygiéne publique et de salubrité, à Lyon.

Lyon, le 16 mars 1852.

Monsieur le Vice-Président,

J'ai l'honneur de vous adresser expédition d'un arrêté, en date du 2 de ce mois, par lequel j'ai nommé, dans chaque canton du département du Rhône, conformément aux propositions contenues dans votre rapport du 28 février dernier, un membre correspondant du Conseil d'hygiène et de salubrité publique.

J'informe de cette disposition chacun des membres qui sont l'objet de cette désignation.

Recevez, M. le Vice-Président, l'assurance de ma considération très-distinguée,

LE PRÉFET DU RHÔNE,
Commandeur de la Légion-d'Honneur (en congé).

Le Secrétaire-général, délégué,
A. PELVEY.

EXTRAIT DES REGISTRES DES ARRÊTÉS DU DÉPARTEMENT DU RHONE.

Nous, Préfet du Rhône, commandeur de la Légion-d'Honneur,

Vu l'arrêté du Gouvernement du 18 décembre 1848, relatif à l'organisation des Conseils d'hygiène publique et de salubrité, ensemble les instructions ministérielles interprétatives dudit arrêté ;

ARRÊTONS :

ARTICLE PREMIER.

Il est créé dans chaque canton du département du Rhône un membre correspondant du Conseil d'hygiène publique et de salubrité de l'arrondissement, chargé de rendre compte de l'exécution des mesures d'hygiène et d'assainissement qui pourraient être ordonnées, et de transmettre au Conseil de l'arrondissement tous les renseignements qui pourraient intéresser la santé ou la salubrité publique.

Art. 2.

Sont nommés membres correspondants du Conseil d'hygiène publique et de salubrité de l'arrondissement de Lyon, savoir :

Pour les cantons de

L'Arbresle	M. le Dr SAINCLAIR,	à L'Arbresle.
Condrieu	M. le Dr CHARRIN,	à Condrieu.
St-Genis-Laval	M. le Dr MUNARET,	à Brignais.
Givors	M. le Dr TAPONY,	à Givors.
St-Laurent-de-Chamousset	M. le Dr BILLIOTET,	à St-Laurent-de-Chamousset.
Limonest	M. le Dr CHARDON,	à Chasselay.
Mornant	M. le Dr MONIN,	à Mornant.
Neuville	M. le Dr ROUX,	à Neuville.
St-Symphorien-s.-Coise	M. le Dr SAUTEMOUCHE,	à St-Symphorien-s.-Coise.
Vaugneray	M. le Dr FINAZ,	à Ste-Consorce.

Art. 3.

Sont nommés membres correspondants du Conseil d'hygiène publique et de salubrité de l'arrondissement de Villefranche, savoir :

Pour les cantons de

Anse	M. le Dr PIÉRON,	à Chazay.
Beaujeu	M. le Dr CLÉMENT,	à Beaujeu.
Belleville	M. le Dr JACQUET,	à Belleville.
Bois-d'Oingt	M. le Dr GONNET aîné,	à Bois-d'Oingt.
Lamure et Monsols	M. le Dr DÉSARBRES,	à Lamure.
Tarare	M. le Dr CHANEL,	à Tarare.
Thizy	M. le Dr CALVATTE,	à Thizy.
Villefranche	M. le Dr PERRET jeune,	à Villefranche.

Art. 4.

Expédition du présent arrêté sera dressé à M. le Vice-Président du Conseil d'hygiène publique et de salubrité. Il sera donné connaissance de ces dispositions à chacun de MM. les membres correspondants qui y sont désignés. Il sera en outre inséré dans le Recueil des Actes administratifs du département du Rhône.

Fait à Lyon le 2 mars 1852.

Signé : Baron DE VINCENT.

Pour expédition conforme :

Le Secrétaire-Général de la Préfecture pour l'administration,

A. PELVEY.

———

Depuis sa recomposition, le Conseil d'hygiène de l'arrondissement de Lyon a fonctionné régulièrement, et nous pouvons dire avec fruit, il tenait à continuer dignement l'œuvre de ses prédécesseurs. Chaque mois, dans des séances prolongées, il a eu à entendre de quinze à vingt rapports sur des affaires, la plupart importantes, à statuer sur leurs conclusions et à proposer ses décisions à leur sujet. C'est dire qu'il y a eu du travail pour tous ses membres et que tous se sont dignement acquittés de leur mandat. Aussi, depuis cette époque, les matériaux relatifs à l'hygiène publique et à celle des différentes industries qui affluent dans notre ville se sont accumulés. Il était temps de les publier. Diverses circonstances ont retardé cette publication. En premier lieu, les immenses changements qui se sont faits dans la cité pour en opérer la régénération, laissaient peu de place à des préoccupations secondaires et limitaient les dépenses nécessaires ; d'un autre côté, le Conseil d'hygiène voyait dans ce délai l'occasion pour lui, de faire une publication plus complète et qui ferait ressortir les avantages hygiéniques que la ville est appelée à retirer de son heureuse transformation. Mais le moment est venu où, sur la demande du Ministre, qui nous a été transmise par l'autorité, nous avons dû nous occuper de ce travail. Nous nous sommes mis à l'œuvre après nous être assurés que son exécution ne serait entravée par aucun obstacle financier, et nous en avons obtenu l'assurance dans une réponse satisfaisante à la lettre suivante adressée par le secrétaire du Conseil à M. le Sénateur, chargé de l'Administration du département, dont le haut patronage et l'appui ne nous ont jamais manqué, toutes les fois que nous avons été dans le cas d'y avoir recours.

———

CONSEIL D'HYGIÈNE PUBLIQUE ET DE SALUBRITÉ.

Monsieur le Sénateur, administrateur du département.

Par votre lettre du 14 mai, vous nous avez fait l'honneur de nous demander un rapport général sur les travaux du Conseil d'hygiène publique et de salubrité du département.

Le Conseil, M. le Sénateur, n'a point oublié cette partie de sa tâche ; il sait qu'elle lui est prescrite par un article spécial des règlements qui le constituent. Et ne le fût-elle point, que ses propres traditions la lui commanderaient. Si donc, depuis plusieurs années, votre Conseil d'hygiène ne vous a pas adressé de compte-rendu, ce n'est point par oubli de ses devoirs, ni par négligence, mais par des motifs dont, nous l'espérons, vous apprécierez la valeur. C'est qu'il nous a paru qu'un pareil travail remplirait mieux son but et d'une manière plus utile, s'il embrassait une période d'années un peu importante, s'il résultait d'un ensemble de matériaux suffisamment nombreux et variés, si, en un mot, il était le fruit de l'expérience.

Aujourd'hui, ces diverses conditions nous paraissent réalisées et nous nous mettons à l'œuvre pour satisfaire à votre demande. Nous vous demandons cependant un peu de temps, en raison de l'importance du travail que nous avons à effectuer.

A ce sujet, M. le Sénateur, le Conseil croit devoir vous renouveler une demande qu'il vous a exprimée à diverses reprises et dont vous lui avez laissé espérer la réalisation.

Il s'agit d'un supplément d'allocation pour l'impression du rapport général du Conseil d'hygiène du département.

Ce n'est point auprès de vous, M. le Sénateur, qui comprenez si bien tout ce qui peut être utile, que nous insisterons pour démontrer en quoi une pareille publication peut être profitable à la science de l'hygiène. N'est-il pas évident que c'est dans les grands centres de populations que s'observent les faits sur lesquels se basent les lois de l'hygiène? que c'est là aussi où, par leur application, se jugent les lois de la science?

Lyon, à ce compte, est un champ d'étude qui ne laisse rien à désirer, et auquel peu d'autres peuvent être comparés. Il importe donc de ne pas le laisser stérile, mais de le fertiliser au profit de la science. Voilà pourquoi le Conseil d'hygiène vous prie, M. le Sénateur, de vouloir bien lui donner les moyens de faire imprimer son rapport général.

Une indication sommaire du travail que nous entreprenons justifiera, nous l'espérons, le chiffre d'allocation que nous croyons nécessaire.

1° Histoire de l'hygiène à Lyon et dans le département, depuis 1851 jusqu'à présent. Cette historique comprend tout ce qui s'est fait à Lyon en vue de l'hygiène, du bien-être de la population. C'est une époque [mémorable et de laquelle datera certainement une ère nouvelle de l'hygiène lyonnaise.

2° Histoire de la santé publique. — Maladies qui ont régné à diverses époques; épidémies (rapports de M. le médecin des épidémies, etc.....).

3° Hygiène relative aux établissements insalubres..... Sur ce sujet, le Conseil a produit plus de douze cents rapports, parmi lesquels il s'en trouve un grand nombre d'importants. Il se propose de publier ceux qui lui paraîtront le plus dignes, par la nature des sujets qui y sont traités, de servir la science. Le nombre de ceux-ci sera certainement de 100 à 150. — Il analysera les rapports d'une importance moindre, et se contentera de dresser la liste de ceux qui ne présenteront pas d'intérêt particulier.

4° Cette publication des rapports sera accompagnée de considérations générales sur les industries des diverses catégories; sur les progrès que certaines d'entre elles ont accompli au point de vue de l'hygiène, sur le choix des localités où doivent être dirigés les établissements industriels, etc...

5° Ce travail se terminera par une statistique des établissements existant dans le département.

Cet exposé, tout sommaire qu'il soit, suffira pour vous montrer, **M.** le Sénateur, qu'il y a là matière pour un assez gros volume. Et nous croyons, d'après les renseignements que nous avons pris, que l'édition à cinq cents exemplaires coûterait environ deux mille francs. Ce nombre de cinq cents nous paraît nécessaire. On est obligé d'envoyer un exemplaire à chaque Conseil d'hygiène et vous savez que bon nombre de départements en comptent deux ; on doit, en outre, en remettre à beaucoup de Sociétés savantes, etc...

C'est donc une somme de deux mille francs, au moins, qui serait nécessaire pour cette publication.

M. le Sénateur, plusieurs fois déjà le Conseil a eu l'honneur d'appeler votre attention sur l'insuffisance de ses ressources ; il croit vous avoir démontré que son allocation pouvait être augmentée dans une certaine limite, sans que pour cela ses fonctions cessassent de conserver leur caractère de gratuité. N'y aurait-il pas dans les circonstances actuelles une occasion toute naturelle d'élever le budget du Conseil et de le porter à un chiffre qui lui permettrait, à l'avenir, de faire ses publications sur ses propres fonds ? L'allocation annuelle accordée au Conseil est de 2,400 fr., pour la mettre en état de faire face aux divers besoins du service, il serait nécessaire de porter cette allocation à 4,000 fr.

En résumé, **M.** le Sénateur, le Conseil d'hygiène vous demande de vouloir bien augmenter le chiffre de son allocation annuelle, ou tout au moins de lui accorder un crédit supplémentaire destiné à faire les frais de l'impression de son rapport général.

Le Conseil espère que vous accueillerez favorablement sa demande : mais, quoi qu'il en soit de votre décision, il n'en continuera pas moins son œuvre avec tout le zèle et le dévoûment que réclament les intérêts que vous lui avez confiés, et dont il espère vous avoir donné quelques preuves.

Veuillez agréer, **M.** le Sénateur, l'assurance de la parfaite considération avec laquelle j'ai l'honneur d'être

Votre très-humble et très-dévoué serviteur,

Le secrétaire du Conseil,

A. Glénard.

M. le Président du Conseil d'hygiène.

Lyon, le 29 septembre 1858.

Monsieur le Président,

J'ai l'honneur de vous informer que, sur ma demande, le Conseil général du Rhône a voté, dans sa dernière session, une allocation exceptionnelle de 2,000 fr. pour l'impression d'un rapport général sur les travaux du Conseil d'hygiène publique et de salubrité.

Vous savez, M. le Vice-Président, que ce rapport m'a été plusieurs fois réclamé par M. le Ministre. Permettez-moi donc de vous prier d'en activer, autant que possible, la rédaction. Je connais et ai souvent apprécié le zèle du Conseil d'hygiène et je suis persuadé qu'il s'empressera de répondre au nouvel appel que je fais à son dévoûment et à ses lumières.

Agréez, M. le Vice-Président, l'assurance de ma considération la plus distinguée.

Le Sénateur chargé de l'Administration du département
du Rhône,

VAÏSSE.

PREMIÈRE PARTIE.

HYGIÈNE DE LYON

—

CHAPITRE PREMIER.

INTRODUCTION.

L'hygiène publique considérée comme science, remonte à une haute antiquité, mais son application peut
être regardée comme toute nouvelle, du moins, dans les
sociétés modernes.

Si l'hygiène individuelle a dû naître dans les premiers
âges du monde, dès que les hommes ont été réunis en
société, ils ont dû également rechercher tous les moyens
d'éloigner d'eux toutes les causes d'insalubrité, toutes
les sources de danger, de protéger, enfin, la santé publique contre tout ce qui pouvait la compromettre.
Aussi, trouvons-nous des traces d'hygiène publique
dans toutes les civilisations passées. Depuis les Égyptiens,
les Chaldéens, les Hébreux, les Grecs et les Romains, les
législations en prescrivent quelques règles que l'expérience avaient enseignées suivant les lumières que la
science possédait à leur époque. On les trouve éparses,
dans les institutions politiques comme dans les codes

religieux, dans les lois de Solon et de Lycurgue comme dans le Thalmut, les canons de l'Église et le Coran. Chez les modernes, au contraire, malgré tous les progrès de la civilisation, il faut presque arriver jusqu'au commencement de ce siècle, pour voir les lois s'occuper d'une science si précieuse pour la conservation des hommes, l'amélioration des races, le bien-être de la société. Et cependant, depuis Hippocrate, tous les hommes de science, écrivains, historiens, moralistes, voyageurs, en ont abordé quelques points et formulé quelques lois ; mais aucune main n'a su les réunir pour en former un code plus ou moins complet.

Mais dès le moment que l'éveil a été donné aux hommes spéciaux et aux législateurs, sur ce point important, les matériaux se sont accumulés, des travaux infiniment remarquables ont vu le jour et l'on peut assurer que l'édifice se fonde et ne peut tarder d'arriver à sa complète édification. L'œuvre cependant sera laborieuse et difficile, et l'on en restera convaincu si l'on considère que les règles de l'hygiène publique doivent nécessairement varier, non seulement suivant les localités, les saisons, les individus, les professions, etc., mais encore être profondément et chaque jour modifiées par les immenses révolutions causées dans l'industrie, je dirai même dans la vie commune, par les grandes découvertes modernes.

Il devient dès lors évident qu'un traité complet d'hygiène publique, doit être l'ouvrage du temps et de tous. Pour ne parler que de la France, c'est surtout dans les travaux des Conseils d'hygiène et de salubrité établis dans chaque département, que l'on devra trouver les plus précieux éléments de ce grand travail. Que chacun se mette à l'œuvre et fournisse ses matériaux, une main habile viendra plus tard les recueillir et la science sera fixée.

Le Conseil d'hygiène de Lyon a déjà fait un grand pas dans cette voie. En 1845, MM. Polinière et Monfalcon ont publié, sous le couvert d'un compte-rendu des travaux de ce Conseil, un véritable traité d'hygiène publique, qui ne se borne pas seulement à ce qui concerne notre ville, sa population et les industries qui s'y exercent, mais qui contient sur une foule de matières de précieux enseignements. Cet ouvrage occupe un rang élevé dans la science qui serait déjà bien avancée, si dans tous les départements cet exemple avait été suivi.

Nous aspirons à continuer leur œuvre. Venus plus tard, nous aurons beauccup moins de questions importantes à soulever, à discuter et à résoudre, néanmoins, la transformation, la régénération de notre ville, les progrès de ses manufactures, les besoins nouveaux qu'une civilisation croissante fait naître, que des découvertes incessantes multiplient par les industries nouvelles qu'elles créent, tout cela tend à élargir le champ de l'hygiène et demande chaque jour de nouvelles études pour en approfondir et en formuler les règles.

Eu reprenant ce travail au point où MM. Polinière et Monfalcon l'ont laissé, nous ne nous dissimulons pas les difficultés de la tâche que nous nous sommes imposée, mais, à défaut de la même plume et des mêmes facultés, nous sommes sûrs, du moins, de rivaliser avec eux de zèle, de persévérance et de bon vouloir.

Nous ne prétendons nullement tracer ici des règles d'hygiène générale, la science possède là-dessus des traités spéciaux justement estimés. Notre tâche est plus circonscrite, nous ne devons nous occuper que de ce qui concerne notre ville, sa position topographique, sa population, ses industries, à mesure que nous y serons conduits par les sujets que nous avons à traiter et par les questions qui ont été soumises à l'appréciation et au jugement du Conseil.

Le champ est vaste encore! quelle ville plus que Lyon a été l'objet de critiques longtemps méritées? quelle population a été plus dénigrée sous le rapport physique et sous le rapport moral? Nous serons heureux de la réhabiliter et de réfuter victorieusement, et par des faits, une opinion trop longtemps répandue sur l'insalubrité en quelque sorte proverbiale de notre ville, opinion motivée dans des temps reculés par un état de choses qui n'existe plus, à tel point que déjà et, sans anticiper sur les améliorations que nous promet encore un avenir rapproché, nous pouvons être fiers des changements heureux qui se sont produits et qui font de la cité lyonnaise, sous le rapport de l'élégance et de la salubrité, la rivale heureuse des villes les plus privilégiées de l'empire.

Mais pour justifier cette assertion, il nous devient nécessaire de tracer un tableau rétrospectif de Lyon tel qu'il était à la fin du dernier siècle, et de le faire suivre de la description de ce qu'il est devenu depuis cette époque. On verra que si chacune des administrations qui se sont succédé, a contribué à cette transformation, suivant l'opportunité des circonstances et surtout suivant les limites de leurs pouvoirs, ce n'est que depuis quelques années surtout que cette régénération a pris un rapide essor et qu'elle annonce devoir être bientôt complète.

Cette revue générale fera passer sous nos yeux les questions d'hygiène publique qui ont été résolues en même temps que celles dont la solution se fait attendre encore. La part de l'éloge et de la reconnaissance sera grande, mais nous aurons aussi quelques vœux à formuler, peut-être même quelque critique à énoncer, ce que nous ferons avec notre indépendance de caractère et notre dévoûment au bien public, sûrs que nous sommes, que nos intentions judicieusement appréciées seront favorablement accueillies.

La seconde partie de ce travail, la plus importante et la plus pratique, se composera des décisions du Conseil d'hygiène et des discussions approfondies qu'ont fait naître dans son sein les nombreuses questions qui lui ont été soumises. Elle fera connaître les diverses industries dont s'est enrichie notre ville et le soin paternel de l'Administration, à protéger en même temps l'industrie, la propriété et la population contre toutes les chances d'insalubrité, de danger ou d'incommodité graves, dont quelques-unes sont accompagnées.

CHAPITRE II.

LYON A LA FIN DU XVIIIe SIÈCLE.

Fondé depuis près de deux mille ans, Lyon est resté jusqu'à la fin du xviiie siècle et même au premier quart du xixe siècle une ville du moyen-âge, sans posséder néanmoins ce cachet général qu'aiment à y retrouver les archéologues, et qui marque chacune des périodes de l'histoire.

Cependant plus d'un monument remarquable, vestige des siècles écoulés, y frappe les regards et commande l'attention, et tous les jours ses rivières et son sol restituent des débris qui témoignent de son antique origine. Mais ce n'est pas sous ce point de vue que nous avons à examiner la ville, nous voulons déterminer dans quelles conditions hygiéniques ont si longtemps vécu nos pères, pour les comparer à celles qui nous entourent aujourd'hui et dire celles au milieu desquelles vivront nos enfants.

Admirablement placée entre deux rivières, sur le delta qu'elles laissent entre elles jusqu'à leur confluent, gravissant à l'ouest la montagne de Fourvières, occupant au nord les deux versants et l'extrémité sud de celle de la Croix-Rousse, dernier prolongement du plateau de la Bresse, espèce de promontoire qui sépare le Rhône et la Saône, pouvant s'étendre indéfiniment à l'ouest dans la plaine des Brotteaux telle est l'assise topographique de la ville.

Favorisée par la fortune d'une position sous tous les rapports exceptionnelle et qui lui présageait dès son origine une vie et une prospérité illimitées, on devrait s'attendre à voir Lyon ajouter d'âge en âge, aux dons du hasard, les calculs de la prévoyance humaine pour augmenter les éléments de bien-être, et surtout de salubrité dont il était entouré ; et cependant c'est le contraire que l'histoire nous révèle et que les contemporains ont vu. Jamais ville n'a réuni dans son enceinte plus de causes d'insalubrité, plus de foyers d'infection, plus de sources de maladies.

C'est ce qui ressortira d'une manière affligeante du tableau rapide que nous allons tracer de Lyon, tel qu'il était à la fin du xviiie siècle, tableau dont nous n'exagèrerons pas les teintes, car nous pouvons dire *quæquæ ipse miserrima vidi*, et plus d'un témoignage pourrait s'ajouter au nôtre.

Si l'on entrait dans la ville du côté du Nord, par la route de Paris, on pouvait faire un trajet de près de cinq kilomètres dans une rue étroite qui, se continuant sous différents noms, se prolongeait jusqu'à l'extrémité méridionale de la cité pour aboutir par des contours nombreux à ce que l'on nommait le quai des Étroits, chemin de halage presque inabordable aux voitures et qui se terminait au confluent du Rhône et de la Saône.

Le côté gauche de cette rue, qui suivait le cours de la Saône, était bordé par des maisons dont la plupart avaient les pieds dans la rivière qui en baignait les murs, et que l'on pouvait voir de distance en distance par des ruelles qui y aboutissaient pour les besoins domestiques, par de petites places conduisant aux ponts ou passerelles, ou par des fragments de quai bientôt interrompus.

Derrière les maisons qui formaient le côté droit de cette longue rue, une myriade de constructions basses ou élevées, plantées presque au hasard, entremêlées de rues de plus en plus étroites et de places qui ne méritaient que le nom de carrefours, constituaient les paroisses de Saint-Paul, de Saint-Jean, ou plutôt de Saint-Étienne et de Saint-Georges. Une population nombreuse se pressait dans ces maisons, la plupart de cinq à six étages, qui s'amoncelaient, en se disputant le terrain, jusqu'aux pieds de la montagne de Fourvière, ne laissant le plus souvent que des passages bien insuffisants pour la circulation, ainsi que l'on peut encore s'en convaincre aujourd'hui, du moins dans plusieurs points, car, à part les quais, cette partie de la ville est celle qui a le moins profité de l'esprit d'amélioration qui s'est fait jour dans ce siècle.

Si, dans ce quartier, jadis habité par le commerce, nous cherchons pour les signaler les maisons qui, par leur étendue, leur position et leur distribution intérieure, pouvaient réunir les principales conditions, sinon d'élégance et de confortable, du moins de salubrité, tout au plus pourrions-nous citer celles qui se trouvaient sur le seul quai si court qui, sur un point, bordait la rivière et

s'appelle encore quai de la Baleine; sur un autre frag-
ment de quai qui lui faisait suite sous le nom de quai des
Comtes, le palais de l'Archevêché qui ne porte ce nom
que parce qu'il est la résidence des princes de l'Église,
demeure modeste qui touche au chevet de la primatiale
et qui, de nos jours, n'a pas encore changé de caractère.
Dans des rues que la bourgeoisie n'habite plus et joi-
gnant le coteau, on pouvait remarquer quelques maisons
bâties dans un style plus grandiose, une surtout, œuvre
de Philibert Delorme, résidences des puissances financières de l'époque, occupées à présent par de simples
industriels.

Quant aux édifices publics, outre les églises que nous
avons nommées, et qui avaient chacune leur caractère,
leur beauté et leur illustration, cette partie de la ville ne
se distinguait que par la Loge du Change bâtie par Sou-
flot, son vieux Palais-de-Justice, dont ne s'accommo-
derait pas aujourd'hui une sous-préfecture, et son
ancienne prison, que la philanthropie avancée de notre
époque ne supporterait nulle part.

Tout ce long et étroit quartier est dominé par la montagne de Fourvières, qui porte, sur son flanc méridional,
les deux faubourgs populeux de Saint-Just et de Saint-
Irénée.

Ici nous pouvons parler au présent, car ces deux
appendices de la ville n'ont pas encore eu leur part des
améliorations municipales. Un seul chemin péniblement
accessible aux voitures, qui ne le gravissent qu'à grand
renfort de chevaux, de nombreuses rampes d'escaliers
longues et pénibles à escalader permettent d'arriver à
ces faubourgs, restes de l'antique *Lugdunum*. Les maisons qui les composent ne sont occupées que par des

ouvriers, les rues qui les sillonnent ont conservé leur étroitesse séculaire, et si sur quelques points elles ont acquis une plus grande largeur, c'est qu'à mesure que le temps fait son œuvre, les maisons qui remplacent celles dont la chute est imminente, sont bâties d'après le reculement que prescrit la voirie (1).

Mais nous n'avons encore parcouru que la minime partie de la ville placée sur la rive droite de la Saône. Nous traversons un antique et étroit pont de pierre, et nous voici sur la rive gauche.

Entre elle et la rive droite du Rhône se trouve le reste de la ville s'étendant depuis la colline de la Croix-Rousse jusqu'au confluent dont, comme on le sait, l'emplacement a varié suivant les époques.

Le plateau de la Croix-Rousse, pour la population, était loin de ce qu'il est devenu depuis. Faubourg de Lyon, il ne se composait que d'une seule rue très-longue bordée de maisons, et dans les alentours plusieurs couvents, et surtout de nombreuses habitations de campagne.

Des trois rampes qui y conduisent une seule, la plus abrupte, qui conserve encore le nom de Grand'Côte, était bordée de chaque côté et sans interruption, d'étroites et profondes maisons d'un aspect sordide et habitées par les ouvriers se rattachant à la fabrique des étoffes de soie. Les deux autres côtes, dites des Bernardines et des Carmélites étaient occupées par des couvents, comme leur nom l'indique, et la dernière se ter-

(1) Depuis que cette partie de notre travail est écrite, de notables améliorations ont été faites dans ce quartier, et d'autres plus importantes encore sont annoncées comme prochaines.

minait vers la superbe église et le cloître des Chartreux.

Tout le vaste espace qui sépare ces trois côtes était livré à l'agriculture ou planté de jardins, et se terminait en bas, d'un côté, par la rue de la Vieille-Monnaie, qui ne comptait que quelques maisons et reliait la côte des Bernardines à la Grand'-Côte, de l'autre par la rue Saint-Marcel qui, partant à angle aigu de l'entrée de la Grand'Côte se dirige vers la Saône ; au-dessous de ces rues, encore des couvents avec leurs jardins, puis des rues étroites aboutissant au quartier des Terreaux.

Les deux versants de la montagne du côté de la Saône et du côté du Rhône formaient les faubourgs de Serin et celui de Bresse, habités seulement le long de ces deux rivières et surmontés de cultures et de maisons de campagne.

C'était véritablement aux Terreaux que commençait la ville, occupant tout le delta. Tout cet immense espace qui s'étend jusqu'à l'église et l'abbaye d'Ainay, était couvert de maisons, sillonné, de tous côtés, de rues longues et sinueuses, parcimonieusement interrompues par quelques places dont la plupart avaient à peine la largeur de nos rues modernes. De ces places, deux seulement étaient remarquables : au midi, celle de Bellecour, alors par son étendue comme aujourd'hui une des plus belles de l'Europe ; au nord celle des Terreaux, qui doit sa célébrité à deux monuments qui l'illustrent encore, l'Hôtel-de-Ville et l'abbaye Saint-Pierre.

Parmi les rues, il n'en était point que l'on pût citer. La plus longue, la plus commerçante, la plus passagère, la rue Mercière n'avait que cinq à six mètres de largeur, et Lyon s'enorgueillissait de sa rue Saint-Dominique si courte cependant, et qui en comptait dix, et de sa rue Grenette, dans laquelle on ne comprend pas qu'on ait pu donner des tournois.

Cette partie de la ville est resserrée entre le Rhône et la Saône. De ce dernier côté, un quai étroit ne servant que de chemin de hallage ou de débarcadère aux bateaux qui apportaient ou chargeaient des marchandises ou des voyageurs, commençait du côté du nord et s'arrêtait au pont de bois de Saint-Vincent. Là il se continuait par une rue infecte, asile des boyandiers et des marchands de poisson, la rue de la Pêcherie, aboutissant au Pont-de-Pierre. Le quai reprenait ensuite son trajet sous le nom de Villeroy, de Saint-Antoine et des Célestins, pour finir près du quartier de Bellecour.

Du côté du Rhône, l'aspect était plus grandiose. Depuis le faubourg de Bresse jusque vers le quartier Saint-Clair, un quai formait la route royale dirigée du côté de Genève. De Saint-Clair au niveau des Terreaux, ce quai devenait plus large et couvert de maisons magnifiques. Ce quartier avait depuis peu subi cette importante amélioration d'après les plans de l'architecte Rater; il se continuait moins splendide, durant un long parcours jusqu'au niveau du quartier d'Ainay. Là il se terminait par une chaussée qui bordait le Rhône jusqu'à sa jonction avec la Saône.

Au niveau d'Ainay se terminait la ville; au-delà et jusqu'au confluent ce n'était plus qu'une vaste plaine entremêlée de broussailles, de flaques d'eau, recouverte dans les inondations des deux rivières d'une manière périodique, et dans les temps ordinaires versant incessamment dans l'atmosphère des miasmes paludéens, source d'innombrables maladies.

La rive gauche du Rhône n'appartenait guère à la

ville que par le faubourg de la Guillotière et quelques maisons éparses dans les Brotteaux. Dans cette vaste plaine aujourd'hui couverte de constructions, on ne voyait que de maigres pâturages et de rares troupeaux.

Elle était plusieurs fois dans l'année envahie par les débordements du fleuve qui laissait, en se retirant, le terrain limoneux, et, dans les bas-fonds, de larges mares d'eau qui se croupissait à la chaleur du soleil, et, ne s'épuisant que par l'évaporation, portait dans la ville, quand le vent d'est soufflait, un air humide et corrompu qui en augmentait encore l'insalubrité.

Continuant cette esquisse topographique de l'ancienne ville, si nous pénétrons dans son intérieur et si nous recherchons les conditions dans lesquelles était la population, nous n'en trouverons guère qui puissent satisfaire les lois les moins exigeantes de l'hygiène.

La classe aisée habitait des édifices assez bien disposés, quelques-uns même d'un aspect monumental, sur les bords du Rhône et de la Saône, sur la place des Terreaux et dans quelques rues adjacentes. Du côté du midi, la place de Bellecour offrait à la caste privilégiée de somptueux hôtels, dont la plupart étaient ornés de jardins. Le haut clergé se contentait des maisons les moins incommodes parmi celles qui entouraient la primatiale. La magistrature consulaire, pendant bien des siècles, n'était pas mieux partagée. On s'arrête encore aujourd'hui devant deux maisons de modeste apparence, qui furent successivement le siége de l'édilité lyonnaise. Un petit bourgeois se trouve à présent à l'étroit dans les appartements des échevins, et des métiers de soieries ou d'autres industries occupent les maisons jadis habitées par les comtes de Saint-Jean. Tout ce qui appartenait à l'ordre judiciaire résidait dans le quartier peu favorisé de l'ouest. L'Intendance, mieux partagée, se trouvait du côté du midi, dans le cercle occupé par la noblesse.

Dans l'intérieur de la ville, de nombreux couvents ou monastères, sous diverses dénominations, et quelques-uns d'une architecture splendide, ornés de jardins, étaient placés dans les sites les mieux exposés ; presque tous avaient des chapelles monumentales qui sont devenues des églises paroissiales lorsque les édifices ont changé de destination.

Mais ce qui doit nous intéresser le plus dans cet examen rétrospectif, c'est la situation de la classe ouvrière. Entassée dans des maisons étroites et élevées dont chaque étage renfermait parfois plusieurs ménages, elle était privée d'air et de lumière. Chaque atelier se composait presque exclusivement d'une seule pièce qui devait suffire à l'exercice de l'industrie et à la vie domestique pendant le jour. La nuit se passait dans de basses et insuffisantes soupentes renfermant plusieurs lits, dont chacun recevait deux hôtes au moins. Les fenêtres qui éclairaient ces ateliers ne connaissaient pas le luxe des vitres, qui étaient remplacées par du papier huilé, qui tamisait une insuffisante lumière. On arrivait à ces habitations par un escalier en colimaçon, à marches glissantes, faisant suite à une allée sombre et fangeuse, qui aboutissait à une cour trop étroite pour le renouvellement de l'air.

Si les ouvriers ainsi logés étaient dans de déplorables conditions hygiéniques, les industriels, détaillans ou commerçants, qui habitaient les magasins et rez-de-chaussée, ne leur cédaient en rien sous ce rapport. Ils étaient constamment plongés dans une atmosphère dont

l'air lourd, épais et humide se renouvelait difficilement
et restait toujours chargé des miasmes qui se dégageaient
des rues mal pavées, remplies de boue et d'immondices,
et qui, à raison de leur peu de largeur et de l'élévation
des maisons, n'étaient jamais visitées par le soleil.

A toutes ces causes d'insalubrité locales et séculaires
au milieu desquelles nos pères ont vécu, il faut ajouter
celles qui dérivent de la position topographique de
notre ville. Les deux rivières qui la traversent du nord
au midi, source de richesse pour son commerce, ses
communications et ses approvisionnements, étaient aussi
souvent pour elle une cause de désastres, en même
temps qu'une des raisons de son insalubrité. Leur lit
s'élevant incessamment par le sable et le gravier qu'elles
entraînent dans leur cours, tandis que le sol de la cité
ne s'exhaussait pas dans la même proportion, les crues
même modérées de ces deux cours d'eau s'étendaient
sur un plus vaste espace, inondaient les caves des maisons et entretenaient une humidité constante dans les
parties basses de la ville.

Dans d'autres moments, au contraire, lorsque la sécheresse faisait baisser les eaux au-dessous de leur niveau ordinaire, le Rhône laissait apparaître de vastes
îles de gravier qui interrompaient son cours et formaient
quelques bassins d'eaux stagnantes. La Saône presque à
sec dans quelques endroits, ressemblait à un marécage
encombré d'herbes aquatiques, d'où s'échappaient incessamment de dangereuses effluves, augmentées encore
par les eaux des égoûts qui, déversées sur ses bords,
n'étaient plus entraînées par le courant.

En outre de l'humidité constante entretenue dans l'atmosphère par les deux rivières pendant la moitié de

l'année, un brouillard épais et persévérant s'étendait sur toute leur surface, et ne se dissipait, dans le milieu du jour, que lorsque le soleil perçant les nuages venait l'absorber, ou lorsque le vent pouvait le chasser des quelques quartiers de la ville où il circulait librement, tandis qu'il restait condensé dans les quartiers les plus populeux.

Qui le croirait aujourd'hui? Dans une ville si peuplée, lien entre le nord et le midi, centre d'un commerce si florissant, sur chacune des rivières il n'y avait qu'un pont de pierre. Sur la Saône, le Pont-du-Change commencé en 1077, et qu'il fallut quatre-vingt-dix ans pour bâtir d'arche en arche, tel que naguère nous l'avons vu démolir. Sur le Rhône, le Pont-de-la-Guillotière, commencé dans le XIIIe siècle par la libéralité du pape Innocent IV, et dont les vingt arches demandèrent plusieurs siècles et le concours des dons de toute la chrétienté pour en achever la construction.

Ces deux ponts, sans trottoirs pour les piétons, avaient à peine une largeur suffisante pour le passage de deux voitures de front, et l'on comprend dès lors combien la viabilité y était difficile et les accidents nombreux. L'histoire nous a conservé le récit de plusieurs, et je me laisse entraîner à en rappeler un qui ne serait plus possible aujourd'hui. C'est le 11 octobre 1711, jour de la fête baladoire de Saint-Denis de Bron, qu'arriva cette épouvantable catastrophe dont le souvenir nous glace encore d'effroi. Au retour de cette fête, une immense population qui s'y était portée couvrait le Pont-du-Rhône. Une voiture venant en sens inverse accroche le carrosse de Madame Servient de la Part-Dieu, et détermine un effroyable encombrement, bientôt porté à son comble par la fermeture de la barrière opérée par les soldats qui, profitant de la circonstance, voulaient percevoir un droit pour l'ouvrir. Ce ne fut qu'au milieu de la nuit que le terrain fut déblayé. Deux cent trente-huit cadavres gisaient le long du pont, sans compter ceux que le fleuve avait engloutis. Première mais innocente cause de ce désastre, Madame Servient légua à sa mort aux hôpitaux de Lyon son domaine de la Part-Dieu. Estimés dans le temps à la valeur de 100,000 livres, les terrains qui en dépendent ont acquis depuis une valeur vénale que l'on porte à 12,000,000.

De nos jours, sur le vieux pont du Change, nous avons été témoins, à l'issue d'un feu d'artifice tiré pour une fête royale, d'un accident semblable, mais heureusement d'une bien moindre proportion et qui porta cependant le deuil dans huit familles.

Terminons ici ce douloureux tableau d'une situation qui n'est plus, et au milieu de laquelle nos pères ont si longtemps vécu. Tout a été dit sur la malpropreté proverbiale de notre ville, sur ses rues boueuses et pavées de cailloux roulés, encombrées d'immondices négligées par la voirie, sur l'aspect particulier de nos ouvriers, sur leur langage caractéristique devenu depuis un idiôme perdu. Des siècles se sont écoulés apportant chacun sa part des causes d'insalubrité qui opprimaient notre ville. L'hygiène publique a sommeillé longtemps, et la seconde ville de France, la première peut-être par son importance manufacturière, a payé chèrement cette réputation et ses richesses par l'état maladif de ses ouvriers, et peut-être aussi par l'abâtardissement de leur race.

On comprend, en effet, et les siècles précédents nous l'ont raconté, on comprend à quelles maladies nombreuses et souvent héréditaires, était vouée une population vivant dans de pareilles conditions. Je ne veux pas parler des pestes séculaires qui la décimaient, ni même des rhumatismes et du catarrhe pulmonaire dont notre ville était en quelque sorte la terre classique et qui pouvaient être le partage de tous les habitants, sans distinction de classe. Mais ce qui était le lot presque exclusif de la population ouvrière, dont les figures hâves et blafardes en portaient le cachet, c'étaient les maladies lymphatiques, les scrofules, le rachitis, le goître, la phthisie, la chlorose, les fièvres intermittentes, pernicieuses, etc.; la plupart des ouvriers tisseurs étaient porteurs de larges ulcères à la jambe gauche qui, dans leur industrie, est condamnée au repos.

Toutes ces maladies, déplorable produit de l'air trop rare et vicié des habitations, encombraient nos hôpitaux devenus de plus en plus insuffisants pour une population qui s'accroissait incessamment. La ressource adoptée depuis longtemps de doubler les malades dans un seul lit, les couchettes ajoutées dans tous les recoins qui pouvaient en contenir et jusques dans les galeries, ne pouvaient abonder à recevoir tous les pauvres indigents malades qui venaient frapper à la porte de ces asiles de la douleur, et la mortalité y était effrayante.

Dans un pays voisin du nôtre, on a constaté, dans une étude poursuivie pendant de longues années et publiée en 1844, que sur mille individus adultes, à peine en arrive-t-il quatre-vingt-dix à leur soixante et dixième année, à Londres et dans les grandes villes manufacturières de l'Angleterre, tandis que parmi les habitants de la campagne, sur le même nombre d'individus, on en compte jusqu'à deux cent deux qui deviennent septuagénaires. Que démontrerait pour l'ancien Lyon un pareil calcul, si l'on pouvait en réunir les éléments ?

Mais un nouveau siècle va s'ouvrir, le temps a marché et la science avec lui ; l'ère des améliorations commence pour notre ville et avec la régénération matérielle de la cité on verra s'opérer la régénération physique et même morale de ses habitants. Par les progrès incessants de l'hygiène publique et la sage application de ses lois, la transformation deviendra telle que nous pourrons bientôt hardiment proclamer que sous le rapport de la salubrité, Lyon est devenu l'une des villes les mieux partagées de la France, et la rivale heureuse des plus belles villes de l'Europe.

CHAPITRE III.

LYON RÉGÉNÉRÉ.

« L'air c'est la vie, le soleil c'est la santé. »

On a dit souvent et l'on a même écrit que pour faire de Lyon une ville habitable, d'autres plus justes diraient une des plus belles villes de France, il faudrait en abattre la moitié et considérablement améliorer l'autre. Cette phrase banale qui semblait renfermer une impossibilité, représentait cependant une idée qui a dirigé nos administrateurs depuis le commencement du siècle. Mais sa mise à exécution devait rencontrer des difficultés de toute espèce.

Depuis la Révolution de 1789, Lyon avait été divisé en trois mairies ; ses trois grands faubourgs, Vaise, la Guillotière et la Croix-Rousse, régis chacun par une administration distincte, avaient aussi chacun leur Maire et leur Conseil municipal. Avec ce mode d'administration, il est facile de voir que les ressources financières étant divisées et nécessairement inégales, les améliorations à introduire dans ce grand centre de population étaient limitées et tout à fait locales. Aucune mesure d'ensemble ne pouvait être prise, aussi ne pourrait-on citer aucun travail important datant de cette époque, ou bien, ceux qui furent exécutés le durent au Gouvernement central ou à l'initiative des Préfets, appuyés par le Conseil général du département.

Restant ainsi morcelée, l'Agglomération lyonnaise voyait toujours ajournée la régénération qu'elle espérait. Plus tard, les trois mairies de la ville réunies en une seule, donnèrent plus d'influence et d'autorité aux magistrats qui y furent successivement appelés, et c'est à partir de ce moment que l'on vit changer la face de la cité. Mais il fallait du temps pour entrer dans cette voie, et pour continuer cette grande œuvre, l'insuffisance des ressources, des tiraillements de prérogative, le renouvellement trop fréquent des administrateurs, y mettait de continuels obstacles et cependant, malgré tous ces empêchements, des merveilles s'opérèrent à l'aide de la persévérance et avec une sage parcimonie des deniers municipaux.

Il était donné à notre temps de voir s'accomplir des prodiges plus grands et de compléter l'œuvre si bien commencée, et nous pouvons bien parler ainsi en face de ce que nous voyons et de ce que nous promet l'avenir.

En 1851, un décret impérial en fractionnant de nouveau la ville en mairies, a concentré le Pouvoir municipal dans les mains du Préfet, réduisant les attributions des maires à la direction de l'État civil, avec quelques autres prérogatives qui ne touchent pas à l'administration. En même temps, les faubourgs furent réunis à la cité et l'agglomération lyonnaise constituée. Dès ce moment, c'est à l'autorité préfectorale, agissant avec le concours du Conseil municipal nommé par elle et du Conseil général, produit de l'élection populaire, que revient avec des pouvoirs doublés, l'honneur des grandes améliorations dont nous allons esquisser le tableau.

Nous nous arrêterons peu et nous n'indiquerons que d'une manière sommaire, les services rendus à l'hygiène publique par les travaux exécutés avant 1846; ils ont été judicieusement étudiés et appréciés par nos prédécesseurs. Nous nous étendrons surtout sur ceux qui résultent ou qu'elle attend de la transformation que subit la cité depuis cette époque, en signalant avec franchise les désidérata, les lacunes qui existent encore et qui, pour la plupart, du moins, nous paraissent de nature à être comblées.

Quais de la Saône et du Rhône.

Les deux cours d'eau qui traversent notre ville, baignaient, avons-nous dit, le pied des maisons dans la plus grande partie de leur parcours. Aujourd'hui ils sont bordés d'une ceinture de quais magnifiques et, chose remarquable ! cette transformation accomplie dans des temps pacifiques, c'est dans la période la plus fatale de notre histoire qu'elle a commencé. Il a fallu qu'un proconsul, en frappant de son marteau démolisseur les hôtels les plus splendides, condamnât en même temps à disparaître une longue rangée de maisons qui obstruaient presque la rive droite de la Saône et le chemin qu'il avait parcouru en venant de la capitale, pour accomplir sa mission dévastatrice. Les hôtels furent plus tard reconstruits, les maisons de l'ouest ne le furent pas ; longtemps leurs débris jonchèrent le sol, mais du moins celles qui leur faisaient face, et formaient l'autre côté de cette longue rue respirèrent, leurs habitants eurent de l'air et du soleil. On comprit dès lors tout ce que la ville pouvait gagner en élégance et en salubrité, et que si l'on donnait de l'extension à ce qu'un hasard providentiel avait commencé, on ferait surgir un grand bien d'une œuvre de destruction. Les ruines disparurent, un quai fut édifié et successivement nous avons vu toute cette rive de la Saône complètement transformée. Le quai Humbert s'est bâti pour rejoindre celui de la Baleine ; plus tard, le quai Fulchiron, faisant suite à celui de l'Archevêché, s'est uni au quai des Étroits, élargi en route royale jusqu'au pont de la Mulatière.

Une lacune importante et fâcheuse restait à remplir. Le quartier de Vaise, avait encore tout un côté de sa longue rue baignée par les flots et tout récemment nous avons vu cette partie du faubourg transformée et devenue l'un des plus beaux quais de notre ville. Sur la rive gauche, le quai de Serin est en voie de s'élargir, l'immonde quartier de la Pêcherie abattu, a fait place au beau quai d'Orléans, qui se continue par celui de Villeroi. Le quai de Saint-Antoine qui lui fait suite a changé de caractère. Ce n'était longtemps qu'un grand débarcadère qui allait, par une pente douce, des maisons à la rivière ; il s'est élevé de huit mètres sur toute sa longueur, pour venir donner la main au quai de Tilsitt bâti depuis quelques années seulement et qui, lui-même, se continue aujourd'hui jusqu'au confluent, par le cours Rambaud tout récemment édifié.

Dans le parcours du Rhône, à travers notre ville, les réformes à faire étaient moins considérables, mais elles avaient aussi leur importance.

Sur la rive droite, le bord du fleuve qui, depuis le faubourg de Bresse jusqu'aux portes de Saint-Clair, constituait la route de Genève, se transforma, d'après le plan de l'architecte Rater, en un vaste et superbe quai, qui s'appelle d'Herbouville, du nom du Préfet qui le fit planter d'arbres. Le quai Saint-Clair fut exhaussé et remis à neuf pour ne pas déparer de somptueux édifices qui le bordent, et de là jusqu'au confluent, la ligne des quais qui se continue sous différents noms, fut élargie et restaurée, pour constituer l'admirable symétrie qu'elle présente aujourd'hui.

Sur la rive gauche, tout était à faire et tout n'est pas fini encore, mais ce qui s'est accompli en peu d'années montre ce qu'un avenir prochain nous réserve.

Une grande plaine où ne se voyaient, au siècle passé, que de rares masures, s'est couverte de magnifiques édifices. Une nouvelle ville s'est élevée, desservie par de vastes rues, d'immenses avenues, décorée de places splendides. Cette plaine se terminait au fleuve par une plage basse et à chaque instant inondée, elle s'est transformée en quais, sous les noms d'Albret, de Castellane, de Joinville et cette ligne rejoindra bientôt le pont de la Guillotière pour se continuer plus tard et protéger un quartier qui, tous les jours, prend de nouveaux développements.

Ainsi, dans l'espace d'un peu plus d'un demi siècle et sur une longueur de plus de six kilomètres, nous avons vu nos deux rivières se border sur leurs deux rives de ces quais admirables qui font l'orgueil de notre ville.

Mais ne les considérons pas seulement sous le rapport monumental, c'est surtout en ce qui concerne l'hygiène publique et le bien-être de la population, qu'ils doivent fixer notre attention. Ici, l'intérêt privé est venu servir l'intérêt général. Pour se mettre en harmonie avec la beauté de leur exposition, les vieilles masures se sont transformées en maisons commodes et bien distribuées et sur une longueur de vingt-quatre kilomètres , des quartiers entiers se sont régénérés et la population, plus à l'aise, a pu commencer à s'étendre dans des habitations mieux disposées. L'on n'a plus eu le spectacle de longues lignes de maisons plongeant leurs fondations dans les rivières et dont les murs, humides jusqu'au faîte, devenaient une source de maladies. Les fleuves encaissés par des rives élevées , restèrent dans leur lit pendant les crues ordinaires et ne dévastèrent plus leurs alentours. Il a fallu des inondations exceptionnelles qui se répétaient jadis tout au plus à chaque siècle et que nous avons vues cependant deux fois dans vingt-cinq ans, pour renouveler les désastres dont les temps anciens nous avaient légué l'histoire. Nous aurons à appeler l'attention sur les mesures radicales projetées par le Gouvernement et même déjà, en partie, en voie d'exécution et qui sont destinées à mettre notre ville à l'abri des ravages de pareils cataclysmes.

Il est bon de mentionner aussi que quelques parties de nos quais se couvrirent d'arbres et devinrent d'élégantes promenades dans une ville qui en était à peu près dépourvue.

Ponts sur la Saône et sur le Rhône.

En même temps que cette grande transformation des bords de nos rivières s'accomplissait, les ponts se multipliaient pour les franchir. Nous avons dit qu'à la fin du dernier siècle, la Saône et le Rhône ne comptaient chacun qu'un seul pont de pierre tombant tous les deux de vétusté. La Saône avait, de plus, deux ponts de bois, celui de Saint-Vincent et celui de l'Archevêché, passerelles peu durables qui étaient périodiquement emportées ou notablement endommagées par les inondations. Je ne parle pas du pont de la Mulatière, franchissant la rivière au point où elle perd son nom. Le Rhône, en outre du pont de la Guillotière, avait été récemment doté par une Compagnie d'un solide et élégant pont de bois, le pont Morand, bâti dans l'espérance qui ne devait se réaliser que plus tard, de voir la population envahir la plaine des Brotteaux et y fonder des quartiers nouveaux.

Cet état de choses ne pouvait durer en face des besoins nouveaux qui se manifestaient. Sur la Saône, le pont monumental de Tilsitt, commencé en 1802, fut terminé en 1808. A peu près à la même époque, les hôpitaux furent autorisés à élever un pont à Vaise et un autre à Ainay, dont le péage devait augmenter leurs ressources. Le pont Saint-Vincent, qui tombait en ruines, fut remplacé par un large pont suspendu accessible aux voitures. Un peu plus haut, une passerelle donna passage aux gens à pied. A la place du pont de l'Archevêché, si souvent emporté, nous avons vu s'élever un

élégant pont de fer ; un autre semblable fait communiquer le quartier de Saint-Georges avec celui de l'Arsenal. Notre vieux pont du Change, qu'avaient traversé
tant de générations, a fait place au pont de Nemours.
Enfin, à l'extrémité sud de la ville, le pont Napoléon,
d'une élégante construction, aboutit à une belle promenade qui touche à présent l'embarcadère du chemin de
fer et va rejoindre un pont semblable jeté sur le Rhône.
Je ne parle pas du Pont tubulaire placé plus bas, destiné
uniquement à l'exploitation du chemin de fer; il n'a pas
été construit pour ajouter à l'ornementation de la ville.

Sur le Rhône, le progrès a suivi la même marche successive. La compagnie du pont Morand, en renouvelant
son privilége, a dû en élever un nouveau, le pont du
Concert, plus monumental que le premier et à distance
égale entre celui-ci et le pont de la Guillotière; plus tard,
pour obtenir une nouvelle prolongation de sa concession,
trois nouveaux ponts, ceux là suspendus, ont été édifiés
par elle : ceux de Saint-Clair, du Collége et de l'Hôtel-
Dieu. Le vieux pont de la Guillotière, entièrement res-
tauré, s'est élargi par l'adjonction de beaux trottoirs
établis sur d'immenses arches et consoles de fonte, et
le second pont Napoléon, qui fait suite à celui qui fran-
chit la Saône, complète ce vaste système, qui ne laisse
plus rien à désirer pour la facilité des communications.
Je me trompe, une réforme, une mesure importante est
depuis longtemps attendue. De tous ces ponts, trois
seulement, ceux qui sont entièrement bâtis en pierre, les
ponts du Change, de Tilsitt et de la Guillotière sont
gratuits ; tous les autres sont exploités par des compagnies ou des particuliers, et l'on attendait de la sollicitude de l'Administration le rachat de leur privilége,

ainsi que cela s'est fait dans la capitale. Ce vœu a été entendu, du moins quant aux ponts du Rhône, et son accomplissement, qui ne sera pas éloigné, deviendra un bienfait pour une classe nombreuse de la population, obligée à des détours très-grands pour éviter un péage qui se multipliant plusieurs fois par jour, lui cause une dépense considérable qu'elle n'économise qu'en perdant un temps précieux. C'est ici surtout que pour la classe ouvrière on peut invoquer le proverbe d'une nation calculatrice par excellence *Times ist money*. L'adoption de cette mesure sera pour elle un double bienfait.

Quartiers nouveaux.

C'était déjà pour l'aspect général de la ville une immense amélioration que ce système continu de quais couverts d'édifices splendides, substitués à des maisons encombrées d'habitants. C'était beaucoup aussi d'avoir ainsi multiplié les voies de communication entre les rives de nos rivières ; mais quelque importantes qu'elles fussent, ces deux réformes, en ajoutant beaucoup à l'ornementation de la ville, ne changeaient guère sous le rapport de la salubrité la situation permanente de la masse de la population entassée dans d'humides et étroites demeures. Chaque année, l'extension du commerce, les progrès de nos fabriques, de nos industries se développant outre mesure, accroissait cette population et Lyon étouffait dans son étroite enceinte. C'est alors que nous avons vu la spéculation, hardie et heureuse dans ses prévisions, prodiguer fructueusement ses capitaux pour créer à nos portes deux villes nouvelles qui tendent chaque jour à prendre un essor indéfini.

Le besoin le plus urgent à satisfaire concernait la classe ouvrière ; aussi est-ce à la Croix-Rousse que les constructions commencèrent. En peu d'années tout ce large plateau qui s'étendait entre les deux rivières, et qui ne comptait qu'une rue et quelques maisons éparses, fut sillonné de larges rues qui se bordèrent de maisons spacieuses élevées de quatre étages au moins. Les deux versants de la montagne virent aussi leurs champs de culture transformés en quartiers populeux, et depuis la place des Bernardines et les Chartreux, cette pente abrupte et déserte auparavant, qui descend jusqu'au voisinage des Terreaux, fut découpée en rues transversales reliées par des rampes et couverte de maisons qui ne tardèrent pas à être envahies par la population ouvrière qui, dans des logements spacieux et salubres, percés de nombreuses et larges fenêtres, trouva abondamment l'air et le soleil si nécessaires pour ses travaux, si indispensables pour sa santé.

Ce n'est pas exagérer que de porter à vingt-cinq mille le nombre des habitants qui occupèrent ce nouveau quartier, cette nouvelle ville. On comprend aussi que les vieux logements qu'ils abandonnaient durent subir à leur tour une transformation pour qu'on y retrouvât, en partie du moins, les avantages que l'on rencontrait si abondamment ailleurs. De là, par une conséquence naturelle, l'amélioration des anciens quartiers qui, peu à peu, s'approprièrent dans de certaines limites aux conditions nouvelles, dont le bien-être que l'on venait d'acquérir démontrait la nécessité.

Lorsqu'une opération financière, aussi heureuse dans

ses résultats pour le bien de l'humanité que profitable aux divers spéculateurs qui l'ont accomplie, change ainsi la face d'une cité et les conditions d'une classe de la population, elle est par cela même encouragée à étendre sa sphère d'action, et c'est ce qui n'a pas manqué d'arriver. Partout dans nos faubourgs, dans les points circonscrits où l'espace était libre, on vit s'élever des constructions. Le quai d'Herbouville combla ses nombreuses lacunes. Vaise et la Guillotière s'agrandirent à leur tour, et tous les genres d'industries purent s'y installer largement.

Providentiel cette fois, l'esprit de spéculation avait été secourable dans une urgente nécessité et les myriades d'ouvriers qui font la fortune de notre ville lui durent d'être soustraits à de nombreuses causes de maladies.

Le bien-être est contagieux et la classe moyenne, à son tour, se trouva bientôt à l'étroit dans les demeures dont se contentaient ses pères; pour elle aussi il fallut construire une nouvelle cité.

Sur la rive gauche du Rhône, en face des quais splendides qui décorent son autre rive, existait, je l'ai dit, une vaste plaine marécageuse de tout temps, et périodiquement recouverte par les crues du fleuve. Ici, tout était à faire pour l'approprier au rôle qu'on lui destinait. De la ferme de la Tête-d'Or à celle de la Part-Dieu, qui limitent au nord et au midi cette plaine, on ne voyait que quelques masures chétives. Il fallait y appeler la population. Déjà le pont Morand avait été bâti dans ce but dans les dernières années du xviiie siècle, mais les désastres du temps avaient empêché de l'atteindre. Il fallut de la persévérance et de l'habileté pour triompher des obstacles.

Sur quelques parties du sol que l'on remblaya un

Cirque fut construit, des spectacles forains s'installèrent
à l'entour et attirèrent la foule ; une élégante promenade
y appela la classe aisée, qui n'avait pas encore pris le
goût de la villégiature. Des cafés, des restaurants s'ou-
vrirent, puis des maisons plus considérables, enfin, des
rues et des places recouvertes d'édifices somptueux et
offrant de vastes et commodes appartements élégamment
distribués couvrirent le sol, et peu à peu, sur un plan
admirable, toute une ville s'éleva et ouvrit ses portes à
la bourgeoisie en laissant en même temps à la disposition de toutes les professions, depuis la plus élevée jusqu'à la plus infime, de plus modestes demeures pour
s'accommoder à toutes les fortunes.

En même temps que ces villes nouvelles s'élevaient
on s'occupait à déblayer les ruines que des temps né-
fastes avaient accumulées. Déjà, en 1802, le premier-
consul avait posé la première pierre pour la résurrection
des façades de la place de Bellecour, dont les débris
jonchaient le sol dévasté; tous les édifices incendiés par
l'explosion de l'Arsenal ou les bombes de Dubois-Crancé,
ainsi que les hôtels qui étaient tombés frappés par le
marteau de Couthon se reconstruisaient peu à peu et
quelques années suffirent pour que le vaste espace qui,
de la rue Sala, s'étend jusqu'à ce qui fait maintenant la
magnifique place Louis-Napoléon, se couvrît de maisons
richement disposées, desservies par de larges rues transversales de la Saône au Rhône, et dans lesquelles la classe
privilégiée retrouva le luxe et l'élégance de ses anciennes
demeures.

Différents quartiers prirent aussi successivement un
aspect nouveau ; ainsi un pâté de maisons entouré de
trois rues, dans le point le plus commerçant, dut être

abattu à cause des accidents qui s'y multipliaient. Son emplacement constitue aujourd'hui la petite place d'Albon, qui devrait se continuer avec celle de Saint-Nizier, si l'on n'avait eu la malencontreuse idée de laisser bâtir une grande maison dont l'insolite hauteur masque presque entièrement l'une des plus belles et des plus anciennes églises de la cité et qui fut sa première cathédrale.

Le quai de l'Archevêché vit à son tour disparaître les masures qui le bordaient et qui furent remplacées par des maisons convenablement distribuées, mais là aussi on permit malheureusement à l'une d'elles de cacher en grande partie le chevet de la métropole.

La place des Célestins fut entourée de belles constructions qui remplacèrent les baraques provisoires qui couvraient le jardin du couvent dont les bâtiments avaient été convertis en théâtre.

Toutes ces améliorations de détail avaient déjà changé d'une manière satisfaisante les quartiers les plus en évidence, l'aspect en quelque sorte extérieur de la ville. Mais si l'on pénétrait dans son centre, dans sa profondeur, elle était restée la même. Tant qu'il ne s'était agi que de créer des quartiers nouveaux, d'élever des constructions sur des ruines, on avait eu le champ libre et la spéculation avait fait la plus grande partie de cette œuvre; mais quand il fallut faire pénétrer l'air et le soleil dans la profonde agglomération de maisons qui formait la cité elle-même, la question devenait plus compliquée. Les plans, anciens ou nouveaux de la ville, montraient bien pour l'avenir des rues vastes et nombreuses à la place des couloirs étroits qui en séparaient les maisons, mais il fallait attendre de la suite des temps que la ruine ou la dégradation prescrivissent impérieusement des constructions nouvelles sur un alignement nouveau. La solidité des matériaux qui composent nos édifices leur assure une durée plusieurs fois séculaire, il fallait donc accélérer l'œuvre du temps et faire jouir la génération présente du bienfait qui n'était promis qu'à un lointain avenir.

La première opération qui fut faite sous cette inspiration fut l'ouverture de la rue de Bourbon. Une portion de cette rue existait déjà s'ouvrant de la rue Sala à la rue Saint-Hélène ; pour la faire communiquer avec la place de Bellecour, il ne fallut acheter pour les démolir que quelques maisons, des jardins, des échoppes, abattre un vieux couvent qui servait de prison, et bientôt une longue rue de quatorze mètres de largeur vint s'ajouter aux embellissements de ce quartier qui, dans quelques années, avait été créé ou réorganisé. Lyon, dès ce moment seulement, put montrer une rue digne de la seconde ville de France, et cette partie de la cité actuellement desservie du nord au midi, indépendamment des quais, par quatre rues d'une suffisante largeur, et de l'est à l'ouest par de nombreuses voies transversales bien proportionnées, n'a plus rien à désirer sous ce rapport pour sa salubrité.

Mais nous touchons maintenant au cœur de la ville, à cet immense amas de maisons qui s'étend des Terreaux à Bellecour, et de la Saône au Rhône. Dans ce vaste espace, on ne comptait, on peut le dire, aucune rue véritablement carrossable ; car, pouvait-on donner ce nom à la longue rue Mercière, à la grande rue de l'Hôpital ? l'immense circulation des voitures et des gens à pied y était à chaque instant entravée. C'était sur ce point surtout que devait s'opérer une complète régénération ;

c'était là qu'il était urgent d'adopter et d'appliquer de larges mesures, dans l'intérêt de l'hygiène publique et de la salubrité.

La rue Centrale s'ouvrit, telle que nous la voyons figurée sur un vieux plan de Lyon, présenté, en 1756, aux Échevins, par l'architecte Morand (1), avec la régénération et l'extension de la ville qu'il avait proposée à cette époque. Cette rue fut construite, dans l'espace de trois ans, sur la largeur de douze mètres ; elle fait communiquer directement la place des Terreaux avec celle de Bellecour et fut la première des grandes améliorations introduites ou projetées pour la complète régénération de la ville. Indépendamment de l'amas de

(1) Ce plan, intitulé : Projet d'un plan général de la ville de Lyon et de son agrandissement en forme circulaire dans les terrains des Brotteaux, a été fait en 1764 pour l'Hôtel-Dieu, présenté en 1766 à MM. les Prévôt des marchands et échevins de la ville, et en 1768 à Mgr de Bertin, ministre et secrétaire d'Etat.

Outre le tracé de la rue Centrale, telle qu'elle a été construite de nos jours, il demandait déjà la démolition de toutes les maisons ayant pied dans la Saône, depuis Vaise jusqu'à St-Georges, celle des maisons de la Pêcherie et de celles qui étaient sur le Pont-de-Pierre.

Les ponts de l'Archevêché et celui d'Ainay y sont aussi figurés au même point où, bien plus tard, nous les avons vu s'élever.

Mais c'est surtout sur les terrains placés sur la rive gauche du Rhône que s'est exercé l'esprit d'innovation de l'architecte. Le quai que nous voyons se poursuivre et s'achever y occupe déjà sa place et toutes les rues et avenues, longitudinales et transversales, les places que nous traversons aujourd'hui dans ce magnifique quartier y sont aussi tracées. Il est peut-être à regretter qu'en empruntant à l'habile ingénieur la plupart de ses idées, on ait laissé de côté ce canal qu'il représente commençant au-dessus du Grand-Camp et finissant bien au-delà de la Guillotière, canal de cent pieds de largeur, qui amoindrirait le danger des inondations, ajouterait au système de défense de la ville et serait, sous le rapport de l'hygiène publique et de la salubrité, d'un puissant secours pour les industries diverses, la plupart insalubres, dont l'extrême limite de ce quartier est devenue l'asile.

vieilles maisons qu'on dut jeter à bas pour l'édifier, elle traversa des rues étroites qui devront à leur tour se transformer de la même manière, et dans peu d'années ces rues transversales auront accompli leur entière métamorphose. Il est néanmoins à regretter que dans une partie de cette rue Centrale on ait laissé subsister un étranglement, à l'entrée de la place Saint-Nizier, où se produit journellement un encombrement de voitures. Il suffirait du retrait de quelques maisons pour remédier à ce grave inconvénient (1).

Ce premier progrès était dû à l'esprit d'association, l'une des conquêtes les plus précieuses de notre temps; levier puissant entrevu et employé déjà à d'autres époques, mais non utilisé, comme nous le voyons aujourd'hui, où l'on peut dire qu'il commence seulement son œuvre déjà couronnée par de si magnifiques résultats. Secondé par l'énergique initiative d'une Administration éclairée, autant que dévouée au bien public, Lyon allait lui devoir de nouvelles merveilles, et les quartiers les moins favorisés comprirent et espérèrent qu'ils auraient successivement leur tour. Bientôt, en effet, une nouvelle rue fut ouverte presque aussitôt que projetée, artère principale commençant à la place de la Comédie, pour aboutir à Bellecour en traversant la partie la plus populeuse de la ville, mais aussi celle dont les rues profondes et tortueuses étaient si rarement visitées par le soleil; elle indique par son nom qu'elle appartient à la seconde capitale d'un grand empire.

(1) Un projet, tendant à opérer cette amélioration, vient d'être présenté au Conseil municipal par M. le Sénateur chargé de l'Administration du département du Rhône.

Dans la rue Impériale tout est grandiose ; large de vingt-deux mètres, munie de vastes trottoirs, partagée par une place décorée d'une fontaine monumentale, ses édifices d'une admirable architecture y appellent le grand commerce et les magasins de luxe, et le palais de la Bourse qui s'achève et qui rivalisera avec l'Hôtel-de-Ville par la sévérité de l'ensemble, la magnificence des détails, placera le nom de son architecte à côté des Maupin, des Philibert de Lorme et des Soufflot dans les annales de l'art.

En même temps que s'accomplissait cette merveille, la place des Terreaux voyait s'abattre cet amas de maisons qui déshonorait sa façade qui regarde l'Hôtel-de-Ville, et à la place qu'elles occupaient un élégant édifice s'élevait percé d'un passage splendidement décoré. Le palais municipal se restaurait complètement pour recevoir le premier magistrat du département, abandonnant l'ancien couvent des Jacobins qui avait servi de préfecture pendant quarante ans, et dont le vaste périmètre, ainsi que le jardin qui en dépend, ne tarderont pas à se couvrir d'édifices nouveaux.

Devons-nous anticiper sur l'avenir et parler ici d'une nouvelle rue, non pas seulement projetée, mais dont le plan est déjà adopté et qui est au moment de s'ouvrir ? On comprend que nous voulons parler de cette belle voie de communication qui rivalisera avec la rue Impériale, et à laquelle on donne déjà le nom de rue de l'Impératrice, en mettant ainsi sous l'invocation de ces deux noms tout ce qui se fait de grand, tout ce qui se fait de beau dans notre ville.

Cette rue, qui partira de l'angle sud de la façade de l'Hôtel-de-Ville sur la place des Terreaux, pour se terminer elle aussi à Bellecour, traversera, en les élargissant, les rues Clermont, Sirène, et d'autres plus étroites encore, coupera toutes les rues transversales si nombreuses dans son parcours, et achèvera de vivifier tous ces quartiers dont l'ouverture des deux rues, dont nous avons précédemment parlé, ont déjà si heureusement modifié la condition.

Que manquera-t-il alors à la ville centrale pour réunir non-seulement toutes les exigences de salubrité, du moins sous le rapport topographique, mais encore toutes celles de l'ornementation architecturale ? Qu'il nous soit permis ici d'émettre une pensée, sinon de formuler un vœu : M. l'ingénieur en chef de la ville, dans son rapport sur la rue de l'Impératrice, dit, et cette phrase a été heureusement reproduite au sein du conseil municipal, par M. le Sénateur : « Le centre des affaires se condense dans un espace peu étendu, limité au nord par la rue des Capucins, au midi par la place de Bellecour, et constitue, à proprement parler, la cité. » Nous demandons alors pourquoi les trois grandes voies de communications dont nous venons de parler, s'arrêtent aux Terreaux ? ne devraient-elles pas, une d'elles au moins, se continuer jusqu'à la rue des Capucins, jusqu'ici centre des affaires commerciales ? alors, en effet, serait concentrée l'agglomération dans les limites que l'on a désignées. Sans cette extension indispensable, tout ce quartier naguère si prospère qui, des Terreaux s'élève jusqu'à la rue Vieille-Monnaie, sera voué à une décadence prochaine. N'est-il pas juste d'ailleurs, que sous le rapport sanitaire il ait aussi sa part des réformes que l'on introduit si largement dans le cœur de la cité ?

Les rues transversales ne devaient pas tarder à suivre

l'impulsion donnée à celles qui parcourent la ville du nord au midi.

Depuis longtemps on projetait de terminer la rue Grenette et de la faire communiquer de la Saône au Rhône; quelques maisons ont été abattues, des constructions élégantes les ont remplacées, et cette rue qui, avec le temps, se redressera suivant le plan tracé, deviendra aussi l'une des plus belles, et par sa position centrale une des plus fréquentées de la cité. Les rues Dubois, Tupin, Ferrandière, Thomassin, et d'autres secondaires déjà traversées par les rues Centrale, Impériale et bientôt par celle de l'Impératrice, voient chaque jour leurs vieilles masures faire place à de nouveaux édifices, peu d'années suffiront pour compléter d'une manière irréprochable ce vaste et commode système de voies de communication, et sous ce rapport le centre de la ville n'aura plus rien à désirer.

Nous avons vu qu'il en est depuis longtemps de même pour la Croix-Rousse et les Brotteaux ; il ne reste plus que le quartier de l'ouest qui, nous en sommes sûrs, préoccupe l'Administration qui doit tenir à honneur de ne rien laisser en arrière dans l'œuvre qu'elle a entreprise.

Ici, nous pouvons le dire, presque tout est à faire. A part quelques maisons récemment élevées sur les quais, et le Palais-de-Justice monumental qui le décore, ce vaste quartier, resserré entre la rivière et la montagne, présente toujours le même aspect qu'au siècle passé ! Toutes ces lignes longues et serrées de maisons adossées au coteau renferment dans leurs murs antiques une fourmilière d'ouvriers d'industries diverses pour lesquels les conditions de salubrité n'ont pas changé; des rues étroites, des mai-

sons élevées y interceptent l'air et la lumière. Tout en
un mot appelle, sur cette partie de la ville, la sollicitude
de l'Administration qui, bien sûrement, ne lui fera pas
défaut. Déjà, à son extrémité nord, nous admirons le
beau quai de Vaise. Du côté du Midi, le quai Fulchiron
a remplacé un sordide quartier; un chemin nouveau
s'ouvre à Choulan, pour conduire sur la montagne, du
côté de Saint-Irénée. On s'achemine ainsi pas à pas vers
l'intérieur, vers ce qui constituait l'ancienne ville. Plusieurs projets, nous le savons, ont déjà été mis en avant
pour sa régénération. Il en est qui vont jusqu'à dire qu'il
n'y aurait à y conserver que les trois églises, le temple
protestant (ancienne Loge du change) et le Palais-de-Justice. Cette assertion est sans doute exagérée, mais elle
indique, du moins, à quel point on est pénétré de la
nécessité d'une immense transformation à laquelle pourraient avoir aussi part les quartiers de Saint-Just et de
Saint-Irénée.

Quelques réflexions au sujet de ce qui précède.

Toutes ces constructions nouvelles que nous avons vu
s'effectuer ont dû nécessairement changer la condition
hygiénique des quartiers qu'elles ont métamorphosés,
et c'est ce que nous apprécierons plus tard, mais elles
ont aussi soulevé des questions de salubrité, qui toutes
n'ont pas reçu une solution satisfaisante.

Lorsque la rue Centrale fut édifiée, le Conseil d'hygiène se préoccupa vivement et malheureusement sans
résultat, du danger qui résulterait de l'habitation trop
hâtive dans des bâtiments nouvellement construits. Et,

en effet, de nombreuses maladies ne tardèrent pas à assaillir les imprudents locataires, malgré les avis multipliés, faute de mieux, dans les papiers publics, pour les prémunir contre ce danger.

Aussi, lorsque le projet de la rue Impériale fut publié et au moment où l'on se mettait à l'œuvre, nous crûmes qu'il était de notre devoir de remettre sous les yeux de M. le Sénateur, chargé de l'administration du département du Rhône, les vœux du Conseil qui n'avaient pu être accueillis par ses honorables prédécesseurs, et nous le fîmes dans la lettre suivante :

A Monsieur le Sénateur chargé de l'administration du département du Rhône.

« Monsieur le Sénateur,

« Il est une question d'hygiène publique sur laquelle, depuis sa fondation, le Conseil d'hygiène et de salubrité du Rhône a constamment appelé l'attention de vos honorables prédécesseurs. Cette question, très-importante sous le rapport sanitaire, n'a jusqu'ici reçu aucune solution et l'on ne retrouve des traces de l'incessante sollicitude du Conseil, à cet égard, que dans ses procès-verbaux et dans ses comptes-rendus. Je veux parler des maisons nouvellement construites, de leurs conditions de salubrité et de l'époque à laquelle elles peuvent être habitées.

« Au moment de l'ouverture de la rue Centrale, le Conseil de salubrité s'émut à la pensée des dangers qu'il prévoyait par suite des précautiens hygiéniques qui seraient négligées. Il savait, en effet, que la population imprévoyante s'empresserait d'occuper les bâtiments à peine achevés, que les magasins seraient envahis avant que l'édifice ne fût couvert, et que les étages supérieurs plus accessibles aux classes ouvrières par la modicité du prix seraient habités au moment où les maçons les quitteraient. Il donna l'éveil à l'autorité à ce sujet ; sa voix ne fut pas entendue, ses fâcheuses prévisions ne se sont que trop réalisées. Il est peu de médecins qui ne puissent vous dire les nombreuses victimes de cette précipitation et si la population en a déjà perdu le souvenir, peut-être appartient-il à l'autorité de veiller pour elle et de faire en sorte que l'expérience du passé puisse profiter à l'avenir.

« Aujourd'hui, Monsieur le Sénateur, par votre puissante initiative, une complète régénération de notre ville est au moment de s'exécuter, elle s'exécute déjà. Les vieux quartiers disparaissent, des rues étroites et humides que le soleil ne visita jamais n'existeront bientôt plus que dans le souvenir, une ville nouvelle va sortir du sol, de larges rues, de vastes places, des maisons dont la hauteur est sagement combinée vont remplacer d'ignobles maisons où s'entassait une population souffreteuse et maladive par suite de l'insalubrité qui y régnait toujours.

« C'est à vous, Monsieur le Sénateur, que nous devrons cet immense bienfait ; mais pour qu'il soit complet, il ne faut pas que la génération qui nous suivra soit seule appelée à en profiter au détriment de celle qui aura par une trop hative habitation, assaini à ses dépens les édifices récemments construits.

« Ces craintes, Monsieur le Sénateur, sont, croyez-le, loin d'être exagérées et c'est parce que nous sommes convaincus de leur sévère exactitude que le Conseil d'hygiène les signale à votre attention.

« Lorsqu'une usine s'élève, lorsqu'une industrie s'établit vous ne les laissez pas fonctionner avant qu'un rapport d'hommes compétents vous ait dit qu'elles pouvaient le faire sans danger pour les industriels ni pour le voisinage, sans crainte d'incendie et sans incommodité pour les habitations qui les entourent. Dans la question qui nous occupe, la même mesure nous semble devoir être prise et à plus forte raison puisque le danger existe toujours.

« Nous soumettons cette pensée à votre appréciation. C'est à vous, Monsieur le Sénateur, de juger s'il convient qu'une Commission prise dans le sein, ou hors du Conseil d'hygiène soit chargée de visiter chacune des maisons pendant et après leur construction afin de juger, d'une part, si toutes les conditions hygiéniques sont observées dans la distribution intérieure et, d'autre part, l'époque à laquelle on pourra les habiter sans danger.

« La tâche de cette Commission serait importante car, outre la dernière question, qui nous préoccupe en ce moment, que de vices dans nos constructions les plus modernes ! Etroitesse des cours, obscurité des escaliers, loges des concierges inhabitables, les combles devant servir de greniers et transformés en habitations, etc. Mais ce n'est pas ici le lieu d'étudier ce sujet sous toutes ses faces, il nous suffit, Monsieur le Sénateur, de vous en signaler l'importance pour être sûr d'éveiller votre sollicitude si empressée pour tout ce qui regarde le bien-être de vos administrés. Le Conseil d'hygiène publique, dont je suis l'interprète, a cru qu'il était de son devoir de ne pas laisser aux feuilles publiques, qui ne sont là dessus que l'écho affaibli de ses pensées, le soin de vous la faire connaître et de vous exprimer d'une manière sommaire qu'il est d'avis qu'il y a quelque chose à faire en laissant ce quelque chose à votre initiative si éclairée. »

Veuillez agréer, etc....

Rougier, d. m.

Vice-président du Conseil d'hygiène publique et de Salubrité.

Monsieur le Sénateur, en remerciant le Conseil de cette communication, nous exprima ses regrets de ce que la législation le laissait désarmé en face d'engagements pris et des conventions écrites en ajoutant qu'il s'informerait de la manière de procéder à cet égard dans la capitale.

Nous croirions manquer aux obligations que nous imposent les fonctions qui nous sont confiées si nous n'insistions pas de nouveau ici sur les observations que nous venons de transcrire. L'expérience a parlé encore une fois et pour la rue Impériale, comme pour la rue Centrale, nous avons vu la population montrer la même imprévoyance ou tout au moins le même mépris du danger. Heureusement les magasins, les premiers, et seconds étages de ces édifices splendides ont été envahis par les industries de luxe, les cafés, les étalages, les comptoirs qui ne sont pour la plupart habités que pendant le jour et le danger a été atténué, mais les étages supérieurs, occupés, aussitôt que bâtis, par des ménages, n'ont pas tardé à justifier nos prévisions; plusieurs locataires ont été obligés de passer les nuits dans d'autres domiciles pour se soustraire, au moins pendant ce temps, aux dangereuses conséquences de l'humidité qui ressortait des murs, augmentée encore par l'action des feux perpétuels que l'on entretenait pour en favoriser le desséchement. On se fait facilement une idée de la persistance de l'humidité dans nos constructions en voyant la manière dont elles sont établies. Aucune ville n'est plus favorisée que la nôtre pour la facilité de se procurer des matériaux de premier choix, à cause de la proximité et de l'abondance des carrières qui nous entourent et la durée tant de fois séculaire de nos édifices en témoigne assez. Mais dans nos maisons nouvelles ces matériaux ne sont plus guère employés que pour les murs extérieurs; tout au plus quand on veut abriter deux ménages au même étage, on les sépare par un mur dit de refend et toutes les distributions et divisions intérieures se font à l'aide de cloisons de briques et de plâtre et l'on sait l'énorme quantité d'eau qu'elles réclament; on comprend dès lors le temps nécessaire pour son évaporation.

Les conséquences de cet état de choses ne se sont pas fait attendre et l'on n'a pas tardé à voir se développer les maladies qu'il devait occasionner. Les rhumatismes aigus, les névralgies, les ophthalmies, les maladies muqueuses de toute espèce se sont reproduites comme après l'ouverture de la rue Centrale et il faudrait avoir l'avis de tous les médecins pour savoir à quel chiffre on peut porter le nombre des habitants de ces maisons qui ont payé de leur santé leur imprévoyance. Nous persistons donc à dire que l'Administration doit, dans des cas semblables, prévenir le mal par des mesures que justifierait l'intention qui les aurait dictées, et nous insistons là-dessus en face des nouveaux projets qui seront bientôt en voie d'exécution.

Il est juste de signaler une amélioration qui s'est introduite dans les constructions nouvelles, elle est relative aux logements des concierges. Là du moins nous les voyons convenablement disposés, suffisamment spacieux, ils ont leur part de lumière et laissent peu à désirer sous le rapport de la salubrité. Si dans quelques-uns le local ne se prête qu'à l'exercice modeste de l'industrie qui l'occupe, une chambre dans les étages supérieurs l'abrite pendant la nuit. Quelques-unes même de ces loges sont décorées avec une espèce de luxe, aussi les places de concierges dans ces maisons privilégiées sont recherchées par les avantages qu'elles offrent. Voilà donc une classe assez nombreuse de prolétaires dont la condition se trouve améliorée, mais nous devons le dire, cette remarque ne concerne que les quartiers neufs de la ville, presque partout ailleurs des bouges infects et obscurs abritent les malheureux portiers qui souvent pendant le jour, pour avoir un peu de lumière, sont obligés de travailler en dehors de leur misérable demeure dans laquelle ils ne trouvent pas pendant la nuit un espace suffisant pour le renouvellement de l'air qu'ils consomment avec leur famille. Ce sont surtout ces cas si nombreux qu'il est bon de signaler à la Commission des logements insalubres.

Une autre observation doit aussi trouver ici sa place. Dans un grand nombre de maisons, les propriétaires, pour augmenter la valeur de leurs locations au rez-de-chaussée, et pour agrandir l'étendue de magasins, y ont annexé la cour en la recouvrant d'un ciel ouvert. Nous demandons si dans cette innovation il n'y a rien de contraire aux lois de l'hygiène publique ? La cour d'une maison sépare ordinairement deux corps de bâtiments ; son principal avantage est de donner du jour aux pièces qui s'ouvrent sur elle, mais aussi, ce qui est plus important encore, de leur donner de l'air. Elle fait l'office d'une cheminée d'appel, d'un grand ventilateur qui renouvelle l'air, emporte dans l'atmosphère les vapeurs culinaires et autres sortant des pièces ouvertes sur elles et contribue ainsi, d'une manière puissante, à l'assainissement de chaque domicile. Si on la ferme à son extrémité inférieure par un ciel ouvert, elle n'a plus cette condition hygiénique, au détriment de tous les locataires. Nous pensons donc que sous ce rapport la cour d'une maison est la propriété commune de tous ses habitants et que le propriétaire n'a pas le droit d'en disposer ainsi dans un intérêt de lucre ou de convenance particulière. Il est cependant des maisons dont les cours peuvent être sans inconvénients munies de ciel ouvert lorsqu'aucune fenêtre ne s'ouvre sur elles et qu'elles ne servent en quelque sorte que de cage à l'escalier.

Nous devons signaler ici l'adoption d'une mesure importante au point de vue de la salubrité surtout et de l'ornementation de la ville ; c'est l'ordonnance municipale qui, en 1849, a réglementé la hauteur des maisons. Les anciennes coutumes permettaient, à Lyon, de porter cette hauteur à 26 mètres, tandis qu'à Paris, dans les rues les plus larges, on n'autorise qu'une élévation de 17 mètres 55 centimètres. « On comprend, disent les considérants de cet arrêté, à quel point une réforme est importante quand on sait dans quelles mauvaises conditions d'hygiène et de salubrité se trouvent les septième et huitième étages ; » nous ajouterons et surtout les étages inférieurs ainsi que les magasins dans les rues étroites, à cause de l'obscurité constante qu'y entretient la hauteur excessive des maisons. « Il est triste d'ailleurs, ajoutent-ils, de voir nos rares monuments disparaître tour à tour par le voisinage d'édifices d'une hauteur démesurée. » Adoptée quelques années plus tôt cette mesure aurait laissé accessible à la vue nos deux plus belles églises; mais on peut déjà s'applaudir de son résultat pour le présent et pour l'avenir. Nous reproduisons les principales dispositions de cet arrêté.

ARTICLE Ier. — Les permissions de construire sur la voie publique limiteront la hauteur des bâtiments selon les besoins de la salubrité publique, proportionnellement à la largeur de chaque rue, place ou quai.

ART. II. — Sur les places publiques, lorsque ces places auront plus de 50 mètres de largeur et sur les quais, la hauteur accordée sera de 22 mètres.

ART. III. — Sur les places au-dessus de 30 mètres de largeur et les rues de 14 mètres, la hauteur sera de 20 mètres 50 centimètres.

ART. IV. — Sur les petites places et les rues de 10 mètres de largeur jusqu'à 14 mètres, la hauteur sera de 20 mètres.

ART. V. — Pour les rues de 8 à 10 mètres de largeur, la hauteur sera de 19 mètres.

ART. VI. — Les rues les plus étroites devant avoir à l'avenir au moins de 7 à 8 mètres, la hauteur sera de 18 mètres.

Art. VII. — En sus de la hauteur qui aura été fixée dans la permission, chaque maison *pourra* être surmontée d'un comble qui n'aura pas plus de 4 mètres d'élévation.

Il nous semble que cet arrêté est au moins très-libéral et que son dernier article surtout laisse une latitude qui, dans quelques cas, pourrait ne pas être sans inconvénients.

Recrépissage des maisons.

Ce n'est pas là la moins utile des améliorations dont l'Administration actuelle ait doté notre ville ou du moins réglementé l'exécution. Dans les quartiers populeux et même les mieux habités, les maisons présentaient une teinte presque uniforme, d'un gris noirâtre, que le temps leur donnait, et qui attestait que depuis de longues années le peintre et les maçons ne les avaient pas touchées. En effet, le recrépissage et le badigeonnage des maisons étaient en quelque sorte laissés à la discrétion des propriétaires. Aussi, presque partout, leur aspect disgracieux faisait un contraste choquant avec les constructions nouvelles. Mais c'était là le moindre inconvénient de cet état de choses. Si à l'extérieur les murs paraissaient dégradés, privés qu'ils étaient en plusieurs endroits de leur enduit protecteur, à l'intérieur ils étaient couverts de fuliginosités provenant de l'humidité, de la fumée et de toutes les émanations inhérentes à un endroit habité, et contribuaient encore, par l'odeur nauséabonde qu'ils exhalaient, à vicier l'air déjà peu salubre des rues étroites et populeuses. A l'époque de la première invasion du choléra, des prescriptions de police sanitaire avaient été prises à cet égard, et il avait fallu tout l'effroi que le fléau inspirait pour qu'elles fussent partiellement exécutées; depuis rien n'avait été réglementé, il s'agissait de rendre obligatoire ce qui n'était que facultatif. Un arrêté préfectoral y pourvut, et depuis, chaque année, et quartier par quartier, le recrépissage et le badigeonnage des maisons se fait d'une manière régulière. Aussi la ville prend-elle chaque jour un aspect nouveau de propreté agréable à l'œil autant que favorable à la santé publique, ce qui nous fait espérer que cette mesure sera répétée sans qu'on attende que le besoin s'en fasse de nouveau sentir. En bonne police sanitaire, nous pensons que dans les quartiers populeux, surtout, les édifices devraient subir cette réparation tous les cinq ans au moins. Nous avons lieu de croire que c'est à ce délai que l'Administration s'est arrêtée.

Trottoirs. — Pavés, etc.

Le reproche le mieux mérité que l'on faisait au vieux Lyon, était la difficulté de la circulation pour les gens à pied. Nous ne parlons plus ici de ses rues étroites et boueuses si souvent encombrées, mais de leur sol et de la nature des pavés qui le recouvraient et qui en rendait la viabilité si pénible. A peine, pour le soulagement des piétons, trouvait-on de loin en loin une étroite bordure de dalles le long des maisons. Une partielle et cependant importante amélioration fut tentée avec succès à cet égard, et celle-ci date déjà d'un quart de siècle. Des trottoirs furent établis, autour des places, sur les quais, le long des rues principales assez larges pour les admettre et l'empressement avec lequel cette mesure fut adoptée, malgré les charges qu'elle imposait aux propriétaires obligés de payer la moitié des frais qu'elle occasionnait, témoigne assez à quel point elle était nécessaire. Appliquée depuis sur une plus large échelle, sur les quais nouveaux et le long des larges rues récemment ouvertes, elle contribue d'une manière remarquable à l'embellissement de la ville et au bien-être de ses habitants, par la facilité et la sécurité de la circulation qui fut rendue plus libre encore par la suppression de tous les étalages extérieurs qui surchargeaient et rétrécissaient la voie publique sur tous les points et même dans les quartiers les plus fréquentés.

L'on se rappelle encore que ce ne fut qu'avec beaucoup de peine que l'on put obtenir cette dernière concession de la part des magasins et des boutiques qui avaient et voulaient conserver cette habitude séculaire. Il fallut des ordonnances de police sévères et une surveillance de tous les jours pour arriver à un résultat qui est aussi loué et approuvé aujourd'hui qu'il rencontra d'opposition dans le temps.

Mais ce n'était là que le prélude de la grande réforme qui devait être introduite sur la voie publique. Depuis trop longtemps, notre ville était signalée par son pavé composé de cailloux roulés, pointus, inégaux, douloureux aux piétons et dont les interstices se trouvaient constamment remplis d'une boue qui ne séchait jamais et maintenait dans nos rues une humidité et une malpropreté révoltantes. Plusieurs fois on avait eu l'idée de changer de système, divers essais partiels avaient même été tentés, mais toujours on avait reculé devant une dépense qui quintuplait la somme affectée ordinairement à ce service. Ce n'est que depuis quelques années que l'on est entré résolûment dans une voie de salutaire réforme à cet égard aussi. Trois systèmes ont été successivement expérimentés et tous les trois adoptés dans des limites diverses. Le plus grandiose, celui à pavés cubiques en grès, est appliqué à nos places, à nos grandes voies de communication, et sous ce rapport l'on peut voir qu'elles n'ont rien à envier, même à la capitale; établi en chaussée avec pente bi-latérale, il ne permet pas aux eaux pluviales de s'amasser, elles trouvent leur écoulement dans les rigoles qui courent le long des trottoirs et les versent dans les égouts. De cette manière la boue ne peut se perpétuer, comme elle le faisait auparavant, au grand détriment de la santé publique. Dans les rues plus étroites, on a adopté le pavé formé avec des galets étêtés des deux côtés. Ce système réunit sans doute beaucoup moins d'avantages que le précédent, mais il nécessite aussi beaucoup moins de frais.

Enfin, dans quelques rues d'un parcours moins long, et qui ne sont pas si fréquemment foulées par les voitures, on a adopté le bitume mélangé de petits cailloux concassés. Les rues sont ainsi converties en trottoirs très-commodes pour les piétons, qui les choisissent de préférence. Il est même à remarquer, qu'ainsi recouvertes, elles ne souffrent pas extraordinairement du passage des voitures, ainsi qu'on a pu s'en convaincre par les rues de l'Herberie et de Saint-Côme, les plus fréquentées de la ville et qui n'ont dû être restaurées qu'après six années de service, et cependant ce sont celles où la circulation des voitures est le plus multipliée.

Mais toutes les grandes réformes demandent l'aide du temps pour se compléter. Ce n'est encore que dans nos places et nos rues principales et dans quelques quartiers privilégiés que celle-ci s'est opérée, mais tous les jours nous la voyons s'étendre davantage, et bientôt, quand elle sera devenue générale, on n'aura plus à reprocher à notre ville la boue et la malpropreté proverbiales que signalaient si complaisamment tous les touristes qui la traversaient. Déjà, sous ce rapport, et grâce aux soins d'une édilité vigilante, l'institution d'un admirable service de voierie, pour des arrosages fréquents et des balayages multipliés, ne nous laisse plus reconnaître l'antique état de notre voie publique. Nos rues ne sont plus encombrées par les balayures, les immondices et tous les détritus provenant des maisons qui les bordent. Une ordonnance de police strictement observée empêche de les déposer sur la voie publique. Elles sont régulièrement enlevées, chaque matin, par les tombereaux, des seaux ou des caisses qui les renferment; le pavé n'est plus souillé par leur contact et ne reste pas imprégné des diverses odeurs qu'elles exhalaient en se répandant dans l'atmosphère qui en était vicié.

Éclairage.

Ainsi qu'on vient de le voir, ce n'est pas seulement par le nombre des maisons que l'on a détruites et celles que l'on a élevées, que Lyon s'est régénéré, c'est aussi par les modifications profondes apportées à son régime intérieur et dans lesquelles on doit comprendre l'éclairage de la ville. Ses rues jadis obscures et désertes dès le déclin du jour, où l'on ne voyait que de rares reverbères, alimentés par l'huile, n'offraient aucune sécurité aux passants attardés; maintenant, à Lyon, depuis de longues années, brillantes de lumière, elles sont éclairées par d'innombrables becs de gaz placés à profusion dans tous les quartiers et jusqu'aux extrêmes limites de l'octroi. La circulation y est devenue sûre et facile et prolonge ainsi la vie extérieure des habitants.

CHAPITRE IV.

DU SERVICE DES EAUX.

Une eau pure, fraîche et limpide, répartie avec profusion, est l'un des premiers besoins d'une cité, et plus la cité est grande, plus elle est populeuse et plus ce besoin devient impérieux à satisfaire. Une abondante distribution d'eau est indispensable : 1° pour l'usage alimentaire et domestique ; 2° pour l'entretien de la propreté des maisons, de la voie publique et des égouts ; 3° pour le service des diverses industries ; 4° pour l'ornementation des places publiques au moyen de bassins et de fontaines jaillissantes.

Plus avancées que nous sous ce rapport comme sous beaucoup d'autres, les anciennes civilisations dépassaient tout ce que nous pouvons faire aujourd'hui et notre esprit s'émerveille à la pensée que Rome ancienne distribuait à ses habitants, suivant les calculs du savant Prony, plus de 700,000 mètres cubes d'eau par jour, qui lui étaient apportés par neuf acqueducs, véritables arcs de triomphe, d'après l'expression de Chateaubriand, dont le parcours était de 4 à 5 cents kilomètres. C'est un luxe que la capitale du monde pouvait se permettre, mais qu'aucune n'a pu imiter depuis et aujourd'hui même des restes de cette ancienne splendeur, trois de ces acqueducs restaurés fournissent encore aux 165,000 habitants de Rome moderne 170,000 mètres cubes d'eau par jour, c'est-à-dire sept fois plus que les 300,000 habitants de l'agglomération lyonnaise n'en possèdent dans ce moment et cependant nous devons nous estimer heureux, car notre position actuelle est bien près de satisfaire à tous nos besoins.

Cette sollicitude des anciens maîtres du monde pour fournir une abondante distribution d'eau potable dans les cités populeuses, on en retrouve des traces dans toutes les anciennes villes et les restes des acqueducs qui les apportaient à l'antique *Lugdunum* témoignent que cette métropole des Gaules était une des cités les plus favorisées sous ce rapport. Mais depuis leur destruction, la population de la ville, sans abandonner la colline de Fourvière, s'étant étendue dans la suite des âges sur le delta formé par le Rhône et la Saône et sur les versants du promontoire représenté par le coteau de la Croix-Rousse, n'avait plus pour ses usages domestiques, quoique placée entre deux rivières, que les eaux de quelques sources de la montagne et des puits creusés dans les maisons particulières. De rares et maigres fontaines publiques, le plus souvent taries, fournissaient aussi parcimonieusement de l'eau à une population qui tendait toujours à s'accroître. Ses eaux de sources étaient la plupart séléniteuses, celles de la fontaine dite *des Trois cornets* dans le quartier de Saint-Georges, célèbres dans toute la ville pour leur pureté, ne dissolvaient pas le savon. Bien meilleures étaient celles des puits et fontaines lorsque les rivières étaient à leur étiage. Mais quand elles se trouvaient au-dessous, la plupart des puits se tarissaient ou donnaient une eau jaunâtre qui dans les grandes crues des rivières devenait trouble et d'un aspect nauséabond. Dans beaucoup de quartiers, les puits et les fontaines trop rapprochés des fosses d'aisance et des égouts, voyaient leurs eaux corrompues par cet impur voisinage et l'on comprend tout ce que la santé publique avait à souffrir de cet état de choses. Combien de maladies ont été dues à de telles circonstances unies à tant d'autres causes d'insalubrité existant alors dans la ville et qui amenaient presque périodiquement des épidémies, dont quelques-unes sont restées célèbres dans l'histoire de notre pays.

Quand on pense combien de siècles se sont écoulés ramenant incessamment les mêmes dangers, on se demande en présence de ce qui existe aujourd'hui, comment il se fait qu'on n'ait pas eu l'idée d'appliquer à ces maux le remède qu'on avait sous la main. Mais pour se rendre raison de ce qui fait notre étonnement, il faut se rappeler, d'une part, que les lois de l'hygiène publique éparses dans les livres scientifiques n'étaient pas encore passées dans la pratique, d'autre part, que la science de l'hydraulique n'avait pas acquis la hauteur qu'elle a atteint depuis, et que la force de la vapeur est une découverte moderne. Aussi, dès le moment que les gouvernements se sont sérieusement occupé de la santé générale on a compris qu'un des éléments principaux de sa conservation était la libre disposition d'une eau pure et abondante.

Disons-le, à l'honneur de la science, c'est elle qui pour

notre ville s'est la première préoccupée de remplir cette lacune., Depuis 1770, trois fois notre Académie des sciences, belles-lettres et arts ouvrit le concours sur les moyens de procurer à notre ville la meilleure eau qu'elle pût obtenir et d'en distribuer une quantité suffisante. Ajoutons aussi que l'Administration, éclairée par ces appels successifs, s'est efforcée d'entrer dans cette voie ; toutes les municipalités qui se sont succédées ont tenté avec des résultats divers de résoudre ce problème. Quelques essais partiels ont été faits qui n'ont abouti qu'à irriter l'impatience publique. Les hommes de l'art divisés sur la préférence à donner, soit aux eaux de source, soit aux eaux de rivière, ont à leur tour, par leur désaccord, contribué à ajourner cette question si importante relativement à la salubrité publique et dont des intérêts divers engagés d'une et d'autre part ont trop longtemps entravé la solution.

On aurait de la peine à énumérer les livres, les mémoires, les rapports qui, dans le cours de quelques années, ont été écrits pour ou contre chaque système. Aucune décision ne se prenait cependant, parce que chacun de ces systèmes était bon par lui-même et avait un côté supérieur sur l'autre, mais à un point de vue différent. On multipliait les Commissions qui faisaient toujours un travail stérile ; la dernière nommée n'eut pas même heureusement le temps de se réunir. Il fallait une volonté énergique pour trancher la question et c'est l'Administration actuelle qui l'a fait en se prononçant pour les eaux du Rhône.

Nous sommes loin de vouloir rouvrir ces débats qu'une résolution déjà exécutée vient de clore. Malgré notre prédilection ancienne et motivée pour les eaux des sources de Neuville, de Roye et de Fontaine, en les destinant exclusivement aux usages alimentaires, nous avons toujours reconnu leur insuffisance relativement à leur emploi pour la propreté de la ville, les fontaines jaillissantes et surtout pour les exigences de l'industrie. Aujourd'hui plus que jamais, l'agglomération lyonnaise a pris un tel développement que si, dans le principe, on leur avait donné la préférence, on serait obligé de leur adjoindre les eaux du Rhône comme une auxiliaire indispensable.

En rappelant ici la composition chimique des eaux du Rhône et de celles des sources ce sera démontrer qu'elles réunissent toutes les deux les conditions exigées par l'hygiène.

D'après M. Boussingault quinze litres d'eau du Rhône donnent :

PRODUITS GAZEUX.		PRODUITS SOLIDES.	
Acide carbonique... 9 centilitres 8		Carbonate de chaux... 1 gram. 51	
Oxygène......... 9	8	Sulfate de chaux...... 0	10
Azote.......... 17	3	Chlorure de sodium.	
		de calcium.	
		Sulfate de soude.	traces.
		de magnésie.	
		Matières organiques.	

Cette analyse avait été faite en juillet, au moment des plus fortes chaleurs; répétée en février, par M. Dupasquier, lorsque depuis huit jours le thermomètre était à 6 degrés centigrades au dessous de 0, quand le Rhône près de son minimum de quantité était, pour cette raison, à son

maximum de limpidité, la même quantité d'eau a donné
les résultats suivants :

PRODUITS GAZEUX.		PRODUITS SOLIDES.		
Acide carbonique..	29 centilitres 3	Carbonate de chaux...	2 gram.	260
Oxygène.........	10	Sulfate de chaux.....	0	293
Azote........... 18	6	Chlorure de sodium.		
		de calcium.	traces.	
		de magnésie.		
		Sulfate de magnésie.	0	103
		de soude.		
		Matières organiques,	traces	

Si maintenant nous mettons en parallèle l'analyse
faite par M. Dupasquier d'un mélange par parties égales
de l'eau des sources, nous trouverons les chiffres ci-après
sur quinze litres soumis à l'expérimentation :

PRODUITS GAZEUX.			PRODUITS SOLIDES.		
Acide carbonique	55 centilitres	410	Carbonate de chaux...	3 gram.	245
Oxygène..... .	8	627	Sulfate de chaux	0	163
Azote.........	22	586	Chlorure de calcium..	0	135
			de sodium..	0	106
			Chlorure de magnesium.	traces.	
			Matières organiques.		

On peut conclure de cette comparaison que si l'eau
des sources est plus riche en produits gazeux, elle contient aussi une bien plus grande quantité de sels calcaires.
Ceux-ci sont moins abondants dans l'eau du Rhône qui
ne possède qu'une moindre quantité d'acide carbonique
et d'oxigène mais suffisante cependant pour qu'elle soit

salubre et d'une bonne digestion. Quant à l'usage industriel, l'expérience n'a pas encore prouvé que l'une de
ces eaux fût préférable à l'autre et les arts les emploient
indifféremment toutes les deux.

Mais la question principale sous le rapport hygiénique
est celle de la limpidité et de la température. Sous le
rapport de la température l'expérience des siècles nous
confirme les paroles d'Hippocrate : les meilleures eaux
sont celles qui sont froides en été et chaudes en hiver.
*Optimæ sunt quæ hieme fiunt calidæ, æstate autem
frigidæ* (de Aere, aquis et locis). On contestait cette
double qualité aux eaux du Rhône en se basant sur
celles qui étaient fournies par la pompe hydraulique
de St-Clair et qui étaient distribuées dans la partie nord
de la ville. Elles donnaient en été une température
moyenne de 20 à 22 degrés centigrades lorsque l'atmosphère présentait celle de 25 à 35. [En hiver de 2 à 4
centigrades quand, à l'air extérieur, le mercure descen-
dait à 8 degrés. Cette observation n'avait rien de bien
satisfaisant et maintenant que l'expérience a pu se faire
en grand dans toutes les parties de la ville et lorsque
l'eau a eu un parcours plus étendu, on est obligé de
convenir que bien qu'il y ait une notable amélioration,
les eaux qui sont distribuées sont encore loin de la
température égale de 12 à 13 degrés que leur demande
l'hygiène pour l'usage alimentaire (1). Nous jugeons

(1) On ne désespère pas de répondre à ce *desideratum ;* nous venons
d'apprendre que la Compagnie des eaux a le projet d'établir dans chaque
maison pourvue de robinets de distribution, un réservoir en fonte contenant plusieurs hectolitres d'eau et qui sera placé au-dessus du sol des
caves, la conduite qui amènera l'eau des bassins de filtration s'ouvrira

inutile de donner ici les tableaux comparatifs que nous avons réunis, l'usage journalier de ces eaux a rendu cette démonstration superflue.

Quant à la limpidité, nous admettons sans réserve que l'eau des sources a l'avantage sur celle du Rhône. Cependant nous tenons à constater que pendant l'hiver celles-ci sont d'une limpidité parfaite et que dans le reste de l'année elles ne se troublent qu'à la suite de pluies prolongées, lorsque le fleuve est enflé et limoneux. Si dans des intervalles exceptionnels, les eaux qui nous sont fournies ont laissé, sous ce rapport, quelque chose à désirer pendant l'été, cela a tenu à ce que par des raisons qui, nous a-t-on assuré, ne se renouvelleront plus, on a dû, pour répondre aux exigences de leur distribution, adjoindre, par moment, un cinquième environ de l'eau du Rhône non filtrée à celle qui avait déjà subi cette épuration (1). Il résulte de ce court exposé que nous ne pouvons disconvenir que, sous le rapport de la température et de la limpidité, les eaux qui nous sont distribuées laissent un peu à désirer ; espérons que l'expérience perfectionnera les moyens déjà employés pour parer à ce double inconvénient, qui du reste n'est appréciable que pour l'eau destinée au service de la

à la partie supérieure et celle de distribution à sa partie inférieure. Séjournant ainsi pendant plusieurs heures de nuit, le liquide pourra se rapprocher beaucoup de la température des caves, c'est à-dire de 12 à 13 degrés centigrades ; l'expérience se fait et le résultat en sera bientôt connu (20 mai 1860).

(1) Nous devons mentionner une dernière expérience que nous avons faite: un jour où le thermomètre marquait 3 + 0 degrés Réaumur, le Rhône étant gros et limoneux, l'eau de notre robinet de distribution était d'une limpidité parfaite et marquant 12 + 0 degrés Réaumur.

table, et l'on sait qu'il est facile d'y remédier. Nous n'en devons pas moins nous applaudir de voir enfin la ville dotée d'un service qu'elle a si longtemps attendu et qui doit augmenter d'une manière notable ses conditions de salubrité.

Examinons maintenant avec quelles conditions ce service a été imposé et accepté par la compagnie qui en est chargée. Elles se déduiront nécessairement de l'exposé qui va suivre des travaux exécutés pour recueillir, filtrer les eaux du fleuve et en assurer la distribution.

Le traité entre la ville et la compagnie a été signé le 8 août 1853, et trois ans après, le 15 août 1856, le service des eaux a commencé.

La première condition, pour avoir les eaux pures de toute immondice, était de les prendre avant l'entrée du fleuve dans la ville. La chose était facile et l'usine a été établie au lieu dit des *Petits-Brotteaux*, en amont du faubourg de Bresse, qui dépend de Caluire.

L'eau qui doit être mise en distribution arrive dans trois bassins à filtration, ayant ensemble une surface de 4,000 mètres carrés.

Ces bassins, creusés à trois mètres de profondeur au-dessous de l'étiage, sont entièrement recouverts par des voûtes de maçonneries supportées par des piliers également en maçonnerie et qui, depuis qu'elles sont exécutées n'ont pas offert la moindre trace de végétation. L'intention de la Compagnie est de porter à quatre mètres de profondeur le creusement de ces bassins pour augmenter la puissance de filtration, elle en a compris la nécessité.

Ces bassins sont établis en aval du pont et du viaduc

du chemin de fer de Genève. Les eaux du Rhône, sur ce point, n'ont en conséquence subi aucune altération et conservent leur pureté naturelle. Elles viennent remplir les bassins en filtrant au travers des graviers d'alluvions qui forment le sol de cette localité.

Indépendamment de cette filtration naturelle et en quelque sorte verticale, l'eau du fleuve, pour se mettre au niveau de la surface des bassins, traverse, en se clarifiant, des couches de graviers dont l'épaisseur varie de 50 à 150 mètres, suivant la hauteur du Rhône. C'est-à-dire que quand le fleuve est à son minimum d'élévation, ses eaux ont 150 mètres de graviers à traverser pour arriver dans les bassins, dont 50 mètres seulement le séparent lorsque les eaux atteignent leur maximum d'élévation.

On comprend qu'il résulte de cette disposition inhérente aux localités et au défaut d'encaissement du fleuve qui, dans ses crues s'étend en largeur, que c'est surtout pendant l'hiver que le filtrage est le plus efficace ; aussi ses eaux sont-elles alors parfaitement limpides. Nous devons ajouter cependant que dans la circonstance contraire, sans adjonction aucune de l'eau naturelle du fleuve et à moins de pluies torrentielles qui rendent le Rhône limoneux, la limpidité nous a paru satisfaisante.

Pour élever ces eaux et les verser dans le réservoir destiné à les contenir avant de les répartir dans toute la ville, l'établissement fait fonctionner trois machines à vapeur (système de machines de Cornouailles), faisant chacune mouvoir une pompe. L'une de ces machines élève l'eau à 45 mètres, dans un réservoir placé à mi-côteau sur le flanc de la montagne de Montessuy ; la seconde élève l'eau à 110 mètres dans un autre ré-

servoir creusé au midi du fort de Montessuy. La troisième est destinée à porter l'eau à volonté à 45 ou 110
mètres dans l'un ou l'autre de ces deux réservoirs. Le
premier dit de bas service a une capacité de 10,000
mètres, et le second dit de gros service de 6,000. Indépendamment de ces deux réservoirs, la Compagnie en a
établi un supplémentaire au Jardin-des-Plantes. Jusqu'ici
elle n'a pas eu besoin d'y avoir recours ; la distribution
des eaux part de Montessuy directement. La quantité
d'eau renfermée dans les deux bassins est toujours à peu
près la même; à mesure que les pompes fonctionnent,
l'eau qu'elles distribuent à la ville est remplacée par la
filtration naturelle. Le réservoir du bas service alimente
toute la partie basse de la ville jusqu'à la hauteur de la
place Croix-Pâquet et de la rue des Capucins; celui du haut
service fournit ses eaux à la Croix-Rousse et aux autres
parties élevées de la cité.

Dans le courant de l'année 1859, la Compagnie étendra, dit-on, son service jusqu'à Fourvières et aux quartiers de Saint-Just et de Saint-Irénée. A cet effet, elle fait établir en ce moment un réservoir près du champ de manœuvre de la Sara ; l'eau y sera conduite par le système du syphon renversé.

Comme le coteau de Montessuy est moins élevé de 50 mètres environ que celui de Fourvières, on élèvera l'eau, à Montessuy, au sommet d'une colonne ou plutôt d'une pyramide héxagone en fonte que le Creusot fabrique en ce moment et qui aura 60 mètres de hauteur pour compenser les différences de niveau.

Depuis le commencement de ses travaux la Compagnie a dû poser et elle a posé, dans les différentes parties de la ville, une longueur totale de 85,000 mètres de conduites en fonte, soit 85 kilomètres. Au printemps 1859, ce chiffre s'élèvera à 90, auxquels il faudra ajouter près de 15 autres kilomètres pour le quartier de St-Just et de Saint-Irénée, comme pour le parc de la Tête-d'Or. Alors il n'y aura plus de rues qui ne soient canalisées. A cette nomenclature il faut ajouter que déjà il existait 4 kilomètres de tuyaux établis à la Croix-Rousse par une précédente distribution d'eau qui avait devancé le système actuel.

Voici maintenant de quelle manière les eaux sont distribuées.

Ce service, au terme du traité avec la ville, alimente 210 bornes-fontaines.

De plus, 400 bouches sous trottoirs ou à fleur du pavé sur les quais et la voie publique, fournissent l'eau nécessaire à l'arrosage et au nettoyage de la ville, et le nombre en est chaque jour augmenté.

Toutes les eaux destinées à l'embellissement ou à l'irrigation du parc de la Tête-d'Or, y sont aussi abondamment distribuées.

Enfin, sept fontaines monumentales d'un aspect grandiose ou gracieux sont alimentées pendant le jour par des eaux jaillissantes qui vont se perdre ensuite dans les égouts qu'elles nettoient. Ajoutons aussi les deux superbes bassins avec gerbes et jets d'eau établis près la promenade de Bellecour, et qui continuent la transformation de cette place que l'on s'attend à voir compléter lorsqu'elle ne servira plus de place d'armes, et qui, lorsque les plans conçus seront exécutés, est appelée à devenir l'une des plus belles de l'Europe.

Pour subvenir à l'abondante distribution d'eau que nous venons d'exposer, les machines à vapeur, le plus souvent deux en même temps, marchent jour et nuit pendant l'été. Dans les mois de juillet et d'août, elles ont monté jusqu'à 25,000 mètres cubes d'eau par jour, soit 250,000 hectolitres (25,000,000 de litres).

Sur ces 25,000,000 de litres 13 sont affectés aux services publics, bornes-fontaines, bouches d'arrosage, fontaines monumentales, etc., 12 restent destinés aux services particuliers industriels ou domestiques. Ce qui fait pour 300,000 habitants 40 litres par jour pour chacun, auxquels il faut ajouter l'eau fournie par les bornes-fontaines que nous avons fait figurer dans le service public. Nous devons dire aussi que tel qu'elle est instituée aujourd'hui, l'usine peut fournir journellement jusqu'à 30,000 mètres cubes d'eau, ce qui, sans rien ajouter à la quantité attribuée au service public suffisamment pourvu, augmenterait d'autant celle dont pourraient disposer les habitants.

Pendant les mois d'hiver, les machines marchent suivant la consommation faite en ville, qui ne dépasse guère 14,000 mètres cubes. Mais rien ne s'oppose à ce que, au besoin, cette fourniture soit portée aussi haut qu'il deviendrait nécessaire.

D'après cet exposé, on voit que l'Administration en même temps départementale et municipale, a fait matériellement tout ce qui était en son pouvoir pour doter la ville de l'amélioration la plus importante que les habitants pouvaient désirer, de celle qu'ils appelaient de tous leurs vœux depuis des siècles. Le double but qu'elle se proposait dans l'accomplissement de cette œuvre, pour l'embellissement de la ville et la régénération hygiénique a-t-il été atteint? C'est ce que nous allons examiner.

Tout le monde applaudit à l'œuvre accomplie. On

s'arrête avec admiration devant les fontaines monumentales ; on est émerveillé de la propreté inusitée des rues, des places et des quais qui ne sont plus encombrés d'immondices qui infectaient l'air. C'est quelque chose sans doute que d'avoir affranchi nos regards et délivré notre odorat des fétides émanations qui les offensaient ; c'est beaucoup d'avoir assaini l'air qui entoure nos habitations et éloigné ainsi de nombreuses causes de maladies. Disons-le, notre édilité ne pouvait faire davantage, et cependant ce n'est là tout au plus que la moitié du bien-être qui doit résulter pour la population de l'abondante distribution qu'elle a si longtemps attendue. C'est dans l'intérieur des maisons, c'est dans chaque ménage que cette innovation est appelée à répandre les plus nombreux, les plus réels bienfaits.

C'est là que l'hygiène privée se confond encore avec l'hygiène publique pour les grands résultats qui peuvent être obtenus.

Que voyons-nous cependant ? Toutes les maisons de la rue Impériale, toutes les constructions nouvelles qui l'avoisinent sont pourvues à chaque étage de robinets distribuant de l'eau à chaque ménage ; c'est une excellente initiative que l'on doit encore à l'Administration qui l'a imposée à la Compagnie qui a pris l'entreprise de l'édification de cette rue. Mais dans le reste de la ville, d'après les renseignements que nous avons pu nous procurer, à peine deux cents maisons en totalité ont la jouissance des eaux. Çà et là quelques ménages, quelques appartements ont eu le bon esprit de se la procurer, et la ville compte plus de dix mille maisons !

Ce n'est pas dans les édifices somptueux, ce n'est pas chez le riche qu'une libérale distribution d'eau est indispensable. Il a des valets pour entretenir la propreté chez lui, il peut dans ses commodes appartements se ménager des cabinets de bains, il n'a pas à s'inquiéter des mille circonstances où l'eau est nécessaire, ni à se préoccuper du temps à perdre pour l'aller chercher. Il en est tout autrement pour l'ouvrier, pour l'industriel. Pour lui le temps c'est la fortune, c'est le pain de ses enfants; pour lui l'eau à domicile c'est une économie quotidienne, c'est l'auxiliaire de son travail, c'est plus encore, c'est un des éléments les plus précieux de sa santé. Avec l'eau à volonté il entretient la propreté dans son ménage. Des lavages fréquents purifient le sol de son habitation, ses ustensiles journaliers, ses murs même, et empêchent aux miasmes d'y adhérer et de corrompre l'air. En la laissant couler dans les conduits ménagés à cet effet, elle nettoie ces conduits et prévient les exhalaisons fétides qui en émanent si souvent. Avec l'eau à domicile, les ablutions fréquentes deviennent commodes et faciles, l'habitude s'en prend et devient un besoin, parce que l'ouvrier s'aperçoit de ce qu'y gagne sa santé. Les bains même ne sont plus pour lui qu'une médiocre dépense, ce qui doit compter dans les familles nombreuses.

Nous ne faisons qu'effleurer ici l'indication des nombreux avantages que peut avoir une distribution d'eau à domicile, en ne la considérant que sous le rapport de l'hygiène privée, parce que leur évidence est si grande qu'elle doit frapper tous les yeux, et que chaque intérêt individuel nous semble devoir s'en préoccuper. Nous comprenons aussi la difficulté qu'il y a à créer de nouvelles habitudes, à surmonter l'indifférence, d'une part des locataires, la résistance intéressée d'autre part des propriétaires ; mais nous pensons que l'Administration a le droit et le pouvoir de briser tous ces obstacles pour remplir un grand but d'intérêt public.

Pour faire porter tous ses fruits au bienfait dont elle a doté notre ville, pour la compléter, en un mot, sous le triple rapport de la *commodité*, de la *salubrité* et de la *sécurité*, il conviendrait qu'elle pût faire adopter les dispositions suivantes :

I. — Chaque maison à construire devra être pourvue : 1° d'un robinet amenant l'eau dans la cour, pour le lavage de la cour, de l'allée et de l'escalier ; 2° d'un second robinet sur le toit qui rendrait de grands services en cas d'incendie ; 3° chaque appartement devra aussi être muni d'un robinet placé sur l'évier ou dans tout autre endroit au gré du locataire.

II. — Dans les maisons existantes, chaque propriétaire sera assujéti à faire établir le service des eaux, de manière à ce que chaque ménage ait son robinet de distribution. Les frais d'abonnement seraient payés facultativement par lui ou par les locataires. Dans le cas où le propriétaire en resterait chargé, il en serait remboursé en vertu d'une condition stipulée sur les baux comme il l'est des frais d'éclairage et de concierge.

Nous savons tout ce qu'il y a d'arbitraire dans les prescriptions que nous formulons, mais nous sommes tellement persuadé de l'immense avantage attaché à leur exécution, que nous ne reculons pas devant leur rigoureuse adoption qui, du reste, pourrait être législativement demandée. Nous nous souvenons que lorsque l'on assujétit les propriétaires à faire établir les trottoirs à frais communs avec la ville, il y eut de nombreuses réclamations. Qui donc oserait aujourd'hui blâmer cette mesure ? Il en serait de même de celle que nous proposons, et des conséquences heureuses sont si évidentes qu'elles vont au-devant de toutes les objections et légitimeraient, s'il en était besoin, la hardie initiative que prendrait dans cette circonstance une Administration si attentive à saisir toutes les occasions, à employer tous les moyens de compléter la régénération de notre cité. D'ailleurs, si les prescriptions que nous signalons ici devenaient obligatoires, elles ne seraient pas si onéreuses que l'on peut le croire, soit pour les propriétaires, soit pour les locataires. Il est légitimement permis d'espérer qu'une pareille mesure devenant générale, amènerait nécessairement l'abaissement du tarif de la Compagnie, et, d'autre part, la sécurité qu'elle donnerait pour les cas d'incendie ne pourrait-elle pas avoir aussi quelque influence sur les polices d'assurances concernant les maisons ainsi protégées ?

CHAPITRE V.

PROMENADES PUBLIQUES.

Les promenades ne sont pas seulement l'ornement d'une ville, elles sont encore, par les vastes espaces libres qu'elles occupent, par les arbres qui les couvrent, la verdure et les fleurs qui les décorent, un des éléments de sa salubrité, une des nécessités de son hygiène.

Lyon, dans les premières années du siècle, en était, on peut dire, à peu près complètement dépourvu. Les tilleuls de Bellecour, les peupliers de la chaussée Perrache, les platanes du quai d'Herbouville, les accacias qui formaient une allée profondément encaissée aux Brotteaux, au sortir du pont Morand, étaient avec le Jardin-des-Plantes les seuls endroits où la population pouvait trouver un peu de verdure. Plus tard, à la limite méridionale de la ville, s'éleva cette belle promenade qui réunit aujourd'hui les deux ponts Napoléon, et qui, notablement détériorée par la prodigieuse élévation qu'a subie le terrain, demandera bientôt à être entièrement renouvelée.

Mais, du moins, si dans l'enceinte des murs les citadins ne pouvaient trouver des promenades salutaires en même temps qu'agréables, les deux rives de nos rivières, les campagnes, les bois qui les avoisinent, leur offraient des buts variés de distraction et d'exercice. Aussi, les jours de fête, la ville était en quelque sorte déserte quand tous ses environs étaient diaprés de nombreux promeneurs, fournis par toutes les classes de la population. Mais depuis tout a bien changé; peu à peu ces flots si nombreux de promeneurs se sont amoindris, les bois, les campagnes voisines se sont morcelés et entourés de clôtures. Nos plaines, nos coteaux ont vu s'élever de tout côté de nombreuses villas, et si la classe aisée a pu jouir des bienfaits d'un air pur et de promenades variées, la population ouvrière a été, par toutes ces clôtures multipliées, refoulée dans des chemins bordés de murs, sur des quais, vrais chemins de halage ; les plaines qui touchaient la ville, du côté des Brotteaux, se sont couvertes de maisons et bientôt , quand l'ouvrier, après une semaine de labeurs, voulait voir la campagne, c'était un voyage qu'il entreprenait, c'était l'omnibus ou le chemin de fer qui le transportait loin de l'industrie, en face de la nature. Cette distraction, chèrement achetée, il en est peu qui puissent se la procurer, et beaucoup préfèrent d'autres moyens d'employer les jours de repos, et ce sont les moins appropriés à l'entretien de leur santé qu'ils adoptent le plus souvent. Ce n'est pas dans les guinguettes, où les pénètrent les âcres et stupéfiantes senteurs du tabac et des boissons alcooliques, dans les cafés chantants, dans les salles de spectacle encombrées, qu'ils trouvent l'air pur et vivifiant dont ils ont besoin en quittant l'atmosphère lourde des ateliers.

Les promenades publiques sont donc, non seulement le luxe, mais le complément indispensable des nécessités hygiéniques d'une grande cité.

Il y avait beaucoup à faire pour en doter notre ville ; au premier abord, il semblerait naturel de penser que les rives des deux fleuves qui la traversent pourraient se complanter d'arbres, et sur un parcours de près de vingt kilomètres rappeler les boulevards ombreux et si fréquentés de la capitale. Mais si l'on se souvient au prix de quels sacrifices nos quais ont été fondés par la suppression de longues lignes de maisons qui avaient leurs pieds dans les eaux, on comprend qu'il était difficile de ménager un espace suffisant pour la viabilité et pour les plantations désirées. Cependant, partout où cela pouvait se faire on l'a fait. Pour la Saône, le nouveau quai de Vaise, l'extrémité du quai Fulchiron, le quai St-Antoine et le cours Rambaud ; pour le Rhône, presque toute la rive droite, depuis le faubourg de Bresse jusqu'au confluent ; les quais d'Albret, Castellane et Joinville, sur la rive gauche, témoignent que depuis longtemps l'édilité lyonnaise s'est successivement préoccupée de cette amélioration hygiénique. Les élargissements nouveaux que nos divers quais vont subir, par suite des travaux qui s'exécutent si activement pour mettre la ville à l'abri des inondations, nous promettent, dans un avenir rapproché, le complément de cette mesure.

C'est déjà beaucoup, mais là ne s'est pas bornée la sollicitude de notre Administration. Partout où elle a pu créer des promenades, des massifs de fleurs, des carrés de verdure, elle les a établis à grands frais.

Ainsi pour le quartier nord de la ville, sur cette pente abrupte de la montagne qui domine la Saône et ne semblait pas devoir se prêter à cet embellissement, de la rue de l'Annonciade, aux Chartreux, par de larges lacets, habilement ménagés, une magnifique promenade s'étend sur un parcours d'un demi-kilomètre, complantée d'une double rangée de sycomores. Elle offre à chaque pas des bancs disposés pour le repos des promeneurs qui voient se dérouler devant eux le beau panorama de tout le cours de la Saône dans la cité, et du coteau de Fourvières avec tous les édifices religieux qui le couvrent. La population ouvrière si nombreuse de ces quartiers trouve à sa portée une charmante promenade qu'elle peut prolonger jusqu'à celle des Tapis, qui elle-même, à peu de frais, pourrait à son tour être notablement améliorée.

Au midi de la ville, la place Napoléon, naguère encore aride et déserte, entourée aujourd'hui d'édifices somptueux, illustrée par la statue du grand empereur, complantée d'arbres qui forment des allées rectilignes et concentriques habilement distribuées, devient de jour en jour la résidence de la classe aisée, et même aristocratique.

La place Bellecour, d'un aspect si grandiose, a dû être dépouillée de ses antiques tilleuls que le temps n'avait pas respectés, et dont un grand nombre aussi étaient tombés sous la hache pour entretenir les bivouacs dans nos dissensions civiles. Des arbres d'une essence différente, des marronniers d'une belle venue les ont remplacés depuis dix ans, et leur rapide croissance est favorisée par une culture sagement dirigée. Dans les espaces laissés libres, des boulingrins, des massifs d'arbustes, de fleurs et de verdure réjouissent et reposent la vue en attendant l'ombre que le temps prépare.

Nous avons parlé ailleurs des belles pièces d'eau qui avoisinent cette promenade, ajoutons que, depuis, le vaste périmètre de Bellecour a été entouré d'une double rangée d'arbres. Tous ces divers embellissements qui se succèdent laissent entrevoir l'intention de l'Administration, qui est sans doute de compléter l'ornementation de cette place magnifique, et de justifier le renom qu'elle avait au siècle dernier de l'une des plus belles de l'Europe. Mais pour cela il faudrait la voir affranchie des revues hebdomadaires, des parades qui l'encombrent aux heures les plus fréquentées de la journée, et qui trouveraient un plus vaste théâtre et un emplacement plus convenable au Grand-Camp et dans les immenses champs de manœuvres qui avoisinent les casernes. Sans doute, de semblables exhibitions ont de l'attrait pour une partie de la population, mais faites sur un terrain plus approprié, la foule des curieux serait encore plus considérable et n'obstruerait pas du moins la circulation dans la partie la plus populeuse de la cité. Rendue alors à son véritable usage, la place de Bellecour se verrait restituer ces deux superbes groupes du Rhône et de la Saône, chefs-d'œuvre des Coustou, dont elle est privée depuis la fin du dernier siècle, et qui par leur masse grandiose, vue de trop près, encombrent plutôt qu'ils ne décorent le vestibule de notre Hôtel-de-Ville. Alors aussi le génie des hommes spéciaux pourrait se développer pour orner ce vaste espace et restituer à cette place la célébrité qu'elle avait jadis.

Si nous parcourons les autres quartiers de la ville, nous verrons que partout où l'on a pu créer des promenades on l'a fait. La place de la Charité est pourvue d'une double rangée d'arbres. La place Impériale est garnie de carrés de verdure et de fleurs et de bancs commodes où les promeneurs seront un jour abrités par l'ombre que donneront les arbres qu'on y a plantés et qui font une ceinture à sa fontaine monumentale. La place de la Déserte a aussi sa plantation d'arbres, qui ne cache pas encore la statue modeste de l'illustre Jacquard, de ce grand industriel, l'honneur de notre cité.

Quant au quartier de l'ouest, cette partie jusque-là déshéritée de l'ancienne ville, on voit qu'il préoccupe la sollicitude de notre édilité ; déjà un beau chemin carrossable est ouvert, complanté d'arbres, de la Quarantaine à la rue de Trion. La place des Minimes, si accidentée, a été complètement bouleversée et présente de gracieux squares. Le Chemin-Neuf, seule voie par laquelle on pouvait y parvenir, pour ne pas parler de l'inaccessible montée du Gourguillon, a vu, non sans des efforts multipliés, sa pente abrupte s'adoucir d'une manière sensible. Devenu facilement abordable aux voitures jusqu'à la porte de Saint-Just, son parcours a été rendu commode aux gens à pied par les trottoirs qu'on y a annexés. Mais ce changement radical n'a pu être obtenu qu'au prix de grands sacrifices, en ne parlant que de ceux qu'ont dû s'imposer les propriétaires voisins, dont les uns ont vu leurs maisons déchaussées de près de quatre mètres dans quelques points, tandis que d'autres ont eu leurs magasins tout à fait enterrés et leur premier étage au niveau du nouveau sol. Ces inconvénients sont grands sans doute et individuellement déplorables, mais les dommages particuliers peuvent et doivent trouver des dédommagements légitimes quand il s'agit d'opérer un bien général.

Puisque nous parlons ici du quartier de l'ouest auquel nous portons un bien sympathique intérêt en ce qu'il a été le berceau de notre ville, nous devons signaler, quoique ce ne soit pas ici le lieu, qu'un projet tout récent et bientôt en voie d'exécution va le doter de deux rues nouvelles, partant, l'une de la passerelle, l'autre du pont Saint-Vincent, pour traverser directement les masures qui se trouveront sur leur passage, jusqu'au pied de la montagne. Cette heureuse détermination ne semble-t-elle pas annoncer dans un avenir prochain la régénération complète de cet antique quartier?

Le vieux Lyon, avons-nous dit, manquait presque entièrement de promenades, et la classe riche de la cité n'avait que peu d'occasions d'étaler son luxe extérieur et de produire ses équipages, qui, par cela même, étaient encore bien rares. Ce n'était qu'à certaines époques de l'année qu'ils voyaient le jour, et le temps n'est pas bien éloigné de nous où, les jours des fêtes de Pâques et de Pentecôte, le chemin de l'Ile-Barbe, comme le dimanche des Brandons le faubourg de la Guillotière et la route de Saint-Denis-de-Bron, était le rendez-vous de toute la bourgeoisie et de toutes les classes de la population.

C'était un beau spectacle de voir, ces jours-là, la ville entière célébrer ces fêtes populaires. La Saône couverte d'embarcations pittoresques, les quais encombrés par une foule joyeuse que ne traversait qu'à grand peine une longue file d'équipages, dont, jusque-là, on n'avait pas soupçonné l'existence. Spectacle curieux que celui de ce peuple en liesse qui semblait avoir tenu en réserve toute sa gaîté pour ces fêtes annuelles, et dans lesquelles il se reposait de ses labeurs de chaque jour par des danses champêtres et des repas improvisés et modestes , qui étaient de véritables agappes populaires. L'observateur y admirait cette diversité de langage et d'expressions imagées et à nuances diverses, suivant les professions, qui s'est perdue depuis par les progrès de l'instruction mise à la portée de tous, et par la fusion des diverses classes de la société, qu'ont dû amener les courants démocratiques que nous avons traversés.

Tout a changé depuis; l'instruction plus répandue, le bien-être devenu plus général ont étendu leur niveau, les habitudes ont changé, la mode aussi a parlé, et l'on chercherait vainement aujourd'hui ce qui faisait l'étonnement des étrangers dans ces joyeuses promenades dont il ne reste plus que le souvenir.

Il fallait les remplacer par autre chose, et c'est alors que le goût de la villégiature a pris le plus rapide essor ; c'est alors que se sont multipliés les maisons de campagne, les villas, les châteaux même, tout autour de notre cité et dans un vaste rayon. Il devenait juste de faire participer tous les habitants à ce genre de distraction et aux bonnes conséquences hygiéniques qui en résultent : le parc de la Tête d'Or fut créé.

A l'extrémité septentrionale de la ville, sur la rive gauche du Rhône, un vaste espace a été acquis, et, suivant un plan grandiose et largement dessiné, s'est étalée cette magnifique promenade que tout Lyon connaît et qui rivalisera bientôt avec celles dont sont fières les villes les mieux partagées sous ce rapport. Il était impossible de mieux remplir cette lacune qui existait chez nous, et de trouver pour cela un terrain mieux disposé. Là, du moins, si les hommes de loisir, si les privilégiés de la fortune trouvent l'occasion d'étaler les magnificences de leurs équipages, les splendeurs du luxe, les merveilles de la mode, dans de larges et longues allées bordées d'une végétation luxuriante, le modeste ouvrier y trouve aussi le bon air, l'exercice et les distractions si nécessaires après les longues journées du travail. Les artistes et les savants y rencontrent aussi de précieux auxiliaires pour leurs œuvres ou leurs méditations, car, par une heureuse combinaison, la même enceinte savamment distribuée réunit déjà les éléments d'une ménagerie qui s'accroîtra chaque année et un jardin de botanique qui, sous l'habile direction du professeur qui y est attaché, a pris un développement inattendu, et répond à toutes les espérances qu'on avait pu concevoir.

Si Lyon est une ville manufacturière, depuis longtemps aussi il a marqué sa place parmi celles qui se distinguent par les œuvres de l'intelligence, et ce serait une étude intéressante à faire que celle du développement de ses travaux scientifiques depuis le commencement du siècle ; mais là n'est pas notre tâche, disons un mot seulement de ce qu'était le Jardin-des-Plantes et ce qu'il est aujourd'hui ; nous ne sortirons pas du plan que nous nous sommes donné de retracer la régénération de la cité.

Le premier jardin de botanique de Lyon fut créé aux Brotteaux, en 1765, par J. Emmanuel Gilibert, si connu par ses travaux scientifiques et qui a laissé dans notre ville une réputation héréditaire. Transféré depuis dans le clos de l'Observatoire, plus tard on l'établit dans le jardin et le clos de l'ancien couvent des dames de la Déserte, entre la rue Neyret et l'emplacement qui devint la place

Sathonay. C'est là qu'il est resté de longues années et cependant l'espace qu'il occupait se prêtait peu à son développement, sur le penchant d'une montagne qui ne laissait que quelques ares disponibles pour les serres, sur une surface horizontale. Le but utile n'était que bien incomplètement rempli et la promenade était laborieuse sur un terrain accidenté. Tout récemment, il y a trois ans à peine, l'Administration pensa avec raison que ce terrain précieux par sa position pouvait être plus fructueusement utilisé par le percement de rues nouvelles bordées de constructions productives, en même temps que le jardin des plantes serait reporté aux Brotteaux, au lieu dit la Tête-d'Or où l'espace n'étant pas mesuré on pouvait s'étendre au besoin. Ce fut là l'origine du parc dont nous venons de parler.

Tel qu'il est aujourd'hui, notre jardin des plantes répond à toutes les exigences de la science par son organisation ou plutôt par son école générale. Si cela ne nous écartait pas trop de notre plan, nous aimerions à parler de toutes ses divisions si bien appropriées à la diversité de ses visiteurs, par ses écoles spéciales. Nous dirions sa riche collection de fleurs si admirables pour les curieux, mais plus utiles encore aux artistes qui y trouvent des inspirations pour les dessins de fabrique. Nous énumèrerions toutes les espèces de céréales et d'arbres fruitiers qu'il renferme et dont l'étude est si profitable pour les amateurs. Nous nous intéresserions surtout aux cinq cents espèces de plantes médicinales qui s'y trouvent, sans oublier les plantes vénéneuses que le public apprendra à connaître pour s'en méfier, aux plantes textiles dont la culture et la propagation se recommandent à l'industrie qui peut les mettre en œuvre ;

aux plantes tinctoriales qui appellent toute l'attention de notre fabrique locale. Enfin, l'école expérimentale d'acclimatation mériterait aussi un bien sympathique examen et pour ce qu'elle a déjà fait et pour les développements qu'elle prend chaque jour. Mais ces quelques mots suffisent pour donner une idée de ce qu'est aujourd'hui notre jardin de botanique et de ce qu'il est appelé à devenir, sous la direction scientifique si intelligente du professeur (1) qui a succédé aux *Gilibert*, aux *Balbis* et aux *Seringe* dont la science a conservé le souvenir.

(1) M. Faivre professeur de botanique de la Faculté des Sciences, etc.

CHAPITRE VI.

INONDATIONS, LEURS CONSÉQUENCES AU POINT DE VUE DE L'HYGIÈNE PUBLIQUE.

Sources de richesse et de prospérité pour notre ville, les deux cours d'eaux qui la traversent sont loin d'être sans influence sur la santé des habitants. C'est à eux que l'on s'accorde à attribuer les brouillards qui pendant quelques mois de l'année recouvrent la cité durant plusieurs heures de la journée. C'est aussi aux vapeurs humides qu'ils répandent dans l'atmosphère, non moins qu'aux autres mauvaises conditions hygiéniques dans lesquelles nous nous trouvions naguère, que l'on rapporte la fréquence des catarrhes et des affections rhumatismales. Nous faisons cependant quelques réserves sur cette dernière assertion et nous espérons que l'avenir les justifiera. Nous devenons plus affirmatif en disant que l'on verra bientôt disparaître d'autres causes de maladies occasionnées par la baisse ou l'élévation des eaux qui, dans le premier cas épuisait les pompes et les fontaines ou ne leur laissait qu'une eau jaunâtre et à odeur méphitique ; dans le second, altérait leur limpidité et leurs qualités par leur mélange impur avec les matières des égouts et des fosses d'aisance. La vaste distribution d'eau dont notre ville est dotée aujourd'hui a supprimé ces diverses sources d'insalubrité.

Mais si le Rhône et la Saône font l'orgueil et l'ornement de Lyon, ils lui apportent aussi quelquefois la ruine et la désolation.

Dans les premiers temps de notre histoire locale, une nuit suffit pour anéantir et consumer la ville : *Una nox interfuit inter urbem maximam et nullam,* (Sénèque); une pareille catastrophe n'est plus à craindre aujourd'hui et je n'ai pas besoin d'en dire les raisons, mais dans le cours des siècles, plus d'une fois, un autre fléau non moins redoutable, l'inondation a courbé et détruit sous son niveau dévastateur plus d'édifices que jadis l'incendie n'en avait dévorés.

Il nous a été malheureusement donné de voir en moins de trente ans se répéter ces épouvantables cataclysmes qui jusque là mettaient plusieurs siècles à se reproduire.

Nous n'avons pas à nous occuper ici de l'inondation de 1840, la trace n'en était pas encore complètement effacée et le souvenir en était encore douloureux dans toutes les mémoires quand, seize ans après, la même épouvante s'étendit sur toute la cité. Cette fois encore la Saône et le Rhône furent tour à tour ou ensemble les inséparables auteurs de nos désastres. En 1840, c'est à la Saône surtout qu'on doit en imputer la plus grande partie, en 1856 ce fut encore elle qui commença, mais le Rhône vint ensuite qui acheva l'œuvre de destruction.

Les derniers jours d'avril et tout le mois de mai furent signalés par une déplorable température qui fit sentir son influence sur tous les points de la France. Des pluies continuelles, des orages effroyables mêlés de trombes de grêle, s'abattirent pendant tout ce temps et d'une manière continue sur les villes et les campagnes. On était de tout côté dans l'attente anxieuse d'une catastrophe, nous ne tardâmes pas à en subir les premières manifestations. Dès le milieu de mai, la Saône sortit de son lit, recouvrit les quais, leurs magasins, toutes les parties basses de la ville, répandant la ruine dans toutes les industries, en même temps qu'elle semait pour l'avenir de nombreux germes d'insalubrité. Ce n'était rien encore en présence de ce qui allait suivre. Cependant, lorsque les eaux s'abaissèrent, on crut avoir échappé à tout danger plus grand et l'on commença à s'occuper d'en atténuer les conséquences. En ce qui regardait la salubrité publique, le Conseil d'hygiène reçut de M. le Sénateur chargé de l'administration du département du Rhône, la lettre suivante :

Monsieur le Vice-Président du Conseil d'hygiène publique et de salubrité.

Lyon, le 23 mai 1860.

« Monsieur le Vice-Président.

« La Saône se retire des parties de Lyon qu'elle avait envahie. Je désire savoir si le Conseil d'hygiène publique et de salubrité est d'avis que l'inondation ait été assez considérable et sa durée assez grande pour que, indépendamment des mesures que va prendre l'Administration pour le nettoiement de la voie publique et l'écoulement des eaux, il y ait, dans l'intérêt de la santé publique, des prescriptions à recommander aux habitants des maisons que les eaux ont visitées, comme on a fait en 1840.

« Dans ce cas, je prierais le Conseil de rédiger une instruction simple, claire et courte, qui serait rendue publique. Comme l'effet de ces mesures dépendrait tout entier de l'à propos de leur application, je vous serai obligé, Monsieur le Vice-Président, de réunir d'urgence le Conseil et de me faire connaître le plus promptement possible le résultat de sa délibération.

« Agréez, Monsieur le Vice-Président, l'assurance de ma considération la plus distinguée.

Le Sénateur,
chargé de l'administration du département du Rhône,
Vaïsse.

Le Conseil s'empressa de se réunir et répondit à la communication de M. le Sénateur par la lettre suivante :

« Monsieur le Sénateur,

« Les médecins soussignés, membres du Conseil d'hygiène publique et de salubrité, consultés par vous sur les mesures sanitaires à prendre à la suite de la retraite des eaux, ont l'honneur de vous soumettre la délibération suivante :

« 1° Les caves qui ont été submergées devront, aussitôt que les eaux se seront retirées, être soigneusement nettoyées de toutes les immondices qu'elles pourraient renfermer, la boue limoneuse en sera extraite et autant que possible remplacée par du sable sec ; les soupiraux seront constamment tenus ouverts.

« 2° Les magasins, cours et allées, seront lavés à grande eau et dégagés aussi de toute matière limoneuse et putrescible, dont les émanations infecteraient l'atmosphère ; au besoin le sol des magasins devra être lavé avec de l'eau chlorurée et recouvert ensuite d'une couche de sciure de bois qui sera renouvelée chaque jour. Des feux ardents y seront, autant que possible, maintenus et la ventilation favorisée en laissant ouvertes les portes et les fenêtres.

« 3° Les habitants seront engagés à ne coucher dans leurs rez-de-chaussées que lorsque toute trace d'humidité aura complètement disparu. Cette condition est expressément recommandée.

« 4° Les allées qui traversent les maisons devront rester ouvertes pour favoriser la ventilation.

« 5° Après les inondations, les eaux puisées dans les fontaines publiques ou particulières sont troubles et chargées des infiltrations des égouts et des fosses d'aisance, les habitants seront engagés à ne se servir pour les usages domestiques que de celles plus ou moins éloignées de leurs habitations, qui seraient restées pures et limpides ou d'avoir recours à l'eau de rivière filtrée (1). »

Ces propositions furent dès le lendemain converties en arrêté et les habitants mirent un zèle louable et empressé à s'y soumettre.

Mais nos calamités ne devaient pas s'arrêter là ; après l'inondation de la Saône vint celle du Rhône. Soudain et rapide comme à l'ordinaire, l'élévation de ses eaux monta cette fois à vingt centimètres au-dessus de celle de 1840 ; en moins de 48 heures, toutes les parties basses de la ville inondée étaient parcourues en bateaux et recouvertes de passerelles improvisées ; les Brotteaux, la Guillotière n'étaient qu'un vaste théâtre de désolation qui allait s'agrandir encore en s'étendant jusques aux parties les plus éloignées qui semblaient inaccessibles au fléau. Dans la nuit du 30 au 31 mai, la digue du Grand-Camp fut emportée sur une longueur de 150 mètres, malgré les efforts surhumains d'une grande partie de la garnison. Quelques heures plus tard le chemin de ronde était renversé sur une étendue de trente mètres. Dès ce moment le fleuve, libre de toute entrave, acheva son œuvre de destruction en renversant sous ses flots furieux tout ce qui lui faisait obstacle, arbres, murailles, fabriques, maisons et recouvrit de ses ondes dévastatrices tout le territoire des Brotteaux, de la Guillotière, des Charpennes, de Vaux, de Villeurbanne. Nous reculons

(1) A cette époque le service des eaux n'était pas encore établi.

devant ce tableau d'innombrables maisons abattues, de ménages réduits à la misère, de victimes que l'on ne put sauver. Horrible scène de désolation dont le souvenir ne peut être consolé que par les prodiges de dévoûment et de charité qu'elle enfanta ; qui ne se rappelle aussi l'enthousiasme attendri de toute la cité, lorsqu'au milieu des flots de population qui se portaient sur les lieux ravagés par ce sinistre, un mot retentit et se répandit comme un choc électrique : l'Empereur arrive.... il est arrivé....! et déjà, presque seul, à cheval, il parcourait les lieux dévastés que l'eau recouvrait encore, prodiguant aux inondés et les paroles qui consolent et l'or qui subvient aux premiers besoins. Informé, le 1ᵉʳ juin, de nos malheurs, il était parmi nous le 2, à onze heures du matin, et ne nous quittait que pour courir porter le bienfait de sa présence dans d'autres parties de la France qui elles aussi avaient eu à subir de semblables catastrophes. Mais avant de partir il avait pourvu aux moyens d'atténuer les premières conséquences d'un pareil cataclysme, et déjà dans sa pensée il entrevoyait la possibilité d'en prévenir le retour.

Enfin les eaux s'étaient retirées et M. le Sénateur préfet du Rhône, qui pendant tout le temps que dura le fléau n'avait cessé de parcourir les lieux inondés, d'encourager par sa présence les populations consternées et de diriger les secours partout où ils étaient le plus urgents, adressa au Conseil d'hygiène la lettre suivante, pour aviser aux mesures à prendre à l'effet d'assainir les localités qui avaient été submergées.

Monsieur le Vice-Président du Conseil d'hygiène publique et de salubrité.

Lyon, le 5 juin 1856.

« Monsieur le Vice-Président,

« Les eaux qui avaient envahi les quartiers de la rive gauche du Rhône, laissent, en se retirant, des dépôts de matières animales et végétales sur un grand nombre de points ; déjà, sous l'influence de la chaleur, ces dépôts se corrompent et répandent des miasmes dangereux pour la santé des habitants.

« Il importe de prendre immédiatement des dispositions pour remédier à ce fâcheux état de choses.

« En conséquence, je vous prie de réunir d'urgence le Conseil d'hygiène publique et de salubrité du département. Vous voudrez bien faire appeler M. l'Ingénieur en chef de la ville de Lyon, qui s'empressera, je n'en doute pas, de se rendre à votre convocation. Je désire que vous recherchiez ensemble et preniez, d'un commun accord, les dispositions que l'Administration aurait à faire et les mesures qu'elle aurait à prescrire pour assurer autant que possible l'assainissement de la voie publique et garantir la santé générale.

« Agréez, M. le Vice-Président, l'assurance de ma considération la plus distinguée. »

Le Sénateur,
Chargé de l'administration du département du Rhône,
Vaïsse.

En conséquence de cette invitation, le Conseil immédiatement convoqué, avec l'adjonction de M. l'Ingénieur en chef du département, qui s'empressa de se mettre à sa disposition, se déclara en permanence. Il visita successivement tous les lieux dévastés, prescrivit les mesures générales à prendre et chacun de ses membres eut la mission d'en surveiller l'exécution dans chaque localité.

La première mesure prescrite fut de favoriser par tous les moyens possibles le prompt écoulement des eaux stagnantes restées dans les bas-fonds, et qui plus tard auraient transformé en marais infects des prairies ensemencées.

La seconde était de pourvoir à l'enlèvement de tous les détritus végétaux ou animaux qui s'étaient accumulés dans différents points, et qui, avec la chaleur intense qui régnait, n'auraient pas tardé à infecter l'air et auraient amené l'invasion de quelque épidémie ou de fièvres de mauvais caractère, nouveau fléau trop souvent observé à la suite de semblables calamités.

Tous ces travaux furent promptement exécutés, grâce au zèle et au dévoûment de la garnison qui, après avoir tout fait pour prévenir le désastre, sembla doubler encore d'activité pour en atténuer les conséquences. Nous dûmes prescrire un régime tonique, une nourriture substantielle avec du vin généreux, à ces infatigables travailleurs qui, la moitié du corps dans l'eau, creusaient des tranchées jusqu'au Rhône ou transportaient dans le fleuve d'infectes immondices. Bientôt toutes les flaques d'eau disparurent, détournées ou absorbées par la nature même du sol qui lui-même débarrassé à son tour de tous les détritus qui le recouvraient, se tapissa d'une nouvelle végétation qui vint bientôt assainir l'air et rasséréner les regards.

Nous n'avons pas à parler ici de l'enlèvement des matériaux de toutes les masures, maisons et fabriques que l'inondation avait abattues, les soins de la voirie et surtout l'intérêt des propriétaires les fit promptement disparaître; des constructions nouvelles vinrent les remplacer, bâties dans de meilleures conditions pour pouvoir résister au retour d'un semblable danger. L'autorité avait prescrit d'élever les murs en mortier et à la pierre, en n'autorisant le pisé que bien au-dessus du niveau que les eaux avaient atteint.

Il n'est pas besoin non plus d'ajouter que pour les maisons visitées par l'inondation toutes les mesures hygiéniques que nous avons déjà mentionnées furent de nouveau prescrites, et l'intérêt bien évident des habitants nous assurait de leur ponctuelle exécution.

Des catastrophes aussi formidables et qui heureusement ne se montrent avec autant d'étendue que rarement dans le cours des siècles, semblent de nature à démontrer la faiblesse de l'homme en face des forces redoutables de la nature, mais ils sont aussi en même temps un puissant stimulant pour son génie. Tant que de pareils événements n'avaient eu qu'une importance locale, on s'était borné à relever les ruines, à secourir les victimes, et l'on prenait à peine quelques mesures insuffisantes contre leur retour. Mais dans cette même année et dans le même temps, un grand nombre de nos plus beaux départements avaient été dévastés, on comprit que l'on ne pouvait plus rester désarmé contre un fléau dont il était peut-être possible de conjurer les conséquences.

Sous une auguste impulsion, la science s'occupa des moyens de prévenir, d'arrêter, de contenir le débordement des rivières par des travaux d'endiguement, de barrage et de canalisation. Bien des projets ont déjà vu le jour ; tous restent à l'étude, et, de ce concours scientifique, les résultats ne peuvent longtemps se faire attendre, et déjà il en est ressorti la possibilité du succès.

Laissons donc à l'esprit humain le temps d'en combiner les moyens et d'en préparer l'application.

Quant à ce qui concerne notre ville, l'édilité lyonnaise a déjà pris les devants, sa sollicitude s'est mise à l'œuvre, et déjà nous voyons commencer les travaux qui doivent défendre nos habitations contre de nouvelles inondations. Nous n'avons pas la prétention de développer ici l'ensemble du système que l'on a, dit-on, adopté ; il nous suffira d'en indiquer les principales dispositions pour en faire ressortir que ces mesures défensives seront en même temps protectrices de l'hygiène publique.

La plus haute crue de la Saône a été celle de 1840, elle n'a jamais été dépassée depuis, ni dans les siècles précédents ; les travaux que l'on a exécutés depuis, la reconstruction des ponts de Serin, de Nemours et de la Mulatière avec des arcades à plus larges débouchés, permettent déjà, dit-on, d'assurer que dans un pareil cas l'abaissement du niveau des eaux serait, au-dessous du pont de Nemours de 80 centimètres, de 35 entre celui-ci et le pont de Tilsitt, et 31 entre le pont d'Ainay et de la Mulatière. Mais les ponts de Tilsitt et d'Ainay forment un barrage dont il devient nécessaire d'atténuer les effets. On se proposerait donc de démolir entièrement le premier et de le reconstruire avec des piles plus minces et n'ayant que deux mètres d'épaisseur, et qui supporteraient cinq arcs en fonte de 27 mètres 70 de portée. Le pont d'Ainay d'une construction vicieuse et dont les travées de charpente sont déjà détériorées, serait aussi démoli, et l'on ne conserverait que les deux piles de rives qui seraient reliées au quai par des arcs de fonte, les deux piles centrales seraient supprimées, et leurs travées remplacées par un pont suspendu. Il n'est pas possible de toucher au pont de Nemours; mais on attaquerait les roches sur lesquelles il repose, et on les extrairait jusqu'à une profondeur de 2 mètres 50 au-dessous de l'étiage. Tout cela fait, on aurait, au niveau de ce pont, au cas de la plus haute crue, un abaissement des eaux de 1 mètre 45 au-dessous de celle de 1840, c'est ce que les ingénieurs auteurs du projet appellent crue de 1840 rectifiée, et c'est à ce niveau que doit être le sol des quais et de la ville dans ses parties accessibles à l'inondation pour en être préservées. En conséquence, le système de défense des quais se composera de leur élévation calculée sur cette base, avec adjonction de parapets en pierre de taille, ayant 90 centimètres d'élévation. Ainsi, du pont de la Gare à celui de la Feuillée, le niveau des quais serait relevé jusqu'à 50 centimètres au-dessous de *la crue rectifiée*, la hauteur des parapets laisserait 40 centimètres de défense du pont de la Feuillée à l'aval de la ville, la ligne des quais atteindrait le niveau de *la crue rectifiée*, l'excédant de défense serait la hauteur des parapets, 90 centimètres.

On comprend que ce système de défense contre l'inondation serait tout à fait insuffisant si l'on n'empêchait les eaux de pénétrer dans la ville par les égouts transversaux, qui vont directement aboutir à la rivière. Aussi a-t-on le projet de les remplacer par des égouts longitudinaux, qui suivront toute la longueur de la ville pour aller déverser leur contenu au-dessous des ponts Napoléon. Nous ne pouvons qu'applaudir vivement, au nom de l'hygiène publique, à cette salutaire innovation qui nous délivrera d'une cause incessante d'insalubrité occasionnée par les émanations provenant de ces égouts à leur embouchure dans la rivière, lorsque celle-ci est au-dessous de l'étiage, et, d'un autre côté, les eaux n'étant plus altérées par un mélange impur, conserveront leur salutaire limpidité.

Ce que nous venons de dire pour la Saône s'appliquera de même au Rhône, à son cours, à ses rives ; là aussi seront pratiqués des égouts longitudinaux. Déjà pour l'une et l'autre rivière, une partie de ces travaux est commencée, et la sollicitude de l'Administration nous en fait présager le prochain accomplissement.

Nous n'avons fait qu'indiquer les bases fondamentales du projet élaboré, sans nous occuper des détails accessoires, qui ont une grande importance. L'essentiel, à notre point de vue, c'est de voir la ville préservée, sinon contre le retour, du moins contre les conséquences désastreuses de pareils cataclysmes, la largeur plus ou moins grande des quais, le dommage que pourraient subir les maisons qui les bordent par suite de l'élévation du sol, d'autres considérations analogues sont des questions qu'il ne nous est pas donné d'examiner. L'intérêt particulier, dans de semblables circonstances, doit s'effacer devant l'intérêt de tous.

CHAPITRE VII.

DE L'ASSISTANCE PUBLIQUE POUR LES MALADES INDIGENTS.

Les malades indigents ont, dans notre ville, à leur disposition les secours hospitaliers et les secours à domicile. En jetant un coup-d'œil rapide sur ces deux branches de l'assistance publique, en constatant leur rapide accroissement, sans négliger de mentionner les lacunes qu'elles laissent encore à combler, nous aurons à examiner si elles répondent entièrement aux exigences raisonnables d'une population ouvrière compacte, réunie dans une ville essentiellement manufacturière. Disons d'avance que nous sommes heureux de signaler que de ce côté aussi notre cité est dans une voie de progrès à laquelle les hygiénistes doivent applaudir comme ils se font un devoir de faire connaître les améliorations qui restent encore à accomplir.

Hôpitaux et hospices civils.

Nous ne connaissons pas en France une ville où l'indigence soit plus richement dotée que dans la nôtre. La bienfaisance a eu de tout temps de profondes racines dans le cœur de notre cité, et nos pères, par leurs libéralités successives, en fondant nos hospices les ont en même temps enrichis de ressources qui s'accroissent chaque année par des donations nouvelles. Ces ressources sagement administrées et prudemment réservées, ont acquis, par le bénéfice du temps, et aussi par des circonstances exceptionnelles, une valeur qui, sur quelques points, en ont presque centuplé l'importance et assurent à tout jamais aux indigents malades la continuité d'une efficace assistance ; et que serait le présent, que deviendrait l'avenir de ces établissements , s'ils eussent été forcés de les aliéner ?

C'est avec bonheur que nous proclamons cet état prospère, et comme, dans notre siècle positif, les intérêts matériels marchent en première ligne, si nous disons un mot de la situation financière de nos hôpitaux, c'est pour nous applaudir de la voir venir si heureusement en aide au bon vouloir et au zèle philanthropique de l'Administration qui les régit. Il est déjà loin de nous le temps où les finances municipales étaient chaque année obligées de subvenir au budget hospitalier, en comblant dans chaque exercice un déficit résultant de la pénurie des ressources en face des besoins multipliés, par un apport qui quelquefois s'est élevé à trois cent mille francs. Depuis quelques années, ce chiffre a constamment di-

minué dans des proportions correspondant à l'accroissement des revenus des hospices, et le dernier compte-
rendu administratif annonce que tout fait espérer que
désormais ces établissements pourront se suffire à eux-
mêmes. Sans doute aussi les libéralités annuelles, les
dons, les legs que la bienfaisance publique a pris l'heureuse habitude de leur continuer, viendront s'ajouter
aux ressources qu'une prévoyance habile a su faire fructifier, et à l'aide desquelles de grandes améliorations
ont déjà été réalisées, pendant que d'autres se projettent
ou sont déjà en cours d'exécution.

L'agglomération lyonnaise compte, pour le service de
ses malades indigents, quatre hôpitaux : *l'Hôtel-Dieu*,
ou Hôpital général ; *l'Hospice de la Charité*, destiné aux
vieillards des deux sexes, aux orphelins, aux enfants
abandonnés, aux enfants malades du dehors et aux
filles enceintes qui y sont admises pour y faire leurs
couches ; *l'Hospice de l'Antiquaille*, qui reçoit les
aliénés, les maladies spéciales, syphilis, dartres, teigne,
gale, etc. ; *l'Hospice du Perron*, à Oullins, consacré
aux incurables et dans lequel on occupe quelques aliénés
aux travaux de l'agriculture.

Les médecins hygiénistes (1), nos savants prédécesseurs, nous ont laissé peu de choses à dire sur ces divers
établissements, qu'ils ont décrits avec une précision et
une sollicitude qui attestent l'étude approfondie qu'ils en
ont faite pendant les longues années qu'ils ont consacrées dans ces asiles au service des pauvres ; nous ne

----

(1) *Hygiène de Lyon*, par les docteurs J.-B. Monfalcon et A.-P.-J. de
Polinière, anciens membres du Conseil de salubrité du Rhône, anciens
médecins des Hôpitaux, etc.

pourrons que dire les changements heureux que ces établissements ont subis depuis qu'ils s'en s'ont occupés, et nous ajouterons, au chapitre qu'ils ont si complète-ment rempli, la description d'un nouvel hôpital, qui sera bientôt ouvert et à l'érection duquel leurs efforts et leurs vœux ont puissamment contribué.

Hôtel-Dieu.

Pour faire suite au dernier compte-rendu du Conseil d'hygiène publique et de salubrité, il ne nous reste qu'à enregistrer quelques améliorations de détail, qui ne sont pas cependant d'une médiocre importance pour compléter la bonne situation hygiénique de cet établis-sement.

En entrant dans chaque salle, l'aspect général satisfait le regard par l'exquise propreté qui règne partout ; si l'on s'occupe des détails, tout justifie la première impression : la blancheur des murs dont le badigeon est fréquemment renouvelé, le plafonage dont les solives sont revêtues, les parquets qui partout ont remplacé le carrelage, dont la propreté ne pouvait être maintenue que par de fré-quents lavages à grande eau, qui entretenaient une humidité persistante avec des émanations nauséabondes. Ces parquets cirés et frottés deux fois par semaine ont une élégance que l'on envierait dans bien des habitations particulières. Les lits en fer convenablement espacés, plus souvent nettoyés que par le passé, sont revernis tous les trois ans. Les objets de literie ont une blancheur et une propreté remarquables. Dans quelques lits, sui-vant les exigences de quelques maladies, on a substitué au matelas de laine un matelas de crin. Il n'est pas besoin d'ajouter que, depuis de longues années, chaque malade a sa couchette. Dans les cas urgents on augmente le nombre des lits plutôt que de doubler les malades.

Il y a peu de temps encore que dans chaque salle, sous le vaste manteau de la cheminée, existait un immense fourneau percé de plusieurs ouvertures sur lesquelles les malades faisaient chauffer leurs aliments ou leurs boissons, ce qui donnait lieu à de nombreux abus. De plus, au-dessus de ces fourneaux, des bandes transversales en bois étaient affectées au séchage du linge, des draps ou des chemises humides, ce qui était loin d'être sans inconvénients pour les malades les plus rapprochés. Depuis quelque temps on a heureusement modifié ce système par la création de nouveaux fourneaux, d'un modèle bien moins considérable, suffisants pour les besoins de la salle où ils répandent une plus grande chaleur, et sur les côtés desquels sont placés de vastes placards fermés et chauffés par des bouches de chaleur pour le séchage du linge. Indépendamment de ces fourneaux, pendant l'hiver, un poêle en fonte entretient dans la salle une douce température.

Nous voudrions pouvoir assurer que cette douce et égale température existe dans toutes les salles, mais il est de notoriété publique que plusieurs de ces salles, celles qui règnent sur la façade du Rhône, ne peuvent pas être échauffées convenablement pendant la mauvaise saison, vu l'étendue de leurs dimensions et la hauteur de leurs plafonds ; c'est un vice inhérent à leur architecture et l'on y remédie autant qu'on le peut en multipliant les foyers de combustibles.

De tout temps, le régime exceptionnel et plus varié,

prescrit par les médecins pour quelques malades ou pour les convalescents, était scrupuleusement appliqué, mais le régime ordinaire péchait par un excès de simplicité. Afin de compliquer le moins possible les préparations culinaires, chacun des deux repas de la journée se composait d'une ration de pain et d'une portion de viande bouillie ou rotie. Depuis 1858, l'Administration a décidé qu'au repas du matin serait ajouté un plat de légumes, et de plus, pour les blessés seulement, et avec raison, on a augmenté la ration de vin. Nous avons remarqué aussi avec satisfaction l'amélioration apportée dans les ustensiles du service alimentaire, et nous avons constaté par nous-mêmes que la cuisine de l'Hôpital est admirablement tenue sous le rapport de la propreté et de l'hygiène, et que le bouillon, la soupe, la viande et les légumes, préparés pour les malades, ne laissent rien à désirer quant à la qualité et à l'apprêt, et se rapprochent beaucoup du pot au feu d'un bon ménage.

Le service des bains d'eau et de vapeur péchait par quelques points; placé à l'extrémité nord des bâtiments, il est éloigné de la plupart des salles de malades et il arrivait que dans le trajet ceux-ci étaient saisis par le froid et perdaient ainsi le bénéfice de la médication quand ils n'y contractaient pas quelques maladies nouvelles. Maintenant on veille soigneusement à ce qu'ils soient chaudement couverts quand ils peuvent marcher, ou bien ils ont à leur disposition des chaises fermées dont on a beaucoup accru le nombre, ainsi que celui des porteurs pour faciliter ce service.

Autant que la disposition des bâtiments l'a permise, on a augmenté le nombre des lits destinés aux malades, en se conformant autant que possible aux exigences hygiéniques. Il s'élève au chiffre de 1149.

Le service médical en compte 678, répartis entre sept médecins. Depuis quelque temps on a porté le nombre des médecins à huit, et en y ajoutant le professeur de clinique, qui par lui ou son suppléant y occupe toute l'année un service, cela donne pour chaque médecin un total de 75 malades à visiter tous les jours, et le plus souvent deux fois dans la journée. Ce chiffre n'a rien de trop élevé, surtout si l'on considère que les deux tiers des malades ont des affections chroniques qui, traitées à domicile, réclameraient à peine deux visites par semaine.

Le service chirurgical se compose de 470 malades. Il est divisé entre quatre chirurgiens, le chirurgien en chef, l'aide-major de l'Hôtel-Dieu, celui de la Charité et le professeur de clinique, ce qui fait à peu près 112 malades pour chacun ; tous les services sont distincts, chaque médecin est chef dans sa division comme chaque chirurgien dans la sienne, ce qui fait que l'on a de la peine à s'expliquer la signification du titre de chirurgien en chef que porte l'un d'eux, à moins qu'on ne tienne beaucoup à conserver, à Lyon, une dénomination sans prérogatives, à laquelle on a renoncé depuis vingt-cinq ans dans les hôpitaux de la capitale.

Vingt-et-un élèves chirurgiens internes sont répartis alternativement dans chaque service afin de les initier à toutes les branches de l'art de guérir. C'est de cette pépinière féconde que sortent plus tard de sérieux candidats pour les concours aux places de médecins ou chirurgiens des hospices et pour les chaires de l'École de médecine.

Si maintenant nous nous livrons à quelques recherches statistiques sur les malades admis, les guérisons, les décès et les durées de séjour, voici les résultats que constatent les comptes-rendus administratifs comparés à vingt ans d'intervalle.

Année 1836.

Au 1er janvier, les malades de l'Hôtel-Dieu étaient au nombre de. 820

Il en est entré dans l'année. . 11,998

Total des malades traités. 12,818

Sortis après guérison. . . . 10,117
Morts. . . . . 1,728 } 12,818
Restants au 31 décembre. . . 973

La mortalité moyenne dans tous les services réunis a été de . . . . 1 sur 7 41/100

La durée de séjour des malades de 25 jours.

1837.

Au 1er janvier, malades restants. 973
Il en est entré pendant l'année. 12,955 } 13,928

Total des malades traités. 13,928

Sortis après guérison. . . . 11,231
Morts. 1,891
Restants le 31 décembre . . . 896

La mortalité moyenne a été de 1 sur 7 47/100.

La durée du séjour des malades, de 25 jours.

1857.

Malades traités. 16,600
Décès. 1,859

Moyenne des décès. . . . . . . 1 sur 8/35
Durée du séjour. 25-47

1858.

Malades traités. 15,970
Décès. 1,757

Moyenne des décès. . . . . . . 1 sur 8 57.
Durée du séjour. . . . . 25-29.

Il résulte de ce tableau comparatif un enseignement destiné à porter ses fruits. En premier lieu, il est à remarquer que l'Hôtel-Dieu admet, par année, trois mille malades de plus qu'il y a vingt ans. Cela ne tient pas à une durée moindre de séjour de chacun d'eux, puisque ce chiffre n'a pas varié, mais à l'augmentation successive du nombre des lits qui maintenant encore est loin d'être suffisant, en présence des demandes nombreuses qu'on ne peut accueillir et que multiplie chaque jour l'accroissement annuel de la population. Nous verrons plus loin ce qui se projette, disons mieux ce qui s'exécute déjà pour répondre à de si justes exigences.

Mais ce qui intéresse surtout le médecin hygiéniste, c'est la comparaison du chiffre des décès.

Il y a vingt ans, la moyenne était de 1 sur 7 41/100;
elle est aujourd'hui de 1 sur 8 47/100, un huitième
de moins !

N'est-il pas de toute justice d'attribuer ce résultat si
satisfaisant aux améliorations de toute nature qui pendant cet espace de temps ont en quelque sorte transformé cet hôpital ? Quel puissant encouragement pour
persister dans la voie où l'on est entré et ajouter encore
de nouveaux perfectionnements à l'œuvre de nos prédécesseurs !

Hospice de la Charité.

Ici comme à l'Hôtel-Dieu, le progrès est sensible et
les améliorations se multiplient de jour en jour. Si nous
n'avons pas à signaler la création de salles nouvelles,
de grands changements dans le claustral, nous devons
dire que dans quelques détails on a fait de notables réformes. Ainsi, les cours et les murs ont été successivement
et partout recrépis et badigeonnés, réparation commandée
autant par l'hygiène que par la nécessité d'entretenir les
bâtiments.

Le local affecté aux bains a été agrandi, et l'on y a
disposé une salle garnie de quelques lits, où peuvent être
couchés les malades qui sortent du bain sulfureux ou du
bain de vapeur. Auparavant, ils étaient obligés, tout
baignés de sueur, de retourner dans leurs lits, placés le
plus souvent dans des salles éloignées, ce qui les expo-
sait à des refroidissements dangereux.

Dans les dortoirs, on a commencé à substituer le parquet au carrelage. Cette réparation a été faite dans les

salles Saint-Isidore et Saint-Pierre, destinées aux enfants fiévreux, et dans la salle occupée par les hommes caducs. Les autres salles attendent la même amélioration qui leur est promise, et qui sera successivement effectuée. Dans toutes, les fourneaux si larges et si nombreux sur lesquels les vieillards des deux sexes se faisaient à leur mode leur cuisine de chaque jour, souvent au détriment de leur santé et de la salubrité de toute la salle, ont été remplacés par des thermostats, qui donnent une chaleur plus grande et rayonnante de tous côtés, et une propreté qu'était loin de permettre l'ancien système. Ici également, des armoires qui reçoivent des bouches de chaleur servent à l'assèchement des draps et des linges de corps. On s'occupe aussi de modifier la literie, et l'on a commencé à adapter des sommiers élastiques aux lits des malades.

Le régime des malades a, comme à l'Hôtel-Dieu, été modifié d'une manière sensible pour le personnel de l'établissement, et les vieillards reçoivent en plus chaque matin une soupe en attendant le premier repas de la journée, qui a lieu à dix heures.

Le service des varioleux laisse quelque chose à désirer; une seule salle est affectée à cette maladie pour les enfants des deux sexes, et elle ne contient que dix lits. Or souvent la variole règne épidémiquement, et l'on comprend dès lors que le local devient insuffisant ; on est obligé d'évacuer les convalescents beaucoup trop tôt, au moment où se fait la dessication des croûtes, époque où la maladie est essentiellement transmissible et peut se communiquer aux autres enfants au milieu desquels ils vont achever leur guérison, ou bien dans leur famille. Pour répondre à toutes les exigences hygiéniques, il deviendrait nécessaire qu'une nouvelle salle de dix lits fût ouverte, et chacune des deux salles recevrait des enfants d'un sexe différent.

Les enfants affectés de coqueluche sont obligés de rester dans les salles avec les autres enfants ; il serait indispensable de les reléguer dans un local particulier. Indépendamment de ce qu'ils troublent le sommeil des autres malades par leurs quintes de toux nocturnes, la contagiosité de la coqueluche est généralement admise, cette opinion repose sur des observations répétées, et dans l'état actuel on s'expose à chaque instant à voir la maladie se développer et s'étendre dans l'hospice avec le caractère épidémique.

Les distributions nouvelles que nous demandons pourraient facilement se réaliser si l'Administration exécutait le projet, presque arrêté croyons-nous, de supprimer la boulangerie des hôpitaux qui existe à la Charité, mais qu'elle veut transporter ailleurs ; elle serait remplacée par des bâtiments nouveaux qui compléteraient le plan général de l'hospice et donneraient des locaux suffisants pour répondre à ces *desiderata* et quelques autres de l'hygiène et de la salubrité.

Le personnel des individus assistés dans cet hospice s'élève au chiffre de 918, ainsi répartis :

Vieillards,	hommes,	168	411
	femmes,	244	
Incurables		67	
Filles enceintes		102	918
Enfants assistés.		147	
Enfants civils malades. . .		191	

Le service de santé est fait, pour les maladies internes, par un médecin qui est toujours choisi parmi les médecins qui ont fini l'exercice de leurs fonctions à l'Hôtel-Dieu. Le service des accouchements, pour les cas ordinaires, est rempli par des sœurs hospitalières qui ont fait des études spéciales; les accouchements laborieux et les maladies externes sont le domaine d'un chirurgien qui porte, on ne sait pourquoi, le titre de chirurgien en chef. De plus, un des chirurgiens *en chef* sortants est chargé de la clinique obstétricale; quatre élèves chirurgiens internes sont attachés à l'établissement.

Hospice de l'Antiquaille.

On sait combien est heureusement situé l'Hospice de l'Antiquaille au point de vue de l'hygiène. C'est, sans contredit, à l'excellence de cette situation qu'on a dû la possibilité d'entasser dans un espace incontestablement trop étroit, et par conséquent dans des conditions hygiéniques *intérieures* qui laissent beaucoup à désirer, une masse considérable de malades, atteints des affections les plus disparates, d'en faire le refuge de toutes les spécialités que repoussent les autres établissements hospitaliers du département.

Aujourd'hui, en effet, comme en 1846, l'Antiquaille reçoit dans des sections distinctes : les aliénés, les vénériens, les dartreux, les teigneux et un petit nombre d'incurables et de vieillards pensionnaires. Seule, la division des galeux a pu être supprimée au grand avantage des malades eux-mêmes qui, depuis quelques années, traités extemporanément, n'ont à éprouver qu'une perte de temps insignifiante, ne sont plus obligés d'abandonner leur domicile et leurs occupations habituelles, puisqu'une seule friction et très-exceptionnellement deux, faites à l'hospice à la suite de la consultation gratuite, suffisent pour faire disparaître, sinon la maladie tout entière, du moins son principe contagieux.

Mais si les éléments dont se compose la population de l'Antiquaille n'ont pas sensiblement varié, cette population s'est singulièrement accrue.

Le tableau suivant, qui reproduit le classement et le chiffre de la population de l'Antiquaille, insérés dans le *Traité de la salubrité dans les grandes villes*, et place en regard les chiffres correspondants au 31 décembre 1859, donne une idée exacte de cet accroissement remarquable, sans analogue dans les autres établissements hospitaliers de notre ville :

	1846.		1859.
Aliénés. — Hommes	189	....	368
Femmes	218	....	357
Vénériens.—Hommes	49	....	82
Femmes	105	....	93
Galeux et) hommes	12	Dartreux. — Hommes....	34
dartreux) femmes	19	Femmes	43
Enfants teigneux) garçons	60	Teigneux et) garçons.....	106
dartreux et galeux) filles	37	dartreux) filles	100
Incurables. — Hommes	30	....	22
Femmes	50	....	42
Total....	769		1,247

La comparaison de ces chiffres parle plus haut que tous les raisonnements. Elle donne une force nouvelle aux considérations développées dans l'ouvrage précité, sur la nécessité de créer un asile spécial pour les aliénés ; elle fait sentir de plus en plus l'utilité d'un projet étudié plus tard par l'un des auteurs de ce livre, M. de Polinière, alors membre du Conseil d'administration des hospices, dans le but d'arriver à séparer complètement les filles publiques des autres catégories de malades.

Il est permis toutefois de se réjouir de cet accroissement de population, au point de vue de l'assistance donnée à un plus grand nombre de nécessiteux, et si l'on ajoutait au chiffre des individus qui ont séjourné à l'Antiquaille celui des galeux admis au traitement externe, on trouverait que le nombre des malades annuellement secourus a plus que doublé depuis quatorze ans.

Mentionnons encore, pour être complet, les résultats de la consultation gratuite où, chaque semaine, plus de 200 syphilitiques, scrofuleux, psoriques, etc., viennent chercher conseils et médicaments appropriés à leur état.

On se demandera sans doute si le nombre toujours croissant des malades de l'Antiquaille n'a pas singulièrement aggravé les conditions fâcheuses d'encombrement signalées à une autre époque, si les dangers, les abus qui existaient alors ne se sont pas accrus dans une proportion effrayante.

Hâtons-nous de dire qu'il n'en est rien, et qu'au point de vue de l'hygiène, la situation des divers services s'est au contraire heureusement modifiée, grâce aux efforts intelligents de l'Administration hospitalière, à sa louable persévérance à marcher dans la voie laborieusement tracée par sa devancière, à mettre au service de toutes les améliorations les ressources dont elle dispose, à donner satisfaction, dans les limites du possible, à tous les besoins qui lui sont signalés.

Un coup d'œil rapide, jeté sur les principaux services, justifiera pleinement cette appréciation.

Dans le quartier des aliénés, de nouveaux dortoirs et de nouveaux réfectoires ont été mis à la disposition des malades que chaque année voit affluer en plus grand nombre, sans qu'on ait été obligé d'empiéter sur l'espace déjà trop restreint laissé aux préaux où ces malheureux prennent leurs récréations.

Par contre, le nombre des cellules a pu être réduit de 48 à 37 pour les hommes, de 49 à 26 pour les femmes, et cette réduction a porté autant que possible sur les cellules les plus défectueuses.

Celles qui ont été conservées sont suffisamment spacieuses ; quelques unes laissent à désirer sous le rapport de l'aération.

Les dortoirs sont bien ventilés, ce qui atténue l'inconvénient, jusqu'ici inévitable, de la trop grande quantité de lits contenus dans la plupart d'entre eux, surtout dans la division des femmes.

Des salles de bains plus vastes et un peu mieux disposées ont aussi été mises à la disposition des aliénés des deux sexes.

Les agrandissements réalisés ont permis un classement de malades un peu plus en harmonie avec les exigences de la science ; de là, plus d'ordre et de régularité dans le service, plus de facilité de traitement, plus de propreté dans les sections réservées aux aliénés paralytiques dont le nombre est toujours si considérable.

Le travail, ce puissant moyen de traitement des maladies mentales, a pu recevoir aussi quelques développements auxquels l'exiguité des locaux impose forcément des limites trop restreintes. Le fait le plus intéressant à signaler sous ce rapport est la création, dans la propriété du Perron à Oullins, d'une ferme où quarante aliénés valides de l'Antiquaille, placés dans les conditions hygiéniques les plus satisfaisantes, se livrent avec une ardeur que souvent il faut contenir, à des travaux de culture et de terrassement qui déjà ont transformé l'aspect de cette propriété.

Les salles destinées aux vénériens et aux dartreux ont eu aussi leur part des améliorations réalisées à l'Antiquaille. Mieux ventilées, un peu moins encombrées, elles ont pu, par suite de l'adjonction de nouveaux locaux, permettre l'admission d'un plus grand nombre de malades, résultat auquel n'a pas peu contribué la suppression du service des galeux.

N'oublions pas d'appeler l'attention sur une création d'une utilité incontestable : une crèche contenant 14 lits et 14 berceaux en fer, destinés exclusivement aux femmes syphilitiques et à leurs nourrissons.

C'est surtout dans les services des vénériens et des dartreux que les bains ont été l'objet d'améliorations et de développements considérables, et qu'on a su tirer un excellent parti d'emplacements qui paraissaient peu en rapport avec cette destination.

L'accroissement du nombre de lits mis à la disposition des enfants teigneux et dartreux est encore un fait à signaler. Pour les garçons, ce résultat est dû à l'ouverture de plusieurs dortoirs dans de bonnes conditions hygiéniques. On n'en peut dire autant de quelques uns de ceux que ces petits malades occupent depuis longues années; on a bien pu diminuer un peu leur encombrement, mais on a dû s'arrêter à cette mesure incomplète, en face de l'insuffisance de ce service et de la dure nécessité de faire attendre pendant plusieurs semaines et même plusieurs mois, l'admission d'un enfant parfois gravement malade.

Les visites gratuites, les distributions de remèdes et les pansements sont une ressource précieuse, quoique insuffisante, pour atténuer les fâcheux effets de ces difficultés d'admission.

Pour les petites filles, la fréquence beaucoup moindre de la teigne explique la possibilité de faire face à presque toutes les demandes. Ce service est installé depuis environ sept ans dans une maison située en dehors de l'hospice, en haut du Chemin-Neuf, et qui a été appropriée aussi bien que possible à sa nouvelle destination.

L'éloignement de ces jeunes malades des corps de bâtiments occupés par les femmes vénériennes, a fait cesser d'une manière complète et définitive les dangers signalés par MM. Monfalcon et de Polinière, et les locaux délaissés par elles ont été immédiatement utilisés pour les services d'adultes dont nous avons déjà parlé.

Telles sont les remarques les plus saillantes que nous a suggérées la comparaison de l'état actuel des différents services de l'Antiquaille avec ce qu'ils étaient en 1846.

Le régime alimentaire des malades laisse généralement peu à désirer. Le pain fourni par la boulangerie des hospices est de bonne qualité. On s'efforce d'apporter dans l'alimentation un peu de cette variété si difficile à obtenir et pourtant si utile dans les hôpitaux et surtout dans les hospices. Sous ce rapport, le jardin de l'Antiquaille est d'un puissant secours; il rachète son exiguité par la fécondité inépuisable de son sol, à la surface duquel les récoltes se succèdent avec une merveilleuse rapidité.

Les eaux, évidemment insuffisantes jusqu'à l'année dernière, seront désormais en assez grande abondance pour satisfaire à tous les besoins. Depuis plusieurs mois, l'hospice utilise largement les puissantes ressources dont notre ville est aujourd'hui si heureusement dotée.

Le soin avec lequel nous avons cherché à mettre en relief les améliorations obtenues à l'Antiquaille ne doit pas faire oublier les *desiderata* nombreux que présentera longtemps encore cet utile établissement. Plus que jamais, les convictions semblent unanimes sur la solution vraiment pratique des problèmes que soulève l'examen des différents services hospitaliers qui y fonctionnent en ce moment.

Qu'un asile spécial s'ouvre bientôt pour les aliénés et réalise toutes les conditions que l'humanité et la science réclament pour cette classe intéressante de malades ; que les bâtiments du dépôt de mendicité actuel, qui bientôt sans doute seront délaissés pour ceux que l'Administration départementale vient de faire élever à Albigny, reçoivent pour destination nouvelle la division des filles publiques, aujourd'hui enclavée au centre de l'hospice de l'Antiquaille, et cet hospice qui, malgré ses défectuosités, a rendu et rend tous les jours de si éminents services, débarrassé de ses entraves et se développant dans une proportion en rapport avec les besoins d'une grande cité, deviendra un vaste hôpital exclusivement réservé aux malades atteints d'affections cutanées et vénériennes.

Hospice du Perron.

Cet hospice créé et établi en 1844, dans le château dont il porte le nom, et appartenant aux hôpitaux, sert de refuge aux malades dits incurables et contient 120 lits. Nous avons peu de chose à ajouter à ce que renferme, au sujet de cet hospice, le dernier compte-rendu du Conseil d'hygiène.

Le personnel de cet établissement se renouvelle peu, et cela se comprend, en ayant égard à la nature des maladies qui y sont admises ; aussi les vacances y sont-elles rares, et, pour ne citer qu'une année qui n'a pas été la moins favorisée sous ce rapport, en 1858 on n'a pu donner accès dans les lits gratuits qu'à douze nouveaux malades, huit hommes et quatre femmes, et dans les lits payants qu'à huit, dont cinq hommes et trois femmes. Cependant les demandes se multiplient, justifiées qu'elles sont par l'impossibilité d'admettre dans les autres hôpitaux des malades qui y éternisent leur séjour, et d'un autre côté par les cures inespérées qu'on obtient quelquefois dans ce milieu nouveau, tranquille et parfaitement salubre où viennent s'abriter des malheureux dont la santé paraissait à jamais compromise par toutes les mauvaises conditions hygiéniques et autres qui les entouraient et qui paralysaient toutes les ressources de l'art. Ce serait sans doute un grand bienfait d'ajouter à cet établissement des constructions nouvelles pour arriver à doubler le nombre des malades à assister. Mais serait-il d'une bonne économie administrative d'affecter une si vaste propriété, contenant plus de 40 hectares, à ce service qui pourrait, dans d'aussi bonnes conditions de salubrité, être facilement transporté ailleurs ? Ce qu'il nous reste à dire de cet hospice nous porte à penser que, dans un temps prochain, le domaine du Perron est appelé à recevoir une autre destination.

Depuis quelques années, on a établi dans ce domaine une colonie de quarante aliénés valides, détachés de l'hospice de l'Antiquaille; on les a soumis aux travaux de l'agriculture, et cette application de l'exercice de l'activité physique a donné des résultats de plus en plus satisfaisants, tant pour le mieux être moral des aliénés, que pour le produit de leurs travaux qui devient un utile surcroît pour les ressources de l'établissement. Ainsi, en prenant le résultat d'une année, nous voyons qu'en 1858 les travaux de toute nature faits par les aliénés au nombre de quarante représentent une somme de 8,400 fr., en estimant à 1 fr. 50 la journée de travail que l'on eût payée à des ouvriers non aliénés. Le travail des 40 aliénés pendant l'année, donne donc 5,600 journées, soit 140 par aliéné.

Les produits en nature de l'exploitation agricole du Perron, dont le travail est fait à peu près tout entier par les aliénés, peuvent être évalués à 12,670 fr.

Ce qui intéresse le plus l'hygiéniste, c'est l'amélioration réelle qu'une vie laborieusement occupée de cette manière apporte dans l'état moral des malheureux qui y sont soumis, et n'eût-elle d'ailleurs pour effet que de la soustraire aux préoccupations qui les dominent et de les rendre utiles à eux-mêmes et à la société, on est encouragé à continuer cette heureuse tentative par les résultats favorables que l'on a déjà obtenus, et qui deviendront plus prospères encore si un jour l'hospice des aliénés, depuis si longtemps en projet, est transporté dans ce domaine qui réunit tant de conditions favorables qui le recommandent à cette destination.

Hôpital de la Croix-Rousse.

Nous avons vu que l'Hôtel-Dieu est le seul asile ouvert aux malades indigents de la ville et du dehors, les autres hospices ayant des destinations spéciales que nous avons fait connaître. Or l'Hôtel-Dieu renferme 1145 lits. C'est ici le lieu de dire que 160 de ces lits sont placés dans des infirmeries qui occupent les combles des bâtiments. Depuis longtemps la salubrité et l'hygiène publique demandaient que ces infirmeries trop chaudes en été, glaciales en hiver et d'une aération notoirement vicieuse et insuffisante disparussent tout à fait. Tout au plus pouvait-on admettre qu'il serait permis de les utiliser temporairement dans les cas de grandes épidémies, ou même en temps ordinaire pour les réparations des autres salles. Cette suppression qu'on ne pouvait guère reculer menaçait de réduire à 989 le nombre des lits disponibles, ce qui serait évidemment insuffisant pour la population, dont le chiffre tend toujours à progresser par l'agrandissement de la ville et la multiplicité des industries diverses qui s'y établissent. Aussi, l'Administration de nos hospices dut s'occuper des moyens de combler cette lacune. Elle en mûrit pendant longtemps la pensée, et, dès 1844, elle décida la construction d'un nouvel hôpital.

Mais les grandes entreprises ne s'improvisent que sur le papier, et leur réalisation demande une combinaison de voies et de moyens qui est l'œuvre du temps. D'ailleurs les époques désastreuses que nous avons traversées justifient en grande partie une longue attente qui du reste a révélé l'augmentation énorme que prend de jour en jour le produit des ressources de nos hospices, et qui permet désormais d'effectuer des dépenses devant lesquelles, naguère encore on reculait prudemment. Ce ne fut donc qu'en 1854, et dans sa délibération en date du 12 avril, que le Conseil des hôpitaux arrêta d'une manière définitive l'édification d'un nouvel hôpital de 500 lits. Le choix de la partie de l'agglomération lyonnaise où il devrait être placé fut mûrement discuté, et l'on donna avec raison la préférence au quartier de la Croix-Rousse, véritable cité ouvrière en quelque sorte isolée de la grande cité et qui justifie en outre ce choix par son air si pur et la nature même de sa population.

Aussitôt la délibération prise, on se mit à l'œuvre ; trois clos contigus furent achetés entre la Grande rue et la rue de Cuire, et leur surface totale donna 2 hectares 79 ares et 42 centiares pour l'établissement avec toutes ses dépendances.

En même temps, l'un des administrateurs accompagné de l'habile architecte des hôpitaux, M. Christot exécutait dans le nord de la France et en Belgique un voyage d'exploration dans le but d'examiner les divers hôpitaux récemment construits, et d'étudier des innovations dont l'application serait avantageuse.

Après son rapport au Conseil et une étude approfondie de tout ce qui s'est fait et écrit sur ce sujet, le plan général de l'édifice fut dressé; il reçut l'approbation de l'autorité préfectorale, le 31 octobre 1856, et trois années ont sufli pour amener au point où nous la voyons aujourd'hui cette œuvre dont nous croyons devoir exposer avec quelques détails les diverses dispositions (1).

1° L'orientation que l'on a adoptée pour les infirmeries a été celle du levant et du couchant pour leurs façades les plus longues, afin de profiter le plus possible du soleil et d'éviter l'action directe des vents du nord et du sud. Ce principe d'hygiène est assez généralement adopté; il est justifié par l'expérience, et, dans notre Hôtel-Dieu, des relevés de statistique comparative faits pendant huit années ont démontré que dans ces conditions la mortalité était sensiblement moindre ;

2° Depuis la fin du siècle dernier, un autre principe d'hygiène prescrit l'isolement des infirmeries. Nous croyons surabondant de dire les raisons plausibles sur lesquelles cette règle repose, et qui ont fait adopter cette disposition de préférence à la forme carrée ou à celle en rayons, telle qu'on la remarque au petit dôme de l'Hôtel-Dieu, et qui, toutes deux à des degrés divers, permettent aux miasmes d'une salle de se répandre dans les autres. En isolant ainsi les bâtiments renfermant les infirmeries, on ne s'est pas dissimulé que la célérité, la commodité du service pourraient en souffrir, et l'on a dû prendre toutes les mesures possibles pour surmonter cette difficulté.

(1) Les détails qui suivent, sur cet hôpital, ont été surtout puisés dans un mémoire lu, le 21 novembre 1855, au Conseil d'administration des hôpitaux civils de Lyon, par M. Saint-Clair Duport, administrateur, chargé de conduire et de régler l'exécution de cette œuvre, mission acceptée avec dévoûment et accomplie avec l'intelligence spéciale qu'elle exigeait.

3° Les progrès de la physique et de la chimie permettent depuis longtemps de préciser la quantité d'air nécessaire à la respiration et la nécessité de la fréquence de son renouvellement. C'est d'après ces données que l'on établit la capacité des infirmeries, et que l'on y adapte des moyens artificiels de ventilation. L'on sait, d'après les expériences de MM. Dumas et Péclet, que c'est à six mètres cubes par heure et par malade que s'évalue la quantité d'air inspiré et expiré. Cet air étant incessamment vicié par la respiration et d'autres émanations, sa quantité doit être au moins doublée pour qu'il continue à être respirable et soit si peu souillé d'effluves que nos sens n'en puissent découvrir aucune trace.

On comprend qu'un pareil renouvellement d'air ne peut que bien difficilement être fourni par les portes et les fenêtres sans donner lieu à des courants d'air violents, préjudiciables aux malades. Il a donc fallu y suppléer par les procédés de l'art, ainsi qu'on l'a fait à l'hôpital de Lariboissière à Paris, où chaque malade dispose de 60 mètres cubes d'air par heure. Ces nouveaux moyens de ventilation permettent d'apporter quelques modifications dans la capacité à donner aux infirmeries.

Dépassant de beaucoup, dans un intérêt hygiénique, les règlements de l'administration de la guerre qui fixent le cubage d'air, par lit, à 14 mètres dans les casernes, à 18 dans les salles de convalescents, à 20 dans celles des malades, dans les hôpitaux civils les plus récemment construits, on l'a élevé à 37 à Bordeaux, à 47 à Bruxelles, à 51 à Paris (Lariboissière).

Dans l'Hôpital de la Croix-Rousse, on a fixé la capacité des salles à raison d'un minimum d'environ 50 mètres cubes par malade, quantité plus que suffisante surtout si l'on a égard à la situation de l'hôpital placé sur le point culminant du plateau de la Croix-Rousse.

4° L'on a beaucoup controversé sur la condition moins favorable des salles placées au-dessus des autres salles de malades, et l'augmentation de mortalité qu'ont cru y remarquer et qu'ont attribué à cette superposition des autorités respectables en a même reçu le nom de *Loi des étages.* Ici encore le Conseil des hospices s'est adressé à la statistique et l'existence d'une semblable loi ne lui a pas paru démontrée, à notre Hôtel-Dieu du moins, où la salle Saint-Charles située au deuxième étage et contenant 120 lits, n'a pas donné une mortalité plus forte que celle de Saint-Bruno, placée au premier étage et contenant 110 lits. Néanmoins si elle n'a pas regardé comme obligatoire la condition d'un seul étage pour les infirmeries, elle a consenti à n'en avoir que deux en se réservant d'en isoler autant que possible la ventilation.

5° Le nombre de lits que chaque salle doit contenir était aussi une question importante à examiner. Pour éclairer cette question ainsi que celle du nombre de rangs de lits à placer dans les infirmeries, la Commission administrative a de nouveau consulté la statistique de notre Hôtel-Dieu, dont les salles contiennent de 28, 55, 110 à 120 lits, disposés sur deux, trois et quatre rangs et elle s'est convaincue que le nombre des lits et leur disposition n'influe pas autant qu'on pourrait le croire sur la mortalité, toutes les fois et avec la condition rigoureuse que la surface de lumière, la température moyenne, le périmètre et la capacité des salles ainsi que leurs moyens de ventilation se trouvent dans de bonnes proportions avec le nombre des lits qu'elles contiennent. S'arrêtant à un chiffre qui nous paraît d'une mesure convenable, sous tous les rapports, elle a fixé à 60 le nombre des lits que recevra chaque salle; ils y seront placés sur quatre rangs, la largeur des infirmeries se prête à cette disposition; ainsi chaque service médical sera isolé et raisonnablement réparti.

Nous ne pouvons qu'applaudir à ces principales dispositions, et si après avoir visité plusieurs fois, le plan à la main, ce nouvel hôpital, dans ce qu'il a d'achevé, nous entrions dans tous les détails nécessaires pour en faire minutieusement apprécier l'ensemble, nous ne pourrions qu'exprimer de nouveaux témoignages de complète satisfaction pour la savante distribution de toutes les parties de l'édifice dans lequel on s'est surtout préoccupé d'assurer la commodité et la célérité du service, tout en conservant à l'ensemble des construction le caractère architectural imposant mais modeste qui convient à l'asile de la douleur. Mais nous devons nous restreindre à ce qui rentre dans notre cadre hygiénique.

Les salles de malades seront au nombre de huit, placées au premier et au deuxième étage, de quatre bâtiments dont deux seulement sont achevés et prêts à recevoir leur destination.

Ces salles sont exactement semblables, à part une différence d'élévation du parquet au plafond, qui est de 5 mètres 75 au premier et de 5 mètres 50 au deuxième. En décrire une c'est décrire les autres.

Vers l'angle des bâtiments de service, en traversant une des divisions formées par deux piliers de la galerie à laquelle on arrive par un escalier monumental, on pénètre dans un tambour à peu près carré (3 mètres 30 sur

3 mètres 20), une seconde porte donne accès dans la salle. Ces deux portes étant dans le sens de la longueur de la salle, toute action directe de l'air extérieur sur les lits des malades se trouve évitée. Au-delà du tambour un espace de 7 mètres 60 est laissé libre. A l'autre bout de la salle se trouvent à l'opposé du tambour des latrines doubles précédées par un petit vestibule.

La salle est éclairée par 19 croisées ; sa longueur sans l'espace laissé libre à l'entrée est de 33 mètres 60, sa largeur de 16 mètres, ce qui forme un périmètre qui divisé par 60, qui est le nombre de lits, donne pour chacun d'eux une superficie de 8 mètres 90 centimètres.

La hauteur de la salle au premier étant de 5 mètres 75, en multipliant par ce chiffre le périmètre de la salle et celui de l'espace laissé libre, déduction faite du cubage des 60 lits, on arrive à 53 mètres 16 par lit.

Au deuxième étage on ne trouve plus que 51 mètres 58 par lit, conséquence de la hauteur qui n'est que de 5 mètres 50.

Par suite de la disposition des lits en quatre rangs, on réserve entre eux et les murs un espace de 50 centimètres, entre chaque lit 1 mètre 40, entre chaque rangée de lits 2 mètres 46, ce qui fait sous ce rapport une différence de plus d'un tiers en faveur du nouvel hôpital comparé à l'Hôtel-Dieu.

Dans chaque infirmerie, par suite d'un marché passé entre le Conseil d'administration et les entrepreneurs, qui ont fait leurs preuves à Paris pour la ventilation et le chauffage, le cubage de l'air renouvelé pour chaque salle se rapportera au chiffre que nous avons indiqué plus haut, et la température sera maintenue à quinze degrés centigrades, ce qui nous paraît répondre à toutes les exigences de l'hygiène.

Ne pouvant, dans cette appréciation concise de ce nouvel édifice à l'état où il se trouve et avant son entier achèvement, nous arrêter qu'à ce qui concerne l'hygiène et la salubrité, nous devons mentionner que des salles de bains convenablement disposées seront placées dans le voisinage le plus rapproché des infirmeries (1). De vastes galeries closes serviront de promenoirs aux malades, indépendamment de ceux qui leur seront réservés dans le clos.

Pour le moment, quatre salles seulement sont achevées et prêtes à être habitées ; elles recevront 240 lits, on se propose d'en placer 60 dans les bâtiments de service ; on n'y admettra que des individus, hommes et femmes, affectés de maladies internes. Il est aussi question d'y recevoir momentanément des blessés pour les premiers soins à leur donner jusqu'à leur transport à l'Hôtel-Dieu. Nous voyons avec quelque inquiétude que l'on n'y établisse pas un service chirurgical régulier. Il nous semble que même avant l'achèvement complet de toutes les constructions on pourrait distraire des bâtiments de service un local, peu étendu si l'on veut, que l'on affecterait à cette destination. Cette partie de la ville est la plus éloignée de l'Hôtel-Dieu et les blessés devraient y trouver un asile et des secours permanents. Nous ne voyons pas qu'il devînt nécessaire pour cela d'y ajouter un service spécial. Nous ne sommes plus au temps où la

---

(1) Une chambre particulière est annexée à chaque infirmerie, elle est destinée à isoler les cas particuliers qui pourraient troubler le repos des autres malades.

science médicale était divisée en deux moitiés séparément exercées. Tous les médecins aujourd'hui sont aussi chirurgiens et ceux qui seront appelés à faire le service médical de l'Hôpital de la Croix-Rousse pourraient également y faire le service chirurgical. Il n'est pas un médecin, nous parlons surtout de ceux que le concours nomme dans les hôpitaux, qui ne soit également apte à faire l'un ou l'autre service.

Lorsque l'édifice sera terminé, les huit infirmeries qu'il comportera contiendront à peu près 500 malades. Au besoin, un vaste emplacement sans emploi immédiat est réservé dans les combles et pourrait, en cas d'épidémie, recevoir 200 lits dans des conditions de salubrité à peu près convenables. Dans l'état actuel, en empruntant un local aux bâtiments de service, c'est 300 lits nouveaux qui vont bientôt être à la disposition des indigents malades; mais si l'on défalque de ce chiffre les 160 lits à supprimer dans les combles de l'Hôtel-Dieu, on n'aura gagné jusqu'ici qu'une augmentation de 140 lits, ce qui en portera le nombre à 1289 dans les deux hôpitaux ouverts aux malades de la ville de Lyon.

Peut-on supposer que ce nombre soit suffisant pour une ville comme la nôtre, dont la population tend toujours à s'accroître dans de grandes proportions et qui ouvre généreusement la porte de ses hôpitaux aux malades qui lui sont étrangers? Pour répondre à cette question, bornons-nous à exposer ce qui existe dans la capitale dont la population sédentaire est loin encore d'être quadruple de la nôtre.

Paris offre à l'assistance publique 16,820 lits, répartis dans neuf hôpitaux généraux, six hôpitaux spéciaux, huit hospices, dont deux pour la vieillesse, hommes et femmes, deux pour les infirmes des deux sexes également, et un pour les enfants trouvés et les orphelins, trois maisons de refuges et quatre hospices particuliers.

A Lyon, d'après ce qui précède, on peut voir que dans l'état actuel le nombre des lits destinés aux malades, aux affections spéciales, aux enfants trouvés ou orphelins, à la vieillesse, aux infirmes et aux incurables, ne s'élève qu'à 3,480. Il sera porté à 3,620 après l'ouverture de l'Hôpital de la Croix-Rousse. Si nous ajoutons à ce chiffre les lits contenus dans les hospices particuliers, à peine arriverons-nous à 4,000. N'est-ce pas démontrer de la manière la plus évidente qu'il est urgent d'achever l'Hôpital de la Croix-Rousse, et cela ne fait-il pas même pressentir que, dans un avenir peu éloigné, il deviendra nécessaire d'élever un troisième hôpital général, dont l'emplacement se désigne de lui-même dans la plaine des Brotteaux par le développement que prend chaque jour la nouvelle ville qui s'y forme et la population ouvrière qui s'y porte, ne pouvant aborder les constructions splendides qui remplacent aujourd'hui les sordides maisons qu'elle occupait.

Hospices particuliers.

Rien ne fait mieux ressortir l'insuffisance des secours officiels de l'assistance publique que le nombre des établissements particuliers qui se sont formés en dehors de son initiative, sinon de son concours administratif qui leur est souvent venu en aide.

Les cinq hôpitaux ou hospices dont nous avons esquissé brièvement la destination, sont sous la direction d'une Administration commune, nous avons vu que les ressources dont elle dispose, quelque grandes qu'elles soient ne lui permettent d'étendre que progressivement et avec une sage lenteur la sphère de son action, de telle sorte qu'il n'est pas encore possible de prévoir quand elle pourra compléter son œuvre par la création, si nécessaire cependant, d'un *hospice de convalescents*. Ce qu'elle n'a pu faire jusqu'à présent, la charité particulière a commencé à l'entreprendre. Les personnes qui se vouent aux visites hospitalières, voyant l'impossibilité où l'Hôtel-Dieu se trouve de garder les convalescents jusqu'au retour complet de leurs forces normales, ont eu l'idée de venir en aide à l'assistance publique en comblant cette regrettable lacune, au moins pour le sexe le plus faible et qui n'a pas trop de toutes ses forces pour subvenir aux premières nécessités de la vie comme il a besoin d'être soutenu contre les mauvais conseils de la misère.

Après un appel, toujours entendu dans notre ville, à la bienfaisance individuelle, en faveur des jeunes filles convalescentes sortant des hôpitaux, un hospice s'est ouvert au commencement de 1845 et, soutenu par des souscriptions volontaires, il a pris une rapide extension et peut aujourd'hui recueillir, chaque année, près de 200 jeunes filles auxquelles on prodigue tous les soins nécessaires au complet rétablissement de leur santé, en même temps que l'on s'occupe de les placer convenablement à leur sortie. Occupant d'abord un local relativement trop restreint dans la rue Sala, l'hospice a été transporté dans l'ancienne maison des Dames Carmélites, à la montée St-Barthélemy, où les jeunes convalescentes ont l'air et l'espace si nécessaires pour le retour de leur santé.

Il serait sans doute à désirer qu'une pareille œuvre se fondât pour les hommes convalescents. Sortis trop tôt des hôpitaux pour se remettre au travail qui doit pourvoir à leurs besoins journaliers, de fréquentes rechutes les ramènent trop souvent dans le lit qu'ils ont quitté, ainsi que nous avons longtemps eu chaque jour l'occasion de le constater. La nécessité d'un hospice général de convalescents est donc trop démontrée pour que l'assistance publique tarde longtemps encore à s'en préoccuper.

S'il entrait dans notre cadre de parler de tous les asiles ouverts dans notre ville par la charité particulière aux souffrances humaines, il nous faudrait citer l'Hospice des Vieillards de la Guillotière, qui conservera longtemps un pieux souvenir pour la mémoire du Docteur Gensoul, l'un de ses bienfaiteurs et qui a si longtemps présidé son administration ; l'Asile de la Vieillesse des deux sexes, fondé en 1851 par les Petites Sœurs des pauvres qui, à force de persévérance, de zèle et de dévoûment, sont parvenues aujourd'hui à donner, quotidiennement, à 300 vieillards, le vêtement, la nourriture et le coucher, dans des lits garnis de sommiers ou de matelas, pendant qu'elles-mêmes dorment sur la paille.

Nous n'oublierions pas non plus la *Providence des pauvres filles orphelines de Ste-Elisabeth*, établie à Vaise ; *l'Hospice des Dames du Calvaire pour les pauvres femmes incurables délaissées*, à Fourvières, ce serait montrer que l'on peut tout demander à la charité publique. Toutes ces œuvres ont eu, en quelque sorte, un commencement individuel et toutes ont pris un rapide essor. En esquisser une c'est faire l'histoire de toutes. Disons quelques mots de *l'Hospice des jeunes filles convalescentes sortant des hôpitaux*, œuvre due à la patiente initiative et à la religieuse persévérance d'une sainte fille qui a laissé un nom vénéré et qui se perpétuera dans la mémoire de la cité.

En 1819, Adélaïde Perrin qui visitait quotidiennement les hôpitaux, dans un but de charité, recueillit chez elle une jeune fille incurable que l'Hôtel-Dieu ne pouvait plus garder ; bientôt elle en eut deux nouvelles à abriter, et dans l'espace de six ans le nombre en fut porté à onze. Les dons en argent et en nature arrivèrent en grande abondance pour faire fructifier cette bonne œuvre qui, prenant chaque jour plus de développement, ne tarda pas à se constituer sous l'administration de douze dames charitables. Dès-lors fut fondé un établissement consacré à servir d'asile aux jeunes filles d'une indigence bien constatée et qu'une infirmité ou une maladie jugée incurable met hors d'état de gagner leur vie ; on les recevait gratuitement et elles y trouvaient logement, nourriture, vêtements et éducation.

Les affections mentales, les dartres, l'épilepsie, toute maladie contagieuse, ou pouvant devenir cause de désordre, n'y pouvaient être admises.

Bientôt le nombre des jeunes filles assistées s'éleva à 17, et les dons et les encouragements suivirent si bien les proportions toujours croissantes que prenait d'année en année cet établissement, qu'en 1836 l'administration qui le dirigeait fut en mesure d'acquérir le vaste périmètre circonscrit par les rues *de Jarente*, de *l'Abbaye d'Ainay*, de *Ravez* et par celle du *Puits-d'Ainay*, qui porte aujourd'hui, par un juste témoignage de reconnaissance publique, le nom d'*Adélaïde Perrin*. Le nouvel hospice occupa, jusqu'en 1853, les masures couvrant cet espace et qui étaient loin d'offrir toutes les conditions désirables de salubrité ; aussi, à cette époque, elles furent en partie remplacées par une construction nouvelle, bien appropriée à sa destination. C'est aujourd'hui l'Hospice des jeunes Filles incurables qui donne asile à 158 infirmes.

Depuis la construction de ce nouvel hospice, dont la moitié seulement est achevée, un fait important y a été constaté, c'est une diminution notable dans la mortalité chaque année. Une expérience de trois ans permet d'apprécier cet heureux résultat. En consultant les comptes-rendus publiés par M. le Docteur Théodore Perrin, digne frère de la fondatrice, et qui, dès l'origine, s'est associé à l'œuvre de sa sœur par les soins qu'il prodigue aux malades de l'hospice dont il continue à être le médecin, nous voyons que, de 1830 à 1845, le nombre des décès, par année, variait de 7 à 16, tandis que depuis que les infirmes occupent le nouveau bâtiment il a diminué de moitié, de sorte qu'en 1856 on n'a perdu que 5 malades sur 130 pensionnaires, et 2 seulement, en 1859, sur 138.

Disons toutefois qu'il est bien évident que le chiffre des décès est subordonné à la gravité des maladies intercurrentes, aux variations atmosphériques, à la constitution médicale régnante, etc.; mais il n'en faut pas moins reconnaître l'influence que peuvent exercer sur ces maladies de bonnes conditions hygiéniques. Ici, tout est bien coordonné ; plan général de l'édifice largement tracé, simplicité de la forme, commodité du service, distribution facile, salubrité obtenue par la grandeur des cours, des galeries et le nombre des fenêtres qui donnent partout l'air, la lumière et l'espace.

Bientôt, sans doute, nous verrons achever cet édifice dont nous venons d'esquisser les précieux avantages et l'œuvre à laquelle il est consacré, commencée par la charité individuelle, prendra ce caractère de grandeur et de stabilité, expression des fondations catholiques, manifestation de l'esprit de notre grande cité.

Secours à domicile aux malades indigents.

Nous plaçons ici en première ligne deux établissements que nous devons surtout signaler puisqu'ils sont en quelque sorte les succursales de nos hôpitaux, nous voulons parler des dispensaires.

Dispensaire général.

Fondé en 1818, par cinq médecins (1), qui pendant de longues années lui ont consacré gratuitement leur assistance et leur dévoûment, cet établissement n'a pas tardé à prendre racine dans la cité lyonnaise. Le but de cette institution est de fournir, sans rétribution, aux indigents malades, à domicile, les soins médicaux et les médicaments, bandages et appareils qui leur sont nécessaires.

Soutenu par des legs, des dons volontaires et une

(1) MM. Goulard, Terme, Gubian, Comarmond et Jandard.

subvention municipale, entretenu par les cotisations annuelles de ses souscripteurs, qui aujourd'hui dépassent le chiffre de 800, le Dispensaire général a vu, depuis sa fondation, s'accroître chaque année le nombre des malades qu'il assiste et qui s'est presque doublé depuis l'annexion des communes suburbaines à l'agglomération lyonnaise. Nous voyons dans son dernier compte-rendu, qu'en 1855, 5,722 malades ont été soignés par les 20 médecins attachés à cette œuvre, qui portent leur dévoûment désintéressé à ne recevoir qu'une faible indemnité, équivalant à peine au coût de leur patente, en échange du temps qu'ils consacrent à leur charitable mission. Depuis 1818, c'est près de 100,000 malades dont cet établissement a allégé la charge des hôpitaux, en conservant un si grand nombre de malheureux à leur famille, au logis qui leur est cher, à la surveillance de tous leurs intérêts.

Dispensaire spécial.

Fondé en 1841 par le docteur Munaret qui fut son premier médecin, ce dispensaire a pour but de donner des soins aux malades vénériens des deux sexes. Les hommes y sont reçus le jeudi et le vendredi, les femmes le mercredi et le samedi ; les consultations sont gratuites et les remèdes délivrés par la pharmacie des hôpitaux civils. Les malades qui ne peuvent se transporter au dispensaire sont visités à domicile par l'un des deux médecins titulaire ou suppléant, attachés à l'établissement.

Cette œuvre éminemment philanthropique donne chaque année des secours à un nombre de malades qui est allé jusqu'à deux mille ; les trois quarts de ce chiffre appartiennent aux hommes ; les filles publiques n'y sont pas admises, c'est à l'hospice de l'Antiquaille qu'elles sont traitées. Là, au moins, elles sont séquestrées et retenues jusqu'à complète guérison.

Bureaux de bienfaisance.

Nous ne pouvons que mentionner ici les bureaux de bienfaisance qui fonctionnent depuis si longtemps et d'une manière si fructueuse à Lyon. Disons seulement qu'ils comptent autant de comités de secours que la ville a de paroisses, non seulement pour les indigents valides, mais aussi pour ceux qui sont malades et auxquels on donne gratuitement les soins médicaux et les remèdes que leur état réclame.

Société de charité maternelle.

Nous rappelons aussi cette œuvre destinée à secourir les pauvres mères de famille et à subvenir à tous les frais, à tous les besoins que comporte la maternité. Cette pieuse institution, fondée en 1786, par Marie-Antoinette, reine de France, a toujours été depuis et est encore aujourd'hui sous l'auguste protection de la compagne du chef de l'Etat. Les services qu'elle rend sont inappréciables. Elle vient ainsi en aide d'une manière puissante à nos hospices, dans lesquels les personnes qu'elle secourt pourraient trouver des soins aussi dévoués, aussi intelligents, mais non cette sollicitude et cette prévoyance qui, en assurant le présent, s'occupe aussi de l'avenir.

Salles d'asile.

Il n'est plus question ici d'indigents malades, et si nous parlons de cette institution, c'est qu'elle a été établie dans un but hygiénique non moins que philanthropique et moral. Ces salles sont destinées à recevoir pendant le jour les enfants de deux à sept ans, appartenant à des ouvriers trop occupés de leurs travaux journaliers pour dépenser le temps nécessaire à la surveillance et aux soins de tous les instants qu'exige le jeune âge. Dans ces asiles, on donne aux enfants des habitudes de propreté, d'ordre et de travail, on développe leur jeune intelligence et on les initie aux sentiments honnêtes et religieux.

Lyon compte aujourd'hui seize salles d'asile. Fondées en 1832, elles ne recevaient, en 1846, que six cents enfants par jour; elles en reçoivent près de trois mille à présent. Les médecins des bureaux de bienfaisance y font de fréquentes visites pour s'assurer que toutes les conditions hygiéniques y sont bien observées, pour soumettre les enfants à la vaccination et prescrire toutes les mesures capables de prévenir ou de combattre les maladies épidémiques si fréquentes dans le premier âge.

Crèches.

Ces établissements recueillent pendant le jour les

enfants au-dessous de deux ans, dont les mères travaillent hors de leur domicile. On assure ainsi à ces enfants les soins hygiéniques qui leur sont si nécessaires, pendant que leurs mères peuvent par leur industrie se procurer un salaire indispensable à leur famille. Là tous les petits soins de surveillance continuelle leur sont prodigués. S'ils sont encore à la mamelle, leurs mères viennent les allaiter à l'heure des repas; s'ils sont sevrés, leur nourriture pour la journée est apportée dès le matin. C'est là vraiment une institution touchante et philanthropique; il est bien regrettable qu'elle n'ait pas pris plus d'extension dans notre ville si féconde en bonnes œuvres, et qui ne compte encore que deux crèches pour l'enfance.

Il est inutile sans doute d'ajouter ici que tous les médecins attachés aux œuvres dont nous venons de parler y exercent leur ministère avec un religieux désintéressement.

Hôpitaux militaires.

Nous avons hésité à parler de ces hôpitaux; ce sujet ne laisse rien à dire après ce qu'en ont écrit nos prédécesseurs, si scrupuleusement exacts dans leurs descriptions, si perspicaces dans leurs appréciations. Relativement à l'*Hôpital de la Nouvelle Douane*, nous n'aurions qu'à répéter les éloges qu'ils lui ont donnés, tant sous le rapport de la distribution du local, les bonnes conditions hygiéniques qu'il présente que sous celui du mérite et de la haute distinction des chefs des différents services.

La création de cet hôpital fut la conséquence des

changements que dut subir notre ville devenue place de guerre. Dès lors la garnison devint plus nombreuse, et. les salles réservées à ses malades dans nos hôpitaux civils furent insuffisantes. Longtemps les 900 lits qu'il contient furent en rapport avec l'effectif des troupes; mais l'établissement du camp permanent de Sathonay, la réunion d'un personnel militaire plus considérable démontra bientôt l'urgence de lui créer une succursale, et comme on l'avait fait pour l'Hôpital de la Nouvelle Douane, ce fut un édifice tout construit que l'on choisit, et la caserne dite *des Collinettes* fut appropriée à cette nouvelle destination ; elle a commencé à recevoir des malades dès le 11 juillet 1859.

L'Hôpital militaire des Collinettes est situé, au levant, à mi-côteau de la montagne de la Croix-Rousse, à droite de la côte Saint-Sébastien , au niveau de l'extrémité et de la rue Imbert-Colomès, dominant le Rhône et les plaines du Dauphiné. Il est composé d'un rez-de-chaussée et de trois étages.

Des salles de différentes grandeurs sont disposées à chaque étage. Les plus vastes ne contiennent pas plus de 35 lits qui sont convenablement espacés. Toutes les chambres de malades sont bien éclairées et parfaitement aérées. Celles qui laissaient quelque chose à désirer sous le rapport de la salubrité, ont été fermées après l'encombrement causé par une épidémie de dyssenteries qui a régné en 1859 sur la garnison de Lyon. Cette mesure a réduit à 402 le nombre des lits qui primitivement était de 450.

Les malades sont distribués dans quatre divisions : une pour les blessés, deux pour les fiévreux et la quatrième pour les vénériens, galeux et dartreux. Le service médical est confié à un médecin en chef, et trois médecins titulaires ayant sous leur direction huit sous-aides civils requis. Le service de la pharmacie est fait par un pharmacien-major en chef, un pharmacien aide-major et quatre pharmaciens sous-aides requis.

Des infirmiers en nombre bien suffisant desservent toutes les salles.

Une Commission, composée de M. le sous-intendant militaire, du médecin en chef de l'Hôpital de la Nouvelle-Douane, de l'officier de l'Administration comptable de ce même hôpital et du directeur du génie militaire, avait désigné cet emplacement et ce choix était heureux, car il réunit les meilleures conditions de salubrité par la position élevée sur laquelle sont assis les bâtiments et par toutes les dispositions extérieures et intérieures qu'on leur a fait subir. Une terrasse complantée d'arbres est située devant la façade et sert de promenoir aux convalescents; de vastes cours également plantées d'arbres isolent l'hôpital des habitations voisines. Les infirmeries y sont multipliées, mais ne contiennent qu'un petit nombre de lits. Enfin l'isolement des bâtiments au milieu de deux terrasses d'une part et de deux rues d'autre part, y permet une ventilation facile. Aussi les résultats thérapeutiques ont confirmé les prévisions, car malgré une épidémie très-grave de dyssenterie pendant les fortes chaleurs du dernier été, la mortalité y est restée en des chiffres très-restreints, aussi tout fait croire que cet hôpital, établi à titre provisoire, restera définitivement affecté à sa destination actuelle.

CHAPITRE VIII.

SÉMINAIRE. — LYCÉE IMPÉRIAL. — ÉCOLE IMPÉRIALE VÉTÉRINAIRE.

Séminaire.

Le séminaire métropolitain est placé, comme on sait, sur le flanc de la montagne de la Croix-Rousse, dans un espace aujourd'hui circonscrit par la côte Saint-Sébastien, la rue des Fantasques et la rue des Deux-Angles, à présent rue Victor-Arnaud. Cet édifice, bâti en 1636 par l'archevêque Camille de Neuville, resta longtemps dans d'excellentes conditions de salubrité; ses jardins s'étendaient jusque sur les bords du Rhône, aucune construction ne le dominait, l'air jouait librement dans toutes les parties de ce vaste édifice, ouvert au soleil levant. Mais plus tard la construction du quai Saint-Clair, de la rue Royale et de celle des Deux-Angles vint le dépouiller de ses plus précieux avantages, par la suppression de la presque totalité de ses jardins. Abandonné pendant plusieurs années, dans les mauvais temps de la

Révolution, lorsqu'il fut rendu à sa destination il était déjà devenu insalubre par le défaut d'entretien, et le cardinal Fesch pensait à le faire transférer ailleurs. Peu à peu des constructions s'amoncelèrent tout à l'entour, et sur le plateau de la Croix-Rousse, et multiplièrent ainsi, en interceptant la libre circulation de l'air, les causes d'insalubrité de ce séminaire. Il devenait urgent de remédier à cet état de choses, et le diocèse avait obtenu une ordonnance royale pour la reconstruction de l'édifice dans un autre point de la ville. La révolution de juillet arriva, nouveaux retards, nouvelles instances qui se prolongèrent et allaient pourtant aboutir en 1848. Enfin, en 1852, l'Etat se décida à cette grande entreprise ; l'instruction de l'affaire dura trois ans, et ce ne fut qu'en 1855 que les travaux commencèrent ; ils étaient déjà assez avancés en 1859 pour que l'on pensât à prendre possession du nouveau bâtiment.

Cette nouvelle construction s'élève sur un des points culminants de la montagne de Fourvière, près de l'église Saint-Just, sur l'emplacement connu, depuis longtemps, sous le nom de *Bains romains*, vaste périmètre on ne peut mieux choisi pour sa destination. L'édifice est bâti dans des proportions grandioses, domine la ville, il est isolé de tous côtés, entouré de jardins ou de terrains destinés à recevoir des plantations. On voit que dans de telles conditions il n'aura rien à désirer sous le rapport de la salubrité ; aussi, à peine un des corps de bâtiment était-il à peu près achevé, le reste étant encore en construction, que l'autorité diocésaine, empressée de soustraire les élèves du séminaire aux causes multipliées d'insalubrité dont ils étaient environnés dans leur ancien asile, demanda, d'urgence, qu'ils fussent autorisés à aller habiter le nouvel édifice au mois de novembre, à la rentrée des classes.

Dans les premiers jours de septembre, une lettre de M. le Sénateur chargé de l'administration du département du Rhône chargea le Conseil d'hygiène d'examiner si dans de telles conditions cet établissement pouvait être occupé sans danger pour la santé de ses habitants. La Commission nommée pour cette mission importante fut composée de MM. Rougier, Devay, Fraisse et Brévard, médecins, et de M. Dardel, architecte. Dans la longue visite qu'elle fit dans les diverses parties de cet édifice, dans les investigations multipliées auxquelles elle se livra, elle fut assistée par MM. les ecclésiastiques chefs du séminaire, et par M. Desjardins, architecte de la ville, sur les plans et sous la direction duquel ce magnifique établissement a été élevé. Nous regrettons de ne pouvoir transcrire ici le rapport dont voulut bien se charger M. Devay, rapport si précis dans ses détails, si consciencieux dans ses appréciations, et qui a été transmis à M. le Sénateur, mais dont la copie ne nous est pas revenue, nous dirons seulement que les conclusions prises à l'unanimité des membres de la Commission, soumises ensuite au Conseil assemblé, qui les a aussi unanimement adoptées, tendaient à exiger d'une manière absolue un délai de six mois au moins avant l'installation des élèves dans le nouveau séminaire. Le Conseil a trop souvent sous les yeux le spectacle de maladies graves occasionnées par une habitation trop hâtive dans les bâtiments que chaque jour on voit s'élever dans notre ville, pour n'avoir pas cru devoir formuler son opinion d'une manière rigoureuse dans cette circonstance.

L'autorité départementale ne crut pas devoir prendre sur elle de trancher la question ; elle en remit le soin à l'autorité diocésaine, en lui transmettant notre rapport. Celle-ci, mise en demeure de se décider, après un examen comparatif de l'état des lieux, des chances d'insalubrité dans l'un et l'autre local, placée dans l'alternative ou de fermer momentanément le séminaire, ou de choisir entre deux maux le moindre, se prononça pour la translation des élèves dans le nouveau bâtiment. C'est ce qui fut exécuté. Depuis, les constructions se sont continuées, elles sont presque achevées au moment où nous écrivons, sauf les détails et les aménagements intérieurs. L'avenir dira si la première alternative n'eût pas été plus rationnelle.

Lycée impérial.

Nous ne parlerons de cet établissement que pour mémoire. Il y a longtemps qu'on a reconnu qu'il est tout à fait insuffisant vis à vis de l'affluence des élèves qu'y attirent l'excellence de son enseignement et toutes les facilités d'instruction qui se trouvent dans notre ville. Il ne se passe point d'année que l'on ne soit obligé de refuser un grand nombre d'élèves ; aussi, déjà en 1846, le Conseil municipal avait voté la création d'une succursale à ce collége, et ce projet est aujourd'hui au moment d'être réalisé. Ce n'est encore là, suivant nous, que la moitié de ce qu'il y a à faire. Nous nous joignons à nos prédécesseurs pour rendre, comme ils l'ont fait dans leur dernier compte-rendu, aux importantes améliorations que l'on a introduites dans cet établissement toute justice, nous nous plaisons à reconnaître la paternelle sollicitude qui veille sur le bien-être des élèves, tous les soins éclairés dont ils sont entourés, sous le rapport physique comme sous le rapport moral, mais nous ne pouvons nous empêcher de constater que matériellement, et malgré un récent crédit affecté à de nouvelles améliorations, il est impossible de faire du lycée actuel un établissement en rapport avec l'importance de la ville et surtout avec les exigences hygiéniques que nécessite un édifice destiné à la résidence d'une nombreuse population, surtout lorsque l'on pense que cette population appartient au premier âge de la vie, à cet âge où rien ne doit enchaîner la libre évolution physique, lorsque de laborieuses études s'occupent à développer le moral.

Placé sur la rive droite du Rhône, il est séparé du quai par la bibliothèque publique et les bâtiments affectés à la Faculté des sciences; sa façade du côté de l'ouest regarde une place d'une médiocre étendue; au nord et au midi, il est borné par deux rues étroites dont les bâtiments le dominent. La plupart de ses fenêtres, de celles du moins qui appartiennent aux divisions affectées aux élèves, s'ouvrent sur des cours qui seraient assez vastes pour des bâtiments ordinaires, mais qui pour cette institution n'ont pas assez d'étendue pour être convenablement ventilées et renouveler suffisamment l'air dans toutes les parties de l'édifice; la hauteur des constructions n'y permet aussi que d'une manière fugitive la visite du soleil. L'air et le soleil, ces deux éléments de la vie et de la santé, ne se trouvent donc pas dans des conditions indispensables pour le bien-être de la population de ce grand établissement, rien ne pourra remédier à ce vice fondamental. Les dépenses que l'on se propose de faire pourront répondre à d'autres *desiderata*, changer, par exemple, tout à fait le système de latrines, qui est encore très-défectueux, créer de nouvelles ouvertures, agrandir quelques divisions notablement trop resserrées, donner quelques lits de plus pour la suppression d'appartements occupés par des fonctionnaires ; mais ce ne sera toujours que du provisoire, et, dans un temps donné, le lycée impérial devra nécessairement être déplacé, et le vaste périmètre qu'il occupe au centre même de la ville, livré à la spéculation, couvrira, par sa vente, en grande partie les frais de cette grande régénération que réclame l'hygiène publique, non moins que les besoins réels et l'importance de cette grande institution.

Ecole impériale vétérinaire.

L'Ecole impériale vétérinaire occupe, depuis 1795, l'ancien couvent des religieuses de Ste-Elisabeth, dit *des Deux Amants*.

Transférée provisoirement dans ce couvent par suite d'un décret de la Convention, son installation y est devenue définitive, et les bâtiments, d'abord très-incomplets, ont été successivement appropriés à leur nouvelle destination.

De grandes constructions, commencées en 1818, avaient complété le corps principal du bâtiment, en laissant toutefois, presque dans son état primitif, l'ancien logement des religieuses occupé par les élèves.

C'est en 1845 seulement qu'un plan général de restauration de l'Ecole, dressé par M. Chabrol, architecte du Gouvernement, a été mis à exécution. Les travaux devaient durer quatre années; ils ne sont pas encore aujourd'hui complètement terminés.

Cette reconstruction a fait disparaître la moyenne partie des inconvénients signalés à cette époque par MM. de Polinière et Monfalcon.

Toute la portion du bâtiment formant l'ancien couvent a été modifiée. Les fenêtres des cellules ont pris les dimensions ordinaires. Les cellules elles-mêmes ont disparu pour faire place à des dortoirs de huit lits, bien aérés, et précédés de larges corridors éclairés et aérés comme les dortoirs.

L'infirmerie, auparavant étroite, a reçu de plus vastes proportions. Conservée d'abord au troisième étage, elle a été récemment transférée au premier, où elle est d'un abord plus facile et placée dans des salles à plafonds plus élevés. Un plancher de bois de chêne a remplacé le carrelage, et l'établissement d'un réfectoire spécial a soustrait les élèves gravement malades à la vue et à l'odeur des repas des élèves blessés ou légèrement indisposés.

Douze lits peuvent être placés dans l'infirmerie, mais ils sont très-rarement occupés. Pendant les trois années 1857-1859, le nombre des présences s'est élevé trois jours seulement à 10; et la moyenne n'a pas même atteint 2 ; soit en comparant les journées d'infirmerie avec les journées de présence à l'Ecole, 1 sur 58.

Les terrains de la colline, qui s'étendaient en talus jusqu'au pied des bâtiments, ont été reculés et maintenus par un vaste mur de soutènement. Le sol des cours, du jardin, des cloîtres et du rez-de-chaussée a été exhaussé de près d'un mètre.

Les anciennes infirmeries des animaux ont été entiè
rement démolies et remplacées par des bâtiments plus
convenables et plus étendus, formant de nombreuses
écuries distinctes, dont l'ensemble peut recevoir plus de
50 chevaux, indépendamment des locaux réservés aux
animaux affectés de maladies contagieuses, aux bêtes
bovines, aux chiens, etc.

La salle de dissection, auparavant placée sous les
logements de fonctionnaires, et prenant jour sur la voie
publique, a été reportée dans la partie la moins fré-
quentée de l'Ecole et considérablement agrandie. Les
débris, soigneusement recueillis dans un tombereau
couvert, sont transportés au clos d'équarrissage de la
Mouche. L'égout commun à la salle de dissection et à
la cour des autopsies, est lavé périodiquement par un
grand volume d'eau que la disposition en bateau du sol
de la cour permet d'accumuler à volonté pour le lancer
en masse dans le canal.

Les eaux de source que l'Ecole possède sont aujour-
d'hui recueillies dans de vastes bassins et distribuées de
là dans les différents services. Une pompe à manége,
établie sur un puits, y apportait un supplément nécessaire et malheureusement insuffisant dans les moments
de sécheresse; une large distribution d'eau du Rhône
remédie aujourd'hui à cette disette d'eau, due à la
suppression imprudente de plusieurs puits.

CHAPITRE IX.

PRISONS.

Lyon est pourvu de deux prisons civiles, l'une, maison d'arrêt, où sont détenus les prévenus de délits ou de crimes ; l'autre, maison de détention pour les condamnés dont la peine n'excède pas la durée d'un an et un jour, celle-ci renferme en outre un pénitencier pour les jeunes enfants. Ces deux prisons, bâties à une époque relativement moderne, sembleraient devoir réunir toutes les conditions hygiéniques prescrites par la science déjà si avancée à cette époque, et cependant nous savons que si l'une d'elles, construite il y a un peu plus de vingt ans, laisse peu à désirer, la seconde, dont la construction est plus récente, est loin de réunir les conditions de salubrité exigées pour le maintien de la santé du personnel qu'elle doit renfermer. Hâtons-nous de dire toutefois que les défauts que nous avons à lui reprocher sont inhérents à la localité qu'elle occupe, à l'étroitesse de ses distributions, bornées par l'exiguité du terrain qui lui était affecté et surtout à la population hors de proportion avec son étendue qu'elle doit contenir.

Maison d'arrêt, prison de Roanne.

Sur le vaste espace compris entre le quai de la Baleine, la rue Saint-Jean, la rue Portefroc et la rue du Palais, espace que recouvraient, il y a moins de vingt ans, ce qui s'appelait le Palais de Justice, l'ancienne prison de Roanne, une place dite de Saint-Alban et de nombreuses maisons, sur un périmètre d'environ 65 mètres nord au midi, et 60 mètres de l'est à l'ouest, ont été édifiés un nouveau Palais de Justice et une maison d'arrêt. Ces deux monuments, complément l'un de l'autre, d'un aspect monumental, semblent gênés mutuellement par les proportions grandioses que le premier a dû accaparer aux dépens du second, et peut-être sans en avoir bien profité pour la commodité et les convenances de sa distribution. Mais nous n'avons pas à nous occuper du Palais de Justice, la maison d'arrêt telle qu'elle a été construite sur l'emplacement qu'on lui a laissé doit seule fixer notre attention.

Cet édifice est partagé en deux parties égales et parfaitement semblables, séparées par la série des bâtiments suivants qui s'étendent, de la rue Saint-Jean à la salle des assises : le péristyle extérieur, la geôle et la chapelle.

Chaque partie est composée d'une cour en forme de parallélogramme rectangle, dont le plus grand diamètre est du nord au midi. Ces deux cours sont entourées d'un péristyle, excepté du côté est, où elles sont limitées par un chemin de ronde qui les sépare du Palais de Justice.

La cour du nord est confinée, au midi, par la chapelle et la geôle; à l'ouest et au nord, par les logements des prisonniers. La cour du midi présente la même disposition, en sens inverse, c'est-à-dire que la geôle et la chapelle sont au nord, les logements des détenus au midi et à l'ouest. Tous les bâtiments destinés aux prisonniers prennent des ouvertures sur un chemin de ronde très-étroit; mais ces ouvertures sont si petites qu'elles ne laissent pas passer la lumière. D'un autre côté de larges croisées sont percées sur les cours ou sur des couloirs qui eux-mêmes prennent leurs jours sur les cours.

Les différents corps de bâtiments affectés aux détenus sont composés d'un rez-de-chaussée, d'un entresol et de trois étages. L'insalubrité de l'entresol est augmentée par le manque de lumière, l'architecte ayant fait élever son péristyle jusqu'au premier étage, ses fenêtres ont dû s'ouvrir sous les arceaux. Il renferme au nord et au midi des chambres destinées à isoler certains prisonniers. Ces chambres sont éclairées seulement par de petites ouvertures pratiquées du côté du chemin de ronde. Celles qui sont au midi sont chaudes et sèches, tandis qu'au nord elles sont toujours froides et humides.

Les dortoirs situés au nord, au nombre de trois, au premier étage, prennent leurs jours sur une galerie qui les éloigne de la cour et les prive de lumière. La même disposition existe aussi au midi, mais les inconvénients sont amoindris par l'exposition.

Les salles situées à l'ouest sont plus convenablement disposées, sous le rapport de l'hygiène, en ce qu'elles reçoivent la lumière directement.

Les détenus ordinaires sont logés sur la cour du nord. Les payants, l'infirmerie et les femmes sont logés sur la cour du midi. Les payants ont une salle de récréation au rez-de-chaussée. Cette salle communique librement avec la cour, disposition qui permet d'évacuer les dortoirs pendant le jour. Les autres hommes détenus en manquent complètement. Il y a un an à peine qu'ils étaient contraints de séjourner toute la journée dans les dortoirs, lorsque le froid ne leur permettait pas de se promener dans la cour; aujourd'hui on est parvenu à créer des ateliers, ce qui permet l'aération des dortoirs pendant huit à dix heures.

Les femmes sont placées au troisième étage de la cour du midi, elles peuvent prendre l'air sur une terrasse. Elles ont aussi un atelier clair et aéré, mais trop restreint comme tout ce côté de la maison. Leurs dortoirs, un seul excepté destiné aux femmes payantes, sont mal éclairés, mal aérés, parce qu'ils sont situés au midi, par conséquent séparés de la cour par un couloir, comme ceux des hommes payants et ceux du nord.

L'infirmerie des femmes compte trois lits, nombre suffisant, cette salle est petite et bien disposée; celle des hommes se compose de neuf lits, un dortoir des payants qui est voisin peut fournir des lits supplémentaires lorsque cela devient nécessaire, ce qui est rare. Cette infirmerie ne laisse presque rien à désirer, auprès d'elle est une petite chambre dans laquelle on peut placer les aliénés ou les gâteux.

Malgré l'encombrement et les autres causes d'insalubrité, la maison n'offre aucune maladie endémique d'une certaine importance (1).

La population de cette prison qui, vu l'exiguité du local, ne devrait guère comporter que deux cents personnes, s'élève le plus souvent à près de trois cents, elle a même une fois atteint le chiffre de trois cent cinquante, la mortalité n'a jamais dépassé sept par an.

Le scorbut y est à peu près inconnu, il y a tous les ans un petit nombre de détenus qui prennent les gencives fongueuses et ulcérées, phénomènes pathologiques qui sont le début de la maladie et qui cèdent promptement à un traitement simple et rationnel. Un seul cas en trois ans a nécessité le séjour à l'infirmerie.

Les bronchites sont très-communes en hiver, on y observe aussi quelques pneumonies sans gravité spéciale.

Les fièvres typhoïdes sont assez rares pour qu'on ne puisse les attribuer à aucune cause locale.

Les diarrhées remplacent en été les affections pulmonaires ; généralement elles sont peu graves.

Cette immunité relative dans une maison insalubre et où l'encombrement ne peut être évité, nous paraît tenir d'une part à la brièveté du séjour que les détenus font dans une prison préventive, et d'autre part aux soins minutieux et éclairés dont ils sont entourés par le zèle philanthropique de la Commission de surveillance et des principaux fonctionnaires de la maison.

D'après les détails dans lesquels nous venons d'entrer, il est évident que cette construction ne pouvait originairement être destinée à recevoir que deux cents personnes

____

(1) Ces renseignements nous ont été communiqués par M. le docteur Lavirotte, médecin de la prison de Roanne.

tout au plus, et que passé ce nombre l'encombrement pourrait, avec le temps, y développer des maladies sé-rieuses. Nous avons dit la sollicitude administrative qui jusqu'à présent les a prévenues ; mais en sera-t-il toujours ainsi et le mal sera-t-il toujours vaincu par le dévoû-ment ? L'administration départementale s'est émue depuis longtemps de cet état de choses. Elle a combiné divers moyens d'y remédier, en agrandissant le local, soit du côté du midi, soit du côté de l'ouest. Ils ont été long-temps à l'étude ou en projet, nous croyons qu'elle y a renoncé et qu'elle a adopté le plan le plus sage en rédui-sant à des proportions convenables la population de la maison d'arrêt, et en se proposant de lui donner une annexe spéciale dans de nouveaux bâtiments indépen-dants que l'on ajouterait à la maison de détention.

Maison de détention de Perrache.

Cette prison a été, de la part de nos prédécesseurs, l'objet d'une étude particulière continuée pendant plu-sieurs années, et leur dernier compte-rendu mentionne avec détails les bonnes conditions hygiéniques qu'elle réunit. Nous n'avons rien à ajouter à ce tableau, toute-fois nous devons dire qu'autant que possible on a aug-menté encore les conditions de salubrité des différentes divisions. Ainsi, dans le quartier des femmes, le corps de bâtiment a été prolongé de dix mètres et les ateliers et dortoirs en sont devenus plus vastes et mieux aérés, et l'on a pu y établir deux pièces servant de laboratoire et de pharmacie et une troisième plus grande pour la lingerie.

Le quartier des enfants a été également agrandi de dix mètres, on y a créé une nouvelle salle d'infirmerie et un promenoir couvert.

Une infirmerie nouvelle a été également construite dans le bâtiment des hommes, elle se compose de deux salles de huit lits chacune et communique avec une galerie où les malades peuvent se promener et prendre l'air ; dans tous les dortoirs comme dans les infirmeries, tous les lits sont en fer ; et en 1855 on en a ajouté soixante-quinze nouveaux à ceux qui existaient déjà.

CHAPITRE X.

VOIRIE.

Égouts.

Les égouts sont, comme on le sait, des conduits destinés à recevoir les liquides inutiles ou nuisibles pour les transporter dans une eau courante où ils vont se perdre. C'est par eux que l'on se débarrasse des eaux de pluie, des eaux ménagères, de l'excédant des arrosages, des résidus d'un grand nombre d'industries, résidus plus ou moins infects ou nuisibles ; enfin, quand la situation des lieux s'y prête, on y déverse aussi les produits des fosses d'aisance.

La première condition de salubrité d'une ville est donc d'être munie d'un système d'égouts proportionné à son étendue et à la nature de ses diverses industries. Nous avons cité Rome antique pour ses aqueducs, dont les restes si amoindris surpassent encore aujourd'hui tout ce que nos villes les plus populeuses ont pu faire à cet égard ; nous pourrions en dire autant de ses égouts.

Néanmoins, Paris et Londres sont à ce sujet dans une voie de progrès qui approche de la perfection. La première de ces villes ne comptait, en 1830, que 25 à 30 kilomètres d'égouts; avant 1840, ce nombre avait triplé, et, depuis cette époque, chaque année en voit établir de nouveaux au fur et à mesure des besoins. A Londres, il y a des égouts sous presque toutes les rues; les eaux ménagères et les matières fécales sont conduites directement dans ces égouts par des canaux de 9 à 18 pouces de diamètre qui partent de chaque maison. Les eaux des maisons qui ne sont pas munies de ces canaux sont versées sur le pavé ou dans le ruisseau qui les transmet à l'égout le plus voisin. Le nettoiement de ces égouts confié à de nombreuses compagnies d'ouvriers spéciaux, est encore favorisé par les eaux de la Tamise, qui les inondent dans les fortes marées.

Nous avons à examiner dans ce chapitre dans quelles conditions se trouve notre ville à propos de cette question si importante de l'hygiène publique.

Nous ne devons pas exposer ici toutes les conditions que doit réunir un égout pour remplir sa destination. La science n'a plus rien, à ce sujet, à enseigner au génie civil pour le mode de construction de ces canaux, les matériaux à y employer, leur distribution intérieure, la pente qu'ils doivent avoir, les prescriptions relatives à la commodité et la sûreté des ouvriers chargés de les entretenir ou de les nettoyer. Les travaux des hygiénistes modernes, les traités spéciaux, les annales de l'hygiène ne laissent rien à désirer à cet égard; ils ont posé toutes les bases, résolu toutes les questions que ce sujet comporte; il ne nous reste donc qu'à dire de quelle manière il a été compris et exécuté à Lyon.

Il faut le dire, ce n'est que depuis peu d'années que cette question a occupé d'une manière sérieuse notre Administration. Tout le monde sait qu'un égout à pente insuffisante, mal construit, mal entretenu, irrégulièrement nettoyé, privé d'un abondant écoulement d'eau nécessaire pour entraîner les eaux ménagères, les eaux bourbeuses, celles qui ont servi à la confection de divers produits industriels, devient promptement un vaste foyer d'infection, laissant échapper par toutes ses issues des miasmes délétères, sources de nombreuses maladies, par la décomposition des matières organiques qu'ils tiennent en suspension.

Tel était, tel est encore, dans quelques points de la ville, l'état de nos égouts. Avons-nous besoin de rappeler les plaintes nombreuses auxquelles ils ont donné lieu ? qui ne se souvient des fièvres infectieuses et épidémiques qui se propageaient çà et là dans quelques quartiers, et auxquelles on ne pouvait attribuer d'autres causes ? et, pour ne pas remonter à un temps trop éloigné et ne citant que quelques localités, la médecine lyonnaise conserve le souvenir de plusieurs véritables épidémies de fièvres typhoïdes qui se développèrent dans le voisinage des égouts de la place du Change, de la rue Écorche-Bœuf et de la place du Plâtre, de 1830 à 1838. Nous voudrions pouvoir dire que depuis, grâce à de nombreuses améliorations apportées à notre système d'égouts, ces faits ne se sont pas reproduits. Quoi qu'il en soit et depuis cette époque, l'état des choses ayant peu changé, la Société de médecine n'hésita pas à mettre au concours, en 1849, la question suivante : *Établir par des faits plus que par la théorie, si le voisinage d'un égout peut être dangereux pour un quartier ?*

Quel genre de maladies peut en résulter?

A quel genre de construction ou de direction doit-on attribuer ce résultat?

Indiquer les moyens d'y remédier à Lyon pour les égouts déjà construits et de le prévenir pour les égouts projetés.

Il fallait, pour traiter à fond cette question, des hommes d'une expérience consommée et réunissant des connaissances spéciales. Parmi les travaux qui furent adressés sur ce sujet à la Société, un mémoire fut distingué, il appartenait à un jeune médecin, élève de notre école, M. le Dr Bourland, neveu de notre regrettable confrère, le Dr Lusterbourg, ancien médecin de l'Hôtel Dieu, membre du Conseil de salubrité de la ville, qui traita la question, sinon d'une manière complette, du moins en signalant tous les *desiderata* et en proposant des solutions satisfaisantes pour la plupart. S'il n'obtint pas le prix, il fut honoré d'une médaille d'or, et son travail inséré dans la *Gazette médicale de Lyon*. Le but de la Société de médecine était atteint, l'autorité était avertie du danger que l'état des égouts faisait courir à la salubrité publique.

Peu à peu, cependant, de nouveaux égouts se construisaient et l'on voyait que cette question était une des principales préoccupations de l'Administration, qui n'était pas encore définitivement fixée sur le système qu'elle devait adopter. C'est ce qui ressort de la lettre suivante, adressée au Conseil et qui donna lieu à la réponse dont nous la faisons suivre :

A MM. les Membres du Conseil d'hygiène
et de salubrité.

Lyon, le 18 mars 1853.

Messieurs,

L'enquête ouverte sur la convenance et l'utilité de faire application à Lyon des dispositions du décret du 26 mars 1852, sur les rues de Paris, a provoqué diverses observations dont une est ainsi conçue :

« Quant à l'art. 6, il doit être mis au néant pour notre ville, attendu « que toute construction d'égouts, destinés à recevoir les eaux pluviales « et ménagères, est non seulement onéreuse, mais encore insalubre par « suite des émanations délétères qui s'échappent journellement des gueu- « lards de ces égouts pendant la chaleur de l'été : voir les égouts de Paris, « ceux de Rome et, par suite, l'intensité du choléra dans ces deux villes.

« On pourra efficacement et économiquement remplacer leur emploi par « deux ou trois lavages journaliers des ruisseaux que devra permettre la « disposition des bornes fontaines, lorsque la question de la fourniture des « eaux aura été tranchée en faveur de notre cité, sur des bases plus avan- « tageuses que celles de la fourniture du bitume, ainsi que cela se pratique « à Marseille, Dijon, etc. »

J'ai cru devoir vous soumettre cette observation, en vous appelant à en apprécier le mérite et en vous priant de formuler votre avis dans un rapport spécial, que je joindrai au dossier pour compléter l'enquête dont il s'agit.

Je désirerais qu'il vous fût possible de me présenter votre rapport dans le plus court délai possible.

Agréez, Messieurs, l'assurance de ma considération très-distinguée.

Le Secrétaire général,

f. f. de Préfet du Rhône,

A. PELVEY.

CONSEIL D'HYGIÈNE PUBLIQUE ET DE SALUBRITÉ.

Monsieur le Préfet,

Par votre lettre du 18 mars 1853, vous nous avez fait l'honneur de nous communiquer une observation recueillie par l'enquête ouverte sur la convenance et l'utilité d'appliquer à Lyon les dispositions du décret du 26 mars 1852, et vous nous avez chargés d'en apprécier la valeur. Dans sa dernière séance, 28 avril 1853, le Conseil d'hygiène publique et de salubrité a examiné avec soin cette observation ; les questions qu'elle soulève ont été soumises à une discussion sévère ; j'ai l'honneur de vous exprimer son opinion à ce sujet.

Dans l'observation qui nous a été communiquée il est dit : « L'art. 6 « doit être mis à néant, attendu que toute construction d'égouts destinés à « recevoir les eaux pluviales et ménagères est non-seulement onéreuse, « mais insalubre.......

« On pourra efficacement et économiquement remplacer leur emploi « par deux ou trois lavages journaliers des ruisseaux, etc..... »

Est-il besoin de dire que le Conseil de salubrité de Lyon a repoussé unanimement cette manière de voir ? Pour lui, comme pour tous ceux qui ont réfléchi sur les conditions de salubrité des grandes villes, l'organisation d'un bon système d'égouts joue un rôle des plus importants, un rôle essentiel. C'est là comme un principe fondamental d'hygiène que la science a depuis bien longtemps proclamé. En serait-il donc autrement pour Lyon ? Notre ville, placée entre deux rivières, serait-elle dans des conditions telles que des égouts ne pourraient y rendre les services qu'ils rendent ailleurs ; et faudrait-il la condamner définitivement à être sillonnée dans toutes ses rues de ces ruisseaux qui répandent sur leur passage l'humidité et l'infection ? A priori, la réponse serait facile ; au dire de MM. les ingénieurs et architectes, notre ville est admirablement située pour qu'on puisse y établir un bon système d'égouts. Mais d'ailleurs l'expérience a prononcé ; qu'on examine en effet les quartiers où des canaux souterrains ont été établis, on ne pourra se refuser à reconnaître que là la ville s'est appropriée, que là elle s'est assainie. Et cependant nous devons le reconnaître aussi : nous sommes loin d'avoir atteint la perfection. Il est très-vrai que, en l'état actuel, les gueulards des égouts sont très-souvent des foyers d'infection, qu'ils laissent échapper des émanations fétides et insalubres. Malgré cela, si on remarque que les bouches infectes des égouts sont disséminées, qu'elles sont distancées les unes des autres, on ne pourra se refuser à reconnaître que même en l'état les égouts ont un avantage réel sur les ruisseaux pour la santé générale. C'est pour ainsi dire un petit mal pour un grand bien ; car, si dans quelques points la mauvaise odeur frappe l'odorat, en revanche des rues entières, des quartiers tout entiers sont propres et assainis.

Et, d'ailleurs, ces inconvénients que nous avons reconnus avec l'auteur de l'observation, sont-ils donc inévitables, sont-ils une nécessité des égouts ? Non certainement. Ce sont des accidents qui dépendent de diverses cir-

constances et d'abord de ce qu'il ne passe pas dans les égouts une suffisante quantité d'eau. Les immondices, les boues séjournent dans ces
canaux, les obstruant quelquefois et s'y putréfiant. Mais que ces canaux
soient convenablement construits, suivant toutes les règles de l'art, que
l'eau y circule abondamment, alors on empêchera les immondices de s'y
déposer, on préviendra les obstructions et par suite ces décompositions
putrides, dont les produits gazeux ou miasmatiques s'exhalent par les
gueulards. Avec le système des égouts, le lavage est une condition essentielle
de succès, et il peut s'opérer sans aucune espèce d'inconvénient pour la
salubrité. En serait-il de même du lavage des ruisseaux, répété plusieurs
fois par jour, comme le conseille l'auteur de l'observation ? Dans ces rues
étroites, boueuses et humides, que le soleil n'éclaire et n'échauffe presque
jamais, où l'air se renouvelle si difficilement, il y aurait certainement danger d'apporter ainsi des masses d'eau qui y entretiendraient une humidité
encore plus grande et préjudiciable à la santé des habitants. Evidemment
l'auteur de l'observation n'a pas bien réfléchi à toutes ces considérations,
autrement il n'eût pas donné la préférence aux ruisseaux sur les égouts.

L'observation présente un autre motif de rejet du système des égouts :
« ils sont onéreux. » Nous n'avons pas à discuter ce point sans doute très-
important ; nous ne doutons pas que les égouts ne soient en effet très-
coûteux ; mais nous, Conseil d'Hygiène publique, nous ne pouvons, nous
ne devons pas subordonner notre opinion à des considérations financières
qui ne sont point de notre compétence. Pour nous, le soin de la santé publique prime nécessairement sur toutes les autres questions.

En résumé, M. le Préfet, voici l'opinion de votre Conseil d'hygiène sur
la question pour laquelle vous lui avez fait l'honneur de le consulter :

1° L'organisation d'un bon système d'égouts est une des conditions les
plus essentielles à la salubrité des grandes villes et de Lyon en particulier.

2° La construction d'égouts à Lyon, quoique imparfaite, a marqué un
progrès réel dans l'hygiène de cette ville.

3° Pour que les égouts de Lyon rendent les services qu'on est en droit
d'attendre d'eux, il faut que leur organisation soit combinée avec le
système de distribution d'eau, de telle sorte qu'ils reçoivent la plus
grande masse d'eau possible. Le Conseil de salubrité appelle sur ce
point toute la sollicitude de M. le Préfet.

4° L'observation qui a été communiquée au Conseil par votre lettre du
18 mars, ne doit pas être prise en considération.

Agréez......

Le Secrétaire,

A. Glénard.

Quelques années s'écoulèrent, mais l'ère de la régénération de notre ville approchait, la Compagnie des Eaux obtint sa concession, et le système de canalisation pour la construction des égouts fit un grand pas; ces deux entreprises devaient marcher ensemble, car si une distribution d'eau potable et l'arrosage ne peuvent avoir lieu dans une grande ville, sans qu'un système d'égouts ne soit disposé pour en perdre l'excédant, un système d'égouts ne peut non plus être construit sans une distribution d'eaux pour en opérer le lavage.

Parmi les conditions exigées de la Compagnie des Eaux, on lui imposa celle de construire vingt kilomètres d'égouts qui furent établis sur un plan nouveau et largement préférable à tout ce qui avait été fait jusqu'alors. Leur forme ovoïde, en supprimant tous les angles qui se rencontraient aux points de jonction des planchers supérieur et inférieur avec les murs latéraux, a supprimé une cause permanente d'insalubrité, en permettant un lavage et un balayage plus complets et en facilitant à l'instrument de nettoyage, une libre action sur toutes les surfaces.

Est-ce donc à dire que nous pouvons prononcer que notre système d'égouts est dans une voie de progrès qui bientôt ne laissera rien à désirer? Sont-ils suffisamment lavés? Existe-t-il ou songe-t-on à établir des écluses de chasse pour remédier à leurs pentes, évidemment insuffisantes, par la disposition même du terrain? Le système de déverser dans les égouts les produits des fosses d'aisances, essayé dans la rue Impériale, est-il suffisamment étudié et assez bien apprécié pour que l'on songe à généraliser (1)? Nous ne voulons pas nous rendre

(1) La Société impériale de médecine de Lyon vient tout récemment de

l'écho des plaintes nombreuses qui nous sont parvenues sur ces différents points de cet important service de la voierie. Nous avions réuni des matériaux pour traiter ce sujet et donner à ce chapitre l'importance qu'il mérite, mais nous ne voulions en user qu'après avoir puisé aux sources officielles, nous voulions connaître, d'une manière certaine, les travaux faits jusqu'à ce jour, ceux qui sont projetés, pour que le Conseil d'hygiène pût faire entendre plus utilement sa voix et formuler des préceptes dictés par l'expérience. A cet effet, après plusieurs demandes verbales, nous avons écrit deux fois officiellement, au nom du Conseil, à M. l'Ingénieur en chef, attaché au service municipal, pour lui demander les renseignements qui nous étaient nécessaires. Ce fonctionnaire ne nous a pas honoré d'une réponse qui nous semblait cependant, de sa part, doublement obligatoire. A chacun sa tâche, le Conseil a rempli la sienne et nous sommes obligés de clore ici ce chapitre, qu'à regret nous considérons comme laissant des *desiderata*.

mettre au concours la question suivante : *Comparer, sous les rapports hygiéniques et économiques, le système des fosses d'aisance closes de toute part et assujéties à une vidange périodique, avec le système dans lequel les matières sont déversées dans les égouts et par ceux-ci dans les fleuves. Déterminer lequel de ces deux systèmes mérite la préférence, formuler les précautions à prendre pour en atténuer ou en neutraliser les inconvénients.*

CHAPITRE XI.

VIDANGES, URINES, URINOIRS.

Après la question des boues et des immondices, si heureusement résolue par l'Administration, comme nous l'avons dit ailleurs, il en est une autre qui tient déjà en éveil sa sollicitude, mais dont nous devons néanmoins nous occuper, pour en signaler l'importance sous le rapport de la salubrité publique, c'est celle qui est relative aux émanations délétères qui peuvent provenir d'un mauvais système de vidanges, et de celles qui résultent de l'écoulement libre des urines sur la voie publique.

Nous devrions peut-être, dans un intérêt économique, faire ressortir tout l'avantage qu'il y a à ne point laisser perdre les excréments solides et liquides si éminemment utilisés dans l'agriculture ; qu'il nous suffise seulement de le démontrer en quelques lignes empruntées aux travaux des savants les plus spéciaux.

Si l'on s'en rapporte aux calculs de MM. *Liébig* et *Boussingaut*, les excréments d'un seul homme s'élèvent par jour à 750 grammes, renfermant 3 pour 100 d'azote, ce qui donne pour un an 273 kilogrammes 750 grammes, contenant 8 kilogrammes 205 grammes d'azote, sur lesquels l'urine seule entre pour 228 kilogrammes 125 grammes. D'après ces données, M. Chevalier a calculé que le million d'habitants de Paris produirait une quantité d'engrais suffisante pour fumer 17,500,000 hectares, le tiers du sol de la France. Ces évaluations font ressortir et les foyers d'insalubrité que crée toute population agglomérée, et l'utilité que l'on en peut tirer pour une exploitation étudiée sous le double rapport économique et hygiénique, et, de cette étude résulterait en même temps la conviction qu'une pareille entreprise offrirait assez d'avantages pour qu'elle dût être loin de devenir une charge pour la population.

Mais nous ne devons nous occuper que des moyens d'éloigner le danger de ces foyers d'insalubrité.

Nous ne nous arrêterons pas sur la question des vidanges et du curage des fosses d'aisance. Nous dirons seulement qu'avec les différents systèmes de désinfection que possède la science et qui sont peu coûteux et faciles à employer, il est impossible de ne pas voir bientôt disparaître de notre ville cette source d'infection, grâce à la surveillance administrative. Depuis quelques années, plusieurs compagnies se sont succédées pour exploiter cette entreprise. Nous croyons savoir que dans ce moment elle est à peu près difinitivement établie sur de nouvelles bases, et comme cette question d'hygiène se complique d'un intérêt fiscal, nous nous reposons pour sa solution à la satisfaction de tous, sur la philanthropie et la sollicitude de notre édilité.

Parmi les mesures administratives à prendre pour la

salubrité publique, l'une des plus urgentes peut-être est celle qui serait relative à l'écoulement des urines sur la voie publique. Avant de signaler ce qui a déjà été fait à cet égard et ce qui reste à faire, constatons ce qui existe.

Il n'est presque aucun point de la ville qui soit à l'abri de l'insalubrité qui résulte de la décomposition des urines autour des habitations. A part les maisons récemment construites dans les quartiers régénérés, toutes les autres, ou peu s'en faut, ont leurs allées pourvues de rigoles découvertes qui semblent appeler les passants à venir y satisfaire leurs besoins ; les murailles nues, les angles des rues, souvent même le soir les devantures des magasins offrent le même ignoble spectacle au mépris de la décence publique. C'est surtout dans les quartiers les plus populeux qu'une réforme à ce sujet devient urgente, parce que c'est là surtout que l'insalubrité qui résulte de cet état de choses est plus intense et les habitudes plus invétérées.

La première mesure à prendre, et en même temps la plus simple serait de prescrire à tous les propriétaires de combler ou du moins de faire recouvrir de plaques de fonte que l'on pourrait soulever pour leur nettoyage, les rigoles des allées dans les maisons où il est nécessaire de les conserver pour l'écoulement des eaux ménagères ou pluviales. Déjà dans quelques-unes cette mesure a été prise par les propriétaires à la satisfaction des habitants, mais c'est précisément dans les sections les plus populeuses de la cité qu'elle est totalement négligée.

La seconde prescription regarderait aussi les propriétaires. Ils devraient être assujétis à établir à chaque étage de leurs maisons, et autant que possible pour chaque ménage, des latrines inodores, qui sont devenues peu coûteuses, et dans lesquelles la propreté peut être si facilement entretenue avec l'abondance des eaux qui nous sont distribuées. Ceci est d'une nécessité absolue pour la salubrité publique. Il n'est personne qui, en entrant dans les ateliers, ou même dans beaucoup d'intérieurs bourgeois, n'ait été frappé de l'odeur méphitique qui y règne, odeur à laquelle ceux qui les habitent se sont progressivement habitués, au grand détriment de leur santé.

Dans le plus grand nombre des maisons anciennes, et même dans presque toutes celles qui ont été bâties à la Croix-Rousse et autres lieux pour la classe ouvrière, les latrines ne sont pas renfermées dans les appartements, elles occupent le palier de chaque étage, et desservant le plus souvent plusieurs ménages, elles restent ouvertes et banales. On comprend alors la malpropreté révoltante qui y règne et qui répand une infection dangereuse depuis le bas jusqu'au haut de la maison. C'est là surtout qu'il devient nécessaire d'établir des latrines inodores; mais ce serait ne rien faire encore si l'on n'astreignait pas les locataires à en avoir une clé par ménage, avec injonction de les tenir toujours dans un état de propreté convenable. De pareilles prescritions, appuyées de mesures coercitives, ne pourraient être vues que de très-bon œil et accueillies avec faveur. Si, dans les premiers temps, elles paraissaient un peu assujétissantes, l'habitude serait bientôt prise, et la population qui ne verrait plus là que l'intérêt que l'on prend à l'entretien de sa santé, serait encouragée à la maintenir par le bien qu'elle en éprouverait.

Quant aux individus qui ne craignent pas, outrageant la décence publique, de satisfaire leurs besoins le long des murs ou dans des recoins non abri‘és, serait-ce exhorbitant de leur appliquer une pénalité, légère si l'on veut, mais obligatoire, et de laquelle ils seraient souvent prévenus par une ordonnance de simple police périodiquement placardée? Ce serait peut-être le seul moyen de faire passer dans les habitudes une manière d'être conforme à la décence et à la salubrité.

Cependant, comme il est d'une absolue nécessité que dans une ville aussi populeuse tous les besoins trouvent à se satisfaire, c'est à l'édilité à y pourvoir d'une manière convenable, et, pour cela, nulle ville n'est plus favorablement placée que la nôtre. Les deux cours d'eau qui la traversent peuvent aisément recevoir sur leurs rives des latrines et des urinoirs publics, avec l'indispensable condition que les matières qui y seront journellement versées puissent toujours être entraînées par le courant. Déjà depuis longtemps et dans quelques points il en a été placés qui sont établis d'une manière satisfaisante, mais leur insuffisance est évidente. Tout récemment, aux abords de nos théâtres, sur quelques-unes de nos places, on a établi des urinoirs qui unissent à l'élégance de leur construction la propreté la plus minutieuse, avec une abondante quantité d'eau courante, de manière à satisfaire toutes les exigences de l'hygiène. Espérons d'en voir augmenter successivement le nombre. Mais peu d'emplacements se prêtent à de semblables constructions ; trouverait-on qu'il serait disgracieux de placer de loin en loin dans nos grandes voies de communication quelques-unes de ces colonnes qui sont loin de déparer les boulevards de Paris? elles pourraient aussi se rencontrer avantageusement sur quelques-unes de nos petites places, dans quelques angles de rues d'où l'on pourrait faire disparaître ces étroites cuvettes qui ne remplissent aucunement le but que l'on se propose.

En adoptant toutes ces mesures, on ôterait tout prétexte de contravention aux prescriptions municipales sur cette partie de l'hygiène publique. Il est bien entendu que pour que ces établissements ne devinssent pas eux-mêmes des foyers d'infection, il serait indispensable qu'ils fussent abondamment pourvus d'une eau courante et quotidiennement inspectés par les agents de la voirie, afin de les maintenir dans un état de constante propreté.

Nous pensons aussi qu'il serait d'une bonne police sanitaire de favoriser l'établissement de cabinets particuliers où l'on serait admis pour une modique rétribution, et qui sont d'une utilité si grande que l'on s'étonne de n'en voir aucun dans notre cité.

CHAPITRE XII.

MARCHÉS.

Étalages en plein vent, marchés de la Martinière et des Cordeliers.

On se rappelle encore le temps assez rapproché de nous où nos rues déjà si étroites étaient encore encombrées par les étalages des boutiques qui empiétaient largement sur la voie publique et entravaient la circulation déjà si difficile. On sait avec quelle difficulté on parvint à obtenir la cessation de cet abus consacré en quelque sorte par une longue tolérance et qui, s'il eût continué d'exister, aurait annihilé l'avantage des trottoirs récemment établis; un de nos édiles mit à le détruire toute la persistance de son zèle, y risqua sa popularité et mérita ainsi que son nom fût conservé dans la mémoire de la cité (1). Aujourd'hui, nos rues, nos places, nos quais débarrassés de ces *impedimenta* offrent un par-

(1) La rue des Deux Angles s'appelle aujourd'hui rue *Victor Arnaud*.

cours libre et facile, et le commerce de détail ne trouve pas que l'adoption de cette mesure ait nui à son activité.

D'autres étalages, ceux-là en plein vent, se multipliaient et envahissaient la voie publique, on pensa aussi à les supprimer, du moins dans une certaine mesure ; l'on y parvint graduellement et ce ne fut plus qu'à certaines époques de l'année et pour un temps limité que quelques uns furent tolérés sur des emplacements désignés à cet effet. Quelques uns de nos quais, par leur largeur, se prêtaient à cette destination éventuelle, mais depuis que l'on a commencé les travaux de leur exhaussement pour protéger la ville contre les inondations, c'est sur la place de Bellecour même que nos marchés forains ont lieu. Le marché quotidien et matinal des fruits, herbages et légumes a lieu aussi sur la même place ; mais quoiqu'il n'en reste pas de vestiges, passé dix heures du matin, nous pensons que cela n'est que temporaire et n'est justifié que par la nécessité absolue que crée l'impossibilité d'y affecter un autre emplacement.

Indépendamment de ces marchés, de nombreux étalages consacrés au débit des diverses denrées alimentaires existaient de toutes parts ; il devenait urgent de les réunir à couvert pour en purger la voie publique incessamment souillée par leurs détritus et leurs immondices. En 1839, deux halles s'élevèrent sur tout le périmètre de la *place de la Martinière*, séparées l'une de l'autre et encloses toutes deux par la voie charretière ; ces halles, longues chacune de 45 mètres, sur une largeur de 15 mètres, furent construites en maçonnerie jusqu'à la hauteur de 3 mètres dans leur pourtour, barreaudées de là jusqu'au faîte dont le toit en charpente est recouvert de tuiles; l'air y circule librement sans que les débitants puissent en souffrir, protégés qu'ils sont jusqu'à une certaine hauteur par la muraille en maçonnerie. De ces deux bâtiments, l'un est uniquement consacré au déballage des œufs, commerce considérable dans une ville aussi populeuse qui est loin même de consommer tous ceux qu'on y importe et que les chemins de fer transportent au loin. Dans l'autre bâtiment sont les échoppes ou boutiques d'étalage, au nombre de 46, affectées à la vente au détail des œufs, du beurre, de la volaille et du poisson d'eau douce. Dans chaque halle une fontaine distribue une eau limpide et abondante pour le service des divers débitants, l'irrigation et la propreté du sol. Une surveillance sévère y est établie, la salubrité n'y laisse rien à désirer, ainsi que nous avons pu nous en assurer dans les diverses visites que nous y avons faites. Depuis quelques années on y procède, certains jours de la semaine et le matin, à la vente à la criée des volailles, du gibier et des poissons d'eau douce, institution nouvelle introduite à Lyon et dont l'économie domestique n'a qu'à se féliciter.

Cet établissement d'une utilité incontestable était notoirement insuffisant et la nécessité de tolérer encore beaucoup d'étalages en plein vent démontrait l'urgence d'en créer un nouveau. Nos édiles se préoccupèrent longtemps de ce soin, mais la difficulté de trouver un local convenable était grande, il fallut attendre l'époque de la régénération complète de la cité.

Dans les vastes terrains déblayés pour l'édification de la rue Impériale et de ses alentours, non loin d'elle, dans le quartier central *des Cordeliers*, un vaste périmètre fut réservé pour cette construction nouvelle, et en 1859 le marché *des Cordeliers* fut ouvert. Ce vaste monument, d'un aspect grandiose, mesure 150 mètres de longueur sur 25 de largeur. Bâti en maçonnerie jusqu'à la hauteur de 3 mètres environ, le reste de ses parois est formé d'un immense vitrage ainsi que son toit qui est supporté par d'élégantes colonnettes ; c'est un véritable palais de cristal avec tous ses avantages et tous ses inconvénients. Le jour, la clarté ne laissent rien à désirer, l'air y circule librement par les nombreuses ouvertures qui y sont ménagées, mais on comprend aussi que l'hiver y doit être rigoureux et que le soleil de l'été y devient promptement funeste à la conservation des denrées qui trouvent néanmoins un abri dans les sous-sols dont sont munies les échoppes d'étalages. Ces échoppes sont au nombre de 420 dont 100 sont restées disponibles. On y débite surtout les légumes, l'herbage, les fruits, le beurre, le fromage, les viandes de boucherie, la charcuterie, la marée et les poissons d'eau douce. L'eau y est peut-être un peu parcimonieusement distribuée, lacune bien facile à combler ; là aussi la surveillance est sévère, la propreté irréprochable et malgré les diverses variétés de denrées et à part quelques moments de l'année, lorsque l'on traverse cette longue halle, l'odorat n'est pas trop désagréablement affecté et toutes les exigences de la salubrité y sont autant que possible remplies. Dans ce marché aussi, plusieurs jours de la semaine sont consacrés à la vente à la criée de la marée et d'autres denrées alimentaires.

Par suite de l'établissement de ces deux marchés, il a été possible de supprimer tous les étalages en plein vent, toutes ces échoppes ambulantes qui déshonoraient nos rues, nos places et nos quais, en les couvrant de leurs débris, souvent infectants. La voie publique a dès lors appartenu à tous, et cessant d'être exploitée par des industries privilégiées, tout le monde y a gagné ; la ville est devenue plus propre et par cela même plus salubre, les débitants plus réunis ont vu affluer les consommateurs qui eux-mêmes ont profité de la concurrence, et comme le nombre ou la cherté de la location des échoppes municipales n'étaient pas en rapport avec la multiplicité des débitants ou de leurs ressources pécuniaires, les petits magasins des rues étroites et populeuses se sont ouverts pour eux, les moindres recoins des cours ou des rez-de-chaussée se sont loués au profit des propriétaires qui auparavant n'en pouvaient tirer aucun parti.

Loin de nous cependant la pensée qu'à ce sujet la tâche de l'édilité lyonnaise soit achevée. Il est trop évident qu'après avoir fait tout ce que les temps lui ont permis d'accomplir elle reste néanmoins incomplète. Un marché existe au nord de la ville, celui de *la Martinière*, un second au centre celui des *Cordeliers*, le côté sud en est dépourvu et il n'est pas douteux qu'un jour viendra, peu éloigné peut-être, où nous en verrons s'établir un troisième sur la place Henri IV ou dans les environs, pour le service de ce côté de la ville où se multiplient les constructions nouvelles et où s'accumulent la population industrielle qui se rapproche du chemin de fer et la population tranquille qui s'éloigne du centre des affaires. Si nous portions la vue plus loin nous parlerions aussi du quartier, nous pourrions dire, de la ville des Brotteaux, qui ne pourra pas toujours restée assujettie à venir s'approvisionner au centre ou aux extrémités de la ville ancienne. Mais ne devançons pas l'avenir, à

chaque jour son œuvre et en signalant les *desiderata*,
sachons tenir compte de ce qui est fait, en nous reposant sur le temps et sur la sollicitude administrative
pour accomplir ce qui reste à faire. D'ailleurs, jusque
là, des marchés en plein vent sont tolérés dans les quartiers trop éloignés de nos deux marchés principaux pour
venir s'y approvisionner et ils semblent même occuper
provisoirement la place où ils seront définitivement installés plus tard.

CHAPITRE XIII.

FRIPERIES ET LEURS DANGERS.
Vêtements, modes diverses pernicieuses à la santé.

Nous n'avons nullement envie d'aborder ici la question des vêtements considérée suivant les sexes, les âges, les saisons, etc. Ceci rentre tout à fait dans le domaine de l'hygiène privée et se trouve tracé, mieux que nous n'aurions la prétention de le faire, dans tous les traités spéciaux. Ce n'est que par quelques points seulement que ce chapitre se rapporte au travail qui nous occupe, mais, ces quelques points, il est utile de les signaler à l'Administration, et le reste ne peut manquer d'opportunité et d'à-propos à être remis souvent sous les yeux du public.

Il est une cause fréquente et peu étudiée de contagion pour certaines maladies, qui mérite d'appeler la sollicitude de tous ceux qui s'intéressent à la santé des classes populaires. La gale, la variole, certaines maladies cryptogamiques de la peau, teigne, mentagre, *herpes tonsurans*, se transmettent souvent dans les classes pauvres par l'intermédiaire des vêtements ayant déjà servi à d'autres individus. Il résulte de cette observation souvent répétée et qui a été plusieurs fois signalée par l'un de nos confrères du Conseil de salubrité, M. le docteur Devay, professeur de clinique médicale, qu'une surveillance très sévère doit être exercée sur les friperies. Ces établissements insalubres qui fourmillent dans les quartiers populeux, tiennent en dépôt les plus tristes maladies. C'est là, en effet, que sont entassés des hardes et d'autres objets qui recèlent des germes morbifiques. Nous pensons qu'il devrait être prescrit aux marchands de vieux vêtements, sous des peines très-sévères, de s'enquérir avant tout de la provenance des vieilles hardes qu'ils achètent, et de s'assurer surtout si les objets de literie n'ont pas servi à des sujets atteints de maladies réputées contagieuses. La purification de ces objets devrait avoir lieu sous la responsabilité de la police, pour sauvegarder la santé publique. Il est évident, ainsi que l'a déjà fait remarquer un médecin de Marseille, M. le docteur Bertulus, qu'il existe sur ce point une lacune dans les prescriptions de l'hygiène publique. Nous avons vu, nous a dit M. Devay, des enfants atteints de diverses espèces de teigne pour avoir porté des casquettes ayant servi, et achetées à vil prix chez des marchands de vieux habits. Lorsque l'on songe que les desquammations scarlatineuses, cette poussière épidermique, sert de véhicule à la contagion, inocule directement une maladie souvent très-grave à des sujets sains, on ne peut se défendre de faire un rapprochement analogue pour d'autres affections virulentes. Qu'est-ce qu'il y aurait d'étrange à reconnaître qu'un vêtement recelant des croûtes varioleuses, des furfures rubéoleux puisse transmettre les maladies d'où ils proviennent. On pourrait étendre plus largement encore ce rapprochement, car la question de la contagion est vaste et se débat encore relativement à beaucoup d'autres maladies.

Qu'il nous soit permis d'aborder ici un autre sujet qui ne se rattache que d'une manière bien indirecte à la question des vêtements que nous allons envisager sous un autre point de vue qui nous paraît avoir son utilité.

Nous avons peu de chose à dire relativement aux vêtements des hommes; nous laissons aux organes de la mode à parler de la forme disgracieuse de nos chapeaux, en convenant toutefois qu'une coiffure mieux adaptée à la forme de la tête, plus souple et plus légère serait sans doute mieux convenable sous le rapport de l'élégance et aussi de la commodité. La pression d'un chapeau cylindrique et son poids peuvent et doivent déterminer des céphalalgies, des étourdissements, et même quelques douleurs névralgiques. Sa couleur noire, absorbant les rayons solaires, doit aussi concentrer la chaleur et concourir à la production de ces incommodités. Nous ne pouvons donc qu'applaudir aux efforts tentés pour modifier cette partie de nos vêtements. Quant au reste du costume adopté généralement, il faut convenir que, s'il est loin d'être élégant, s'il est même disgracieux sous le rapport plastique, il réunit du moins toutes les conditions exigées par l'hygiène, et s'accommode parfaitement par la différence des tissus, par la variété des couleurs à tous les changements atmosphériques, à la saison des grandes chaleurs comme à celle des froids les plus rigoureux.

Mais si nous jetons les yeux sur les modes adoptées

par les femmes, nous voyons que le sexe le plus faible, et qui par là même peut le moins réagir contre les causes soudaines de maladies est celui-là même qui, sous le rapport des vêtements, est le moins abrité contre elles. Ainsi, en commençant par la coiffure, les femmes ont la tête protégée par une grande chevelure qu'elles ont heureusement pris l'habitude de conserver, mais elles en neutralisent l'effet par la coiffure qu'elles ont adoptée. A quoi peuvent servir les miniatures de chapeaux qui ne couvrent que la partie postérieure de la tête, déjà suffisamment garantie par la masse des cheveux toujours condensée dans cette partie du crâne, tandis que le devant, bien moins abondamment pourvu de ce vêtement naturel, reste exposé à l'intempérie de l'air, et même à l'action du soleil? Qu'en résulte-t-il? c'est que jamais l'on n'a vu, sinon depuis l'adoption de cette mode déjà très-ancienne et qui par cela même devrait être depuis longtemps abandonnée, jamais l'on n'a vu chez les femmes tant de migraines, d'odontalgies, qu'elles décorent du nom élégant de névralgies, dont les remèdes ne se trouvent que dans le cabinet du dentiste. Plus tard, et déjà malgré tous les soins que l'édilité prend pour l'assainir, on dira et l'on dit déjà que le climat de Lyon est pernicieux pour la conservation des dents, et l'on restera aveuglé sur la cause qui en amène la destruction. Que l'on se persuade bien aussi que les douleurs rhumatismales qui frappent le cuir chevelu amènent avec rapidité l'alopécie, et, nous devons le dire, malgré tous les remèdes vantés à la quatrième page des journaux, la science n'a pas encore trouvé le moyen de faire repousser les cheveux et de remédier à la calvitie.

Tout a été dit et répété depuis longtemps sur l'usage

des corsets, auxiliaire obligé de la toilette féminine, et il faut reconnaître que leur construction a subi d'heureuses modifications qui font qu'à présent ils ne sont préjudiciables à la santé que lorsque journellement ils sont serrés outre mesure et de manière à changer la forme naturelle de la charpente osseuse de la poitrine; mais un autre caprice de la mode a élargi dans de grandes proportions et en sens inverse de la raison, sinon de la coquetterie, les manches des robes de nos femmes, de telle sorte que le vent s'engouffrant dans ces vastes entonnoirs, pénètre jusqu'au haut du bras qu'ils laissent à découvert, et arrive jusqu'à l'aisselle, dont il refroidit et arrête la transpiration. L'on comprend aisément le danger qui peut en résulter, les maladies qui sont provoquées depuis le simple rhume jusqu'à la pleurésie, aux fluxions de poitrine, aux douleurs rhumatismales, et chaque saison, chaque hiver surtout nous en fournit d'innombrables observations qu'on ne peut attribuer à d'autres causes.

Mais c'est peut-être perdre son temps que d'attaquer une habitude placée sous une si haute protection. Aussi, nous ne dirons rien des robes et des formidables dimensions qu'elles ont prises. Les dangers de toute sorte que mène à sa suite cette déplorable invention, si souvent renouvelée, si souvent abandonnée, ne sont ignorés de personne; mais ce que les femmes ne savent pas assez, ce qu'il ne faut pas se lasser de leur répéter, c'est que jamais, avant l'époque où cette mode déjà ancienne a pris naissance, nous n'avons observé autant de maladies longues et graves du système utérin et des organes de la cavité abdominale, indépendamment des affections aiguës, mais souvent passagères qu'occasionne habi-

tuellement le refroidissement et la répercussion de la
transpiration. Il nous semble, peut-être parce que nous
le désirons, que cette conviction commence à entrer dans
les esprits, puisqu'il y a eu déjà quelques idées timide-
ment émises d'une réforme à ce sujet.

Ce serait sans doute ici le lieu de parler aussi des vêtements des enfants; mais laissons aux mères le plaisir
de parer leurs idoles, d'accumuler sur elles un luxe surabondant d'ornements et de précautions ; plus tard, le
régime des lycées et des collèges, des communautés et
des pensions se charge de rétablir l'équilibre et de
favoriser le développement physique, entravé par des
soins trop énervants.

Quoique ce ne soit pas ici le lieu, nous ne pouvons
nous décider à clore ce chapitre sur le danger de certaines modes pour la santé, sans dire un mot sur une des
prescriptions de la capricieuse puissance qui y préside
et qui, aveuglément suivie, a passé dans les habitudes
du monde élégant.

De tout temps les lettres de part d'un mariage portaient que le nouveau ménage partait pour la campagne.
C'était dire qu'obéissant aux convenances il désirait
passer les premières semaines de l'union dans la retraite
et la tranquillité du foyer domestique, et c'est en effet
ce qui avait lieu. Maintenant, au contraire, on prend le
mot à la lettre, et même on lui donne une plus grande
extension. Le jour ou le lendemain de la cérémonie on
commence un voyage qui dure plusieurs jours, et quelquefois plusieurs mois.

Il est d'observation que, sur dix mariages, il en est
près de la moitié qui deviennent féconds dès les premières semaines de l'union. C'est alors que nous défen-

dons les voyages, les grands mouvements, les secousses morales ou physiques, comme pouvant être préjudiciables à la femme appelée à devenir mère, ou au développement du germe qu'elle recèle dans son sein. Et c'est dans ce moment que, bravant toutes les prescriptions hygiéniques, la mode lui prescrit d'affronter le danger vainement signalé ! Nous devons le dire, il en est peu qui l'évitent ; on ne se fait pas une idée de l'influence des chemins de fer sur l'avortement, surtout dans les premiers temps de la gestation. Cette influence funeste s'étend sur toutes les maladies de l'organe utérin, et même sur son état physiologique mensuel. Le mouvement latéral et continu que ce mode de transport imprime au corps retentit chez la femme sur cet organe si impressionnable, de manière à en déranger les fonctions. Il est peu de médecins qui n'aient eu souvent l'occasion de soigner de jeunes femmes au retour de voyages entrepris dans les circonstances que nous signalons, et qui revenaient avec des métrorrhagies, suites d'avortement, et tout le cortége des douleurs qui les accompagnent. Un traitement de plusieurs semaines, souvent même de plusieurs mois, avec repos non interrompu au lit ou sur une chaise longue, devient alors impérieusement nécessaire pour laisser au temps et à l'art le soin de rétablir l'équilibre dans les fonctions. Heureuses encore les femmes, lorsque, leur santé revenue, l'organe affecté n'a pas perdu sa puissance génératrice.

CHAPITRE XIV.

ÉTABLISSEMENTS INSALUBRES.

Abattoirs, tueries.

Une de plus grandes réformes opérées dans notre ville, celle peut-être dont la salubrité publique a le plus profité, c'est la mesure qui a supprimé les boucheries existant presque dans divers quartiers et les tueries de porcs qui se rencontraient dans chaque rue. Quatre boucheries fonctionnaient pour le service de la ville : celles de l'Hôpital, des Terreaux, de Saint-Paul et de Saint-Georges ; l'aspect général de ces divers quartiers a été heureusement changé par la suppression de ces hideux établissements que traversaient des ruisseaux de sang, dont les dalles étaient recouvertes d'excréments et de détritus animaux et dont les alentours étaient constamment infectés par les industries insalubres qui suivent l'abattage et le dépeçage des animaux. Nous avons vu s'élever à la place de l'Hôpital un spendide passage qui le disputo en élégance architecturale à ceux de la capitale ; celle des Terreaux avec la sordide rue qui l'avoisinait complètement rasée a été remplacée par une immense agglomération de maisons commodes et bien distribuées, limitée au nord par la rue d'Algérie, au midi par la rue de Constantine. Les boucheries de Saint-Paul et de Saint-Georges restent encore à peu près ce qu'elles étaient, mais, assainies depuis que les animaux n'y sont plus abattus, ce sont aujourd'hui des rues étroites et insigni-fiantes qui n'offrent plus, du moins, l'aspect rebutant qu'elles présentaient et qui attendent avec tout ce côté de la ville le moment de leur régénération. Ainsi partout dans ces quartiers désolés auparavant par une atmos-'phère fétide et nauséabonde, la salubrité a été rétablie et l'on en est à se demander comment on a pu laisser subsister pendant tant de siècles un état de chose si préjudiciable à la santé publique.

Cette grande mesure fut la conséquence de la création d'un abattoir public à Perrache, établissement commu-nal dans lequel devait être exclusivement pratiqué l'abattage des animaux employés pour la boucherie et la préparation des nombreux produits qu'on en peut tirer.

Conquête presque récente de l'hygiène publique, les abattoirs n'ont été établis à Paris qu'à une époque peu éloignée de la nôtre. En 1810, un décret impérial décida que cinq abattoirs seraient institués, trois sur la rive droite de la Seine, deux sur la rive gauche, et ce ne fut qu'en 1818 qu'ils purent recevoir leur destination. Depuis lors leur nombre s'est accru et tend à s'accroître encore par le nouvel agrandissement que vient de rece-voir la capitale. A Lyon, l'abattoir de Perrache a été ouvert en 1840. Placé sur les bords du Rhône, ayant les eaux du fleuve à sa disposition, jouissant par sa position en plaine d'une aération facile il réunit aussi, par ses dispositions intérieures, de bonnes conditions d'hygiène et de salubrité. Il ne fut pendant longtemps destiné qu'à l'abattage des animaux de boucherie ; en 1853, on pensa à y établir la tuerie des porcs et déjà à cette époque les *triperies* et les *fonderies de suif* qu'il contenait soulevaient de nombreuses réclamations dans son voisinage, ainsi que le constate le rapport suivant du Conseil consulté sur l'établissement des porcheries.

CONSEIL DE SALUBRITÉ DU DÉPARTEMENT DU RHONE.

Messieurs,

Un avis de M. le Préfet, en date du 26 novembre dernier, annonçait au public le projet d'établir des *porcheries* à l'abattoir de Perrache, et de maintenir, comme annexes, les *fonderies de suif* et les *triperies* existant dans le même établissement.

Le public était prévenu, en même temps, qu'une enquête sur ce projet était ouverte, à la justice de paix du 1er canton.

La création des porcheries est une amélioration depuis longtemps réclamée ; elle ne pouvait donc soulever aucune objection. Les triperies offrent bien certains inconvénients ; mais, en l'état, leur suppression ne peut être exigée puisqu'elles sont une dépendance nécessaire de l'abattoir. Aussi les signataires de l'opposition, déposée entre les mains de M. le Juge de paix, se bornent-ils à réclamer la suppression des fonderies de suif dont les émanations sont d'une extrême incommodité pour le voisinage.

Ainsi se présente la question soumise au Conseil par M. le Préfet.

Il est sans doute à regretter aujourd'hui que, dans la prévision de l'avenir réservé au quartier Perrache, on n'ait pas construit l'abattoir à quelques centaines de mètres plus loin, sinon partout ailleurs. Depuis quelques années, en effet, la ville s'est étendue dans la presqu'île et y a versé une partie de sa population ; de nombreuses maisons se sont élevées ; la gare est devenue le siége d'un commerce important ; l'embarcadère du chemin de fer de Paris à la Méditerranée achèvera bientôt l'œuvre de régénération commencée par l'établissement de l'embarcadère du chemin de Saint-Étienne ; et Perrache, non moins peuplé alors que le centre de la ville, réclamera la suppression ou l'éloignement de l'abattoir comme mesure d'hygiène publique.

Mais c'est là une question sur laquelle le Conseil n'est pas appelé à se prononcer aujourd'hui ; votre rapporteur, se renfermant dans les termes de la lettre de M. le Préfet, se bornera donc à vous proposer d'émettre l'avis suivant :

La création des porcheries est la réalisation d'un vœu, exprimé depuis longtemps par la population lyonnaise. L'abattage des porcs ainsi qu'il s'est pratiqué jusqu'à ce jour, était un dernier vestige de barbarie dont la disparition sera un bienfait pour la ville.

Le maintien des triperies peut être toléré encore, mais sans engagement pour l'avenir.

Quant aux fonderies de suif, si elles sont rangées aujourd'hui parmi les établissements de 2ᵉ classe, si leurs émanations ne peuvent porter directement atteinte à la santé de l'homme, il n'en est pas moins avéré qu'elles sont incommodes au plus haut degré et à peine supportables pour les personnes placées dans leur sphère d'action. Si l'abattoir était isolé de toute habitation, il resterait encore à examiner si cette atmosphère fétide et nauséabonde, qui pèse à certains jours et sous certains vents, sur toute l'étendue de l'établissement, ne peut altérer la qualité des viandes et si, à ce titre, les fonderies ne devraient pas en être écartées. Mais il n'est pas besoin d'invoquer ce motif et l'opposition, si légitime, qui s'est produite de la part du voisinage, suffira sans doute pour déterminer l'Administration à supprimer les fonderies ; tel est l'avis de votre rapporteur.

Lyon, le 27 janvier 1853.

Signé : Fraisse.

Le Conseil approuve les conclusions du rapport.
Séance du 27 janvier 1853,

<table>
<tr><td>Le Secrétaire,</td><td>Le Vice-Président,</td></tr>
<tr><td>*Signé :* A. Glénard.</td><td>*Signé :* Rougier.</td></tr>
</table>

Il ne fut pas donné suite à ce projet, déjà l'Administration pensait à la création d'un nouvel abattoir.

Ainsi l'on fut obligé de laisser subsister encore pendant de longues années l'abattage des porcs dans la ville, chez les charcutiers, de nombreuses tueries parculières pour les animaux de boucherie étaient aussi tolérées dans les quartiers reculés. Bientôt la ville s'agrandissant par l'adjonction des communes suburbaines, de nouvelles exigences hygiéniques surgirent, il ne fut plus possible de différer de leur donner satisfaction, et la création d'un nouvel abattoir fut résolue. Le premier était placé à l'extrémité sud de la ville, sur la rive droite du Rhône, le second devait occuper l'extrémité nord dans le voisinage de la Saône. Au-dessus de la ville, la rive gauche de cette rivière, étroite et resserrée par la montagne de la Croix-Rousse et de Caluire, n'offrait aucun local convenable; la rive droite au-dessus de Vaise, couverte de maisons de plaisance ne pouvait qu'à des prix énormes livrer un emplacement suffisant; force a été de se contenter d'une situation moins satisfaisante sans doute, et qui par cela même a appelé toute la sollicitude du Conseil d'hygiène sur les conditions à prescrire pour rendre ce nouvel établissement propre à sa destination, en sauvegardant la salubrité publique. C'est ce qui ressortira du rapport du Conseil adressé à M. le Sénateur chargé de l'administration du département du Rhône, le 28 mars 1855, en réponse à la lettre de ce fonctionnaire, en date du 12 février 1855.

A M. le Vice-Président du Conseil d'hygiène et de salubrité publique.

Lyon, le 12 février 1855.

Monsieur le Vice-Président,

J'ai l'honneur de vous communiquer un plan indiquant l'emplacement sur lequel l'Administration a le projet de faire construire un abattoir public à Lyon, quartier de Vaise, le long du chemin de Gorge-de-Loup.

Les mesures nécessaires viennent d'être prises pour assurer l'accomplissement des formalités d'enquête de commodo et incommodo prescrites par le décret du 15 octobre 1810 et l'ordonnance du 14 janvier 1815.

Cette affaire étant très-urgente, je vous serai obligé, Monsieur le Vice-Président, de désigner immédiatement au sein du Conseil d'hygiène publique et de salubrité, une Commission chargée d'examiner les lieux et de me faire part, dans le plus court délai, de son avis et de ses propositions sur le projet dont il s'agit, sous le rapport de la salubrité et sur les moyens à employer pour établir d'une manière convenable l'écoulement des eaux.

Agréez, Monsieur le Vice-Président, l'assurance de ma considération très-distinguée.

Le Sénateur,
Chargé de l'Administration du département du Rhône,
Vaïsse.

CONSEIL D'HYGIÈNE PUBLIQUE ET DE SALUBRITÉ.

Messieurs,

Vous êtes appelés à donner aujourd'hui votre avis sur une question d'une grande importance au point de vue de l'hygiène publique lyonnaise. M. le Sénateur chargé de l'administration du département, qui veille avec une sollicitude si active et si intelligente sur les intérêts qui lui sont confiés, à qui notre ville doit déjà tant et de si considérables améliorations, s'occupe en ce moment d'un projet qui intéresse l'agglomération lyonnaise et dont l'exécution comblera des vœux bien souvent exprimés par le Conseil de salubrité, en même temps qu'elle donnera enfin satisfaction à un besoin vivement senti par toute notre population. Il s'agit de créer dans l'arrondissement de Vaise, à Gorge-de-Loup, un second abattoir public. Cet abattoir serait le complément de celui de Perrache ; il réunirait toutes les tueries qui s'exercent encore dans l'agglomération lyonnaise, ainsi que toutes les charcuteries. On vous consulte sur la question de savoir si l'emplacement désigné pour devenir le siége de cet abattoir présente les conditions convenables pour une semblable destination ; on vous invite à faire les propositions que vous jugerez nécessaires pour assurer l'écoulement des eaux, pour sauvegarder la salubrité publique. Une Commission nombreuse prise dans le Conseil a été chargée d'étudier cette question ; elle se compose de MM. Rougier, Dardel, Lecoq, Tisserand, Tabareau, Brisson et Glénard. J'ai l'honneur de vous faire connaître, par ce rapport, le résultat de l'examen auquel elle s'est livrée.

L'institution des abattoirs est une des plus belles conquêtes de l'hygiène publique. La réunion en un seul établissemement des diverses boucheries ou charcuteries établies dans une ville présente en effet sur leur dissémination des avantages tout à fait incontestables pour la salubrité publique. Mais il ne faudrait pas croire que ces établissements soient dépourvus d'inconvénients. Evidemment les boucheries, les charcuteries, si désagréables, si incommodes, souvent si insalubres lorsqu'elles sont isolées, ne perdent pas en se réunissant leurs fâcheux attributs. Loin de là, il peut se faire au contraire que, par certains vices d'organisation de l'établissement qui doit les concentrer, elles ne deviennent un vaste foyer d'infection, une cause puissante d'insalubrité. La législation l'a compris ainsi, car les abattoirs publics sont placés dans la première classe des établissements dangereux, insalubres ou incommodes. Dès lors ils doivent être soumis aux mêmes conditions qui régissent les industries de cette catégorie. C'est là un point qu'il ne faut pas perdre de vue, c'est un principe qu'il faut toujours avoir présent à l'esprit quand on se propose d'élever un abattoir public, quand on choisit l'emplacement destiné à en devenir le siége.

En thèse générale, un éloignement, un isolement convenable des habitations, une exposition qui permette un libre et facile accès aux vents, voilà les premières conditions à exiger de tout établissement industriel qui a pour effet de répandre dans l'atmosphère des gaz, des vapeurs ou des miasmes odorants, d'une nature plus ou moins dangereuse pour la santé des individus. Ce sont donc des conditions à exiger aussi d'un abattoir public ; celui de Vaise satisfera-t-il à ces exigences ? C'est ce que votre Commission a dû examiner avant tout. Nous avons apporté dans cet examen une grande attention ; elle nous était commandée par le souvenir de certaines circonstances qui sembleraient indiquer que l'arrondissement de Vaise est placé, par rapport aux autres arrondissements, soit naturellement soit accidentellement, dans une sorte d'infériorité hygiénique. Nous n'avons pas oublié, en effet, que la commune de Vaise a fourni plus que sa part proportionnelle de victimes aux attaques du choléra, l'été dernier. Votre Commission s'est donc transportée sur les lieux ; elle y est allée à plusieurs reprises, soit seule soit accompagnée de M. Desjardins, l'habile architecte de la ville, qui a bien voulu se mettre à notre disposition et nous a obligeamment fourni, sur le projet en question, tous les détails propres à éclairer notre opinion.

L'abattoir projeté est destiné à réunir 180 bouchers et 270 charcutiers.

Il renfermera des écuries pour 300 bœufs et 300 veaux, des bergeries pour 200 moutons, des cabanons pour 1,200 porcs. Ces détails suffisent pour vous donner une idée de l'importance de l'établissement futur. Il sera situé à Gorge-de-Loup, sur la propriété des sieurs Gérard et Ferlat, propriété qui s'étend du chemin de Gorge-de-Loup, en face de l'usine à gaz, jusqu'au chemin de fer, près de l'endroit où commence le tunnel. C'est donc au fond de cette plaine circonscrite, entre les collines de Loyasse, de Champvert et le coteau de la Duchère qu'on se propose d'établir cet important abattoir. Vous connaissez certainement le lieu appelé Gorge-de-Loup, et vous savez si, par sa configuration, il justifie ce nom. C'est en quelque sorte un lieu sans issue, une espèce de *cul-de-sac*, formé par des collines assez élevées. Je ne puis vous dissimuler que votre Commission, à l'aspect de ces lieux, n'a pas jugé qu'ils fussent propres à devenir le siége d'un abattoir, d'un établissement appartenant à la première classe des établissements insalubres ou incommodes. Il est vrai cependant que là un abattoir serait isolé des habitations ; il se trouverait en effet à 6 ou 700 mètres du faubourg de Vaise ; de là on n'aperçoit que de rares maisons, et encore sont-elles situées à une distance d'environ 500 mètres ; bien plus, la forme des collines, leur pente abrupte, puis les servitudes militaires qui dépendent du fort de Loyasse, s'opposent à la construction de nouvelles habitations dans un rayon assez rapproché de l'emplacement destiné à l'abbattoir, de telle sorte qu'il n'y a pas lieu de craindre que l'abattoir ne nuise au développement du quartier ; sous le rapport de l'isolement le lieu serait donc assez convenable ; mais peut-on en dire autant sous le rapport de l'aération ? Cette plaine fermée à l'est, au midi, à l'ouest par des collines, placée comme au fond d'un entonnoir, cette plaine humide, habituée aux brouillards, qui n'est ouverte qu'au nord, sera-t-elle suffisamment ventilée au point de vue d'un abattoir? Votre Commission n'a pas pensé ainsi ; elle a craint, d'une part, que, dans ce lieu trop abrité, la décomposition des matières animales, résultant des opérations qui se pratiquent dans un abattoir, n'y soit pendant l'été trop active, et que, d'autre part, les produits miasmatiques de cette décomposition ne soient pas constamment et promptement emportés par les vents. Votre Commission serait donc disposée à condamner d'une manière générale le choix qui a été fait du local destiné à l'abattoir comme impropre à cet usage, si, d'autre part, et dans le cas particulier soumis à votre appréciation, des considérations d'une autre nature, puisées dans les conditions même d'organisation du futur abattoir n'étaient venues modifier son opinion, et, par suite, son jugement.

Messieurs, lorsqu'une affaire aussi complexe que celle qui a pour objet l'établissement d'un abattoir public dans une ville comme Lyon, est soumise au Conseil d'hygiène publique pour qu'il ait à donner son avis, la réponse est simple et facile, parce que le Conseil n'a à se préoccuper que d'un seul côté de la question ; il ne doit avoir en vue que les intérêts de la santé publique. Mais il n'en est pas de même pour l'Administration, qui doit décider en dernier ressort et exécuter. L'établissement d'un abattoir soulève une foule de questions plus ou moins importantes, et le choix d'un emplacement doit répondre à des nécessités de nature souvent opposée. Des motifs particuliers ont donc dû décider le choix que l'Administration a fait de la Gorge-de-Loup, malgré les défauts que nous lui reprochons et que certainement elle a dû remarquer. En effet, ce lieu présente, sous d'autres rapports, des avantages qu'on ne retrouverait pas ailleurs. Placé en ce point, l'abattoir se trouverait près du marché et presque sur la nouvelle route que l'on se propose d'établir, et qui doit relier le marché de Vaise avec celui de Saint-Just, l'abattoir de Gorge-de-Loup avec celui de Perrache. Assurément, il y a là des convenances particulières qu'on ne peut négliger. Mais peut-on sacrifier les précieux intérêts de la santé publique à des considérations comparativement si peu importantes ? Rassurez-vous, Messieurs, l'Administration ne veut pas plus que vous abandonner les droits de la salubrité publique ; elle s'efforce seulement de concilier les exigences opposées qu'elle doit satisfaire. Dans ce but, elle diminue les causes d'insalubrité de son abattoir en supprimant les fonderies et les séchoirs, ces deux sources d'émanations si désagréables, si incommodes, que l'on ne peut placer que dans des lieux soumis à une ventilation active. Par cette concession, les inconvénients qui résultent du défaut d'aération seront notablement diminués, mais ils ne seront pas complètement supprimés. Resteront encore les porcheries qui dégagent une odeur si désagréable, les triperies, puis ces débris de matières animales si facilement putrescibles. Tout cela constituera encore une cause puissante d'incommodité et d'insalubrité, mais une cause que l'on peut combattre avec succès, dont on peut paralyser les effets. L'aération est une condition importante pour un abattoir ; mais elle n'est pas tout, et l'on sait que des conditions d'une autre nature peuvent suppléer au défaut de ventilation et même exercer une action plus efficace que celle-ci. Quand un foyer dégage une fumée épaisse qui se résout en pluie d'une poussière noire, désagréable et incommode pour les habitations, vous éloignez ce foyer ; quand une usine répand autour d'elle des gaz délétères dangereux pour les individus qui les respirent, vous éloignez l'usine ; mais que le foyer brûle sa fumée, que l'usine absorbe ses gaz, vous vous inquiétez peu de l'un ni de l'autre. Il en est de même des abattoirs. Qu'on empêche les émanations de se produire, et alors les conditions d'aération ne seront plus véritablement essentielles, elles deviendront secondaires. Ce résultat peut s'obtenir par un ensemble de mesures parmi lesquelles l'eau joue le principal rôle. A l'aide d'un service d'eau convenablement organisé, on peut prévenir, ou tout au moins atténuer considérablement les diverses causes d'insalubrité qui se développent dans un abattoir. Examinons donc si l'on trouvera, au lieu désigné, les conditions nécessaires pour assurer ce service des eaux destiné à suppléer à une ventilation que nous trouvons insuffisante même pour un abattoir débarrassé des séchoirs et des fonderies.

Avant de construire un abattoir, dit Parent-Duchatelet, il faut s'inquiéter de deux choses très-importantes : des moyens d'y amener l'eau à foison et des moyens de s'en débarrasser.

Dans le cas qui nous occupe, les moyens d'amener l'eau à foison paraissent simples et faciles. En effet, à 40 ou 50 mètres au-dessus du point que doit occuper l'abattoir, coule une source d'une eau fraîche et limpide. Elle nous a parue abondante, mais nous l'avons vue pendant les pluies d'hiver. Il ne paraît pas qu'elle ait été l'objet d'aucun jaugeage officiel qui, exécuté à diverses époques de l'année, aurait pu donner une mesure exacte de son volume pendant les différentes saisons. Mesurée dernièrement par M. l'architecte de la ville, elle a fourni 9.000 litres à l'heure, ce qui indiquerait pour 24 heures un débit de 216,000 litres. Cette quantité est énorme, plus que suffisante ; mais en sera-t-il ainsi pendant l'été à l'époque de la sécheresse? Sur ce point nous n'avons que de vagues renseignements, que des assertions souvent contradictoires. Nous supposons, comme terme moyen, que, pendant l'été, cette source peut être réduite au dixième ; elle ne fournirait plus, par conséquent, que 21,000 litres d'eau dans les 24 heures. Cette quantité d'eau nous paraîtrait insuffisante pour un abattoir aussi important que celui de Vaise ; ce ne serait certainement pas là l'eau à foison que demande Parent-Duchatelet. Dans l'abattoir de Rouen il passe 36,000 litres d'eau en 24 heures, dans ceux de Paris 90,000 ; en se basant sur ces données, on doit demander, pour celui de Gorge-de-Loup, une quantité constante de 50,000 litres d'eau. Toutefois, malgré cette insuffisance probable de la source actuelle, il n'y a pas lieu de s'inquiéter sur l'approvisionnement d'eau de l'abattoir. Car l'aspect et la nature des lieux autorisent à croire que par des fouilles convenablement dirigées, on découvrirait de nouvelles sources qui, peu éloignées, pourraient facilement être conduites au réservoir d'alimentation de l'abattoir. Mais si cette ressource manquait aussi, il en resterait encore une. M. le Sénateur a bien voulu donner à M. Rougier, notre président, qui lui exprimait les inquiétudes de la Commission à ce sujet, l'assurance que, dans le cas où l'on ne trouverait pas à alimenter convenablement l'abattoir au moyen des sources, il s'entendrait avec la Compagnie des eaux pour obtenir la fourniture de la quantité d'eau nécessaire. Ainsi on peut compter d'avance que d'une manière ou de l'autre l'eau arrivera en abondance dans l'abattoir ; que par conséquent la première condition d'une bonne organisation du service des eaux se trouvera réalisée.

Mais pourra-t-on facilement s'en débarrasser ? C'est là une question non moins importante et qui doit être résolue d'avance. Cette eau qui a servi aux divers usages d'un abattoir chargée de matières animales rapidement putrescibles, doit être promptement évacuée, sous peine de la voir répandre dans l'atmosphère des émanations infectes. Au premier abord, quand on examine la distance considérable (1,000 à 1,200 mètres) qui séparera l'abattoir de la Saône ; le peu de pente du sol dans la moitié au moins de cette distance ; quand on sait combien les matériaux entraînés par les eaux des abattoirs circulent difficilement dans les canaux contre les parois desquels ils se déposent et s'attachent, on ne peut moins faire de concevoir des doutes, des inquiétudes, sur la possibilité de l'exécution de ce second point essentiel du service des eaux, sur leur évacuation prompte, facile, sans danger pour le voisinage. En effet, la pente du sol sur une longueur de 3 à 400 mètres de l'abattoir est au moins de deux centimètres par mètres, mais plus loin, là où on voudrait la voir s'accroître, dans la commune de Vaise, jusqu'à la Saône, au port Mouton, elle est considérablement diminuée, elle n'atteint pas un centimètre. Ainsi le canal d'égout sera pourvu, dans une partie de son parcours, d'une pente suffisante, mais non dans toute sa longueur ; cette pente lui manquera précisément là où elle serait la plus importante. Ces réflexions qui se sont naturellement présentées à l'esprit de votre Commission, n'ont pu moins faire de l'inquiéter; mais comme vous l'allez voir, certaines considérations peuvent dissiper ces appréhensions et autoriser à augurer mieux de l'efficacité du canal.

Ne peut-on pas, en effet, par un ensemble de mesures, prévenir les inconvénients qui doivent résulter du défaut de pente de ce canal ? Evidemment si on lui donne peu ou pas de matières solides à charrier, si par sa forme il se prête mal au dépôt de ces matières, si l'eau y coule constamment et en abondance, il est à croire que l'on n'aura pas à redouter sérieusement la stagnation des matériaux provenant de l'abattage des animaux et leur décomposition dans l'égout. Voici les mesures prises pour atteindre ce but. L'égout sera de forme ovoïde, la plus petite base tournée en bas. Le radier en sera creux et sera en pierre de taille aussi unie que possible. On prendra tout le soin possible pour empêcher les matières solides de l'abattoir de s'introduire dans l'égout. Ces matières seront retenues par des grilles, puis récoltées précieusement pour être vendues ; vous n'ignorez pas qu'employées aujourd'hui comme engrais elles ont une certaine valeur. Pour établir une circulation continuelle d'eau abondante dans l'égout, on détournera les eaux qui coulent dans les canaux du chemin de fer et on les amènera dans l'égout de l'abattoir au moment où il en sort. En ce point et à l'aide de ces eaux, d'un volume considérable, on établira un réservoir ou écluse de chasse que l'on ouvrira matin et soir et qui versant ainsi une masse d'eau à la fois, aura nécessairement pour effet de balayer le canal d'égout et d'entraîner les matières qui auraient pu s'attacher au fond ou aux parois de ce canal. Voilà les précautions prises en vue d'effectuer d'une manière convenable l'évacuation des eaux de l'abattoir. A coup sûr elles sont de nature à inspirer une certaine sécurité malgré le peu de pente que doit avoir l'égout dans une partie de son parcours. Cependant, votre Commission croit qu'il y a encore quelque chose à désirer, et voici ce qu'elle pense nécessaire d'y ajouter en vue de sauvegarder la salubrité publique.

D'après le projet, l'égout de l'abattoir après avoir été, pendant une partie de son trajet, spécial à cet établissement, doit, plus loin, dans la traversée de Vaise, à partir du chemin de la Croix, se réunir à celui de la ville. Votre Commission croit que cette disposition n'est pas sans danger. Peut-on répondre d'avance du résultat des précautions que nous avons signalées plus haut ? peut-on affirmer, par exemple, que dans l'égout de l'abattoir les matières animales n'arriveront pas en plus grande abondance qu'on ne suppose, que ces matières n'y stationneront jamais, qu'elles ne s'y putréfieront pas ? Non certainement. Si cela arrive, et c'est pour nous un devoir de le prévoir et de le craindre, pourquoi verser les immondices de l'abattoir dans l'égout de la ville ? n'y aura-t-il pas un inconvénient réel à augmenter le travail de cet égout qui a bien assez à faire de charrier les immondices de Vaise ? On a dit que les eaux amenées de l'abattoir laveraient l'égout de la ville, et on a vu là de grands avantages ; mais on s'est placé à un point de vue trop optimiste ; on a supposé les eaux de l'abattoir toujours claires, dépourvues de matières putrides. Or, nous ne pouvons adopter cette manière de voir. Dans ces sortes de questions on doit toujours envisager les pires circonstances. On ne se met en bon état de défense que contre les ennemis qu'on redoute beaucoup. Votre Commission croit donc qu'il est essentiel que l'égout de l'abattoir soit spécial à cet établissement, sans rapport dans toute sa longueur avec les égouts de la ville. En outre elle regarde comme nécessaire que cet égout ne présente aucun regard sur la voie publique. Des miasmes fétides pourraient s'échapper par là, et ce ne serait pas sans danger pour la salubrité.

L'application de toutes ces mesures à l'organisation du canal d'égout permettront, nous l'espérons, l'évacuation convenable des eaux de l'abattoir. Ainsi se trouvera assurée ce service si important des eaux dans sa double condition d'arrivée de l'eau en quantité suffisante et de sortie rapide. Dès lors on peut compter que les inconvénients sérieux que devait présenter encore l'abattoir de Gorge-de-Loup, en raison de sa situation, malgré la suppression des séchoirs et des fonderies, seront désormais, sinon totalement supprimés, au moins considérablement atténués, réduits même à des proportions assez faibles pour qu'on n'ait pas à redouter pour la commune de Vaise des effets fâcheux de son voisinage ; surtout si, par une surveillance constante, active et sévère, on force l'exécution des règlements qui concernent la salubrité de ces établissements.

En conséquence, et pour conclure, votre Commission croit pouvoir vous proposer de répondre de la manière suivante à la demande de l'Administration :

1º En principe, l'emplacement désigné sur le plan, à cause de sa situation au fond d'une gorge, environnée de collines assez élevées qui s'opposent à une ventilation convenable, n'est pas propice à l'établissement d'un abattoir public avec toutes ses conséquences ;

2º Mais attendu que, d'une part, dans l'abattoir projeté il n'y aura ni séchoir ni fondoir.

Que, d'autre part, il sera possible d'y organiser convenablement le service des eaux, service qui a pour effet de réduire à de bien faibles proportions les inconvénients d'un abattoir.

Le Conseil croit qu'on peut sans danger pour la santé publique établir l'abattoir projeté sur l'emplacement désigné, à la condition toutefois qu'on appliquera les mesures de précaution suivantes qui sont nécessaires pour paralyser l'action des diverses causes d'insalubrité ou pour en combattre les effets, ainsi :

1º La quantité d'eau distribuée aux robinets de l'abattoir devra être de 50,000 litres par 24 heures ;

2º Cette eau n'arrivera dans l'égout que par des grilles capables de retenir les matières animales solides. — Ces matières récoltées avec soin ne devront pas séjourner plus de 24 heures dans l'abattoir ;

3º Les eaux du chemin de fer seront amenées dans l'égout de l'abattoir, où elles devront circuler constamment. — A l'aide de ces eaux, on établira une écluse de chasse qui sera ouverte soir et matin ;

4° L'abattoir jouira d'un égout spécial. — Cet égout ne devra nulle part se confondre avec celui de la ville ;

5° L'égout de l'abattoir ne présentera aucun regard sur la voie publique ;

6° Il sera construit de telle sorte que le curage puisse en être facilement opéré ;

7° Le curage devra être fréquent ;

8° Le fumier des bestiaux réunis dans l'abattoir devra être enlevé tous les huit jours en hiver, tous les trois ou quatre jours en été.

Lyon, le 28 mars 1755.

Le Rapporteur, *signé* : A. Glénard.

Les membres de la Commission, *signé* : Rougier, Tisserant, Lecoq.

Le Conseil approuve les conclusions de ce Rapport.

Séance du 29 mars 1855.

Le Secrétaire, A. Glénard. | Le Vice-Président, Rougier.

Ce projet adopté par l'Administration préfectorale avec les conditions sévères prescrites par le Conseil d'hygiène n'obtint que tardivement l'autorisation du Conseil d'État qui maintint expressément toutes les dispositions renfermées dans le rapport, et le 1er mars 1858 seulement, l'abattoir fut ouvert pour l'abattage des porcs, et le 15 avril suivant, pour tout le reste du service. Grâce à la merveilleuse activité imprimée aux travaux, dix-huit mois avaient suffi à la construction de toutes les parties de ce vaste établissement.

Depuis cette époque, les deux abattoirs fonctionnent régulièrement pour les besoins de l'Agglomération lyonnaise. Nous verrons plus loin s'ils remplissent complètement leur but et s'ils suffisent à toutes les exigences du service, quand nous parlerons des nombreuses tueries particulières tolérées aux extrêmes limites de la ville et aux nombreuses demandes à l'effet d'établir des fonderies de suif et des séchoirs de peaux dans le voisinage de l'abattoir, puisqu'on n'avait pas consenti à les admettre dans cet établissement.

Il n'est peut-être pas sans intérêt de faire connaître ici le nombre des animaux dépécés dans chaque abattoir, ce sera démontrer quel immense foyer d'insalubrité et de détritus putrescibles on a éloigné des divers quartiers de la cité.

ÉTAT DES ANIMAUX ABATTUS DANS LES DEUX ABATTOIRS DE VAISE ET DE PERRACHE, DU 15 AVRIL 1858 AU 15 AVRIL 1859.

DÉSIGNATION DES ABATTOIRS.	QUANTITÉS DE				OBSERVATIONS.
	BOEUFS ET VACHES.	VEAUX.	MOUTONS.	PORCS.	
VAISE	17,099	39,221	116,624	25,54	L'abattage des porcs a lieu exclusivement à Vaise.
PERRACHE ..	15,395	33,165	80,571	»	
Totaux......	32,494	72,384	197,195	24,545	

Tueries particulières.

Dans le tableau qui précède ne sont pas compris les animaux abattus dans les tueries isolées dont nous allons parler.

Bien avant que l'abattoir de Vaise fût décidé, et pendant le temps que nécessita sa construction, l'insuffisance de celui de Perrache avait forcé l'Administration à laisser subsister les tueries particulières qui fonctionnaient depuis longtemps et même à en tolérer de nouvelles dans les extrêmes limites de la ville. Les inconvénients, inséparables de pareilles industries, motivaient toujours de nombreuses oppositions du voisinage. L'accumulation de débris animaux, l'écoulement des eaux de lavage et du sang où leur stagnation provoquait des émanations fétides et insalubres, indépendamment du dégoût naturel qu'occasionne un pareil spectacle, toutes ces causes réunies nécessitaient toujours l'intervention du Conseil d'hygiène à l'effet d'indiquer les mesures propres à les faire cesser ou du moins à les atténuer. Le plus grand nombre de ces industriels déposaient tous ces détritus dans des fosses profondes creusées dans le sol. Ces puisards ne réussissaient qu'à déplacer l'insalubrité en donnant naissance à des inconvénients plus graves par la filtration dans les puits ou les sources voisines. Cependant, cette pratique était répandue de telle sorte que le maire d'une commune suburbaine avait cru nécessaire de prendre un arrêté qui enjoignait aux bouchers de sa localité de s'y conformer et de faire creuser, dans la partie la plus convenable de leur habitation, une fosse profonde et fermée pour y déposer les débris d'animaux et les eaux de lavage.

Consulté par M. le Préfet sur l'opportunité de cette mesure, le Conseil d'hygiène et de salubrité n'hésita pas à la désapprouver et répondit à ce magistrat par le **rapport suivant :**

CONSEIL D'HYGIÈNE PUBLIQUE ET DE SALUBRITÉ.

Monsieur le Conseiller d'Etat,

Par votre lettre en date du 9 août 1854, vous avez communiqué au Conseil d'Hygiène publique, un arrêté de M. le Maire de Villeurbanne, concernant la boucherie. Vous appeliez particulièrement son attention sur l'art. 1er de cet arrêté, en lui demandant son avis sur la mesure de salubrité qui y est prescrite. Le Conseil, dans sa séance du 31 août, s'est occupé de cette question importante ;

J'ai l'honneur de vous transmettre son opinion à cet égard.

L'art. 1er de l'arrêté de M. le Maire de Villeurbanne contient :

« Les bouchers feront de suite pratiquer dans les lieux les plus reculés de leurs habitations, des fosses profondes et hermétiquement fermées, où ils jeteront tous leurs débris et où se rendront les eaux du lavage ».

Le Conseil de salubrité reconnaît que l'exercice de la boucherie, tel qu'il se pratique, constitue un état de choses très-fâcheux, que l'usage de jeter et de laisser sur le sol où ils se putrifient, les débris, le sang des animaux présente des inconvénients sérieux pour la santé publique ; cependant, il ne peut approuver la mesure prescrite par M. le Maire pour remédier à ce mal. Les fosses, ordonnées dans l'arrêté, ne sont autre choses que des puisarts ou puits perdus que l'hygiène a depuis longtemps condamnés. M. le Maire ordonne qu'ils soient hermétiquement fermés, mais en même temps il prescrit d'y diriger les eaux de lavage des boucheries. Ces deux prescriptions sont contradictoires, il faudra nécessairement que les fosses restent ouvertes en un point pour recevoir les eaux qui s'écoulent des boucheries ; dès lors elles laisseront échapper les miasmes fétides, les gaz produits par la décomposition putride. En enfouissant ainsi les matières animales, on ne supprimerait donc pas le foyer de décomposition et d'infection, on ne ferait que le déplacer, et ce déplacement serait d'autant plus fâcheux que, ordonné par l'autorité comme mesure de précaution, il pourrait inspirer une trompeuse sécurité ; bien plus on risquerait de créer un danger bien plus sérieux. En effet, ces fosses non mûrées, perméables à l'eau, laisseraient filtrer les liquides qui, se répandant et circulant dans le sol, pourraient s'introduire dans les puits et en corrompre les eaux. De nombreux faits autorisent à regarder cette supposition, non pas comme possible mais comme infiniment probable. Ainsi, la mesure prescrite par M. le Maire de

Villeurbanne, non seulement ne remédie pas au mal qu'il voudrait faire disparaître, mais peut avoir des conséquences plus graves que le mal lui-même. Le Conseil est donc d'avis que M. le Conseiller d'Etat ne doit pas donner son approbation à l'arrêté de M. le Maire de Villeurbanne, en ce qui concerne l'établissement des fosses ou puits perdus.

Veuillez agréer, Monsieur le Conseiller d'Etat, l'assurance de la parfaite considération avec laquelle j'ai l'honneur d'être,

Votre très-humble serviteur,

Le Secrétaire du Conseil d'Hygiène : A. GLÉNARD.

Il ne suffisait pas d'abolir un usage pernicieux, il importait surtout de prescrire les mesures qui devaient sauvegarder la salubrité publique en même temps qu'elles seraient utiles et profitables aux industriels eux-mêmes. Toutes les fois que le Conseil fut consulté, il prescrivit énergiquement que le local où aurait lieu l'abattage devrait être dallé ou bitumé avec une pente suffisante pour l'écoulement des eaux de lavage. Celles-ci devront être recueillies dans des tonneaux disposés à cet effet. Le sang et les débris des animaux soigneusement recueillis seront enlevés chaque jour pour être livrés à l'industrie ou jetés dans le cours d'eau le plus voisin (Saône ou Rhône). Tout le local souillé par l'exploitation sera lavé à grande eau plusieurs fois par jour, surtout pendant l'été, et l'eau qui proviendra de ces lavages répandue dans les champs voisins comme engrais.

Telles sont les prescriptions générales que le Conseil a dû exprimer; on comprend cependant qu'elles ont subi quelques modifications, suivant les localités; quelquefois même nous avons prescrit la construction d'un mur de clôture pour dérober à la vue du public ce que l'exploitation de cette industrie a de rebutant.

Nous devons ajouter encore que toujours, lorsque nous avons conclu à l'autorisation, c'était avec la condition expresse que cette autorisation ne serait que provisoire et cesserait de plein droit dès le moment que l'abattoir de Vaise serait ouvert.

Malheureusement le provisoire a eu de tout temps une durée indéfinie, et aujourd'hui nous voyons fonctionner encore la plupart de ces tueries qui depuis plus d'un an devraient être fermées. Il est vrai que soumises à de sévères conditions, elles n'ont plus la même insalubrité, mais n'est-il pas à craindre qu'elles ne donnent lieu à des abus dont les conséquences seraient autrement plus graves?

Dans les abattoirs de Perrache et de Vaise, tous les animaux destinés à la boucherie sont scrupuleusement inspectés, et la population peut être sûre que toute la viande qui en sort appartient à des animaux dont la santé parfaite avait été régulièrement constatée. En peut-il être de même pour les tueries particulières? Évidemment non, et quelques soins que puisse prendre l'autorité à cet égard, il doit arriver souvent que des animaux malsains et malades y sont abattus, dépécés et livrés à la consommation de la classe ouvrière, avec un rabais sur le prix qui provoque à l'achat au détriment de la santé. Qui sait même si des animaux morts ne sont pas ainsi livrés au public? Nous nous arrêtons là, nous avons dû exprimer librement notre pensée sur une tolérance trop prolongée, persuadé que nous sommes qu'il suffit d'ouvrir les yeux de l'Administration sur un abus possible pour y voir bientôt porter remède.

Si les tueries particulières doivent subsister encore longtemps, il est indispensable, dans l'intérêt de la santé

publique, qu'une inspection sévère y soit quotidiennement pratiquée, et cette mesure est d'autant plus urgente
que l'on entrevoit à peine le moment de leur suppression.

En présence de l'extension rapide que prend l'agglomération lyonnaise, les deux abattoirs tendent chaque
jour à devenir insuffisants; ils sont admirablement placés, au nord et au midi. Mais la ville s'étend chaque jour
de plus en plus dans sa partie centrale, ses édifices recouvrent successivement tous les terrains libres de la
Guillotière et des Brotteaux; il devient évident que pour
ce grand centre de population, il sera bientôt indispensable de créer un autre abattoir. Cette nécessité semble
même ressortir de ce qui existe à présent, puisque plus
de la moitié des tueries particulières autorisées se trouve
dans cette localité. Ce sera, d'ailleurs, la conséquence
naturelle des progrès de notre cité dans les voies de
l'hygiène publique et de la salubrité.

## CHAPITRE XV.

FONDOIRS DE SUIF. DÉPOTS DE CUIRS VERTS.

A la suite du chapitre des abattoirs et comme une
dépendance de ces établissements, nous sommes naturellement conduits à parler des fondoirs de suif et des
dépôts de cuirs verts.

On vient de voir que l'arrêté du Conseil d'État qui a
autorisé l'abattoir de Vaise, se conformant aux conclusions du Rapport du Conseil d'hygiène publique et de
salubrité que nous avons cité, a formellement interdit
dans cet établissement les fondoirs de suif et les séchoirs
de peaux. Il devenait donc nécessaire, pour l'exercice
de ces industries qui sont une conséquence de l'abattage
des animaux destinés à la subsistance publique, de leur
permettre de fonctionner dans quelques parties de l'agglomération lyonnaise, où, par la disposition des lieux et
les conditions qui seraient imposées, elles ne pourraient
nuire à la salubrité publique.

Jusqu'à présent, le Conseil n'a été saisi d'aucune demande relativement aux fondoirs qui se sont soumis à cet ostracisme et cette industrie a continué à s'exercer d'après leur autorisation antérieure, dans les extrêmes limites de la ville, où elles sont à l'abri de toute réclamation.

Quant aux séchoirs de peaux, aux dépôts de cuirs verts, nous avons eu à délibérer sur de nombreuses demandes qui nous ont été transmises par l'Administration; avant comme après l'établissement de l'abattoir à Vaise, toutes les fois que nous avons pu constater qu'avec de certaines conditions cette industrie ne pouvait préjudicier au voisinage, sous le rapport de l'incommodité et surtout de la salubrité, notre avis a été favorable aux pétitionnaires. Sur un grand nombre nous ne citerons qu'un de nos rapports suivi de l'arrêté d'autorisation.

CONSEIL D'HYGIÈNE PUBLIQUE ET DE SALUBRITÉ.

Messieurs ,

Vous m'avez chargé de vous faire un rapport sur la demande du sieur Démurget, qui sollicite de M. le Sénateur, chargé de l'administration du département, l'autorisation d'établir, rue du Bœuf, n° 8, un dépôt de cuirs verts. Je viens aujourd'hui vous rendre compte de ma mission.

L'enquête ouverte au sujet de cette affaire, a soulevé diverses oppositions, d'après lesquelles M. le Commissaire enquêteur a cru devoir émettre un avis défavorable. Ces plaintes m'ont paru reposer sur la crainte de la mauvaise odeur que répandraient les cuirs de veau, qui sont l'objet du commerce du sieur Démurget, et elles seraient en effet fondées, si ces marchandises devaient séjourner trop longtemps dans l'entrepôt ; mais il n'en est pas ainsi : après m'être transporté dans l'établissement du pétitionnaire que j'ai scrupuleusement visité, et après avoir pris communication de ses livres, j'ai pu me convaincre que les cuirs déposés dans le local qu'il a choisi n'y arrivent que pour y être salés, c'est-à-dire qu'après les avoir saupoudré d'une couche de sel de cuisine, il les expédie immédiatement aux différents tanneurs des villes du Nord. La quantité de peaux de veaux que le sieur Démurget reçoit des bouchers, varie de 20 à 70 par jour. Cette quantité peut ainsi, dans les vingt-quatre heures, être expédiée et le pétitionnaire évite ainsi, les inconvénients dus au séjour trop prolongé des peaux fraîches dans son magasin.

La question ainsi posée, les oppositions formées deviennent moins sérieuses, néanmoins je pense que l'Administration devra exiger du sieur Démurget, l'engagement formel de ne conserver en dépôt des cuirs verts que vingt-quatre heures au plus, en été, et quarante-huit heures en hiver; de maintenir en toute saison son atelier dans le plus grand état de propreté sous peine de le voir interdit. A ces conditions, je vous proposerai, Messieurs, d'émettre un avis favorable à la demande du pétitionnaire.

Lyon, le 28 février 1856.

Signé : Brévard.

Le Conseil approuve les conclusions de ce rapport.

Séance du 28 février 1856.

Le Secrétaire ,	*Le Vice-Président ,*
A. Glénard.	A. Rougier.

EXTRAIT DES REGISTRES DES ARRÊTÉS DU PRÉFET DU DÉPARTEMENT DU RHONE.

Nous, Sénateur, chargé de l'administration du département du Rhône ;

Vu la demande formée par le sieur Démurget, à l'effet d'être autorisé à établir un dépôt de cuirs verts, à Lyon, rue du Bœuf, n° 8 ;

Vu le plan des lieux ;

Vu le procès-verbal de l'enquête de commodo et incommodo, à laquelle il a été procédé par le commissaire de police du quartier, et constatant plusieurs oppositions ; ensemble l'avis du commissaire enquêteur ;

Vu le rapport du Conseil d'hygiène publique et de salubrité, en date du 28 février 1856 ;

Vu le décret du 15 octobre 1810, et l'ordonnance du 15 janvier 1815 ;

Considérant qu'il résulte du rapport du Conseil d'hygiène publique et de salubrité que les oppositions produites dans l'enquête sont exagérées ; que les peaux déposées dans les magasins du sieur Démurget n'y séjournent que fort peu, et qu'en limitant ce séjour à vingt-quatre heures, en été, et quarante-huit heures en hiver, il sera paré à l'inconvénient que redoute le voisinage ;

ARRÊTONS :

ART. 1er. Le sieur Démurget est autorisé à établir un dépôt de cuirs verts à Lyon, rue du Bœuf, n° 8, sous la condition expresse que les peaux ne pourront séjourner dans ses magasins que vingt-quatre heures, en été, et quarante-huit heures, en hiver.

ART. 2. Dans le cas où le dépôt dont s'agit donnerait lieu à des plaintes reconnues fondées, la présente autorisation serait retirée sans indemnité.

ART. 3. Le présent arrêté sera transmis à M. le Commissaire de police du quartier, chargé d'en remettre une copie, sur papier timbré, au permissionnaire et d'en assurer l'exécution.

Lyon, le 14 mars 1856.

Signé : VAÏSSE.

Dans d'autres cas, l'autorisation que nous avons proposé d'accorder a dû n'être que temporaire par des raisons que fera connaître le rapport que nous allons citer avec l'arrêté préfectoral pris d'après les conclusions.

CONSEIL D'HYGIÈNE PUBLIQUE ET DE SALUBRITÉ.

Messieurs,

Les sieurs Broquet et Roset ont adressé une demande à l'Administration à l'effet d'être autorisés à maintenir en activité un atelier de corroierie et un dépôt de cuirs verts à Lyon, avenue de Saxe, n° 153.

Les établissements de cette nature sont presque toujours l'objet de réclamations plus ou moins vives de la part des voisins. Ceux des demandeurs ne sont pas nombreux et leurs plaintes n'ont pas paru, à votre délégué, assez motivées pour entraîner un refus de la part de l'autorité. Les cuirs verts sont exposés dans un séchoir disposé en claire-voie, où ils ne séjournent pas longtemps. L'odeur nulle, pendant six mois de l'année, était à peine perceptible le jour où la visite a eu lieu, sous l'influence d'une température de chaleur humide la plus propre à augmenter l'inconvénient des émanations. J'ai donc l'honneur de vous proposer d'émettre l'avis que ce petit atelier et le dépôt de cuirs verts des sieurs Broquet et Roset peuvent être maintenus provisoirement et en attendant que le développement du quartier rende nécessaire une nouvelle enquête.

Lyon, le 3 octobre 1857.

Le Rapporteur,

Signé : PARRAYON.

Le Conseil approuve les conclusions de ce rapport.

Séance du 8 octobre 1857.

Le Secrétaire,

A. GLENARD.

Le Vice-Président,

ROUGIER.

EXTRAIT DES REGISTRES DES ARRÊTÉS DU PRÉFET DU DÉPARTEMENT DU RHONE.

Nous Sénateur, chargé de l'Administration du département du Rhône,

Vu la demande formée par les sieurs Broquet et Roset, à l'effet d'obtenir l'autorisation de maintenir en activité l'atelier de corroyeur et le dépôt de cuirs verts qu'ils possèdent à Lyon, avenue de Saxe, n° 153 ;

Vu le plan des lieux ;

Vu le procès-verbal de l'enquête *de commodo et incommodo* à laquelle il a été procédé, le 14 septembre dernier, ensemble l'avis du Commissaire enquêteur ;

Vu l'avis favorable du Conseil d'hygiène publique et de salubrité en date du 8 octobre 1857 ;

Vu le décret du 15 octobre 1810 et l'ordonnance du 14 janvier 1815 ;

Considérant qu'il résulte du Rapport du Conseil d'hygiène publique et de salubrité, que l'établissement dont il s'agit ne présente pas, quant à présent, une incommodité grave pour le voisinage ;

ARRÊTONS :

ARTICLE 1er. — Les sieurs Broquet et Roset sont autorisés à maintenir en activité l'atelier de corroyeur et le dépôt de cuirs verts qu'ils possèdent à Lyon, avenue de Saxe, n° 153.

ARTICLE 2. — La présente autorisation est limitée à trois années qui courront à partir de ce jour; toutefois, en cas de plaintes reconnues fondées, elle serait retirée, sans indemnité, avant l'expiration de ce délai.

ARTICLE 3. — Le présent arrêté sera adressé à M. le Commissaire de police du quartier, qui est chargé d'en remettre une copie sur papier timbré aux permissionnaires et d'en surveiller l'exécution.

Lyon, le 20 octobre 1857.

Pour le Sénateur, empêché :
Le Secrétaire-Général, délégué,
Signé : BÉLENGER.

Pour copie conforme :

Le Secrétaire-Général,
BÉLENGER.

Plus rigoureux dans d'autres circonstances, nous avons dû formellement déclarer qu'il y avait lieu de refuser l'autorisation sollicitée, par des raisons que feront connaître les deux Rapports suivants, sanctionnés par les arrêtés préfectoraux.

CONSEIL D'HYGIÈNE PUBLIQUE ET DE SALUBRITÉ.

Messieurs ,

Le sieur Bonnet-Chignard a formé une demande à l'effet d'obtenir l'autorisation de conserver l'entrepôt de cuirs verts qu'il possède, quai Peyrollerie, n° 132.

L'enquête *de commodo et incommodo* a constaté l'opposition de huit propriétaires ou habitants du voisinage. D'un autre côté, une attestation collective, revêtue de trente-trois signatures tend à établir que l'entrepôt en question n'a jamais été une cause d'incommodité.

M. le Commissaire de police du quartier, après examen des lieux, est d'avis que la disposition de l'établissement et la nature des marchandises qui y sont déposées, sont dans le cas de donner lieu à des émanations désagréables et insalubres. Il conclut au rejet de la demande du sieur Bonnet-Chignard.

Sans m'arrêter au chiffre élevé des signatures favorables à cette demande, circonstance qui n'aurait à mes yeux quelque valeur que dans l'hypothèse d'un établissement simplement incommode ;

Considérant qu'il s'agit ici d'un établissement insalubre, en raison des émanations préjudiciables à la santé des habitants du quartier, produites par des cuirs qu'aucune préparation n'a encore mis à l'abri de la putréfaction. Considérant, d'autre part, que la disposition des lieux ne présente pas des conditions propres à atténuer ces fâcheux effets, puisque l'entrepôt est situé dans un rez-de-chaussée bas et humide, s'ouvrant directement sur le quai et sur une cour étroite entourée d'habitation ;

Considérant enfin, qu'indépendamment des cuirs verts qui s'y renouvellent fréquemment, cet entrepôt renferme de grandes quantités de cuirs secs qui y séjournent longtemps et donnent lieu aussi à des émanations fétides.

J'ai l'honneur de proposer au Conseil de déclarer qu'il y aurait danger, pour la salubrité publique, à accorder l'autorisation demandée par le sieur Bonnet-Chignard.

Lyon, le 17 mars 1853.

Signé : ARTHAUD.

Le Conseil approuve les conclusions de ce Rapport.

Séance du 17 mars 1853.

Le Secrétaire,
Signé : GLÉNARD.

Le Vice-Président,
Signé : ROUGIER.

L'arrêté préfectoral a rejeté la demande du sieur Bonnet-Chignard, conformément aux conclusions du Conseil d'hygiène et de salubrité.

CONSEIL D'HYGIÈNE PUBLIQUE ET DE SALUBRITÉ.

Messieurs,

Je viens, comme rapporteur d'une Commission, vous donner mon avis sur une demande du sieur Couturier fils, à la date du 14 septembre dernier, et adressée à M. le Préfet, afin d'obtenir l'autorisation de continuer le dépôt de cuirs verts, qu'il a dans sa maison, rue Juiverie, n° 22.

Sur cette demande, l'enquête légale *de commodo et incommodo* a donné lieu à quatre oppositions, fondées sur l'incommodité et l'insalubrité résultant de la mauvaise odeur qui s'exhale de cet établissement. A ces motifs, l'un des opposants, Mme Girard, marchande de fleurs et d'ornements d'église, a ajouté : *Que la mauvaise odeur des peaux vertes est contraire à la conservation des couleurs et des articles brillants, or et argent, qu'elle emploie dans son industrie.*

Les signataires de l'enquête ouverte chez le Commissaire de police, ne sont pas seuls opposants ; car les habitants des maisons voisines que j'ai interrogés, et qui tous eussent signé leur opposition s'ils eussent cru à la possibilité de faire disparaître l'entrepôt Couturier, sont unanimes dans leurs plaintes. Parmi eux se trouvent des ouvriers en soie qui, comme Mme Girard, accusent les gaz qui s'échappent de cet amas de cuirs, d'altérer les couleurs claires des étoffes de soie à la fabrication desquelles ils ont dû renoncer.

J'ignore si ce dernier motif d'opposition est fondé : quoi qu'il en soit, l'établissement du sieur Couturier, par les peaux fraîches ou sèches qu'il renferme, est considérable, il se compose de cinq pièces qui toutes en contiennent une grande quantité. Ces cuirs répandent en toute saison, mais surtout en été, une odeur infecte et nauséabonde, et si nous trouvons dans le dossier un certificat dans lequel quelques personnes expliquent qu'elles ne sont *nullement incommodées par l'odeur qu'elles exhalent*, c'est que d'après les renseignements pris, ces personnes sont ou intéressées dans la question, ou éloignées du foyer d'infection. En effet, quelques-uns des signataires demeurent rue de la Loge, d'autres rue Lainerie, etc.....

Il est donc constant pour moi que cet entrepôt de cuirs, considérable comme il l'est, situé dans une rue comme la rue Juiverie, et à un rez-de-chaussée, peut être considéré comme un foyer permanant de mauvaise odeur ; que, placé dans la deuxième classe des établissements incommodes et insalubres, il a de grands inconvénients pour les propriétaires et les locataires du voisinage, et que pour être toléré près des habitations, il devrait être placé dans de vastes greniers, et dans des conditions parfaites d'aération et de ventilation ; au reste, les rues de ce quartier du vieux Lyon sont très-sombres et très-étroites ; leur privation d'air et de lumière donne naissance à un assez grand nombre de maladies pour éveiller votre sollicitude, et quant à cette vicieuse disposition des bâtiments et de la voie publique, viennent s'ajouter d'autres causes d'insalubrité, telles que des matières animales en putréfaction, le Conseil doit, sans hésitation, reléguer hors de la ville ces établissements qui mêlent à l'atmosphère des émanations aussi fétides.

Par ces motifs, j'ai l'honneur de vous proposer d'émettre l'avis : qu'il n'y a pas lieu d'accorder au sieur Couturier l'autorisation qu'il sollicite, et qu'il devra en conséquence transporter dans un local plus convenable et moins rapproché des habitations, l'entrepôt de cuirs en poils qu'il possède, rue Juiverie, n° 22.

Lyon, le 25 novembre 1852.

Le rapporteur, *Signé* : BREVARD.

Le Conseil approuve les conclusions de ce Rapport.

Séance du 25 novembre 1852.

Le Secrétaire,   Le Vice-Président,
Signé : A. GLÉNARD.   *Signé* : ROUGIER, m.

Si, dans la très-grande majorité des cas, les conclusions du Conseil d'hygiène, dans ses rapports, ont été admises par l'autorité départementale et sanctionnées dans ses arrêtés, il est vrai cependant, dans des circonstances exceptionnelles que cette sanction leur a manqué, comme on le verra dans d'autres parties de ce travail. Nous avons vu même, une fois, au sujet de l'industrie qui nous occupe, l'arrêté préfectoral lui-même, conforme à nos conclusions, succomber devant le Conseil d'État. La question est assez importante à examiner pour que nous l'exposions avec quelque détail.

Il est bon d'abord de rappeler encore une fois, que par l'arrêté du Conseil d'État, qui autorise l'établissement d'un abattoir à Vaise, il est expressément défendu d'y ajouter comme annexe, ni séchoir de peau, ni fondoir de suif. C'est dans cet état de choses qu'une demande fut adressée au Conseil pour en délibérer : Il s'agissait d'établir, dans un local contigu à cet abattoir, un dépôt de cuirs verts. Nous faisons suivre les rapports et les arrêtés auxquels cette affaire a donné lieu.

CONSEIL D'HYGIÈNE PUBLIQUE ET DE SALUBRITÉ.

Séchoirs de cuirs verts.

Demande de M. Tissot-Kieffer.

Vous nous avez chargés, MM. Rougier, Tisserant et moi, d'examiner la demande adressée par M. Tissot-Kieffer, à M. le Sénateur chargé de l'administration du département, à l'effet d'obtenir l'autorisation d'établir sur un terrain qu'il possède, contigu à l'Abattoir de Vaise, des séchoirs pour les cuirs provenant de cet établissement.

Dans sa demande, M. Tissot s'appuie sur l'incommodité résultant pour la boucherie, de l'absence de séchoirs dans l'Abattoir et sur l'importance de cette lacune signalée, dit-il, par la Commission chargée de visiter les travaux de l'Abattoir, et déjà auparavant par le syndicat de la boucherie. Il rappelle, en outre, la prohibition de l'établissement de séchoirs dans l'Abattoir, formulée par le décret du 30 avril 1856, autorisant la construction.

L'enquête ouverte par M. le Commissaire de police de Vaise, outre un assez grand nombre d'oppositions motivées, présente deux observations qui ont dû arrêter spécialement l'attention de votre Commission. L'une est signée par trente-quatre marchands bouchers, l'autre par le gérant de la Compagnie des abattoirs, au nom de cette Compagnie. Toutes les deux tendent à demander chacune dans l'intérêt de leurs auteurs, que, dans le cas où l'on autoriserait l'établissement des séchoirs, ceux-ci soient placés dans l'Abattoir, et non à côté.

Les renseignements que nous avons pris nous ont démontré que l'absence de séchoirs est, en effet, un inconvénient pour les bouchers ; mais que déjà, par la force même des choses, l'expédition de la marchandise fraîche s'est établie pour ce qui concerne les cuirs de bœufs et des veaux. Les peaux de moutons seules auraient éprouvé une dépréciation, parce qu'elles ne peuvent être expédiées de la même manière, et doivent être ou séchées, ou travaillées immédiatement par la corroierie, qui n'a pas à Lyon, jusqu'à ce jour, une importance en rapport avec le nombre des moutons qui y sont consommés.

Votre Commission n'hésite donc pas à reconnaître une partie, au moins, des inconvénients résultant de l'absence de séchoirs dans l'Abattoir de Vaise, et elle a dû rechercher si l'autorisation d'en établir pouvait être accordée sans inconvénients dans cette localité.

Lorsqu'en 1855, le Conseil d'hygiène fut appelé à examiner la question de l'établissement de l'Abattoir de Vaise, il n'hésita pas à reconnaître l'emplacement proposé comme peu favorable sous le rapport de la salubrité, et l'une des conditions principales qu'il donna à son adhésion, fut qu'il n'y aurait dans l'Abattoir projeté ni *fondoirs*, ni *séchoirs*, « *ces deux sources d'émanations si désagréables, si incommodes, que l'on ne peut placer que dans les lieux soumis à une ventilation active.* » (Rapport du 28 mars 1855).

D'un autre côté, le décret du 30 avril 1856, autorisant la construction de l'Abattoir porte :

« Art. 4. § 1er. — *Il ne sera établi ni séchoirs, ni fondoirs de suifs comme annexes de l'Abattoir projeté.* »

Or, n'est-il pas évident que, si l'établissement de séchoirs n'a pas été autorisé dans l'Abattoir même, pour les motifs indiqués au rapport du 28 mars 1855, les mêmes causes d'interdiction existent pour leur construction sur un terrain contigu à cet établissement et placé dans les mêmes conditions.

Par ces considérations, votre Commission, à l'unanimité, a l'honneur de vous proposer d'émettre l'avis qu'il n'y a pas lieu d'accorder l'autorisation demandée.

Lyon, le 3 juin 1858.

Signé : Rougier, Tisserant et F. Lecoq, rapporteur.

Le Conseil adopte à l'unanimité les conclusions de ce rapport.

Séance du 3 juin 1858.

Le Secrétaire,	*Le Vice-Président,*
Signé : Glénard.	*Signé :* Rougier.

EXTRAIT DES REGISTRES DES ARRÊTÉS DU PRÉFET DU DÉPARTEMENT DU RHONE.

Nous, Sénateur, chargé de l'Administration du département du Rhône,

Vu la demande formée par le sieur Tissot-Kieffer, à l'effet d'être autorisé à établir un séchoir de peaux fraîches à Lyon, quartier de Vaise, à proximité de l'Abattoir ;

Vu le plan des lieux ;

Vu le procès-verbal de l'enquête de *commodo* et *incommodo*, à laquelle il a été procédé par le Commissaire de police du quartier, et constatant plusieurs oppositions ; ensemble l'avis de ce fonctionnaire ;

Vu le rapport du Conseil d'hygiène publique et de salubrité, en date du 3 juin dernier, concluant au rejet de la demande ;

Vu le rapport de M. l'Ingénieur en chef du service municipal, en date du 10 juillet courant ;

Vu le décret du 15 octobre 1810, et l'ordonnance du 14 janvier 1815 ;

Considérant que l'article 4, du décret du 30 avril 1856, relatif à l'autorisation de l'Abattoir public de Vaise, porte : « Qu'il ne sera établi ni séchoirs, ni fondoirs de suifs, comme annexes de l'établissement ; » que cette défense a été motivée par de puissantes raisons de salubrité publique; qu'en effet, le point dont il s'agit n'est pas soumis à une ventilation assez active pour faire disparaître, ou tout au moins atténuer les inconvénients graves résultant des émanations des séchoirs ;

Considérant que le terrain sur lequel le sieur Tissot-Kieffer à l'effet d'établir un séchoir de peaux fraîches étant contigu à l'Abattoir, les mêmes raisons de salubrité doivent faire repousser sa demande ;

Arrêtons :

Art. 1er. La demande fournie par le sieur Tissot-Kieffer désire établir un séchoir de peaux fraîches à Lyon, quartier de Vaise, à proximité de l'Abattoir, est rejetée.

Art. 2. Le présent arrêté sera transmis à M. le Commissaire de police du quartier, chargé de le notifier au sieur Tissot-Kieffer, et d'en assurer l'exécution.

Lyon, le 17 juillet 1858.

Le Sénateur ,
Signé : Vaïsse.

Contrairement à cet arrêté, le Conseil d'État devant lequel s'était pourvu le sieur Tissot-Kieffer, autorisa ce dépôt de cuirs verts, et le Conseil en fut informé par la lettre suivante :

Monsieur le Vice-Président du Conseil d'hygiène
publique et de salubrité.

Lyon, le 27 septembre 1859.

Monsieur le Vice-Président,

J'ai l'honneur de vous transmettre copie d'un décret rendu au Conseil d'État, autorisant le sieur Tissot-Kieffer à établir un dépôt de cuirs verts à Lyon, quartier de Vaise.

Ce décret renvoie le sieur Tissot devant moi pour déterminer les conditions d'exploitation de son établissement.

Je vous prie de vouloir bien m'adresser l'avis du Conseil d'hygiène publique et de salubrité, sur les conditions qu'il y aurait lieu d'imposer au sieur Tissot.

Agréez, Monsieur le Vice-Président, l'assurance de ma considération très-distinguée,

Pour le Sénateur, chargé de l'Administration du département du Rhône, en congé,

Le Secrétaire-Général délégué :
F. BÉLENGER.

Le Conseil, en réponse à cette lettre, formula dans son rapport les conditions qui sont stipulées dans l'arrêté préfectoral qui suit :

EXTRAIT DES REGISTRES DES ARRÊTÉS DU PRÉFET DU DÉPARTEMENT DU RHONE.

Nous Sénateur, chargé de l'Administration du département du Rhône,

Vu le décret, en date du 9 juillet 1859, rendu au contentieux du Conseil d'Etat, autorisant le sieur Tissot-Kieffer à établir un dépôt de cuirs verts à Lyon, quartier de Vaise, au lieu dit Gorge-de-Loup, lequel décret renvoie devant nous le permissionnaire à l'effet de faire déterminer les conditions d'exploitation de cet établissement ;

Vu le rapport du Conseil d'hygiène publique et de salubrité, en date du 3 novembre courant ;

ARRÊTONS :

ARTICLE PREMIER. Le sieur Tissot-Kieffer sera tenu de se conformer aux conditions suivantes pour l'exploitation du dépôt de cuirs verts autorisé par le décret précité :

1° L'établissement sera dallé en pierre, en ciment ou en asphalte sur un plan incliné, afin que les eaux puissent facilement s'écouler vers un point déclive ;

2° Le dallage sera fréquemment lavé à grande eau, surtout pendant l'été ;

3° L'écoulement des eaux aura lieu par un canal souterrain étanche, aboutissant à l'aqueduc de la Compagnie des abattoirs. Si les dites eaux entraînaient des matières formant des dépôts dans l'aqueduc, le curage en serait effectué à frais communs avec la Compagnie des abattoirs et dans les proportions réglées, soit à l'amiable, soit à dire d'expert ;

4° Les bâtiments seront établis de manière à procurer une aération large et facile :

Dans le cas où des cuirs non séchés resteraient en dépôt dans l'établissement, ils devraient être enlevés avant qu'ils aient eu le temps de contracter l'odeur putride par la décomposition.

Art. 2. Le présent arrêté sera transmis à M. le Commissaire de police du quartier, chargé de le notifier au sieur Tissot-Kieffer, et d'en surveiller l'exécution.

Lyon, le 12 novembre 1859,

Le Sénateur,

Chargé de l'Administration du département du Rhône,

Signé : Vaïsse.

Encouragé par ce succès, et pour compléter son établissement, le sieur Tissot-Kieffer demanda un peu plus tard une nouvelle autorisation pour une fonderie de suif au bain-marie, et cette fois encore, malgré l'opposition du Conseil, il obtint un plein succès, ainsi que le témoignent les deux pièces suivantes :

CONSEIL D'HYGIÈNE PUBLIQUE ET DE SALUBRITÉ.

Messieurs,

J'ai l'honneur de vous rendre compte de la demande adressée à l'Administration par le sieur Tissot, à l'effet d'être autorisé à construire, sur un terrain qu'il possède, au lieu dit Gorge-de-Loup, quartier de Vaise, une fonderie de suif au bain-marie.

L'emplacement sur lequel M. Tissot veut établir son industrie est situé à l'angle sud-ouest de l'abattoir de Vaise. Ses inconvénients, ses avantages vous sont donc parfaitement connus.

L'enquête de *commodo* et *incommodo* a donné lieu à une opposition signée de plusieurs propriétaires du quartier de Gorge-de-Loup. Les opposants insistent principalement sur le danger, pour la salubrité publique, de réunir dans la même localité un trop grand nombre d'établissements incommodes ou insalubres.

Cette protestation est suivie, dans le procès-verbal d'enquête, d'une déclaration approbative dans laquelle M. Mouraud expose « que ce serait « un bien d'attirer autour de l'abattoir de Vaise, sur un point solitaire de « la circonférence de la ville, les établissements incommodes éparpillés « en vingt endroits, et que ce point sacrifié, le Botany-Bey pour la dépor- « tation des industries désagréables, ne saurait être mieux placé qu'à « Gorge-de-Loup. »

Vous avez senti comme moi, Messieurs, tout ce qu'a d'insolite une grave proposition d'hygiène publique ainsi formulée ; je m'abstiendrai de la discuter. Vos décisions antérieures, les faits accomplis nous dispensent d'entrer aujourd'hui dans des considérations de cette nature.

Le décret impérial qui autorise la construction de l'abattoir de Vaise a décidé qu'il n'y aurait dans l'établissement ni séchoir de peaux ni fon- derie de suif. Interprétant cette disposition, vous avez jugé qu'on ne devait pas permettre d'élever sur un terrain contigu à l'abattoir un séchage de peaux, parce que, dans cette situation, il pouvait être regardé comme une annexe de l'établissement principal.

Plus tard, M. Mas ayant sollicité l'autorisation de construire, près de l'abattoir, une fonderie de suif à vase clos, vous avez laissé à l'Administra- tion le soin de décider si cette industrie dont l'inocuité vous paraissait assurée par un procédé opératoire perfectionné, ne devait point, au même titre que la précédente, être repoussée comme une annexe de l'abattoir.

Enfin, cette année, ayant à donner votre avis sur l'établissement dans l'abattoir même de séchoirs de peaux et de fonderies de suif, établisse- ment qui entraîne une dérogation aux dispositions formelles du décret précité, vous avez voté pour le maintien absolu de ces dispositions.

C'est donc, Messieurs, à prononcer de nouveau sur l'utilité et la conve- nance d'appliquer les dispositions du décret concernant les industries an- nexes, de leur donner l'extension que permet et que réclame l'hygiène publique, que vous êtes appelés aujourd'hui. L'analogie de cette affaire avec celle de M. Mas est frappante; je crois qu'elle doit recevoir la même so- lution définitive.

J'ai donc l'honneur de vous proposer, Messieurs, de déclarer que l'Ad- ministration du département du Rhône, ayant interprété les termes du décret précité dans le sens le plus favorable à vos vœux et aux conditions de la salubrité, et rejeté en conséquence les demandes d'établissement de fonderies de suif dans l'abattoir et sur les terrains qui lui sont contigus, il n'y a pas lieu à accorder l'autorisation sollicitée par M. Tissot.

Fait à Lyon le 2 novembre 1859.

Signé : TISSERANT.

Le Conseil adopte les conclusions de ce Rapport.

Séance du 3 novembre 1859.

Le Secrétaire,   Le Vice-Président,
Signé : GLÉXARD.   *Signé :* ROUGIER.

EXTRAIT DES REGISTRES DES ARRÊTÉS DU PRÉFET DU DÉPARTEMENT DU RHONE.

Nous, Sénateur, chargé de l'Administration du département du Rhône,

Vu la demande formée par le sieur Tissot-Kieffer, à l'effet d'être autorisé à établir une fonderie de suifs au bain-marie à Lyon, quartier de Vaise, au lieu dit Gorge-de-Loup ;

Vu le plan des lieux ;

Vu le procès-verbal de l'enquête à laquelle il a été procédé par le Commissaire de police du quartier, délégué à cet effet, et l'avis favorable de ce fonctionnaire ; Vu le Rapport du Conseil d'hygiène publique et de salubrité, en date du 3 novembre dernier ;

Vu le décret du 15 octobre 1810 et l'ordonnance du 14 janvier 1815 ;

Considérant que les fonderies de suifs au bain-marie sont rangées dans la 2e classe des établissements incommodes, insalubres ou dangereux, et qu'au moyen des conditions imposées, les opérations qui seront pratiquées dans l'usine dont il s'agit s'exécuteront de manière à ne pas incommoder le voisinage ;

ARRÊTONS :

ARTICLE PREMIER. Le sieur Tissot-Kieffer est autorisé à établir une fonderie de suifs au bain-marie sur un terrain qu'il possède à Lyon, quartier de Vaise, au lieu dit Gorge-de-Loup, sous les conditions suivantes :

1º La chaudière dans laquelle la graisse est mise en fusion sera recouverte d'une hotte en planches parfaitement jointe ;

2º Cette hotte sera mise en communication avec la cheminée de tirage, et les joints seront lutés de manière à forcer les vapeurs de se rendre dans le tuyau d'appel ;

3° En cas de plaintes reconnues fondées ou d'inobservation des conditions imposées, l'Administration se réserve le droit, soit de prescrire de nouvelles mesures précautionnelles , soit même de retirer l'autorisation sans indemnité.

Art. 2. Le présent arrêté sera transmis à M. le Commissaire de police du quartier, chargé d'en remettre une copie, sur papier timbré, au permissionnaire, et d'en surveiller l'exécution.

Lyon, le 17 février 1860,

Le Sénateur,
Vaïsse.

Nous pourrions ajouter ici un nombre considérable de dossiers adressés au Conseil et se rapportant à cette industrie, et les faire suivre des Rapports auxquels ils ont donné lieu ; mais il suffit de faire connaître quelle a été notre sollicitude pour affranchir le voisinage de tous les inconvénients qu'elle traîne après elle, par les conditions sévères que nous avons prescrites, conditions qui ont varié suivant les localités, et dont le détail surchargerait inutilement ce chapitre.

CHAPITRE XVI.

CIMETIÈRES.

Le Conseil d'hygiène a été plusieurs fois consulté pour l'extension à donner aux cimetières ou leur translation sur un autre emplacement. Nous donnons ici l'extrait des rapports qu'il a adressés à l'autorité à ce ce sujet.

Cimetière de Vaise.

(*Séance du 21 août 1851, extrait du procès-verbal*).

M. Tisserant, au nom d'une Commission composée de trois membres, MM. Lecoq, Potton et Tisserant, lit un rapport longuèment et soigneusement motivé sur un projet présenté par M. le Maire de Vaise, au sujet du cimetière de la commune, qu'il désire transférer sur le plateau de la Duchère, dans un tènement de terrain dépendant de la propriété de M. Riverieux de Varax. — M. le Rapporteur décrit d'abord l'état du cime-tière actuel de Vaise ; il énumère les nombreux et graves inconvénients qui résultent : 1° de sa situation très-rapprochée des habitations ; 2° de son peu d'étendue qui le rend insuffisant aux besoins de la population ; 3° de la nature de son sol argileux et humide qui se prète mal à une décomposition rapide des cadavres, et qui d'ailleurs est sursaturé de matières organiques. Il en fait ressortir la nécessité de changer ce cimetière, néces-sité que, du reste, la commune de Vaise avait déjà sentie dès 1836, puisqu'elle a fait depuis cette époque plusieurs tentatives dans ce sens. Mais ses efforts ont toujours été infructueux, ils ont échoué devant les oppositions de l'Administration départementale, communale ou du génie militaire.

Après cet exposé, M. le Rapporteur examine le lieu désigné par M. le Maire pour en faire le cimetière futur de Vaise, et il déclare, au nom de la Commission, que la plupart des conditions que l'on doit rechercher, que la loi exige, se trouvent réunies dans l'emplacement choisi. Le nouveau cimetière aura une superficie de 13,000 mètres, il pourra suffire à une population double de la population actuelle, tout en respectant les prescriptions de la loi. Il est élevé, battu par tous les vents ; le sol est profond, de composition et de consistance moyenne. Sa distance est de près de 3 kilomètres.

Il y a cependant des oppositions très-sérieuses que M. le Rapporteur ne peut moins faire d'indiquer. Il regarde comme parfaitement motivée celle de M. Pine-Desgranges, qui possède une propriété d'agrément sur le plateau même de la Duchère, au nord-ouest du cimetière projeté ; il considère comme incontestable la dépréciation que devra subir sa propriété ; mais il s'en rapporte à la sagesse de l'autorité supérieure pour apprécier la portée de ses réclamations. — Le génie militaire fait aussi valoir des raisons sérieuses d'opposition , mais, dit M. le Rapporteur, ces difficultés ne sont pas de la compétence du Conseil. Enfin, M. le Rapporteur, rappelant la délibération du Conseil de fabrique de la paroisse de Vaise en date du 6 juillet 1851 , et le Rapport du juge de paix du 5e arrondissement, qui tous deux approuvent le choix du lieu, propose au Conseil, au nom de la Commission, de déclarer :

1° Que le cimetière actuel de Vaise est insuffisant, et qu'il y a urgence de le fermer au plus tôt ;

2° Que sa situation auprès de la ville, près d'un ruisseau, la nature de son sol s'opposent absolument à son agrandissement.

3° Que le point indiqué sur le coteau de la Duchère, dans la propriété de M. de Varax, convient par sa situation et par la nature du terrain à l'établissement du nouveau cimetière ;

4° Que son existence dans cet endroit ne peut être d'aucun danger pour le voisinage ;

5° Qu'il ne peut être pour le fort de la Duchère particulièrement une cause d'insalubrité ;

Le Conseil approuve :

Rougier, vice-Président,   Glénard, Secrétaire.

Cimetière de Loyasse.

(Extrait du procès-verbal de la séance du 11 août 1853).

M. Devay (1) lit sur cette question importante, un rapport très-circonstancié, plein de détails d'un haut intérêt, qu'il termine par les conclusions suivantes :

1° L'emplacement désigné par l'Administration (clos Targe et Nachury) pour l'agrandissement du cimetière de Loyasse, présente tous les avantages requis pour cet usage. Sous aucun rapport la propriété du Petit-Séminaire ne convient. Le Conseil est d'avis néanmoins, vu les raisons alléguées dans le Rapport, que cette extension donnée au cimetière général soit sur le plateau, soit sur le versant de la montagne, soit la dernière.

2° Qu'il est nécessaire de donner aux cimetières des anciennes villes de la Guillotière, Vaise et de la Croix-Rousse une extension en rapport, tant avec leur population respective qu'avec celle des quartiers de Lyon qui font aujourd'hui partie des mêmes arrondissements municipaux.

3° Comme d'après les calculs faits par le Conseil, le cimetière proposé ne donnerait un espace suffisant pour les sépultures que pour un laps de deux années, le Conseil est d'avis qu'il y a lieu, vu les éventualités qui peuvent survenir, de s'occuper immédiatement de la création d'un nouveau cimetière.

Cimetière de Saint-Georges de Reneins.

(Séance du 29 mai 1859).

Messieurs,

Désignés par M. le président, M. Brévard et moi, à l'effet de visiter le terrain proposé pour remplacer le cimetière actuel de Saint-Georges de Reneins, nous nous sommes rendus dans cette commune, le 29 mai 1853, pour constater si cet emplacement pouvait convenir à la destination ; 1° par sa situation, 2° par la nature du sol. Nous avons soigneusement examiné les lieux, mesuré la profondeur des fosses, fouillé les diverses parties du terrain ; et c'est après cette investigation, après avoir pris connaissance des diverses pièces du dossier et notamment de l'avis très-explicite du Conseil

(1) Au nom d'une Commission composée de MM. Rougier, Dardel, Devay, Arthaud.

de salubrité de Villefranche, que nous venons vous exprimer notre avis motivé.

Le terrain proposé est dans une situation parfaitement convenable, à l'est tirant un peu au nord du bourg. A peu près à son niveau et à la suite, toujours à l'est, ce terrain va en descendant jusqu'à la Saône et laisse dans quelques parties basses éloignées du cimetière en question des espaces marécageux. En conséquence, les eaux peuvent facilement être dirigées et s'écouler de ce côté, par les chemins latéraux, sur les bords desquels on pourrait pratiquer des fossés sans difficultés ni dépenses importantes.

La nature du terrain, ainsi que le Conseil en 'pourra juger par l'échantillon que nous avons pris au fond de la fosse la plus profonde, à 2 mètres 50 au-dessous du niveau général, est un sable légèrement argileux, le sable dominant dans une forte proportion, il est donc très-convenable pour les sépultures.

La vérification des fosses faites dans la saison pluvieuse et le jour même d'une forte pluie nous a donné la conviction qu'une nappe d'eau devait exister au-dessous du terrain, à la profondeur moyenne de 2 mètres 30 centimètres. Il devient donc indispensable de pourvoir à cet inconvénient au moyen d'un remblai, consenti d'ailleurs par les habitants et que nous jugeons indispensable pour rendre le terrain propre à sa destination. Etabli sur une hauteur de 50 à 60 centimètres dans les points les plus bas, il permettra facilement de donner aux fosses, et dans tout leur périmètre, la profondeur légale de 2 mètres.

Les maisons d'habitation sont à de grandes distances, ainsi que vous pouvez le voir d'après le plan que nous vous soumettons, la plus rapprochée a été construite depuis l'acquisition du terrain, et le propriétaire est venu en pleine connaissance de cause chercher ce fâcheux voisinage.

On trouverait difficilement dans les environs du bourg un emplacement plus convenable pour un cimetière, les terrains environnants étant beaucoup plus argileux et même marécageux sur quelques points. Du côté ouest la chose serait à peu près impossible, attendu la barrière formée par la chaussée du chemin de fer et l'exposition moins bonne, vu la fréquence des vents d'ouest dans nos contrées. Au sud ce serait enfreindre les lois et les usages ainsi que toutes les règles de salubrité. Au nord il faudrait aller à de très-grandes distances pour trouver une localité convenable.

Quant au cimetière actuel, placé à côté de l'église, au centre de la population, en contre haut de toutes les rues et des maisons qui l'entourent, il renvoie des eaux imprégnées de miasmes putrides, produits de la décomposition des corps sur la voie publique et contre les murs des maisons. C'est une cause incessante d'insalubrité, cet état de chose est intolérable, nous pensons qu'il y a urgence à y remédier

En conséquence nous avons l'honneur de vous proposer de répondre que sous le rapport de la situation, de la nature du sol et de la proximité, il y a lieu d'autoriser la commune de St-Georges-de-Reneins à établir un cimetière dans l'emplacement proposé et que l'intérêt de la salubrité publique exige que cette translation s'effectue dans le délai le plus rapproché.

Lyon, 29 mai 1853.

Ont signé : MM. Brévard, d. m.; Dardel, architecte en chef de la ville (rapporteur).

Le Conseil approuve les conclusions de ce rapport.

Le Vice-Président,   Le Secrétaire,
Signé : Rougier.   A. Glénard.

CHAPITRE XVII.

DES ÉPIDÉMIES, ENDÉMIES, ETC.

La variole et la vaccine dans le département du Rhône.

Dans toutes les cités populeuses, dans toutes les agglomérations ouvrières, le premier soin de l'hygiène
publique doit tendre à prévenir s'il est possible, le développement des maladies épidémiques, ou tout au moins
à éloigner les causes de leur propagation. Parmi ces
maladies, l'une des plus fréquentes et des plus meurtrières est sans contredit la variole. Aussi dès l'apparition de la découverte de *Jenner*, notre ville fut une des
premières à s'en approprier les bienfaits. Dès le commencement du siècle, trois médecins dont le nom restera
cher à la science par plus d'un titre, messieurs *Brion*
et *Bellay*, dans la pratique civile, M. *Martin jeune*
à l'hospice de la Charité dont il était chirurgien en chef,
popularisèrent autant qu'il était en leur pouvoir le pré-

servatif de la variole ; et grâce à eux, notre département fut à cette époque, en France, un de ceux qui comptèrent le plus d'enfants vaccinés. Mais le zèle de ces ardents propagateurs d'une découverte philanthropique trouva peu d'imitateurs. D'une part, la tiédeur publique, des préjugés déraisonnables, peut-être aussi d'autre part, des scrupules religieux peu réfléchis, finirent par dominer l'opinion, et la vaccine à laquelle on n'eut plus recours que dans une fraction restreinte de la partie éclairée de la société, ne compta bientôt plus que peu de partisans dans notre ville. Cependant on continuait encore à la pratiquer à l'hospice de la Charité, sur les enfants qui y naissaient et sur ceux qui chaque semaine y étaient apportés. C'était à peu près à cela que se bornaient dans le département les vaccinations gratuites qui chaque année arrivaient tout au plus au chiffre de quinze cents à deux mille.

Pourquoi faut-il que les découvertes les plus utiles à l'humanité aient tant de peine à passer dans la pratique ? Il fallait de longues années avant que la vaccine ne reprît dans notre cité le rang qu'elle avait un instant occupé au moment de la nouveauté. Une tentative cependant fut faite dans cette louable intention. Dans les premières années de la Restauration, M. Lezay-Marnézia, préfet du département, institua une Commission centrale pour la propagation de la vaccine. Cette Commission composée à son origine de seize membres, en compta trois années plus tard vingt-huit, sous l'administration de M. de Tournon. Elle réunissait dans son sein, outre le Préfet qui la présidait, tout ce que la magistrature et l'édilité avaient de plus élevé et un nombre à peu près égal de médecins des plus haut placés.

Que pouvait-on attendre d'une Commission composée d'éléments si divers ? beaucoup de bonne volonté sans doute, mais trop peu de moyens d'action. Aussi, à peine se réunit-elle quelques fois durant plus de vingt années d'existence, et ce fut toujours pour constater, sinon l'état décroissant, du moins à peu près stationnaire des vaccinations dans le département. Le remède à cet état de choses restait à trouver, et il faut convenir qu'on ne le cherchait pas.

Mais la vérité finit toujours avec le temps par triompher de tous les obstacles. Combattue dès le principe, même par des esprits éclairés qui auraient dû l'accueillir avec le plus de sympathie, rejetée comme toutes les innovations, par la foule ignorante, ce n'est que peu à peu que ses bienfaits percent comme des rayons le nuage qui l'entoure et la signalent à l'attention et à la reconnaissance publique, après une série alternative de faveur et de discrédits qui montrent la versatilité de l'esprit humain.

Tous les efforts de la nombreuse et notable Commission instituée en 1818 n'avaient pu arriver qu'à porter au nombre de trois mille le chiffre des vaccinations gratuites, opérées dans le département. Il fallut arriver à l'année 1844, avant que l'Administration comprît qu'une ville comme la nôtre, qu'un des département les plus populeux de la France ne pouvaient à cet égard rester au dessous du reste de la population. M. Jayr, alors préfet, vit au premier coup d'œil qu'on était dans une fausse voie et pour en sortir il chargea la Société de médecine de lui présenter un nouveau projet d'organisation pour les vaccinations gratuites dans le département. Cette Compagnie s'empressa de répondre à l'appel qui lui fut fait. Une Commission nommée par elle et dont nous nous glorifions d'avoir été le rapporteur en notre qualité de secrétaire général de la Société, fonctions que nous remplissions alors, organisa le nouveau service ; le règlement qu'elle formula fut approuvé par l'autorité et depuis quinze ans l'œuvre des vaccinations gra- tuites dirigée par une Commission unique siégeant à Lyon, fonctionne dans le département, avec un succès qui va toujours croissant et qui ne laisse plus rien à désirer.

Cette Commission choisie dans le sein de la Société de médecine et nommée par elle, porte le nom de *Commission permanente de vaccine*. Elle se compose du président et du secrétaire général de la Société de médecine et de cinq autres membres nommés au scrutin ; le scrutin aussi en désigne le président en l'absence du préfet qui en est le président-né. Elle se réunit tous les mois ; les fonctions sont essentiellement gratuites et tous les ans elle se renouvelle par cinquième.

Sur la présentation de cette Commission, un ou plu- sieurs médecins vaccinateurs ont été nommés par canton suivant le chiffre de la population et la distance à par- courir. Tous les six mois, à l'époque du printemps et de l'automne, les vaccinateurs font une tournée dans les arrondissements qui leur ont été assignés pour y opérer les vaccinations ; ils répètent cette tournée huit jours après, pour constater le résultat de leurs opérations et délivrer les certificats qui en attestent l'efficacité ! A la fin de l'année, ils adressent à la Commission permanente, l'état détaillé des vaccinations qu'ils ont opérées en si- gnalant les cas extraordinaires, les épidémies de variole, les observations importantes qu'ils ont pu recueillir. Ces travaux particuliers reçoivent de la publicité dans le journal de la Société de médecine.

Au commencement de chaque année, la Commission permanente fait un rapport sur ses travaux et ceux des vaccinateurs pendant l'année précédente, proclame les noms des vaccinateurs auxquels elle décerne des primes, des médailles d'honneur ou des mentions honorables.

Si maintenant nous comparons les résultats obtenus par cette nouvelle Commission à ce qui existait auparavant, nous verrons une fois de plus que c'est aux hommes spéciaux qu'il faut confier les fonctions qui se rapportent à ce qui a fait l'objet des études et des travaux de toute leur vie.

Nous avons dit qu'avant 1844, le chiffre annuel des vaccinations gratuites s'élevait pour la ville et le département à 3000 environ. Voici les chiffres annuels que nous donne depuis cette époque le relevé des comptes-rendus publiés avec une scrupuleuse exactitude.

1845	6756	1852	8959
1846	7375	1853	10533
1847	8825	1854	9367
1848	7673	1855	7367
1849	8176	1856	6032
1850	8354	1857	7920
1851	9071	1858	9246

On peut remarquer dans ce tableau que les années 1855, 1856 et 1857 offrent sur les autres un déficit de deux à trois mille vaccinations par année, en voici la raison : L'administration de l'Hospice de la Charité, sans doute pour éviter l'encombrement produit par les enfants nouveau-nés et les maladies qui pouvaient en résulter, avait pris un arrêté, qui a été retiré depuis, et qui prescrivait d'envoyer immédiatement en nourrice, et sans les vacciner, tous les enfants nés à la crèche. Ces enfants placés pour la plupart dans les départements voisins, y étaient sans doute soumis à la vaccination, mais ils ne peuvent figurer dans notre tableau pour lequel cet hospice donnait un contingent qui de deux mille cinq cents au moins descendit à six cents à peu près, fournis par les enfants qui y étaient apportés de la ville pour subir la vaccination.

Il faut aussi faire entrer en ligne de compte dans l'amoindrissement du chiffre que l'on peut remarquer à deux époques différentes qu'elles correspondent aux années 1848 et 1856, époque de l'inondation dans lesquelles de plus graves préoccupations empêchèrent bien des familles de penser à avoir recours pour leurs enfants au bienfait de la vaccine.

Tel qu'il vient d'être tracé, cependant le résultat obtenu est merveilleux autant qu'il a été rapide. Mais il faut rendre justice à chacun ; si l'organisation de la Commission était bien conçue, si le zèle des vaccinateurs a toujours été à la hauteur de leur tâche, si cette œuvre philanthropique a subi dans notre ville une si heureuse régénération c'est surtout à l'infatigable activité du secrétaire de la Commission permanente qu'il faut en rapporter l'honneur. M. le docteur Roy s'est dévoué à cette œuvre qu'il a faite sienne et depuis quinze années ses comptes-rendus témoignent de sa persévérance. Dans ces publications il attaque tour à tour les préjugés populaires et les détracteurs lettrés, mais systématiques, de la vaccine. Il examine la question de la revaccination. Il est superflu de dire qu'il la résout affirmativement par des exemples nombreux et concluants qu'il serait surabondant de rapporter ici. Disons seulement que pratiquée par nous sur 50 élèves de l'Ecole vétérinaire vaccinés dans leur enfance et porteurs de cicatrices caractéristiques, la revaccination présenta, chez quatorze, une éruption vaccinale parfaitement régulière. Dans beaucoup de familles, le chiffre comparatif des succès de l'opération fut encore plus élevé.

Nous nous applaudirions bien plus de l'extension nouvelle que la vaccine a prise dans notre département, si nous n'avions encore à signaler un chiffre considérable de cas de variole; ainsi en nous renfermant dans la période de ces quatorze années que nous venons de transcrire et en ne relatant que les décès qui ont été officiellement constatés sans qu'on ait pu avoir d'une manière régulière le tableau indicatif de tous les individus malades, nous arrivons au chiffre relativement énorme de 1529 décès sur 4661 varioles déclarées à la Commission de vaccine. Mais il est facile de comprendre que ce dernier chiffre est de beaucoup inférieur à la réalité, puisqu'on ne peut arriver à connaître par les registres de l'Etat civil, que les décès pour la ville, sans connaître le nombre de varioleux traités, tandis que dans les hôpitaux seulement ou dans quelques petites localités on a pu avoir le chiffre exact des malades. On ne peut donc établir même d'une manière approximative aucune proportion entre les maladies et les décès.

Il résulte de ce que nous venons de dire que, depuis que le service des vaccinations gratuites est placé sous la direction d'une Commission élue dans le sein de la Société de médecine, le nombre des individus vaccinés a presque quadruplé, mais on a vu aussi que beaucoup de familles repoussent encore l'antidote de la variole.

Nous devons proclamer cependant que l'Administration départementale protége et soutient de tout son pouvoir cette œuvre philanthropique, mais elle a à lutter d'une part contre l'indifférence coupable, nous pouvons le dire, de quelques fractions de la population, que le temps seul peut corriger, d'autre part, contre une force d'inertie systématique qui soustrait beaucoup d'enfants élevés dans diverses corporations aux bienfaits d'un préservatif certain que ne recommande pas moins l'hygiène qui doit s'opposer, quand elle le peut, à la propagation des épidémies, que la morale religieuse bien comprise qui ne doit pas défendre de se soustraire à un mal qu'on peut éviter.

CHAPITRE XVIII.

RÉSUMÉ DES RAPPORTS ANNUELS

SUR

LA SANTÉ PUBLIQUE ET LES ÉPIDÉMIES DE LA VILLE DE LYON,

DEPUIS 1852 JUSQU'EN 1860,

Par le Dr E. Bouchet, médecin des épidémies.

On peut dire d'une manière absolue, que Lyon, depuis ces dernières années, et par suite de tout ce qui a été fait, présente des conditions d'hygiène et de salubrité aussi convenables que possible, pour une grande ville. Les faits répondent à cette assertion ; en effet, si on voit souvent des maladies se montrer à l'état régnant, affecter un assez grand nombre de sujets ; si même j'ai eu à signaler de véritables épidémies, pour la fièvre typhoïde, le choléra, la grippe, les dyssenteries, on peut prouver avec satisfaction que ces épidémies n'ont jamais eu une intensité meurtrière comparable à ce qui avait pu être observé autrefois ; elles ont marqué leur passage, établi leur existence, mais sans faire un grand nombre de victimes, soit que l'on en suppute seulement le nombre, et soit plus encore, si l'on recherche les proportions qu'elles présentent avec la population.

La fièvre typhoïde qui domine la pathologie interne, à cause de sa gravité, de sa fréquence, de la forme endémique et épidémique qu'elle présente quelquefois, des débats nombreux et controversés qu'elle a soulevés, devait nécessairement attirer l'attention de tous ceux qui observent les maladies sur une grande échelle, et d'une manière générale. Voici sous forme succincte les principales propositions du travail que j'ai fourni sur ce sujet, en 1852.

La fièvre typhoïde n'est point nouvelle, c'est un nom plus judicieux, bien qu'il ne renferme pas encore l'énoncé de tous les éléments dont elle se compose, par lequel on désigne aujourd'hui les maladies appelées par les anciens nosographes, fièvre putride, adynamique, ataxique ; par d'autres, fièvre entéro-mésentérique, dothinentérie, gastro-entérite grave, etc.

Il est certain qu'elle est un peu plus fréquente de nos jours ; beaucoup de causes peuvent y contribuer, mais non pas, ainsi qu'on l'a avancé, la propagation de la vaccine.

Elle est toujours endémique à Lyon, dans l'hôpital et en ville, se montrant plus fréquente, plus intense et plus grave, dans quelques saisons, et sous l'influence de certaines constitutions médicales. Les années pluvieuses, où les changements climatériques ont été plus brusques, et plus tranchés, y contribuent, ainsi que la misère, et les causes débilitantes. Parfois il y a épidémie assez tranchée, se circonscrivant dans des quartiers ou dans des établissements, comme pensions ou ateliers.

Les deux éléments essentiels qui la constituent sont : 1° l'état de fluidification poisseuse du sang, qui dénature la composition et la vitalité de ce réparateur et moteur de la vie ; 2° localement, l'ulcération des plaques de Peyer, avec l'engorgement des ganglions mésentériques.

Les autres formes tiennent à des maladies concomitantes affectant les autres organes, surtout le foie, dans la forme bilioso muqueuse, le cerveau dans la forme ataxique.

L'indication thérapeutique, qui semble compter les meilleurs résultats, consiste dans la méthode évacuante, jusqu'au deuxième septenaire ; les toniques modérés et le quinquina, pendant les deux autres.

La petite vérole a quelque connexité avec la fièvre typhoïde, sous le rapport de son existence permanente, avec recrudescence épidémique, se manifestant aussi dans les ateliers, dans les pensions. C'est ainsi qu'en février 1854, une influence épidémique de cette nature, qui régna dans le Grand-Séminaire, justifia son évacuation momentanée.

L'Hôpital est un des foyers d'entretien de la petite vérole ; il serait à désirer qu'on eût, comme autrefois, des salles spéciales pour les varioleux.

On ne saurait donner assez d'encouragements à la propagation de la vaccine ; malgré le zèle des médecins vaccinateurs, il y a encore, dans les populations, négligence et apathie sur ce point.

En 1853, mon rapport avait étudié l'hygiène de Lyon, et la santé publique.

Les conclusions avaient été : que si l'année pouvait se considérer comme mauvaise, sous le rapport d'une mortalité légèrement augmentée, et surtout sous celui de la production d'un plus grand nombre de maladies, il n'y avait pas eu cependant épidémie déclarée d'aucun genre. Je n'insiste sur ces conclusions que parce que le choléra se montra l'année suivante et que l'on pourrait admettre une relation cachée pour favoriser sa production, par ce petit défaut d'équilibre sanitaire.

Beaucoup de personnes nient encore que le choléra ait existé à Lyon, parce qu'il n'a pas amené une perturbation et une panique semblables à ce qui avait eu lieu pour Paris et Marseille. A la vérité, si on compare, on trouve un heureux avantage pour Lyon, et si on établit des proportions, relativement au chiffre total de la population, on ne constate qu'un nombre restreint de cas et de décès ; mais ils suffisent pour démontrer une influence épidémique, qui sans doute aurait pu être plus grave encore, mais qui cependant a déjà une trop fâcheuse importance en elle-même, citons les chiffres.

Il y a eu à Lyon, en 1854, 200 décès à l'Hôtel-Dieu, 44 à la Charité, 15 à l'Hôpital-Militaire, total 269 pour les hôpitaux. En ville, 211 ; 45 environ dans la banlieue, total général 525. Bien constaté, ce chiffre des décès permet de supposer le nombre de cas morbides qui se sont produits ; en admettant qu'on obtienne 2 guérisons sur 7 cas, ce qui est généralement la proportion, on a un peu plus de 700 cas bien caractérisés.

La durée de l'épidémie a été entre trois et quatre mois, depuis juillet jusqu'en octobre.

Le principal caractère qui doit être mentionné pour le choléra à Lyon, c'est celui de la multiplicité des foyers ; heureusement ils se sont éteints sans grande propagation ambiante. En effet, des cas ont été signalés dans les cinq arrondissements de Lyon : à l'Hôtel-Dieu, à la Charité, à l'Hôpital-Militaire. Puis dans la banlieue, à Oullins, à Saint-Genis, Givors, Condrieux, à Saint-Fond, à Craponne, à Lissieux, à Rcillieux, à la Pape, à Bron, et à Parilly.

Les deux explosions les plus remarquables, comme danger et intensité, sont celles dans le chantier de la Pape, et dans le hameau de Parilly à la Pape ; en trois jours, sur 80 ouvriers employés aux travaux du chemin de fer, 20 furent atteints, et plusieurs succombèrent en quinze et vingt heures.

Au petit hameau de Parilly, sur 43 habitants 15 furent frappés en trois semaines. Si pareille intensité avait eu lieu partout, que l'on juge de ce qui aurait pu se produire, si on avait eu en même temps, en trois mois, de 60 à 100,000 malades dans l'agglomération lyonnaise! Du reste, le choléra s'est présenté à Lyon, avec les mêmes caractères, les mêmes symptômes, que dans toutes les autres villes où il a exercé ses ravages.

L'année suivante, en 1855, le choléra a reparu dans plusieurs points du département du Rhône et de la ville.

Comme l'année précédente, il n'a fait explosion qu'à partir des chaleurs de juillet, pour cesser vers le milieu de novembre ; mais pendant cette période, il n'y a eu que 100 décès, au lieu de 525, constatés en 1854.

La maladie a toujours été identique dans les cas graves ; seulement, il y a eu moins de cas foudroyants ; la mortalité relativement aux cas constatés est à peu près la même ; sur 7 cas, 5 décès, 2 guérisons.

Depuis 1855, il n'y a eu que des cas sporadiques, en petit nombre, et rien qui ait ressemblé à ces deux épidémies.

Nous nous sommes surtout attachés à l'historique et à établir les faits les plus saillants, parce que nous pensons que ce n'est point dans un compte-rendu semblable que doivent trouver place les discussions ou assertions qui pourraient être controversées ; les faits péremptoires seuls peuvent et doivent être exposés.

En 1856, a eu lieu l'inondation du Rhône et de la Saône, dont les dommages matériels furent immédiats, fâcheux et si graves que cette inondation reste gravée dans les annales ; le chef de l'État donnant, dans cette circonstance, une preuve nouvelle de la haute portée de son intelligence, comme de la sensibilité de son cœur pour les maux soufferts, vint les alléger par sa présence, et, plus tard, donna un noble exemple d'initiative et de science, pour en conjurer le retour à l'avenir. Ce sont ces faits qui ont fixé l'attention sur cette inondation, plus que sur celle de 1840, qui, pourtant fut plus grave encore. Au point de vue de la santé publique, malgré le séjour prolongé des eaux dans les endroits bas, il est remarquable que l'influence de ce fléau a été presque nulle, sans doute à cause de l'époque de l'année où elle eut lieu (juin), et des habiles travaux de déversement des eaux, qui furent exécutés par la voirie. On ne doit signaler à la suite, comme maladies régnantes, que quelques cas de dyssenteries et de maladies cutanées, accompagnées de furoncles, et d'une grande tendance aux suppurations ; des rhumatismes sous diverses formes.

En 1857, on eut la satisfaction de ne point constater d'épidémies, ni de maladies graves à l'état régnant. Le sujet de mon rapport annuel fut une étude sur la tuberculisation, et la phthisie des jeunes sujets. Il développait les notes que j'avais transmises sur ce point à l'Administration des hospices, pour son compte-rendu ; je crois utile, comme se liant à la santé publique, de les résumer.

La tuberculisation pulmonaire, dans les grandes villes et centres industriels et manufacturiers, fait peut-être plus de victimes qu'autrefois.

Dans les hôpitaux, le nombre des décès qu'elle entraîne est toujours un tiers environ du nombre total, avec prédominance d'un dixième environ pour les femmes. Le nombre des phthisiques, dans les salles, forme presque toujours le cinquième des malades, et quelquefois plus, dans l'hiver.

La cause de cette augmentation s'explique par ce fait, qu'un plus grand nombre d'enfants, survivants par suite des progrès de la médecine et des résultats de la vaccine, beaucoup qui, sans cela, auraient succombé en bas âge, sont ensuite moissonnés par la tuberculisation à l'âge adulte, et par le fait de l'émigration constante des campagnes, dans la ville, de beaucoup de jeunes sujets du sexe féminin qui viennent pour les diverses industries de femmes, qu'occupe la fabrique, et qui ne trouvent pas dans leurs ateliers d'aussi bonnes conditions d'hygiène, au moment du développement de la puberté. Sous ce rapport la création du parc de promenade a été un véritable bienfait pour la population. Malgré ces circonstances, il est évident que le niveau physique de la population lyonnaise a monté depuis vingt-cinq ans, et que la génération actuelle est plus forte et moins décimée par les maladies scrofuleuses.

L'année 1858 a présenté une épidémie de grippe bien caractérisée. Elle se montra dès le mois de janvier, et ne se termina qu'au mois d'avril, sous l'influence des chaleurs vernales.

Le nombre des sujets affectés a été considérable : on peut le porter à 1 sur 10. Cela donnerait près de 7,000 malades ; beaucoup ont pu continuer leurs affaires, mais pour un certain nombre il y a eu nécessité de repos, de séjour au lit, de remèdes, la grippe catarrhale a été alors une véritable maladie, dont la durée moyenne a été de 2 à 3 septenaires.

La grippe avait déjà paru à Lyon, en 1830 et en 1832; mais si, en 1858, elle a été plus bénigne, comme intensité, elle a occasionné un plus grand nombre de malades. Pourtant un caractère à noter, tiré de la constitution médicale, c'est la tendance à l'abattement, et même à la prostration ; la maladie elle-même n'a point entraîné de décès ; mais les fâcheuses complications survenantes, comme bronchites capillaires, pneumonies, etc., ont pu les produire ; comme aussi , lorsque les sujets avaient en eux-mêmes de fâcheuses prédispositions dans les organes pulmonaires , tubercules chez les jeunes sujets , emphysème , catarrhe chronique chez les personnes âgées , elle est devenue une maladie grave par l'exacerbation des anciens symptômes chez les seconds; chez les premiers, en développant l'évolution tuberculeuse, restée à l'état latent.

En 1859 , jusqu'aux vives et continues chaleurs de juillet et d'août, l'état sanitaire , considéré d'une manière générale, n'avait rien présenté d'insolite, ni de grave. Mais à cette époque, il y a eu une exacerbation dans les fièvres typhoïdes , comme fréquence et gravité ; et beaucoup se sont compliquées de dyssenteries de mauvaise nature. Ces deux maladies, tantôt se sont montrées isolées, et parfois elles ont co-existé chez les mêmes sujets; on peut dire qu'elles ont existé, non-seulement à Lyon, mais dans tout le bassin de la Saône ; j'ai constaté une épidémie assez sérieuse de ce genre, à Saint-Didier-Sous-Riverie canton de Mornand ; ce sont elles qui ont dominé la pathologie pendant plusieurs mois ; et sous leur influence, la mortalité ordinaire a été dépassée. Dans les classes élevées , il y a eu aussi un nombre notable de décès, qui ont eu pour conséquence d'inspirer quelques alarmes. Le temps beau et sec du mois de novembre semble avoir modifié et arrêté ces tendances morbides ; quelques cas isolés de choléra ont pu être observés, mais rien d'épidémique n'a eu lieu pour cette maladie.

Tel est l'historique succinct de cette période septenaire (de 1852 à 1859) pour l'agglomération lyonnaise ; nous avons tenu à ne rapporter que les faits bien précis ; pour l'avenir , ce résumé historique pourra se comparer avec ce qui aura lieu ; pour le passé nous devons constater l'amélioration qui a existé dans la santé publique et dans les maladies régnantes ou épidémiques , et en rapporter la cause aux progrès de l'hygiène, de la voirie, de la propreté, et des autres conditions de la salubrité. Sans doute, on pourra, et on doit faire plus encore , mais avant tout il faut estimer à leur juste valeur les progrès accomplis.

D'après ce que l'on vient de voir par l'extrait des rapports de M. le médecin des épidémies, à diverses reprises le choléra a tenté de s'introduire dans nos murs ; quelquefois même on a eu la crainte de le voir s'y propager et étendre ses ravages comme dans les villes si nombreuses dont il a décimé la population, et cependant jamais il n'a pu s'y implanter d'une manière véritablement alarmante. Une puissance mystérieuse et inconnue a semblé jusqu'à présent nous en préserver. Dieu veuille qu'il en soit toujours ainsi ! Que l'on ne croie pas cependant que, se reposant sur cette immunité, l'Administration ne se soit pas toujours mise en mesure de combattre le fléau par tous les moyens possibles s'il venait à se présenter. Les diverses parties de ce travail ont fait voir jusqu'ici que tout ce que l'hygiène publique recommande comme moyens préventifs contre les maladies épidémiques a été largement pratiqué dans notre ville, et, toutes les fois que l'épidémie a paru s'approcher de nos murs, la sollicitude de l'Administration s'est activement occupée de préparer les moyens de lutter contre elle. Pour ne citer qu'un exemple, nous parlerons de l'année 1853, dans laquelle nos craintes ont été les plus vives, les plus justifiées, mais aussi heureusement et assez promptement évanouies. Le choléra sévissait dans diverses parties de la France; se rapprochant peu à peu de nous, il s'était montré dans quelques localités environnantes. Alors, pour se tenir prête à tout événement, en évitant avec le plus grand soin tout ce qui, fait ostensiblement, eût été de nature à inspirer à la population des craintes exagérées, l'Administration préfectorale, en transmettant au Vice-Président du Conseil d'hygiène publique, tous les arrêtés ministériels relatifs à cet objet, lui demanda de préparer, avec le secret convenable, la meilleure répartition possible du personnel médical dans la ville et le département, en la combinant avec les ressources matérielles des hospices et celles qu'il deviendrait nécessaire d'y ajouter.

Ce travail fut fait immédiatement; l'Agglomération lyonnaise fut divisée en un certain nombre de sections sanitaires, ayant chacune un poste médical desservi par seize médecins au moins, nominativement désignés, devant se succéder jour et nuit, deux par deux toutes les trois heures. Des pharmaciens furent attachés à chaque section, ainsi que des élèves en médecine, des infirmiers, des brancardiers, etc.

Nous mentionnâmes aussi divers locaux pour servir d'hospices temporaires, pour éviter l'encombrement si pernicieux des hôpitaux. Tout enfin fut préparé pour la prompte organisation de ce service, et, le cas échéant, sa prompte exécution. Nous n'avions pas oublié la haute direction qui devait tout conduire et de laquelle devait dépendre l'impulsion à donner, les mesures ultérieures à prendre, les travaux de statistique et autres dont elle restait chargée.

Ces préparatifs devenus heureusement inutiles restent cependant dans nos archives comme documents, sinon comme pouvant être utilisés dans des temps moins heureux.

Rapports du Conseil d'hygiène se rattachant au chapitre des épidémies, endémies, etc.

Nous faisons suivre ce qui vient d'être exposé sur les maladies épidémiques de quelques-uns des nombreux rapports du Conseil d'hygiène qui s'y rattachent, ne pouvant les insérer tous. Nous ajouterons à la suite d'autres travaux qui intéressent la salubrité publique.

CONSEIL D'HYGIÈNE PUBLIQUE ET DE SALUBRITÉ.

De l'état sanitaire de Condrieu.

A Monsieur le Conseiller d'État chargé de l'administration du département du Rhône.

Vous m'avez fait l'honneur de m'adresser, le 3 courant, l'invitation de me transporter à Condrieu pour visiter cette localité, y constater les causes d'insalubrité de nature à entretenir l'épidémie régnante, et vous signaler les moyens de les faire disparaître.

Votre lettre, par erreur de personne, ne m'est parvenue que le 5, et comme les renseignements que j'avais pris m'avaient convaincu que cette mission pouvait présenter des difficultés de plus d'un genre, je me suis adjoint, pour la remplir d'une manière plus complète, MM. Dardel et Fraisse, membres du Conseil d'hygiène publique et de salubrité. Nous nous sommes trouvés réunis lundi à Condrieu, et après avoir consacré plusieurs heures à une visite minutieuse de cette ville, quartier par quartier et rue par rue, et nous être entourés de tous les renseignements possibles, nous croyons être arrivés à une appréciation exacte de l'état sanitaire de cette localité. Cette étude nous conduit à formuler les assertions suivantes :

1° Il n'existe dans la ville de Condrieu aucune cause d'insalubrité qui ait pu faire naître l'espèce d'épidémie cholérique qui s'y est manifestée.

2° Tous les cas de choléra qu'on y a observés se sont présentés d'abord dans le quartier de la Maladière, puis dans celui de Roferit et au Petit-Port, tous situés sur les bords du Rhône et assez éloignés de l'agglomération des maisons qui constituent la ville.

3° Dès que les premiers cas se sont déclarés, les précautions hygiéniques et les mesures sanitaires usitées ont été prescrites avec discernement par MM. Arribaud et Charrin, médecins, merveilleusement secondés par les autorités locales.

4° L'origine de la maladie, suivant la disposition des localités, les observations qui nous ont été communiquées et notre conviction personnelle, ne peut être attribuée qu'aux relations des habitants avec les bateaux mariniers et voyageurs venant du midi.

5° Au moment de notre visite, il n'y avait plus qu'un seul cholérique,

que nous nous sommes empressés d'aller voir ; malade de la veille, il était déjà convalescent. Depuis trois jours, aucun autre cas ne s'était présenté. Nous espérons que l'épidémie touche à sa fin ; nous avons appris néanmoins que de l'autre côté du Rhône, au hameau des Roches (Isère), quatre cas se sont déclarés depuis deux jours.

Mais s'il résulte de ce qui précède que la ville de Condrieu n'a été qu'accidentellement atteinte par le choléra, l'étude que nous avons faite de cette localité nous prescrit de vous signaler, comme pouvant l'entretenir, une cause constante d'insalubrité qui y existe depuis longues années, et qu'il est urgent de faire disparaître.

A l'ouest de la ville est un ruisseau d'eau courante qui va plus loin se perdre dans le Rhône, en fertilisant les plaines qu'il traverse sur son passage. Deux jours par semaine, les eaux de ce ruisseau sont détournées sur la ville par un canal à ciel ouvert, qui se divise après un court trajet en deux branches qui parcourent à droite et à gauche les diverses rues, et vont l'une et l'autre se perdre dans un fossé large et profond, de plus de cent mètres de longueur, reste évident de l'ancien fossé qui protégeait la ville de ce côté.

Ici l'eau cesse d'être courante ; elle est recouverte de plantes aquatiques avec un fond vaseux d'une profondeur qui nous a paru considérable, et formé par les détritus végétaux et animaux résultant des eaux ménagères de la ville, des déjections provenant des habitations riveraines, des pommes de terre malades que l'on y jette.

Ce fossé ainsi encombré n'a qu'un déversoir tout à fait insuffisant, qui porte deux fois par semaine le trop plein de ses eaux dans les prairies environnantes, mais le fond reste toujours le même et l'eau y est toujours stagnante. L'on comprend dès lors que les émanations qui s'en échappent sont un foyer constant d'infection qui, dans tous les temps, est une cause permanente d'insalubrité, et dans les circonstances actuelles, peut entretenir une épidémie.

Ce fossé n'a pas été curé depuis sept ans, et le fût-il toutes les années, cette opération ne pourrait être qu'un remède insuffisant, et doublerait, momentanément du moins, les dangers d'infection.

Nous pensons, Monsieur le Conseiller d'État, que cet état de choses ne peut subsister plus longtemps. Nous n'avons pas à rechercher ici s'il convient de priver la ville d'un écoulement d'eaux qui, deux fois par semaine, peut servir utilement à nettoyer les rues, ou s'il faut combler le fossé et le convertir en un ruisseau d'eau courante. Ceci nous paraît devoir être l'objet d'une étude particulière de M. l'Ingénieur du département, qui trouvera, sans doute, le moyen de concilier les intérêts particuliers et ceux de la ville, avec les exigences de la santé publique.

Pour remplir notre mission, nous concluons en vous demandant de faire disparaître ce cloaque infect, source d'émanations délétères, incessamment préjudiciables à la salubrité de la ville de Condrieu.

Lyon, le 8 août 1854.

Signé ; ROUGIER, *rapporteur,* DARDEL et FRAISSE.

CONSEIL D'HYGIÈNE PUBLIQUE ET DE SALUBRITÉ.

De l'état sanitaire de Givors,

Rapport par MM. DARDEL, FRAISSE et DEVAY, *rapporteur.*

Monsieur le Sénateur ayant reçu un avis du Maire de Givors, au sujet de divers cas de fièvres typhoïdes qui se sont manifestées dans le quartier du canal et que la population attribue aux exhalaisons provenant d'eaux stagnantes, vous a demandé de rechercher les causes des maladies dont il s'agit, et de proposer les mesures à prendre pour les faire cesser s'il y a lieu. M. le Vice-Président ayant délégué immédiatement une Commission composée de MM. Dardel, Fraisse et moi, cette Commission s'est rendue à Givors le 31 août et après une exploration attentive des localités, elle vient vous rendre compte du résultat de son enquête et des mesures d'intérêt public qu'elle croit devoir proposer.

La lettre de M. le Maire portait sur trois chefs : 1° Les maladies nombreuses entraînant des décès dépassant de beaucoup le chiffre normal ; 2° l'hygiène du quartier dit du Canal ; 3° les biefs de décharge du dit canal et enfin un réservoir situé dans le jardin du sieur Brugnon aîné, réservoir auquel la population attribuerait une cause essentielle d'insalubrité.

Quant au premier chef, portant sur les maladies nombreuses, telles que les fièvres typhoïdes, putrides, inflammatoires, signalées dans le rapport du Maire, votre Commission a dû prendre des renseignements précis, soit auprès de médecins de la localité, soit auprès du Commissaire de police. Il résulte de ces témoignages, et particulièrement de ceux du docteur Petit, médecin très-répandu à Givors, que les décès, plus nombreux à la vérité à cette époque de l'année, sont loin d'être dus aux affections susdésignées. Cette mortalité, signalée depuis quelques jours, doit être imputée à des affections diverses, comme les signalent les certificats de décès fournis par les médecins. La population effrayée peut voir là une affection unique, qu'elle a pris l'habitude de redouter, mais l'homme de l'art ne peut reconnaître qu'une coïncidence. En un mot, jusqu'à présent, il n'y a rien dans ces décès qui révèle une épidémie. Mais d'une autre part, il est certain que c'est à cette époque de l'année, à la fin de l'été, au moment du chômage du canal que l'on voit les fièvres graves régner en plus grand nombre, et cela, on n'en saurait douter, tient à des causes générales d'insalubrité qui existent en permanence à Givors et se réveillent avec une plus grande intensité à certains temps de l'année. Cette ville, nous osons le dire, après une enquête approfondie, offre le spécimen de l'insalubrité résultant, moins de la position topographique que de l'incurie et de l'imprévoyance de ses habitants ainsi que de l'insuffisance de sa voirie. Nous allons examiner successivement les causes. Et d'abord examinons le quartier dit *du Canal*.

Ce quartier, conséquence du développement de la ville de Givors, fut entrepris, nous ne dirons pas sans la moindre notion de l'hygiène publique, mais comme si l'Administration d'alors eût voulu protester contre tout code de salubrité. Chacun choisit dans les terrains à bâtir l'emplacement qui lui plut; dans ces habitations nouvelles la distribution de l'air et de la lumière se fit aussi économiquement que possible; dans presque aucune il n'y eut de fosses d'aisance. On a choisi depuis entre deux ou trois maisons un espace inutile où chacun porte chaque matin les résidus de la digestion. Plus tard, les rues ont été exhaussées afin de se prémunir contre les inondations du Rhône, et les cours des maisons se sont trouvées en contre-bas. Or les cours, l'aboutissant naturel des eaux ménagères, sont transformées pour la plupart en cloaques; les eaux ménagères ou pluviales finissent par traverser le sol poreux des alluvions, mais les matières organiques demeurent à la surface et s'y pourrissent en dégageant des odeurs infectes. La pratique du balayage des cours, nous écrit le docteur Petit, est un fait inconnu à Givors; bien des maisons prennent jour sur des ruelles borgnes sur le sol desquelles s'entassent des résidus de toute sorte sans aucune espèce d'écoulement. J'en ai visité une, ajoute le même médecin, où sur quinze à vingt mètres de longueur, les matières excrémentitielles s'élevaient à deux pieds. Les fosses d'aisance, tant rares soient-elles, ne subissent jamais de désinfection. On les vide de temps en temps quand la matière fermente et s'écoule en bouillonnant à droite et à gauche, et la manière de procéder est aussi primitive que possible; on les vide lentement et il arrive que durant toute une semaine une rue demeure infectée par les exhalaisons des gaz sulfhydriques et des sels ammoniacaux.

Si après cela quelque chose pouvait augmenter notre dégoût, ce serait la contemplation des quartiers du vieux Givors appelés *Merderie* si expressivement; c'est un ramassis de maisons basses, sans lumière et sans air, séparées par des ruelles tortueuses où habitent des chiffonniers, des mendiants, des bohémiens et des truands de notre siècle. Il est difficile, nous a déclaré le docteur Petit, de dire ce que ce quartier réunit de guenilles et de misères, d'immondices cachées et publiques, d'insalubrité et de fumier.

L'industrie de la boucherie, à Givors, nous paraît être une cause flagrante d'insalubrité. Cette ville qui compte dix à douze charcutiers, douze à quinze bouchers, ne possède point d'abattoir; ces industriels pratiquent tous chez eux depuis l'assommement jusqu'à la dernière opération qui livre la viande aux consommateurs; l'oubli des soins de la santé est poussé si loin ici, nous écrit M. Petit, que les maréchaux saignent en plein air et à côté de leur boutique, tous les chevaux qui ont ou non besoin de cette opération. Le sang est épanché sur le sol, un cheval se range à côté du précédent et la mare de sang se renouvelle et s'élargit chaque matin.

Pour ce qui concerne le régime alimentaire, il serait à désirer que l'autorité fît exercer une surveillance plus active sur la vente du fruit et du lait. Les médecins du lieu signalent la falsification de cette dernière substance bromatologique comme une cause de maladie chez les enfants et chez les ouvriers.

Après cet exposé succinct de la situation hygiénique de la ville de Givors, vous devez comprendre combien devient minime la troisième question que nous avons à examiner, l'influence du réservoir du sieur Brugnon aîné, sur le développement des maladies régnantes. Les poissons vivant dans le réservoir qui est alimenté par les eaux du Rhône, il n'exerce donc aucune influence nuisible. Il n'en est pas de même des biefs de décharge du canal qui, le long de leur parcours, exhalent une odeur fétide parce qu'ils reçoivent les matières fécales. Mais ce sont là encore les causes générales et que nous avons signalées qui agissent ici. Nous avons donc l'honneur de vous proposer les conclusions suivantes :

1° Répondre à l'autorité que les fièvres typhoïdes qui ont régné pendant le mois d'août de la présente année ne dépassaient point le nombre de celles qu'on voit annuellement régner à pareille époque.

2° Que les exhalaisons du bassin et des biefs n'exercent qu'une minime influence, que le réservoir du sieur Brugnon n'a aucune influence nuisible.

3° Que les clauses permanentes d'insalubrité, tirées, soit de la disposition du sol, des habitations, du défaut absolu de surveillance de la part de la voirie, de la malpropreté individuelle et collective des habitants, réclament des mesures promptes et énergiques pour leur disparition ; que tant qu'elles subsisteront, la ville de Givors pourra être justement considérée comme un foyer propice à divers genres d'épidémies (1).

4° Que parmi les mesures à prendre immédiatement nous rangeons au premier rang : 1° L'établissement de fosses d'aisance dans chaque habitation et de plusieurs latrines dans les grands ateliers et les verreries qui en sont dépourvues ; en un mot, soumettre à la voirie les systèmes de vidange ;

2° L'exhaussement des cours et des ruelles ;

3° La création d'égouts et de pentes dans les rues ;

4° La création d'un abattoir commun à toute espèce de boucherie ;

5° Une surveillance plus active sur les denrées alimentaires ;

6° Couvrir les biefs de décharge qui traversent les ruelles, afin de neutraliser les mauvaises odeurs ;

7° Appeler fortement l'attention de M. le Sénateur sur la situation hygiénique de Givors, où tout est à créer par rapport à la salubrité.

Lyon, le 15 septembre 1855.

Signé : DEVAY, *rapporteur*, FRAISSE et DARDEL.

Le Conseil adopte unanimement les conclusions de ce rapport et le recommande d'une manière toute spéciale à l'attention et à la sollicitude de M. le Sénateur, administrateur du département.

Séance du 4 octobre 1855.

Le Secrétaire,   Le Vice-Président,
Signé : GLÉNARD.   Signé : ROUGIER.

(1) Depuis notre visite, nous apprenons que quelques cas de choléra se sont manifestés ; il y eut, l'année dernière, 4 ou 5 cas de choléra dans les maisons les plus voisines du canal

CONSEIL D'HYGIÈNE PUBLIQUE ET DE SALUBRITÉ.

Rapport d'urgence
sur diverses causes d'insalubrité inhérentes
à un quartier.

A Monsieur le Conseiller d'Etat chargé de l'administration du département
du Rhône.

Monsieur le Conseiller d'Etat,

Vous m'avez fait l'honneur de m'adresser, le 23 courant, une plainte, provenant des habitants de la montée du Gourgillon et relative à diverses causes d'insalubrité inhérentes à ce quartier.

A cette plainte est annexé un rapport de M. le Commissaire de police de la Métropole. Je me suis rendu sur les lieux, accompagné de ce fonctionnaire, pour examiner en détail tout ce qui avait pu motiver les réclamations qui vous ont été adressées, et j'ai trouvé qu'en ce qui concerne les étables à moutons, les cloaques, les amas d'immondices, des ordres avaient déjà été donnés pour modifier cet état de chose.

Mais je crois devoir appeler votre attention 1º sur un atelier de mégisserie existant dans la montée de Bondy et qui, bien que peu considérable, répand par moment une odeur infecte. L'industriel qui l'exploite n'étant muni d'aucune autorisation, j'ai cru devoir le prévenir de se mettre en règle à ce sujet, mais je ne pense pas que, provisoirement, il y ait lieu de fermer cet atelier. Dans le moment de ma visite il était en pleine activité, et l'odeur qui s'en échappait ne pouvait se répandre au loin ; le local d'ailleurs est bien aéré.

2º Mais ce qui excite des plaintes légitimes, c'est une masure dépendant du couvent des sœurs Sainte-Elisabeth, habitée par plusieurs ménages, et dont les latrines ont pour aboutissant, une espèce de souterrain à murs très épais et dont le sol est au niveau de la montée du Gourguillon.

Ce réceptacle n'a pour ouverture qu'une porte donnant sur cette montée et qui ne s'ouvre que lorsqu'on veut le curer. Il en résulte une odeur infecte qui dans tous les temps se répand dans le voisinage. J'ai donc dû prescrire à Madame la Supérieure du couvent de faire établir immédiatement une gaine d'appel partant de la voûte de ce sac et devant s'élever au dessus de la maison qu'il dessert et de plus de fermer par un double briquetage la porte ouvrant sur la montée du Gourguillon. Ce briquetage sera démoli chaque année pour le curage de la fosse et rétabli immédiatement.

Ces prescriptions ont été accueillies avec empressement et dès demain les ouvriers se mettront à l'œuvre.

Veuillez agréer, Monsieur le Conseiller d'Etat,
l'expression de mon profond respect.

Signé : ROUGIER.
Vice-Président du Conseil d'hygiène publique et
de salubrité.

CHAPITRE XIX.

HYDROPHOBIE.

Chaque année quelques cas isolés d'hydrophobie se sont montrés dans le département ; nous ne pensons pas qu'il soit utile de les relater tous ici, nous nous bornons à insérer le rapport auquel ils ont donné lieu, et qui remonte à l'année 1852, les autres ne présentant aucun intérêt particulier.

CONSEIL D'HYGIÈNE PUBLIQUE ET DE SALUBRITÉ.

Rapport sur deux cas d'hydrophobie observés à Lyon en 1852.

Les deux faits qui suivent et qui sont les seuls qui soient parvenus à notre connaissance, peuvent entrer comme documents dans la série des questions sur ce point, adressées par M. le Préfet, dans sa lettre en date du 5 juin dernier. Nous allons les exposer d'une manière sommaire. Le premier, qui a été observé à l'Hôtel-Dieu, offre les caractères de la rage communiquée ; le second observé, en ville, chez un étudiant en médecine, est ce que nous pouvons appeler *hydrophobie déterminée par la peur*. Mais quoique cette dernière observation, par sa cause, ne rentre point directement dans la catégorie des faits dont nous avions à rendre compte, nous n'avons pas cependant hésité à l'y annexer. Les précédents du malade, la nature des symptômes observés, et surtout les conséquences qu'on peut en tirer par rapport à l'hygiène publique, nous ont paru rendre ce fait digne d'être exposé aux yeux de l'autorité.

Premier fait. — Rage communiquée. — Mort.

Une jeune fille âgée de 23 ans, domestique chez M. A., à Neuville (Rhône), est dirigée sur l'Hôtel-Dieu, par M. le docteur Roux, de Neuville, qui a constaté chez elle les premiers signes de l'hydrophobie. Elle entre le 9 mars, et est couchée au n° 14 de la salle de Saint-Roch. On constate, dès son entrée, l'état suivant: Grande excitation oculaire; propos désordonnés; l'impression des rayons lumineux commençant à fatiguer la malade; le pouls est fréquent; la peau chaude. Le lendemain, 10, on essaie de lui faire prendre un bain, mais on y parvient avec beaucoup de difficultés; une fois introduite, elle y reste volontiers. Elle refuse, avec obstination, de prendre des boissons, et rejette le liquide que l'interne du service introduit forcément dans sa bouche. Dans la soirée, elle est saisie de violentes convulsions; elle se lève sur son séant et présente des symptômes nerveux effrayants. Deux ou trois minutes après elle devient calme.

Les deux derniers jours, les convulsions sont plus fréquentes; la sputation s'établit, une bave sanguinolente découle sur les joues de la malade. Sa face devient cyanosée; elle entre en fureur dès qu'on lui présente à boire; elle crache sur les personnes et cherche à les mordre dès qu'on l'approche; elle succombe, le 12, au milieu d'une convulsion.

La veille de sa mort, la malade avait avoué à M. Berne, interne du service, qui nous a transmis les détails de cette observation, qu'elle avait été mordue par un *tout petit chien* qu'elle caressait à ce moment; le chien est devenu enragé; les symptômes ont été reconnus par un vétérinaire de l'endroit. La morsure siégeait au mollet gauche; à l'époque de la mort aucune trace n'en a pu être constatée. Le traitement mis en usage n'a consisté que dans l'administration des substances anti-spasmodiques et l'emploi des grands bains. Les accidents seraient survenus quarante-cinq jours après la morsure.

Deuxième fait. — Symptômes hydrophobiques occasionnés par la frayeur. —
Guérison.

Nous avons dit plus haut que cette observation pouvait se rattacher par les précédents du malade à la rage communiquée. Les accidents rabiformes se sont manifestés à la suite de circonstances particulières, et n'ont point éclaté, comme cela s'est vu quelquefois, chez un sujet qui n'avait eu aucune relation avec des animaux atteints de la maladie. Ici, c'est un jeune homme qui, après avoir été en contact avec un de ses semblables mort hydrophobe, se voit atteint d'une affection identique, 37 jours après la mort de celui-ci. M. Lernier, âgé de 23 ans, d'un tempérament lymphatico-nerveux très-impressionnable, avait donné des soins très-assidus à l'infortuné docteur Vanel, mort à Livrord, dans le courant de l'année. Il n'est aucun de nous qui n'ait lu avec saisissement la relation des souffrances éprouvées par ce jeune médecin. Pendant les trois jours de l'agonie, M. Lernier ne le quitta pas d'un instant ; il lui prodigua non-seulement les secours de l'art, mais encore ceux de l'amitié. Plusieurs fois il l'embrassa même, et cette dernière circonstance ne contribua pas peu, plus tard, à jeter la consternation dans son esprit. Il pensa que la bave sanguinolante, rendue par M. Vanel, avait été inoculée au moyen d'une excoriation qu'il avait alors aux gencives. Peu de jours après la mort du docteur Vanel, qui avait lieu le 11 avril, M. Lernier arriva à Lyon, et se livra à ses études médicales. Jusqu'au 18 mai, il n'éprouva pas de dérangement notable dans l'état de sa santé, il avait cependant quelques insomnies, pendant lesquelles les scènes émouvantes auxquelles il avait assisté se représentaient. Le 18, étant à table, il éprouve des hallucinations ; il croit voir un rat et des objets étranges ; il est pris de disphagie. Bientôt il fait part de ses craintes à ceux qui l'entourent ; il est, dit-il, arrivé au trente-septième jour écoulé depuis la mort du docteur Vanel, et il n'en a plus que trois à souffrir. A sept heures du soir, nous sommes appelé auprès de lui, et nous le trouvons dans l'état suivant : il est roulé dans son lit et dans une agitation considérable ; les yeux sont hagards ; il ne peut supporter la vue de la surface polie d'un meuble qui se trouve en face. Lorsqu'on ouvre la porte de sa chambre, l'impression de l'air augmente son agitation. Il porte sans cesse la main à la partie antérieure du col, où il dit ressentir de violentes douleurs, ainsi qu'à la région précordiale. Les souffrances, dit-il, sont au comble. Nous mettons en usage le musc et la valériane en boissons et en lavements, ainsi que les sinapismes. La nuit du 19 est très-agitée ; un de ses anciens condisciples qui le veille, M. le docteur Gallois, nous apprend qu'il a eu de fortes crises, qu'il s'est roulé à terre et qu'on a eu beaucoup de peine à le contenir. Une saignée du bras de 500 grammes est pratiquée, elle amène un peu de sédation ; dans la journée du 20, on observe les mêmes symptômes que ceux de la veille, mais les crises sont plus espacées ; le malade crache continuellement et éprouve toujours une grande répugnance pour avaler les liquides. Bains prolongés. La nuit du 20 au 21 est plus calme. Les grands bains, ainsi que les lavements musqués sont continués.

Le 21, on parvient à faire prendre à M. Lernier quelques boissons ; mai immédiatement après il accuse une violente douleur à la gorge. A partir de ce jour, on n'observe plus de convulsions, mais seulement des spasmes. Le 28, M. Lernier entrait en convalescence.

On voit dans cette observation un complet ensemble des symptômes propres à l'hydrophobie. Si ce malade eût été mordu par un animal et que la terminaison de l'affection eût été la même, nul doute qu'on ne fût en droit d'enregistrer un cas rare de guérison de la rage confirmée. Mais ici, y a-t-il eu véritablement rage communiquée d'homme à homme ? Il est permis d'en douter. Il est plus probable que M. Lernier a été en proie à une affection nerveuse de forme hydrophobique imitative, déterminée par l'épouvantable accident dont il avait été le témoin. Quoi qu'il en soit, ce fait se liant sous le rapport étiologique à celui qui précède, doit entrer en balance pour réitérer de nouveau, vis-à-vis de l'autorité, la demande des mesures préventives contre une maladie si redoutable. Ces faits peuvent être présentés par le Conseil comme pièces à l'appui des considérations qu'il a déjà formulées.

Lyon, le 23 décembre 1852.

Le Rapporteur,
Signé : DEVAY.

CHAPITRE XX.

TRAVAIL STATISTIQUE
Relativement au goître endémique dans le département du Rhône.

Une circulaire de M. le Ministre de l'Agriculture et du Commerce, en date du 17 septembre 1851, demandant à chaque Préfet de lui transmettre un état statistique relativement au nombre de goîtreux existant dans son département, afin de coopérer à un travail d'ensemble sur cette importante question, le Conseil d'hygiène de l'arrondissement de Lyon, qui fut chargé de le rédiger pour le département du Rhône, confia ce travail à l'un de ses membres, M. le docteur Devay, qui lui en rendit compte dans le rapport qui suit :

CONSEIL D'HYGIÈNE PUBLIQUE ET DE SALUBRITÉ.

Messieurs,

Depuis plusieurs mois que cette question nous a été soumise, nous attendions de nouveaux documents afin de pouvoir présenter un travail d'ensemble ; mais nos espérances, ainsi que celles de l'Administration, ont été déçues. Les documents fournis par les médecins sont parvenus successivement et avec lenteur, et de nombreuses lacunes se présentent pour l'arrondissement de Lyon surtout. Pour cette partie du département, l'Administration vous a fourni seulement huit réponses de médecins interrogés sur la question du goître ; parmi ceux-ci, cinq ont répondu négativement, c'est-à-dire n'ont point constaté le goître endémique dans leurs communes ou leurs cantons. C'est en ce sens que M. le docteur Charrin a répondu pour le canton de Condrieu, M. le docteur Munaret, pour celui de Brignais. M. Sautemouche n'a point non plus constaté son existence dans les communes de Saint-Symphorien-sous-Coise ; M. Finaz, de Marcy et de Vaugneray, après avoir posé en thèse générale que le goître n'est pas endémique dans le canton, remarque que les communes situées au pied d'une petite chaine de montagnes qui s'étendent du nord au midi, celles de Pollionay, de Vaugneray, de Messimy, d'Izeron, de Thurin, par exemple, semblent présenter plus de goitreux que les communes situées dans la plaine. M. Finaz n'a d'ailleurs fourni aucun tableau. M. Roux, de Fontaine, écrit qu'il a pu se convaincre d'une manière certaine qu'il n'existe aucune commune dans le canton de Neuville, sur le territoire de laquelle on observe le goître endémique.

Pour le canton de l'Arbresle, les renseignements fournis par M. le docteur Sainclair, commencent à être affirmatifs concernant l'endémité du goître. Sur les dix-sept villages dont se compose le canton de l'Arbresle, quatre contiennent des habitants affectés de goître endémique ; ces quatre villages sont les suivants : Sourcieux, Saint-Pierre-la-Palud, Bibost, Bessenay. Dans les communes de Sourcieux et de Bibost, on peut évaluer à un trentième la proportion des goitreux ; dans les deux autres, elle serait d'un quarantième. Les villages sont situés à une certaine hauteur dans les vallées transversales du bassin de la Brevenne, qui court du sud au nord ; du reste, nul tableau.

D'après le docteur Billiotet, de Saint-Laurent-de-Chamousset, qui y pratique la médecine depuis quarante-trois ans, le canton offrirait un assez riche contingent de goitreux ; le vingtième de la population serait atteint. On observerait un plus grand nombre de cas dans les communes de Chambost et de Haute-Rivoire. Sur 1,636 jeunes gens qui ont passé sous les yeux du Conseil de révision, 96 ont été exemptés du service militaire pour être atteints du goître. Sur les 96 cas, 18 se répartiraient sur la commune de Chambost, et 15 sur celle de Haute-Rivoire. M. Billiotet n'alloue pour la production du goître, dans son canton, que des causes hygiéniques de nature débilitante, telles qu'un mauvais régime, etc.

Pour le canton de Mornant, M. le docteur Monnin a fourni quelques renseignements et un tableau qui signale 50 cas de goitre pour le canton, et répartis 30 pour la commune de Rontalon et 20 pour celle de Chaussan. Les habitants séjournent dans des vallées étroites, peu aérées, brûlantes en été, froides et humides l'hiver, le printemps et l'automne. La maladie est plus commune chez les femmes et les jeunes filles.

Tels sont les éléments incomplets qui nous ont été transmis pour l'arrondissement de Lyon. Le canton de Lyon même, celui de Givors, de Limonest, etc., n'y figurent point. Sous ce rapport, de nouvelles recherches doivent être entreprises pour l'avenir.

Pour ce qui concerne l'arrondissement de Villefranche, les documents sont un peu plus complets, grâce au tableau dressé par M. le Sous-Préfet, qui désigne toutes les communes de l'arrondissement. Le total des goitreux s'élève à 1,529. Les communes qui en présentent le plus grand nombre sont celles de Grandris, dont le chiffre s'élève à 225 ; puis celle d'Amplepuis, 190, celle de Thizy, 108 ; après elles viennent celles de Cours, 80 ; de Saint-Forgeux, 47 ; de Cublise, 45. La commune de Vaux, à côté de Villefranche, présente un chiffre de 130 goitreux (voir le tableau annexé), mais en comparant certains chiffres marqués sur le tableau avec ceux fournis par les médecins, en petit nombre, qui ont adressé des documents, nous constatons des différences notables et qui, seules pourraient infirmer les résultats d'une statistique générale des goitreux du département, si on était tenu de la faire avec de pareils éléments. Ceci est particulièrement choquant pour les communes du canton du Bois-d'Oingt, le médecin signale 345 goitreux, et le tableau de la sous-préfecture 24 seulement ; il est, à cet égard, besoin d'un contrôle. Mais, lorsque nous voyons le soin que le médecin du canton a pris de mettre en regard de la population énumérée le nombre des goitreux qui y vivent, nous penchons pour admettre que c'est celui-ci qui se rapproche le plus de la vérité. Pour le canton de Belleville, ce tableau signale 12 cas seulement, et le médecin en signale 52. Pour le canton de Beaujeu une énorme disproportion se remarque dans les chiffres exposés par l'Administration et les médecins. Si, maintenant, en dehors de la statistique des goitreux, nous voulons tirer profit des documents pour élucider la question étiologique du goitre, nous ne rencontrons que des notions très-vagues et peu en rapport avec les progrès que la science a faits dans les derniers temps sous ce rapport. Tous les praticiens sont unanimes à signaler le défaut de ventilation des vallées étroites comme cause du goitre. Mais ce n'est qu'un point borné de l'étiologie ; ce sont des causes secondaires. La science actuelle est arrivée à reconnaître que ces endémies essentiellement de causes locales, tout à fait spéciales dans leur nature, tiennent à des causes extérieures en quelque sorte spécifiques. Il eut donc été nécessaire d'étudier au point de vue du département la géologie de cantons et communes atteintes du goitre, l'air qu'y respirent les habitants et les eaux qu'ils y boivent.

Nous prions, en conséquence, le Conseil de répondre à M. le Préfet :

1º Que les documents fournis quant à présent sont trop incomplets et trop incohérents pour fournir les bases d'une statistique exacte des goîtreux pour le département du Rhône.

2º Que pour y procéder efficacement il est nécessaire de reprendre de nouveau ce travail et de nommer une Commission d'enquête.

3º Que cependant quelques détails fournis par certains praticiens pourront être utilisés dans le travail actuel.

Le Conseil approuve les conclusions de ce rapport.

Séance du 16 février 1854.

Le Secrétaire,
Signé : GLÉNARD.

Le Vice-Président,
Signé : ROUGIER.

TABLEAU PAR COMMUNES, DES GOITRES ENDÉMIQUES EXISTANT DANS L'ARRONDISSEMENT DE LYON, A L'ÉPOQUE DU 1er JANVIER 1854.

CANTON DE	NOMS DES COMMUNES OU LE GOÎTRE ENDÉMIQUE EST OBSERVÉ.	NOMBRE connu ou supposé des goîtres existant dans chaque commune.	OBSERVATIONS.
L'Arbresle.	Bessenay.	56	
	Bibost.	21	
	St-Pierre-la-Palud.	16	
	Sourcieux.	24	
Condrieu.	Néant.	»	Cette maladie n'existe pas dans ce canton. Il y a bien quelques cas de goîtres très-développés, mais ils sont sans rapport avec le crétinisme. Il est assez commun, cependant, de rencontrer un léger développement de la glande thyroïde surtout chez les jeunes filles de 15 à 20 ans.
		»	
		»	
		»	
		»	
		»	
		»	
Givors.	Néant.	»	Dans aucune commune de ce canton il n'existe de goître endémique.
		»	
Limonest.	Néant.	»	Il n'existe de goître endémique dans aucune commune de ce canton.
		»	
Lyon.	Néant.	»	Le goître endémique n'existe dans aucune commune de ce canton.
		»	
Mornant.	Chaussan.	20	Le goître endémique ne paraît exister que dans deux communes. Elles sont placées toutes deux sur les contreforts de la
	Rontalon	30	
	A reporter......	167	

CANTON DE	NOMS DES COMMUNES OU LE GOÎTRE ENDÉMIQUE EST OBSERVÉ.	NOMBRE connu ou supposé des goîtres existant dans chaque commune.	OBSERVATIONS.
	Report......	167	
Mornant.		» » » » » » » » » » « » » » » » »	montagne centrale de St-André, ramification de la chaîne des montagnes foréziennes. Quelques uns de leurs hameaux sont bâtis dans des gorges profondément encaissées. Les vallées, généralement abritées des vents, couvertes d'arbres nombreux qui en empêchent la ventilation, sont brûlantes en été; au contraire, l'hiver, le printemps, l'automne elles sont froides, humides et fréquemment baignées par les brouillards. Là se rencontrent quelques goîtres tantôt bornés à quelques individus dans chaque famille, tantôt atteignant plus ou moins l'universalité des membres de la même famille. Ces goîtres plus communs chez les jeunes filles et les femmes, atteignent rarement une grosseur considérable.
Neuville-sur-Saône.	Néant.	» » » » » »	Il n'existe aucune commune dans ce canton de Neuville sur le territoire de laquelle on observe le goître endémique ; s'il existe dans quelques familles des personnes d'un col un peu volumineux, cela est héréditaire et n'est pas dû à l'influence des localités.
St-Genis-Laval.	Néant.	» »	Le goître endémique n'existe sur aucune commune du canton de St-Genis-Laval.
	A reporter......	167	

CANTON DE	NOMS DES COMMUNES OU LE GOÎTRE ENDÉMIQUE EST OBSERVÉ.	NOMBRE connu ou supposé des goîtres existant dans chaque commune.	OBSERVATIONS.
	Report......	167	
Saint-Laurent-de-Chamousset.	Brullioles.	9	La commune de Chambost est celle qui présente les goîtres les plus nombreux et les plus volumineux; la cause en est probablement due à la fabrication des toiles et du linge de table. La commune de Ste-Foy-l'Argentière offre très-peu de goîtres ; il faut l'attribuer à sa belle exposition au milieu d'une petite plaine et au grand nombre d'ouvriers qui l'habitent, qui, pour supporter le pénible travail des mines de houille sont obligés de se bien nourrir, de boire du vin, etc. En résumé on peut dire que 1/20 de la population de ce canton est atteint de goîtres plus ou moins volumineux. C'est dans les communes où on cultive la vigne et où l'on mange plus de viande qu'il en existe le moins.
	Bressieu.	7	
	Chambost.	18	
	St-Clément-les-pl.	4	
	Ste-Foy-l'Argentière	1	
	Les Halles.	1	
	St-Genis-l'Argentière	8	
	Haute-Rivoire.	15	
	Longessaigne.	8	
	Montromant.	4	
	Montrotier.	9	
	St-Laurent-de-Cham.	8	
	Souzy.	1	
	Villechenève.	3	
St-Symphorien sur Coise.	*Néant.*	»	Le goître endémique n'existe dans aucune commune de ce canton.
		»	
Vaugneray.	*Néant.*	»	Le goître n'est pas endémique dans ce canton ; on en observe quelques cas isolés. Cependant les communes situées au pied d'une petite chaîne de montagnes qui s'étend du nord au midi de ce canton, celles de Pollionnay, Vaugneray, Izeron, Messimy, Thurins, semblent présenter plus de goî-
		»	
		»	
		»	
		»	
		»	
	A reporter......	263	

CANTON DE	NOMS DES COMMUNES OU LE GOÎTRE ENDÉMIQUE EST OBSERVÉ.	NOMBRE connu ou supposé des goîtres existant dans chaque commune.	OBSERVATIONS.
	Report......	263	
Vaugneray.		»	treux que les communes situées dans la
		»	plaine. Ce fait semblerait confirmer l'opi-
		»	nion d'après laquelle le goître serait surtout
		»	produit par l'usage des eaux qui proviennent
		»	de la fonte des neiges.
	Total.......	263	

TABLEAU PAR COMMUNES, DES GOÎTRES ENDÉMIQUES

EXISTANT DANS L'ARRONDISSEMENT DE VILLEFRANCHE,

A L'ÉPOQUE DU 1er JANVIER 1854.

CANTON DE	NOMS DES COMMUNES OU LE GOÎTRE ENDÉMIQUE EST OBSERVÉ.	NOMBRE connu ou supposé des goîtres existant dans chaque commune.	OBSERVATIONS.
Anse.	Néant.	»	Dans le canton d'Anse, un des plus salubres du département, on ne voit le goitre se montrer endémiquement dans aucune commune.
		»	
		»	
		»	
Beaujeu.	Beaujeu.	30	Trois crétins idiots. Les goitreux se trouvent principalement dans la vallée de Cherves et dans la combe de Romaran.
	Chirouble.	58	
	Julié.	35	
	Juliénas.	25	
	Vauxrenard.	30	
Belleville.	Belleville.	8	La plupart de ces goîtres sont accidentels et sont remarqués sur des femmes ayant eu plusieurs enfants; de sorte que le véritable goître endémique n'existe que sur un très-petit nombre de personnes, parmi lesquelles plusieurs ne sont pas nées dans le canton.
	Cercié.	3	
	Charentay.	3	
	Corcelle.	2	
	Lancié.	4	
	Odenas.	5	
	St-Ét.-la-Varenne.	10	
	St-Geor. de Rencins	6	
	St-Jean d'Ardières.	4	
	St-Lager.	5	
	Taponas.	2	
Bois-d'Oingt.	Breuil (Le).	10	Le canton se compose de 18 communes, cinq reposent sur un sol granitique; ce
	Chamelet.	60	
	Report.....	298	

CANTON DE	NOMS DES COMMUNES OU LE GOÎTRE ENDÉMIQUE EST OBSERVÉ	NOMBRE connu ou supposé des goitres existant dans chaque commune.	OBSERVATIONS.
	Report......	298	
Bois-d'Oingt.	Létra.	50	sont celles-là où le goître se montre d'une
	St-Just-d'Avray.	90	manière endémique. Onze reposent sur un
	St-Laurent-d'Oingt.	15	sol calcaire ; là le goître est très-rare. Deux
	St-Vérand.	55	reposent sur un sol partie calcaire partie
	Ternand.	55	granitique, là il existe des goîtres. — Le
		»	développement du goître paraît dû en
		»	grande partie à la nature des eaux qui sont
		»	trop pures dans les terrains granitiques.
Lamure.	Chambost-Allières.	25	Dans les communes de ce canton le goître
	Chenelette.	5	est dû à l'industrie cotonnière qui oblige
	Claveisolles.	25	les tisserands à vivre dans des caves le plus
	Grandris.	225	souvent humides et malsaines.
	Lamure.	18	
	Meaux.	30	
	Poule.	4	
	St-Bonnet-le-Troncy	3	
	St-Nizier-d'Azergue	3	
	Thel.	4	
	St-Vinc^t-de-Reins.	8	
Monsol.	Aigueperse	4	
	Azolette.	2	
	Cenves.	5	
	Monsol.	3	
	Auroux.	4	
	Propières.	4	
	St-Bon^t-d.-Bruyères	5	
	St-Christophe.	7	
	A reporter......	957	

CANTON DE	NOMS DES COMMUNES OU LE GOÎTRE ENDÉMIQUE EST OBSERVÉ.	NOMBRE connu ou supposé des goîtres existant dans chaque commune.	OBSERVATIONS.
	Report.......	957	
Monsol.	St-Igny-de-Vers.	8	
	St-Jacques-d.-Arrêts	1	
	St-Mamert.	1	
	Trades.	2	
Tarare.	Affoux.	13	
	Ancy.	11	
	Dième.	5	
	Joux.	17	
	Pontcharra.	16	
	Ronno.	21	
	St-Appolinaire.	9	
	St-Clément.	16	
	St-Forgeux.	47	
	St-Loup.	5	
	St-Marcel.	9	
	St-Romain.	27	
	Sauvages (les).	11	
	Tarare.	100	
	Valsonne.	17	
Thizy.	Amplepuis.	190	
	Chapelle de Mardore	9	
	Cours.	80	
	Cublize.	45	
	Mardore.	27	
	Marnant.	30	
	St-Jean-la-Bussière.	28	
	Thizy.	25	
	A reporter....	1,735	

CANTON DE	NOMS DES COMMUNES OU LE GOÎTRE ENDÉMIQUE EST OBSERVÉ.	NOMBRE connu ou supposé des goîtres existant dans chaque commune.	OBSERVATIONS.
	Report......	1,735	
Villefranche.	Arbuissonnas.	7	
	Rivolet.	21	
	Salles.	8	
	Vaux.	130	
	TOTAL.....	1,901	

Rapport sur le ruisseau de la Rize.

(Extrait du procès-verbal (1) de la séance du 23 juillet 1852).

M. Devay, au nom d'une Commission, lit un rapport sur une question fort importante d'hygiène publique, qui a été soumise au Conseil par M. le Préfet. Les propriétaires riverains du ruisseau de la Rize, ont adressé à l'Administration une pétition qui a pour but d'obtenir l'autorisation de rendre plus abondantes les eaux de ce ruisseau et d'arriver à l'assainissement des marais de Vaux-en-Velin, en régularisant la pente des eaux dans un canal qui viendrait déboucher dans le Ruisseau de Feurs, dit la Rize, au curage duquel il y aurait lieu de procéder. Les propositions contenues dans cette pétition s'élèvent, dit M. le Rapporteur, aux plus hautes proportions d'hygiène et d'intérêt public, et méritent une sérieuse attention. M. Devay divise son travail en deux sections: 1º Etat de la Rize à Villeurbanne et au-dessus : 2º dans son parcours à travers la Guillotière jusqu'à son embouchure dans le fossé d'enceinte du fort Colombier. Il décrit donc d'abord ce

(1) Nous regrettons de ne pouvoir insérer le rapport en entier, ce n'est que plus tard que nous avons obtenu qu'à l'avenir, copie de nos rapports nous serait rendue.

ruisseau infect et embourbé, cette région stérile et désolée, véritable petite Sologne, les marais de Vaux et de Décine où l'on arrive en le remontant, et que la Commission a parcourus pendant près de trois heures, après une peinture, ausi triste que vraie, de ces lieux presque incultes et déserts, il montre ces sources nombreuses et abondantes d'eau vive qui suintent des balmes, qui donnent lieu à des chutes d'eau assez puissantes, et sont assez considérables pour servir amplement au point de départ de la canalisation de la Rize et fournir à ce ruisseau un volume d'eau suffisant pour y entretenir un écoulement constant ; il reconnaît donc la possibilité d'exécution du projet d'assainissement de la Rize et croit devoir l'appuyer fortement. Ce premier point établi, M. Devay aborde la question d'opportunité au point de vue de l'hygiène de l'agglomération lyonnaise. Une grande cité, dit-il, a toujours un immense intérêt à neutraliser ou à refouler loin d'elle l'élément paludéen ; à un marais desséché correspond l'augmentation du chiffre de la vie moyenne. Lorsque pendant une succession suffisante d'années on a étudié le caractère des maladies qui sévissent parmi la population lyonnaise, on est étonné des rôles importants qu'y joue l'élément intermittent et rémittent, cela atteste une influence lointaine, amoindrie si l'on veut des miasmes paludéens dus, en partie, aux marais de Vaux et de Décine, qui ne sont distants que de 3 kilomètres de Lyon. Nul doute donc que le dessèchement des ces marais ne soit d'une grande utilité pour l'hygiène lyonnaise.

Après avoir aussi démontré la possibilité et l'utilité de l'assainissement des marais de Vaux et de Décine, de la canalisation de la Rize, depuis ces marais jusqu'à Villeurbanne, le savant rapporteur fait connaître l'état de ce ruisseau dans son parcours à travers la Guillotière. C'est, dit-il, un cloaque infect, un foyer d'infection en présence duquel toute discussion est superflue; un danger réel menace les habitants rapprochés ; des fièvres de nature grave à marche rapidement mortelle peuvent se manifester; enfin, M. Devay termine en proposant au Conseil l'adoption des conclusions suivantes :

1º L'assainissement des marais de Vaux et de Décine intéresse à un haut degré l'agglomération lyonnaise ; il doit contribuer à augmenter sa salubrité.

2º La canalisation et le curage de la Rize est une mesure urgente à prendre, soit par rapport à Villeurbanne, soit surtout par rapport à la Guillotière où l'état des choses et des lieux détermine un foyer d'infection dont la sphère d'action ne peut se calculer.

3º Mais comme la destruction de ce foyer se lie à un ensemble de travaux longs et difficiles, qu'il importe de prendre des mesures promptes afin d'atténuer le mal, le Conseil prie M. le Préfet d'ordonner des travaux préliminaires ayant pour but d'amener le plus d'eau possible dans le canal qui traverse la Guillotière, de faire détruire les barrages qui existent en aval et en amont ; de faire restituer au canal la largeur qu'il avait avant l'établissement de certaines constructions.

4° Il importera, dans le système de canalisation qui sera adopté et que l'extrême abondance des eaux que nous avons reconnu exister rend possible, que ce cours d'eau recueille, tout le long de son parcours, les eaux servant aux usages particuliers de diverses industries et usines. Cette disposition contribuera beaucoup à l'assainissement de la Guillotière, où dans l'état actuel les eaux forment des mares ou s'infiltrent dans le sous-sol.

Le Conseil approuve les conclusions de ce rapport.

Le Secrétaire,
A GLÉNARD.

CONSEIL DE SALUBRITÉ DU DÉPARTEMENT DU RHONE.

Du mal des bassines, affection particulière aux femmes qui filent les cocons,

Par M. le docteur POTTON. (Rapport de M. Devay).

Messieurs,

M. le docteur Potton, ancien membre de ce Conseil, vous a adressé un mémoire sous le titre de *Recherches ou observations sur le mal des vers ou mal de bassine, qui attaque exclusivement les fileuses de cocons de vers à soie.* Vous m'avez chargé de rendre compte de ce travail, qui présente un grand caractère de nouveauté. Il s'agit en effet d'une maladie nouvellement observée et pour la première fois décrite ; les recherches auxquelles l'auteur s'est livré lui ont en effet démontré qu'aucune description de cette maladie spéciale n'avait été faite. Cette affection qui est plus commune dans les grandes filatures entretenues pour les cocons anciens que dans celles où l'on n'utilise que les cocons de l'année, atteint toujours l'ouvrière qui travaille régulièrement toute la journée. Celle-ci voit constamment, au bout d'une semaine environ, de deux au plus, se produire sur les mains, et de préférence sur la main droite, la maladie non pas très-grave, mais souvent très-douloureuse, qui a reçu le nom de *mal de bassine*. Une démangeaison n'ayant d'abord rien de pénible se fait sentir, une teinte érythémateuse l'accompagne, bientôt la rougeur devient plus forte ; il y a douleur cuisante, la peau se couvre de marbrures, de plaques brunâtres, l'épiderme se soulève, on voit surgir d'abord une éruption minime, puis de petites vésicules qui s'accroissent, se remplissent d'un liquide clair et transparent, qui se trouble ensuite; s'épaissit et devient visqueux. Les vésicules siégent dans l'intervalle des doigts, entre la première et la deuxième phalange, quelquefois même sur le dos et dans les plis de la main. Le mal, sans s'en tenir, comme l'a observé le docteur Potton, à cette première période, passe à une seconde. Dans ce cas, les vésicules subissent une véritable transformation, ou bien, dans l'intervalle entre les boutons vésiculo-pustuleux, dès l'origine, de véritables pustules se montrent. Elles offrent d'habitude la dimension des boutons de vaccine. Si aucune cause ne vient troubler l'éruption dans sa marche naturelle, elle arrive à son apogée du cinquième au sixième jour de sa naissance. Lorsque l'évolution est arrivée à terme, avant même que le pus soit évacué ou desséché, toutes les souffrances cessent, les fileuses, dès ce moment, s'exposent aux causes premières déterminantes, bien que le derme soit à nu, les surfaces ulcérées, les douleurs ont complètement cessé. Du huitième au dixième jour, l'érosion de la peau donne issue au pus sous-jacent. Telle est la marche la plus fréquente, tels sont les symptômes principaux du mal de bassine, qui, comme on le voit, est caractérisé par trois états différents. — D'après M. Potton, et cette assertion nous paraît avoir le cachet de vérité, cette maladie particulière aux fileuses a quelque chose de spécial, et même de spécifique. Un de ses traits les plus dignes de remarque est le suivant : sauf quelques exceptions qui se rencontrent, lorsqu'une ouvrière a été atteinte, elle peut en quelque sorte espérer d'exercer sa profession sans avoir ultérieurement à redouter, sinon la maladie, du moins ses accidents les plus graves. Il est presque permis de dire qu'il y a pour elle une sorte de vaccination. Cette observation est de la plus haute importance, en rattachant la nature de cette affection nouvelle à une cause spécifique. Ce qui le prouve en effet, c'est moins la constance et la régularité des phénomènes morbides, que l'innocuité signalée chez les ouvrières qui ont subi le complet développement de l'affection. Cette innocuité attachée au mal de vers établit certains rapports entre lui et quelques maladies contagieuses qui n'infectent pas toute l'économie, et qui par conséquent ne sont pas virulentes : telles que la gale, la teigne et la blennorrhagie. En effet, il est d'observation que les individus une fois atteints à un haut degré d'une de ces maladies sont peu susceptibles après leur guérison d'en éprouver de nouveau les plus fâcheux effets.

M. Potton a soin, dans son mémoire, de constater les autres différences qui distinguent le mal des affections propres au système dermoïde, chez les ouvriers exerçant des professions qui déterminent une excitation permanente de la peau. L'éruption siégeant sur les mains des fouleurs, des boulangers, des laveuses, tendent à la chronicité, tandis que l'affection dont il est question est toujours aiguë, rapide, et l'étiologie de cette affection est nettement tracée : c'est dans les émanations qui s'échappent à l'instant de la filature des cocons anciens, et produites par une décomposition que le temps a fait subir progressivement au corps de l'animal, après l'étouffage, qu'il faut placer l'origine du *mal de bassine*. Le travail des cocons doubles, qui ne se dévident pas avec la même facilité que les cocons simples, qui exige une sorte de pression de détritus putrides par le moyen des doigts, peut mettre le virus en contact avec les pores et opérer l'inoculation. De là il n'existe qu'une transition pour la détermination des procédés d'étouffage qui préviendraient cette affection ; ces procédés consisteraient à dessécher en entier l'animal.

Après quelques détails sur la question économique, qui ressort de ce travail, M. Potton termine par quelques considérations sur le traitement. Les moyens qui soulagent les douleurs que cause la maladie de bassine et peuvent exécuter la cure définitive sont les astringents et les toniques. Cette monographie méthodique et complète offre le plus grand intérêt et mérite une distinction toute particulière. On peut dire, en effet, que M. le docteur Potton a signalé à l'attention une maladie nouvelle, a agrandi le champ de la pathologie. C'est, dans l'acception du mot, une découverte. Il vaut mieux, sans doute, dans l'intérêt de l'humanité, trouver contre la maladie un remède efficace ; mais il est louable aussi de faire ressortir en évidence une individualité morbide, dont les caractères de l'existence même auraient échappé à l'observateur, de démasquer un nouvel ennemi contre lequel on n'était point en garde. Le travail de M. Potton restera dans la science, et nous avons l'honneur de proposer au Conseil de le signaler avec éloge dans son compte-rendu, et de l'insérer, sinon intégralement, du moins par des extraits très-étendus.

Lyon, le 12 avril 1852.

F. Devay, rapporteur.

Le Conseil approuve ce rapport :

Le Secrétaire : A. Glénard.

Le Président : Rougier.

CHAPITRE XXI.

CONSÉQUENCES

de la régénération de la ville de Lyon sur la santé publique et sur la constitution physique de sa population.

Ces conséquences sont faciles à déduire, et comme elles sont déjà indiquées cà et là dans les divers chapitres de ce travail, nous n'aurons qu'à en présenter un rapide résumé.

L'homme, disent les moralistes, est l'artisan de sa destinée. Cette maxime peut être vraie au point de vue moral, et nous n'avons point la pensée de discuter cette question, mais il n'en est pas de même au point de vue physique. Ce serait dire qu'il dépend de lui d'éviter la maladie, comme s'il était en son pouvoir d'en éloigner toutes les causes. Sans doute qu'une vie régulière, des passions sagement ménagées ou contenues, la pondération exacte du physique et du moral, l'équilibre des fonctions sont les premiers éléments de l'entretien et de la conservation de la santé. Il est au pouvoir de l'homme de ne transgresser aucune des loix qui régissent ce parfait accord ; mais en dehors de l'exercice de sa volonté, combien de causes dépendant de l'air, des eaux et des lieux ne peuvent-elles pas troubler cette heureuse harmonie ? Que sera-ce donc si l'on ajoute à ces causes si multipliées l'oubli ou la non observation de toutes les règles de l'hygiène publique ou domestique ? C'était là cependant la triste condition où se trouvait la population de notre cité, longtemps même après le commencement du siècle ainsi que nous l'avons exposé. Tout a changé depuis et nous arrivons à une partie bien plus consolante de notre tâche. Nous avons à démontrer à présent que les immenses améliorations matérielles dont notre ville a été dotée, ont déjà et auront progressivement pour effet, de réagir d'une manière de jour en jour plus favorable sur la santé publique et sur la constitution physique de ses habitants. Si le citoyen s'enorgueillit, au point de vue graphique et architectural, de la métamorphose qu'il a vu s'accomplir, l'hygiéniste applaudit bien plus encore aux heureux résultats qu'il s'en promet pour le bien-être de tous.

L'air que nous respirons, l'eau que nous buvons, les aliments dont nous faisons usage, les conditions dans lesquelles se trouvent nos habitations pour la lumière, l'aération, la propreté, exercent en détail et par leur ensemble une action lente mais progressive sur notre organisation, soit en bien soit en mal. Cette action qui se continue à tous les instants du jour et de la nuit pendant la durée de la vie entière, imprime, à la longue, un cachet particulier au corps humain et lui constitue une idiosyncrasie toute spéciale qui se transmet de génération en génération, avec des effets d'autant plus marqués qu'elle date de plus loin ; l'organisme devient ainsi l'expression du milieu dans lequel il s'est développé. Si les conditions ont été mauvaises, et que l'on parvienne à les modifier et à les rendre meilleures, les maux que le temps avait amenés, le temps aussi les répare, la population qui se courbait sous des causes permanentes d'insalubrité, reprend une vie nouvelle lorsqu'elles disparaissent, et la génération qui lui succède oublie bientôt les maux qui affligeaient ses pères.

Voilà où nous en sommes aujourd'hui à Lyon, une ère nouvelle de mieux-être s'est ouverte pour toutes les classes de la population. On a restitué partout l'air et la lumière ; on a fait disparaître d'immondes cloaques qui infectaient d'immondes quartiers ; ces quartiers eux-mêmes se sont transformés et se couvrent tous les jours d'habitations salubres et bien distribuées; une eau abon-dante circule partout pour les besoins de la voirie, des ménages et de l'industrie. Une boue tenace et fétide ne déshonore plus nos rues et nos places devenues larges et spacieuses. Les pavés plats, les trottoirs de bitume rendent la viabilité agréable et facile; la circulation de l'air plus active dissipe plus promptement les brouillards d'automne, et en tous temps les émanations délétères des différentes industries qui d'ailleurs, pour la plupart de celles qui pourraient compromettre la santé publique, sont reléguées aux extrêmes limites de l'agglomération urbaine et assujéties à observer toutes les conditions prescrites par la science pour en neutraliser les pernicieux effets.

La ville est devenue habitable pour tous et recherchée même par la classe aisée par les beaux développements qu'elle a pris. Cette classe d'ailleurs pouvait se soustraire à l'ancienne insalubrité par les précautions hygiéniques, les distractions, les voyages, les eaux thermales pendant l'été, le séjour sous une zone plus tempérée pendant l'hiver. Mais la classe industrielle rivée au sol et qui souffrait le plus des conditions nuisibles au milieu desquelles elle vivait est aussi celle qui a le plus profité des améliorations que notre ville a dues à l'édilité lyonnaise.

Si nous prenons pour type les ouvriers en soie, puisque c'est l'industrie qui occupe le plus de bras dans notre ville, nous rappellerons brièvement les déplorables conditions hygiéniques dans lesquelles ils se sont trouvés si longtemps, et tout ce que nous disons d'eux pourra s'appliquer également aux autres industries . Leurs ateliers remplissaient tous les étages des vieilles maisons qui constituent les quartiers de Saint-Georges, Saint-Paul, Saint-Just, de la Grand'Côte, et en général des rues les plus étroites et les plus populeuses de la cité. Ces ateliers remplis de métiers qui occupaient chacun de deux à trois ouvriers, vu la complication des procédés de cette fabrique, qui se sont si grandement modifiés depuis, n'étaient qu'incomplètement éclairés, pendant le jour, par des châssis garnis de papier huilé qui remplaçait les vitres ; le soir, par des lampes fumeuses qui ajoutaient encore à l'insalubrité de l'air que l'on y respirait. Le plus souvent l'atelier constituait tout le domicile, un poêle l'échauffait qui servait aussi pour la cuisine. Le maître couchait dans une alcôve, les ouvriers s'abritaient pendant la nuit, accumulés sur des soupentes basses. Tous les étages de toutes les maisons du même quartier offraient la même disposition. C'était une vaste fourmilière d'une population, au teint pâle, aux membres grêles, à la taille petite, souvent déformée, population qui avait son allure particulière, son langage à elle et ses maladies qui lui étaient propres.

Si à toutes ces conditions locales , inhérentes aux domiciles, à l'accumulation des individus, à leur genre de travail qui commençait avec le jour pour se continuer souvent bien avant dans la nuit, nous joignons les conditions générales d'insalubrité où se trouvait la ville tout entière et que nous avons déjà surabondamment énoncées, il est facile d'en déduire à quelles maladies devait être soumise une population semblable. Nous ne voulons plus parler ici du catarrhe pulmonaire et des rhumatismes endémiques dans la ville, ni des fièvres de mauvaise nature si fréquentes alors dans l'agglomération lyonnaise. Mais toutes les maladies lymphatiques, toutes les cachexies qui tiennent à l'appauvrissement du sang, et l'énumération en serait longue, depuis le rachitisme jusqu'à la phthisie, depuis la chloro-anémie jusqu'aux scrofules, décimaient la population ouvrière et en abâtardissaient de jour en jour la race ; faut-il s'étonner si elle fournissait de si larges hécatombes aux épidémies meurtrières qui désolèrent si fréquemment notre ville et à la peste qui y venait presque à chaque siècle ? Tous les historiens sont remplis du tableau lugubre des ravages qu'elle y exerçait et pour les étudier il n'est pas nécessaire de remonter jusqu'au moyen-âge ; on les retrouve au XVIe et au XVIIe siècle, sous Louis XIII et sous Louis XIV ; l'affreuse peste de 1628 a laissé de sinistres souvenirs présents à toutes les mémoires et la limite où elle s'arrêta est encore tracée aujourd'hui sur une des maisons du haut de la Grand'Côte par ces mots : *Dei gratiâ, non ultra pestis.*

Que voyons-nous à présent ? Nous cherchons en vain

quelques traits du sombre tableau que nous venons d'esquisser. A peine en retrouverions-nous encore des vestiges qui seront bientôt effacés dans quelques rues oubliées de la ville. Le XIXe siècle s'est ouvert et avec lui commence, dès ses premières années, la régénération de la ville. Le large plateau de la Croix-Rousse se couvre de maisons, de nombreuses rues s'ouvrent de tous côtés, une nouvelle ville s'édifie, la spéculation et ses œuvres ne s'arrêtent pas là ; tout l'espace compris entre la Grand-Côte et la côte St-Sébastien, limité du côté de la ville par la rue Vieille-Monnaie et sur le haut de la montagne par la place des Bernardines, tout ce vaste terrain, auparavant en culture, se sillonne à son tour de rues nouvelles; de hautes constructions de cinq à six étages les bordent et cet amas prodigieux de maisons bâties dans quelques années se peuple d'ouvriers appartenant, pour la plupart, à la fabrique d'étoffes de soie. Il semble qu'une fourmilière humaine ait abandonné ses vieux quartiers pour chercher l'air et la lumière. Ces vieux quartiers à leur tour subissent leur métamorphose; leurs logements se modifient, s'agrandissent et s'assainissent pour se mettre en rapport avec les conditions meilleures qu'offrent les nouvelles constructions et les nouveaux ateliers accessibles partout à l'air et à la lumière. Là, les vastes cours favorisent la ventilation, au lieu d'escaliers sombres et à colimaçon les étages sont desservis par des rampes à marches larges et carrées, bien éclairées et offrant à leur repos des lieux d'aisance souvent doubles, qui placés en dehors des logements ne les infectent plus de leurs émanations délétères. Dans chaque domicile, le maître a sa chambre particulière, l'ouvrier sa soupente, les travaux domestiques leur cuisine isolée de l'atelier. Dès lors, et cela se comprend, tout a changé progressivement avec de nouvelles conditions physiques: l'état sanitaire, les habitudes individuelles, disons-le aussi les aspirations intellectuelles et morales. Du moment que l'ouvrier s'est trouvé bien chez lui il s'est attaché à son domicile; la propreté, cette demi vertu, devient chez lui et autour de lui un besoin; il améliore de jour en jour sa position, il se plaît à la vie de famille et y trouve un bonheur inconnu pour lui jusque là! Il n'a plus besoin d'aller demander au dehors des distractions dans les lieux où il ne trouverait que de mauvais exemples et où il dissiperait ses modestes économies qu'il a du plaisir à accumuler à la caisse d'Epargne, pour les nécessités des mauvais jours. Le soir, à la fin de sa journée de travail, comme dans les jours consacrés au repos, il se délasse en parcourant les quais, les rues splendides de la ville embellie et les diverses promenades qui la décorent. Plus sain de corps, affranchi de toutes les causes qui le débilitaient, le travail lui devient plus facile, car il ne faut pas l'oublier, les causes premières du paupérisme sont les maladies engendrées par l'insalubrité des habitations qui énervent les forces physiques du travailleur.

Près de quarante années déjà se sont écoulées, depuis que des logements salubres sont à la disposition de la classe ouvrière, et chaque année voit disparaître encore les autres causes extérieures d'insalubrité qui entouraient la population. La statistique s'occupera quelque jour de rechercher les résultats produits sur la mortalité par cette situation nouvelle; ils ne pourront être que satisfaisants, et ce sera une étude intéressante d'en déterminer la proportion. Déjà, il est facile de les entrevoir par le raisonnement, on peut s'en rendre compte en voyant ce que nous annoncent tous les ans les comptes-rendus de nos hôpitaux, depuis les grandes améliorations que ces établissements ont reçues. En les comparant, à un intervalle de vingt années, la mortalité y est devenue moindre d'un huitième, et cet heureux progrès, sans doute, ne s'arrêtera pas là! N'est-il donc pas raisonnable d'en conclure qu'il en doit être de même dans la ville, et surtout parmi la population ouvrière placée dans des conditions hygiéniques plus favorables à la conservation de la santé, et d'espérer que la vie moyenne sera prolongée. C'est un bienfait dont la génération présente pourra déjà ressentir les effets que l'avenir est appelé à doubler encore, car ce n'est que le temps qui peut complètement régénérer une espèce abâtardie, en recomposant son organisme. Nous en avons l'intime confiance, et nous puisons quelques-uns des éléments de cette conviction dans ce qui se passe chez une nation voisine, en Angleterre; car c'est dans ce pays surtout, que nous pouvons chercher nos comparaisons, quand il s'agit d'approfondir l'étude des misères de la classe ouvrière. Le rapprochement, cependant, ne peut être qu'approximatif, car le remède apporté a été différent. Chez nous, des quartiers nouveaux, une ville nouvelle tout entière, s'est ouverte pour les ouvriers qui y choisissent librement leur domicile. Chez nos voisins, on a adopté un autre système : ce sont des logements en commun qui ont été édifiés et multipliés pour eux, et qui sont disséminés dans les divers quartiers des villes manufacturières. Or, voici d'après un document récent, sous le rapport de la mortalité, ce qui ressort de l'adoption de cette mesure au sujet de la population qui en est l'objet. Dans les maisons bâties à Londres, seulement pour l'amélioration des logements des ouvriers, la mortalité annuelle n'est que de 7 sur 1,000, tandis que la somme moyenne des décès, dans cette capitale, est triple, c'est-à-dire de 22 sur 1,000, et dans le plus mauvais quartier de 40 sur 1,000. Félicitons-nous donc, en voyant ces heureux résultats obtenus chez nos voisins, de l'état de choses qui existe dans notre ville et dont les conséquences sont appelées à devenir meilleures encore par les conditions hygiéniques plus satisfaisantes qu'il réunit.

Nous l'avons dit ailleurs, *l'air c'est la vie, le soleil c'est la santé.* Avec la santé vient le goût et l'aptitude au travail, et avec le travail la moralisation de l'ouvrier. Le travail est le lot providentiel de l'espèce humaine, c'est la condition de son existence et celle de sa perpétuité; en même temps qu'il fortifie et entretient la santé il amène l'amélioration morale, élève le niveau de l'intelligence et dispose l'esprit à chercher une instruction qui lui manque. C'est ce que nous avons vu, c'est ce que nous voyons tous les jours dans notre cité; nos écoles primaires et autres en sont le vivant témoignage; peuplées par des enfants de la classe ouvrière, elles n'ont jamais été aussi fréquentées, elles deviennent la pépinière qui fournit souvent à une instruction supérieure ses plus brillants sujets, et pour ne parler, car il faut se borner, pour ne parler que de l'institution de la Martinière, n'est-ce pas à elle que nos manufactures, nos diverses industries vont demander leurs collaborateurs, leurs ouvriers les mieux instruits et les plus capables?

Aussi l'on chercherait vainement aujourd'hui parmi notre population ouvrière ces types ignobles et vulgaires dont nous avons rappelé l'allure, le langage, les habitudes, les maladies; tout cela n'existe plus et ne vit que dans nos souvenirs. On ne les retrouve plus dans nos ateliers, dans nos rues, dans nos promenades où les apparences extérieures semblent rapprocher insensiblement toutes les classes de la société. N'exagérons rien cependant, sans doute cette tendance visible à l'égalité a pris sa première origine dans la régénération politique de la fin du dernier siècle, qui a appris aux hommes à se connaître, à s'estimer suivant leur valeur réelle sans distinction de classes; mais nous n'hésitons pas à le dire, elle s'est développée, dans notre ville du moins, avec les meilleures conditions générales résultant de la régénération matérielle qui a renouvelé presque entièrement la cité. Cette uniformité extérieure, qui semble s'étendre sur toute la population, tient surtout au bien-être qui suit la santé mère du travail; elle dénote à l'esprit de l'observateur une amélioration sensible de l'espèce qui s'affranchit chaque jour des maladies qu'une insalubrité séculaire accumulait sur elle. Dès à présent, nous pouvons le proclamer, Lyon devient aussi salubre qu'aucune autre ville de l'Empire, et même nous pouvons ajouter que plus favorisé que la plupart d'entre elles, il a échappé jusqu'ici aux fléaux divers qui les ont dévastées. Ce n'est plus cette ville si souvent visitée jadis par les épidémies et par la peste. Des trois grandes calamités de ce genre qui ont désolé la France: le choléra, la suette, la grippe, cette dernière, la moins meurtrière des trois nous a seule atteints; elle n'a épargné aucune localité du territoire. La suette nous est restée inconnue et la plus redoutable, le choléra a tenté vainement de s'implanter parmi nous; s'il a fait quelques victimes, toujours il a été repoussé par une protection mystérieuse que la science se reconnaît impuissante à expliquer.

Encore un peu de temps et quelques vieillards, derniers survivants du dernier siècle, chercheront en **vain**, dans Lyon tout à fait régénéré, la ville de leur enfance. Ce ne sera peut-être pas sans regret qu'ils auront vu s'accomplir tous ces changements ; les yeux se désaccoutument difficilement de ne plus voir ce qui leur était familier, ce qu'ils ont toujours vu ; mais le spectacle nouveau du bien général qui s'opère, efface bientôt de lointains souvenirs. Et nous aussi, des premiers-nés de cette génération qui s'éteint, ce n'est pas sans un sentiment semblable, aussi naturel que peu réfléchi, que nous avons vu disparaître ces rues que nos premiers pas ont foulées, ces maisons qui ont abrité notre enfance, et cependant c'est avec bonheur que nous retraçons les conséquences heureuses, pour l'hygiène publique surtout, de la régénération de notre ville.

Si, dans un autre ordre d'idées, d'autres regrets peuvent se faire jour, ils trouvent aussi leur compensation. L'archéologie a vu tomber avec peine d'anciennes églises, celle des Cordeliers de l'Observance, celle des Jacobins, etc., mais la plupart des autres ont été restaurées, de nouvelles s'élèvent qui ont aussi leur caractère architectural. Si les noms de Stella, de Claudia, de la Belle Cordière, etc., ont été reportés sur d'autres rues qu'ils ne décoraient pas, les rues modernes portent de nouveaux noms célèbres qui consacrent aussi d'immortels souvenirs. Si l'on peut regretter la chute de plusieurs maisons revêtues de quelques vestiges de l'antiquité, on en est dédommagé par la vue d'édifices nouveaux et splendides ayant leur cachet monumental, et parmi lesquels nous ne pouvons nous empêcher de rappeler le palais de l'Industrie qui léguera à l'avenir, pour l'art architectural dans notre ville, un nom célèbre de plus. Enfin, Lyon rajeuni a mis à découvert pour la science, dans plusieurs points, l'antique *Lugdunum* et quelques-uns des anciens monuments dus aux premiers fondateurs de la cité ; ces reliques précieuses augmentent incessamment la richesse de notre musée lapidaire. La paléontologie elle-même a fait son profit de tous les mouvements de terrains qu'ont nécessités les travaux d'un demi-siècle, et l'esprit s'émerveille à la vue de ces gisements antédiluviens d'éléphants et d'autres animaux fossiles découverts sur divers points des extrêmes limites de l'agglomération lyonnaise.

Nous nous arrêtons ici, dans l'exposé des bienfaits immenses et incontestés qui résultent pour la salubrité publique de la régénération de notre ville, et nous nous réjouissons de penser qu'ils sont appelés à s'étendre encore par la persévérance de l'Administration dans l'œuvre qu'elle a si heureusement entreprise. Ce n'est pas à nous de nous préoccuper des voies et moyens par lesquels ces résultats ont été obtenus. Nous laissons aux esprits chagrins le soin de s'inquiéter, dans leurs calculs économiques, des charges financières qu'ils font peser sur le présent et qu'ils légueront à l'avenir. Ce n'est pas à nous à discuter si le budget d'une grande ville doit s'administrer comme celui d'un ménage ou d'une maison de banque où l'on s'ingénie à équilibrer les dépenses et les recettes annuelles, et s'il n'est pas juste que nos neveux aient aussi leur part des frais nécessités pour un état de choses meilleur, et dont ils jouiront plus longtemps que nous. Nous dirons seulement que depuis bien des années tous les économistes, tous les philanthropes poussent l'humanité dans la voie du progrès, tant sous le rapport physique que sous le rapport moral ; que de toutes les grandes villes de France et même de l'Europe, Lyon était celle qui demandait les plus grandes réformes; elle les a obtenues sous ce double rapport ; les hygiénistes ne peuvent qu'y applaudir en les constatant, et les générations en témoigneront bien plus encore après nous.

———

Nous avons dit ce que Lyon a été, ce qu'il est aujourd'hui, ce qu'il est appelé à devenir. En achevant ce tableau, nous nous apercevons que les travaux du génie ont marché plus vite sur quelques points que la plume de l'annaliste; nous nous en félicitons en attendant plus encore. A la suite des merveilles de l'art, nous avons raconté les prodiges opérés par l'assistance publique pour le soulagement des misères physiques de l'indigent malade. Nous avons abordé quelques-unes des questions d'hygiène publique si importantes à étudier dans une grande cité, et là, sans doute, nous aurions pu nous étendre davantage, mais nous avons dû nous borner ; à peine avons-nous déjà effleuré le travail qui nous est demandé, en parlant de quelques-uns des établissements dont le Conseil d'hygiène a eu à s'occuper.

Nous laissons à une plume exercée et spéciale le soin d'exposer, dans la seconde partie de ce travail, les nombreuses et intéressantes questions d'hygiène appliquée aux manufactures et aux industries diverses de notre cité, et qui, pendant une période décennale ont été soumises à l'appréciation et aux décisions du Conseil.

DEUXIÈME PARTIE.

COMPTE-RENDU DES TRAVAUX DU CONSEIL D'HYGIÈNE

CONCERNANT

LES ÉTABLISSEMENTS INCOMMODES, INSALUBRES OU DANGEREUX.

De janvier 1851 à janvier 1860.

TRAVAUX

DU CONSEIL D'HYGIÈNE

CONCERNANT

LES ÉTABLISSEMENTS INSALUBRES, INCOMMODES OU DANGEREUX

DE JANVIER 1851 A JANVIER 1860.

———

Cette période de neuf années dont nous allons rendre compte est remarquable à plus d'un titre au point de vue qui nous occupe.

Diverses circonstances, soit générales soit locales, lui ont donné un caractère d'activité industrielle qu'on ne peut méconnaître lorsqu'on la compare avec les périodes antérieures.

Un gouvernement ferme inspirant cette sécurité qui engage aux grandes entreprises, s'efforce soit par l'exemple des grands travaux qu'il exécute sur tout le territoire de l'Empire, soit par les encouragements qu'il lui donne, d'exciter l'industrie ; les expositions mémorables de Londres, en 1851, de Paris, en 1855, puis celles de Dijon, Bordeaux, Toulouse, etc.,raniment partout le zèle et font naître de nouveaux travailleurs, de nouveaux chercheurs ; la science enfin, par des découvertes importantes, vient ouvrir à l'industrie de nouveaux horizons. Ce sont là des causes générales bien capables à coup sûr d'imprimer à une époque le caractère d'activité que nous attribuons à celle dont nous avons à rendre compte.

L'influence de ces diverses causes s'est exercée partout, il est vrai, mais on comprendra facilement qu'elle a dû se faire particulièrement sentir à Lyon. L'arrondissement de Lyon, l'un des plus peuplés de France, l'un de ceux qui comptent le plus d'établissements industriels, ne pouvait rester en arrière, ne pas participer à ce mouvement général de l'industrie. Loin de là, sous l'impulsion d'une administration pleine d'intelligence et de zèle, Lyon métamorphosé, rajeuni semble prendre une vie nouvelle, qui se manifeste par un surcroît d'activité industrielle.

Aussi, voyons-nous affluer auprès de l'Administration un nombre considérable de demandes en autorisation concernant des établissements industriels.

Ce sont ici des ateliers qui se transforment pour se mettre au niveau des progrès réalisés dans l'industrie; là des établissements forcés de se déplacer pour permettre, soit la régénération du vieux Lyon, soit le développement de la ville hors de ses anciennes limites; ce sont des usines nouvelles où se fabriqueront des produits qui s'exploitaient déjà dans notre arrondissement, ou bien des produits non encore exploités parmi nous; ce sont enfin des établissements destinés à l'exercice d'industries nouvelles, et où vont prendre naissance des substances jusqu'alors inconnues, fruit du génie inventif de nos industriels, et qui doivent contribuer à la gloire en même temps qu'à la prospérité de notre pays.

Le Conseil d'hygiène, par qui passent toutes les de-

mandes en autorisation relatives aux établissements industriels, a dû nécessairement prendre sa part dans ce
mouvement général ; l'activité de son rôle se traduit
en effet par le nombre de rapports qu'il a dû adresser
à l'Administration préfectorale, et dans lesquels il exprime son opinion sur les questions qui lui ont été
soumises. Nous en donnerons une idée par le relevé
statistique suivant :

De janvier 1851 à janvier 1860, le Conseil d'hygiène
de l'arrondissement de Lyon a produit 1331 rapports, qui
peuvent se classer ainsi qu'il suit :

Rapports relatifs à des établissements de 1re classe   109
    »   »   de 2e 436
    »   »   de 3e 329

Rapports relatifs à l'établissement d'appareils à
    vapeur 326
Rapports divers sur des questions de classement
    d'industries nouvelles, d'hygiène générale ou
    locale , etc. 131

Total, <u>1331</u>

Ces chiffres, croyons-nous, sont significatifs ; ils justifient ce que nous disions sur l'activité industrielle de
l'époque que nous analysons. Qu'on remonte en effet
les années antérieures, et on ne retrouvera jamais une
période de même durée qui ait fourni un contingent
d'affaires à beaucoup près aussi important.

Dans ces sortes d'affaires, le rôle des Conseils de salubrité est simple et tout tracé : préserver les populations des atteintes qui pourraient leur venir de la part
d'industries dangereuses, insalubres ou incommodes,
voilà leur mission. Mais cette mission n'est pas toujours
facile à accomplir. L'industrie a des droits qu'on ne

peut méconnaître, des exigences dont il faut tenir compte. On ne peut pas la repousser, la sacrifier brutalement ; source de travail, source de richesse, on lui doit asile et protection ; les intérêts de l'hygiène, ceux de l'industrie ne sont donc pas des intérêts qui doivent s'exclure réciproquement, qu'on puisse immoler les uns aux autres, mais des intérêts qu'on doit s'efforcer de concilier entre eux. Protéger la santé publique sans entraver l'industrie, tel est le but qu'on doit se proposer et que s'est constamment efforcé d'atteindre le Conseil de Lyon dans toutes les affaires qui lui ont été soumises.

Mais il faut bien le reconnaître, c'est là que gît toute la difficulté. Cette conciliation d'intérêts souvent opposés est une œuvre délicate qui exige, pour être menée à bien, beaucoup de sagacité, beaucoup de prudence. Ce n'est que par une étude approfondie des procédés, des manipulations pratiqués par l'industrie, que l'on arrive à connaître ses inconvénients, à apprécier son influence sur ce qui l'entoure, hommes, animaux, végétaux ; et aussi à trouver les moyens de combattre, de neutraliser cette influence. C'est par là seulement qu'on arrive à règlementer équitablement l'industrie, c'est-à-dire à régler ses rapports de voisinage avec les habitations, soit en la repoussant ou l'isolant si elle est nuisible, soit en la forçant d'opérer suivant les procédés qui doivent la rendre inoffensive.

L'industrie dans son objet comme dans sa nature est extrêmement variée. Les arts industriels constituent une sorte de famille dont les membres très-nombreux et souvent très-différents par leurs besoins, leurs conditions d'existence, se répandent un peu partout, mais s'établissent suivant leurs convenances spéciales.

Les uns, ne pouvant vivre qu'à la condition de se trouver dans les agglomérations importantes d'individus, se fixent dans les grandes villes, dans les grands centres de population ; les autres exigeant pour exister certaines conditions spéciales, qui dépendent tantôt de diverses situations topographiques, tantôt des habitudes des populations, choisissent pour s'y établir les localités qui réunissent ces conditions. Aussi, voit-on un certain nombre d'industries communes à presque toute les grandes villes, tandis que d'autres sont particulièrement fixées dans certains départements.

L'industrie n'est donc pas partout la même ; qui voudrait l'étudier, la connaître serait obligé, par conséquent, de parcourir les localités où elle s'exerce, afin de la suivre dans ses diverses manifestations. Or, les Conseils d'hygiène qui ont mission de réglementer les établissements industriels, de déterminer leurs rapports avec les populations, de fixer leur distance des lieux habités, leurs conditions d'exercice d'après les inconvénients ou les dangers qu'ils présentent, doivent avant tout posséder des notions exactes sur la nature des opérations qui s'y pratiquent, sur les conséquences hygiéniques de ces opérations.

Mais un Conseil d'hygiène limité à l'observation de ce qui se passe dans son arrondissement, est condamné souvent à n'acquérir, en fait d'industrie, que des notions bien restreintes. Que tout à coup vienne une demande concernant une industrie nouvelle pour lui, certainement son embarras sera grand pour formuler à son égard une opinion nette, pour prendre une décision conforme aux exigences de la salubrité publique. C'est qu'il est des notions auxquelles on n'arrive pas par les inductions théoriques seules ; c'est qu'il est des faits que l'expérience seule révèle. Il faut avoir vu fonctionner les ateliers, les manufactures, pour se rendre réellement compte de l'espèce et du degré d'inconvénients qui en résultent, et par suite, pour connaître quels moyens de défense on doit élever contre eux.

C'est évidemment pour suppléer à cette insuffisance dans l'observation, dans l'expérience que le législateur, en organisant les Conseils d'hygiène publique et de salubrité, leur a imposé la tâche de rédiger le compte-rendu de leurs travaux. Par la publication, par l'échange de ces comptes-rendus, le champ d'observation s'élargit considérablement. Tout membre d'un Conseil d'hygiène qui les étudie, pénètre par eux dans les ateliers disséminés sur tous les points de l'Empire; il assiste ainsi aux opérations qui s'y pratiquent; il se fait une idée nette de l'influence qu'ils peuvent exercer sur la santé publique et même sur la végétation, et il apprend les moyens, les précautions à l'aide desquels on peut combattre ou écarter cette influence.

Que dans notre département qui compte tant d'industries diverses vienne s'établir une fabrique de garance, une fabrique de sucre ou quelque autre industrie encore inconnue chez nous, et, grâce aux comptes-rendus publiés par nos collègues du département de Vaucluse ou du Nord, nous ne serons point embarrassés pour adopter un parti conforme aux données de l'observation, de l'expérience.

A ce point de vue donc la publication des travaux des Conseils d'hygiène, offre une utilité incontestable ; mais on peut encore en retirer d'autres avantages. En effet, l'industrie insalubre que l'on éloigne du voisinage, des centres de population, ou à qui on impose souvent des conditions onéreuses, ne se résigne pas facilement à cet éloignement, à ces conditions. Elle cherche à se rappro·cher des villes, ou des agglomérations d'individus, parce que c'est là qu'elle trouve le mieux ses conditions d'existence. Là sont les ouvriers, là est la consommation, là le commerce, là une multitude d'avantages grands ou petits, qu'elle perd en tout ou en partie en s'éloignant. Mais pour obtenir grâce devant l'Administration, pour se faire tolérer par les populations, elle s'efforce de perfectionner ses procédés, d'atténuer, d'écarter les causes d'insalubrité qui la rendaient dangereuse, la faisaient repousser. Ses efforts aboutissent quelquefois. Telle usine d'où s'exhalait, autrefois, de redoutables émanations, ne rejette plus, aujourd'hui, que d'inoffensives vapeurs. C'est donc un progrès accompli et dont il faut se hâter de faire profiter l'hygiène et l'industrie, non dans une localité seulement, mais dans tout le pays. Or, pour atteindre ce but, il faut cette communication des Conseils d'hygiène entre eux, qui s'établit par les comptes-rendus, communication qui, permettant à tous de connaître les améliorations réalisées dans l'hygiène industrielle et d'en apprécier exactement la valeur, les met à même de les propager en en provoquant partout l'application.

La publication des travaux des Conseils d'hygiène a donc cet avantage inappréciable de faire passer l'industrie du pays entier dans le champ même d'observation de tous ceux qui sont appelés à la règlementer dans l'intérêt de la salubrité publique, de généraliser l'expérience et de propager les progrès. C'est par ces compte-rendus que s'établira la science de l'hygiène, c'est par eux que s'édifiera le code qui devra classer et définitivement régir les établissements insalubres ou dangereux.

C'est donc avec la conviction d'accomplir une œuvre utile en même temps qu'un devoir, que j'entreprends l'exposé des travaux du Conseil d'hygiène de Lyon.

Comme on l'a vu par les chiffres que j'ai indiqués, le nombre des rapports dont j'aurais à rendre compte est considérable. On ne s'attend pas, je pense, à en voir ici une analyse détaillée, complète. Mon but est de faire ressortir la jurisprudence du Conseil de Lyon dans les questions d'hygiène industrielle, de faire connaître les faits nouveaux et utiles à la science que l'observation lui a révélés soit à propos d'industries nouvelles, soit au sujet de progrès accomplis dans des industries anciennes; je serai donc obligé de faire un choix. Laissant de côté une multitude de rapports concernant des établissements qui présentent peu d'intérêt, je ne prendrai que ce qui pourra servir mon but, c'est-à-dire tout ce qui devra fournir un enseignement.

I.

ÉTABLISSEMENTS DE PREMIÈRE CLASSE.

Le nombre des affaires relatives à des établissements de première classe sur lesquelles le Conseil a été appelé à donner son avis, s'élève à 109. Ce chiffre toutefois ne représente pas uniquement des usines nouvelles pour lesquelles une autorisation était demandée il représente aussi, mais en petit nombre, des usines déjà existantes et qui pour des causes diverses avaient nécessité l'intervention du Conseil. En voici le détail.

ABATTOIRS PUBLICS OU PARTICULIERS. — 22 tueries particulières disséminées dans les divers arrondissements de Lyon et dans les communes suburbaines ; un abattoir public à Vaise, viennent se ranger sous ce titre. Il en a été question dans la première partie de ce compte-rendu. Nous n'en parlerons donc ici que pour mention.

EQUARRISSAGE. — 1° L'atelier d'équarrissage du sieur Laracine, établi déjà depuis longtemps à la Guillotière, quartier des Rivières, a donné lieu à des plaintes assez vives qui se sont produites à l'occasion de la demande faite par le sieur Laracine pour être autorisé à y établir une chaudière à vapeur. Le Conseil consulté à ce sujet a répondu par le rapport suivant de M. Guilliermond, que nous croyons devoir reproduire presque en entier.

Chargés M. Glénard et moi, de vous faire un rapport sur la demande du sieur Laracine et sur les réclamations des opposants , nous venons vous rendre compte du résultat de nos investigations.

L'usage d'une chaudière à vapeur destinée à opérer en vases clos la cuite des chairs et débris d'animaux pour en séparer la gélatine et les corps gras est évidemment une amélioration très-avantageuse que le sieur Laracine introduit dans son établissement et bien préférable à l'ancien procédé qui consistait à cuire à feu nu et souvent à l'air libre : nous ne pouvons qu'approuver l'emploi de cet appareil qui sera soumis, d'ailleurs, aux conditions imposées par les règlements.

Pour nous édifier sur les réclamations des voisins, nous avons eu deux choses à observer : la situation de l'établissement et sa tenue. Sa situation nous a paru convenable. En effet, il est élevé sur les bords du Rhône, au lieu dit des Rivières, à une assez grande distance du fort de la Vitriolerie et dans un lieu bien éloigné de toute habitation. Il est entouré de murs et de massifs d'arbres qui le dérobent assez à la vue.

Mais son régime intérieur ne nous a pas laissé la même impression. Beaucoup de choses nous ont paru laisser à désirer. Le dallage des cases où les animaux sont abattus est insuffisant ; les cours sont incomplètement pavées ; les eaux des pluies séjournent sur le sol et inondent les fumiers et détritus d'animaux.

Les chairs et débris divers, après leur cuisson, doivent être séchés dans des fours, pour être mêlés à des substances terreuses qui absorbent leur odeur et forment par leur réunion des engrais puissants. Mais cette partie de l'opération n'est pas faite avec soin , car , ces matières desséchées sont abandonnées sur le sol où elles ne tardent pas à reprendre l'humidité et à répandre de l'odeur. Leur dessication dans les fours ne se fait pas d'une manière assez complète ; nous avons vu qu'on l'achevait en étendant les débris sur des fourneaux et à l'air libre.

Les issues des animaux ne doivent pas séjourner plus de 24 heures avant d'être traitées : cependant nous nous sommes aperçus que cette obligation n'était pas toujours remplie.

Le Conseil de salubrité a soumis les ateliers d'équarrissage à des règles sévères dont l'observation rendrait ces établissements tout-à-fait inoffensifs, mais il n'y a qu'une surveillance spéciale de la police qui puisse leur donner de la valeur. Un chantier d'équarrissage n'est autre chose qu'un abattoir et ses aménagements intérieurs seront d'autant plus convenables qu'ils se rapprocheront davantage de ceux des établissements de ce genre dont la construction est si bien entendue aujourd'hui.

Nous concluons en émettant un avis favorable à la demande du sieur Laracine, tout en faisant observer, pour faire droit aux réclamations des opposants, qu'il est nécessaire que cette industrie remplisse scrupuleusement les conditions qui lui ont été imposées et qui nous paraissent momentanément suffisantes et parmi lesquelles une des plus importantes est de ne jamais procéder aux dessications des matières animales à l'air libre.

A. GUILLIERMOND.

2° Une demande ayant pour objet la création d'un nouvel atelier d'équarrissage à Villeurbanne, au lieu dit Saint-Jean, a été formée par le sieur Boursin, au mois de mai 1858. Cette demande a été repoussée par le Conseil par les motifs développés dans le rapport suivant :

La demande du sieur Boursin a soulevé une vive opposition et vous n'en êtes pas surpris car vous savez combien ces ateliers d'équarrissage inspirent de dégoût aux populations. 73 signatures ont été recueillies par l'enquête pour repousser l'établissement projeté.

C'est dans cette plaine qui s'étend entre les hauteurs du hameau de Cusset et le Rhône que le sieur Boursin a projeté d'établir son industrie. Cette plaine qui est un véritable jardin, tant elle est fertile et cultivée, est traversée du nord au midi par la digue des Buers, de l'est à l'ouest par le marais de Villeurbanne. La route qui conduit de Vaulx-en-Velin à Lyon, longe le marais et le sillonne dans toute sa longueur. Ce vaste territoire, considéré à l'Est de la digue, est peu habité, il est vrai ; on y voit trois ou quatre fermes seulement, mais qui se trouveront peu éloignées de l'établissement du sieur Boursin. La partie située en deçà de la digue est au contraire semée de nombreuses habitations. Mais si, comme le projet en existe depuis longtemps, on arrive à canaliser le marais de Villeurbanne, il est évident que cette plaine, aujourd'hui peu habitée, se couvrira rapidement de constructions, car elle est peu distante de Lyon, et le sol, extrêmement fertile, une fois assaini, attirerait les habitants. On conçoit facilement que cet avenir serait singulièrement compromis par la présence au milieu de cette plaine d'un atelier d'équarrissage.

Mais à ne considérer que le présent, sans se préoccuper d'un avenir plus ou moins éloigné, je vois de bonnes raisons pour repousser l'établissement du sieur Boursin. C'est d'abord le voisinage de fermes habitées qui auront à se plaindre certainement des émanations de l'atelier d'équarrissage ; c'est le voisinage de la digue des Buers qui, comme l'a fait observer M. le commissaire de police, sera certainement un but de promenade de la population lyonnaise ; c'est son rapprochement de la route que parcourent nécessairement tous les matins les habitants de Vaulx qui apportent leurs denrées à Lyon ; c'est l'absence de cours d'eau capable de débarrasser rapidement l'usine et le pays des déjections et résidus animaux ; c'est enfin la présence d'un marais. Ne semble-t-il pas que l'atmosphère de ces localités soit suffisamment viciée par les effluves marécageuses, sans qu'on doive y ajouter les miasmes putrides exhalés de débris d'animaux en pleine corruption.

Ainsi, Messieurs, je n'hésite pas à me joindre aux opposants et à vous proposer de déclarer que la demande du sieur Boursin doit être rejetée.

Lyon, le 2 juin 1858.

A. Gléxard.

Échaudoirs, triperies. — Le Conseil a eu à statuer sur douze établissements de ce genre. On connaît trop la nature et le degré des inconvénients qui leur sont attachés, pour que nous ayons besoin d'entrer dans de longs détails à leur sujet. Nous nous bornerons à signaler l'ensemble des mesures de précautions qui ont été exigées de leur part, telles qu'elles résultent des rapports auxquels ils ont donné lieu. Un éloignement suffisant des habitations ; un atelier dallé, bien aéré ; des chaudières surmontées de hottes pour recueillir et dégager par une cheminée élevée les buées qui se produisent pendant la cuisson des issues des animaux ; des lavages fréquents de l'atelier; la possession de quantités d'eau assez abondantes pour permettre ces lavages ; la possibilité de se débarrasser aisément des eaux qui ont servi à la cuisson ou aux lavages, de telle sorte qu'elles ne s'écoulent pas ou ne stagnent pas sur la voie publique où elles se putréfieraient en infectant l'air autour d'elles ; voilà les conditions qu'ont dû présenter ces établissements pour obtenir l'approbation du Conseil. Neuf ont été l'objet d'un vote favorable. Trois ont dû être repoussés. Les conditions particulières dans lesquelles se trouvait l'un de ceux-ci donneront quelque intérêt à la reproduction du rapport dont il a été l'objet.

M. le Secrétaire Général, délégué, a porté à la connaissance du Conseil d'hygiène publique, une plainte adressée à l'Administration par les habitants des premières maisons du faubourg Saint-Clair, contre le sieur Gubian, entrepreneur de triperies.

Pour justifier cette dénomination, votre Rapporteur a l'honneur d'expliquer au Conseil, que le sieur Gubian n'exerce pas lui-même la profession de tripier. Il était, dans le principe, simple acquéreur d'un Abattoir qu'il mettait en location, lorsque l'idée lui vint de joindre à la tuerie qui existe encore un certain nombre d'échaudoirs à l'usage des tripiers, qui ont ainsi l'avantage de trouver sous leur main les issues des animaux abattus par leur voisin. Cette combinaison, très-rationnelle au point de vue de l'industrie, devait tôt ou tard entraîner des inconvénients et soulever des plaintes dans le voisinage. C'est ce qui est advenu ; et votre délégué, après une visite des lieux, a pu se convaincre que les réclamations du quartier de Bellevue sont fondées.

Il est, en effet, facile de comprendre que les cinq ou six échaudoirs établis au fond d'une impasse, au pied du côteau, à l'extrémité du Cours d'Herbouville, doivent produire une grande quantité de résidus liquides ou demisolides, qui ne sont pas toujours entraînés immédiatement dans le Rhône. Il en résulte donc un foyer d'émanations putrides qui se dégagent par les ouvertures de l'égout pratiquées sur les deux côtés de la rue. Dans la saison d'été, ou en cas d'abaissement des eaux du fleuve, ces émanations prennent une intensité qui constitue un véritable danger pour les habitants les plus rapprochés , et en tout temps , une très-grande incommodité , surtout pour les propriétaires des deux cafés situés à l'entrée du faubourg. Il n'y a pas de clientèle qui puisse tenir en présence d'un pareil état de choses , aggravé encore par la vapeur d'eau animalisée qui se dégage de tous ces échaudoirs en ébullition. Aussi les plaintes les plus vives viennent-elles de ces deux industriels, frappés évidemment dans leurs intérêts. La seule considération atténuante qu'on puisse alléguer, c'est l'abolition prochaine de tous ces petits établissements de triperie , par la mise en activité d'un second Abattoir général. On parle d'un laps de temps d'une année ; mais il est difficile de compter sur une déchéance à époque fixe. Dans cette incertitude, et tout en considérant que l'industrie du sieur Gubian est irrévocablement caduque dans un temps plus ou moins rapproché , vous penserez, Messieurs, qu'on ne saurait trop tôt faire cesser une cause sérieuse d'insalubrité , en émettant l'avis qu'il y a lieu de donner satisfaction aux plaintes formulées contre un établissement collectif sans précédent dans vos annales·

Lyon , le 20 octobre 1856.

PARRAYON.

CORDES HARMONIQUES. — Plusieurs demandes relatives à l'établissement de fabriques de cordes harmoniques sur divers points de notre ville se sont produites, et ont donné lieu à autant de rapports. Parmi ceux-ci, nous choisirons pour le publier *in extenso*, celui qu'a rédigé M. Devay, au sujet de la demande formée par le sieur Savaresse, le 4 mai 1855, et qui fait parfaitement connaître la nature de cette industrie, ses inconvénients, ainsi que les considérations soit particulières, soit générales, sur lesquelles s'établit l'opinion du Conseil.

Vous nous avez chargés M. Guilliermond et moi, de vous présenter un rapport concernant la demande du sieur Savaresse , dans le but d'obtenir l'autorisation d'établir une fabrique de cordes harmoniques à Sainte-Foy-lès-Lyon, chemin des Étroits , propriété du sieur Débolo. Disons-le d'abord, la nature de l'industrie qui rentre dans la catégorie des établissements de première classe , l'emplacement choisi par le demandeur, dans une localité où abondent les habitations d'agrément, enfin , le grand nombre ou, pour mieux dire l'unanimité des protestations, donnent à cette affaire beaucoup de gravité. C'est sous ces trois chefs que nous devons vous présenter le résultat de notre examen et de notre appréciation, afin de vous placer dans une situation propre à rendre une justice impartiale et à ne point vous préoccuper, outre mesure, des réclamations qui se sont produites.

Il est évident que la fabrication des cordes d'instruments de musique est une partie de l'art du boyaudier, art contre lequel existe, en quelque sorte, une répulsion instinctive ; mais il est bon d'ajouter qu'une fabrique de cordes harmoniques n'en est qu'une notable atténuation, puisqu'elle n'emploie que des intestins de moutons très-frais, et qu'elle ne leur fait pas subir toute la série des préparations dégoûtantes usitées pour les boyaux de bœuf. De plus, ce travail exigeant une plus grande délicatesse et plus de précision, comporte une plus grande propreté ; il existe moins de détritus et de résidus dans les ateliers. C'est à cela peut-être qu'il faudrait attribuer la tolérance, disons mieux, la longanimité de l'autorité, par rapport à des établissements de ce genre existant dans l'intérieur des villes , entre autres celui du demandeur. Le sieur Savaresse , dans sa pétition, constate que depuis plus d'un siècle sa fabrique s'est transmise de père en fils, et a toujours fonctionné sur le quai d'Orléans. Il est impossible d'admettre que pendant cette longue période, cette fabrique ait eu des inconvénients tels, ait saturé les habitations environnantes d'exhalaisons méphitiques, sans que les parties intéressées se soient plaintes ? Quoi qu'il en soit, tôt ou tard, les progrès de l'hygiène publique devaient faire justice de cette anomalie. Examinons actuellement les conditions de cette industrie dans son nouvel emplacement.

Lorsque M. Guilliermond et moi, avons pénétré dans la pièce où séjournent les ouvriers occupés à confectionner les cordes, nous avons, contre l'avis du pétitionnaire , constaté une odeur putride se rapprochant de celle qu'on perçoit dans un amphithéâtre. La première opération qui consiste à laver les intestins de moutons provenant de l'Abattoir, a lieu dans un bateau ou *plate* amarrée le long du quai des Étroits. Puis a lieu le premier *ratissage* ; après cela les boyaux ratissés sont déposés dans des terrines de grès vernissées ; on les remplit de suite d'eau de potasse, coupée de partie égale d'eau. Les boyaux blanchissent de plus en plus et se gonflent ; après cette macération, qui dure de trois à cinq jours, selon la température , on passe aux opérations suivantes : les boyaux sont passés dans une nouvelle terrine contenant une solution plus forte que celle d'où les boyaux sortent. Les boyaux deviennent ainsi en état d'être *pilés* , c'est-à-dire d'être tordus au métier, espèce de châssis où sont placées à demeure un grand nombre de chevilles qui retiennent les cordes. Puis , lorsque le métier est garni, il est mis au *soufroir* et se trouve dans une espèce de buée aqueuse et acide dont l'odeur est excessivement pénétrante. Telles sont en résumé très-succinct, les principales opérations pratiquées dans cette industrie spéciale et qui, d'une part, donnent lieu à des émanations de matières animales, et de l'autre à des dégagements d'acide sulfureux.

Ce n'est point tout, il faut encore que les eaux de lavage s'écoulent facilement et qu'elles soient en quantité suffisante. Sous ce dernier rapport, nous avons constaté que des sources abondantes et intarissables venaient de la colline contre laquelle la fabrique est adossée, et étaient, par leur volume, en rapport avec les besoins de la fabrication. Pour leur écoulement, il existe dans le local, un caniveau souterrain qui se dirige vers la rivière. Le sieur Savaresse fait valoir avec raison les rares avantages qu'il trouve dans ce lieu, relativement au volume des eaux ; l'exposant conteste que leur écoulement entraîne jamais la moindre odeur, mais des voisins nous ont affirmé le contraire, surtout lorsqu'elles s'écoulent en masse après avoir servi au lavage des intestins.

La question du lieu choisi par l'exposant est celle qui, à vos yeux et d'après vos tendances manifestées plusieurs fois, est la plus grave. C'est avec raison que vous voulez sauvegarder les intérêts des localités consacrées aux maisons de plaisance, où le citadin va rechercher le calme et une pure aération. On peut dire, qu'ici, une industrie du genre de celle que nous avons examinée est une anomalie presque comme elle l'était dans l'intérieur de la ville. Puisqu'elle devait faire une retraite, elle devait la faire plus complètement ; il y a plus, et c'est une considération grave à peser pour vous. Le sieur Savaresse ne se bornera point au local où il fonctionne actuellement, *où à la rigueur on pourrait le maintenir*, mais il s'avance encore ; loin de se circonscrire, il s'étend. Déjà le sieur Débolo, cette Providence des établissements incommodes pour le moins, lui prépare à côté de son usine à plâtre un nouvel atelier où un très-grand nombre d'ouvriers pourront travailler à l'aise. Il y a là une tendance que l'on doit enrayer. Mais, d'un autre côté, car il est bon que vous pesiez mûrement toutes les circonstances de la cause, il ne faut point prendre à la lettre toutes les réclamations des propriétaires voisins. Cette partie des Étroits où le sieur Savaresse compte définitivement s'établir, n'est point une région inhabitée, comme il prétend le faire croire ; des fours à plâtre, des tanneries en grand nombre l'avoisinent, en face se trouve l'usine à gaz, et dans l'avenir prochain, des établissements industriels de toute nature. Il y a donc déjà un fait accompli ; et on ne peut tout au plus qu'empêcher de nouveaux empiètements. Reste maintenant à déterminer si, dans l'espèce, l'emplacement choisi est le plus convenable. Deux circonstances nous font répondre par la négative : elles se tirent, d'une part de l'adossement de l'usine à un côteau, ce qui empêche une ventilation suffisante ; de l'autre, de la stagnation dans ce lieu des eaux de la Saône, qui, pendant le chaleurs de l'été, sont couvertes de conferves et encombrées de débris d'animaux putréfiés ; il est donc certain que sous ce rapport le développement de cette fabrique apporterait un élément de plus d'insalubrité.

D'après toutes ces considérations, Messieurs, vous devez concevoir la perplexité où se trouvent vos rapporteurs ; ils ont besoin que votre souveraineté tranche la question d'une manière définitive. Il ne peut y avoir que deux partis à prendre, ou une défense d'autorisation pour le lieu ou une autorisation limitée à l'atelier actuel, et dans toutes les conditions de propreté que nous y avons trouvées, avec défense de s'étendre dans d'autres points des Étroits, d'y établir des ateliers annexes.

Lyon, le 7 juin 1855.

DEVAY.

Le Conseil a voté pour le rejet de la demande.

C'est par les mêmes motifs que le Conseil s'est opposé à la demande du sieur Monnier (décembre 1856), tendant à l'établissement d'une fabrique de même nature au même lieu.

C'est par des raisons plus spéciales qu'il a dû repousser la fabrique que le sieur Favre voulait établir à Lyon, clos Paradis, près du chemin de Gerland.

Il n'y a pas d'eau dit M. Guilliermond, ni possibilité d'en avoir dans le puits du propriétaire. Les ouvriers vont la chercher dans le Rhône, c'est-à-dire à 100 mètres environ de la fabrique.

Les eaux de lavage n'ont aucune espèce d'écoulement ; elles se rendent dans un puits perdu et vont, à travers les terrains perméables de ces localités, porter leur infection dans les puits du voisinage. En conséquence, Messieurs, je vous propose d'émettre un avis contraire à la demande.

Mais ces pétitionnaires, mieux inspirés plus tard dans le choix de l'emplacement qui devait être le siége de leur industrie, ont pu sans opposition, et sous la réserve seulement de quelques conditions, s'établir :

1° Le sieur Monnier à Lyon, chemin des Culattes,

2° Le sieur Favre, d'abord au chemin de la Scaronne, puis, plus tard, auprès de l'abattoir de Vaise.

FONTE DES SUIFS A FEU NU. — Ce procédé d'extraction des matières graisseuses, barbare en industrie, est très-fâcheux au point de vue de l'hygiène, par les émanations désagréables auxquelles il donne lieu. Diverses méthodes ont été successivement proposées pour le remplacer, qui atténuaient beaucoup les inconvénients de cette industrie. Mais ces méthodes, peu avantageuses, à ce qu'il paraît, au point de vue du rendement, n'ont pu être généralement adoptées par les industriels ni imposées par les administrations. Depuis peu d'années, on a eu l'idée d'opérer la fonte du suif en branches dans cet ingénieux appareil qu'on appelle autoclave et que déjà on emploie dans de nombreuses circonstances. Cette manière de faire nous paraît avoir résolu ce problème, souvent difficile, qui consiste à satisfaire l'hygiène sans nuire à l'industrie. Si l'expérience suffisamment prolongée confirme notre pensée, il est évident que la fonte des suifs à feu nu n'a plus de raison d'être, et qu'elle devra être désormais interdite. Dans la seconde partie de ce compte-rendu, nous ferons connaître plus en détail ce procédé de fonte à l'autoclave. Nous le mentionnons seulement ici pour appeler la sévérité des Conseils d'hygiène sur la fonte à feu nu, en indiquant les moyens de la remplacer.

Le Conseil a eu cependant à donner son avis sur un certain nombre de demandes qui avaient trait à ce genre d'industrie. Sévère sur le choix des emplacements, il s'est efforcé de repousser les fondoirs de suif, non seulement hors de la cité, mais même au-delà des quartiers appelés à recevoir un certain développement. S'il a été favorable aux demandes des sieurs Viallet-Guy, Chatanay, Rambaud, Gerinier, c'est que ces pétitionnaires devaient établir leur usine dans un quartier éloigné de la ville, aux Rivières, dans ces plaines à peine habitées, qui s'étendent au-delà de la Guillotière, le long du Rhône, et dans lesquelles, soit à cause de leur conformation, soit à cause du voisinage du fleuve, règne une ventilation aussi active que constante. L'autorisation, toutefois, n'a été proposée que sous la réserve de conditions sévères. On en appréciera la nature et la portée par la citation suivante, extraite du rapport de M. Tisserant, sur la demande du sieur Viallet-Guy. (22 septembre 1856).

1º La fonte du suif aura lieu la nuit, pendant toute la durée des mois de mai, juin, juillet, août, septembre et octobre;

2º Les chaudières où on la fera seront surmontées d'une hotte pourvue d'un tuyau d'écoulement qui se rendra dans la cheminée du foyer, ou dans une cheminée distincte. L'une et l'autre cheminée auront dix mètres de hauteur,

3º Le suif transporté dans l'usine pour y être fondu, sera déposé, en attendant la fusion, dans une cave voûtée ;

4º Les résidus de l'opération ne pourront, sous aucun prétexte, séjourner sur le sol de l'atelier ni être abandonnés sur la terre ; ils seront placés, avant leur utilisation ou leur transport définitif, hors de l'usine, dans des vases clos ou dans des fosses que l'on tiendra fermées ;

5º L'autorisation ne sera accordée que pour quinze ans. Au-delà de ce terme, le sieur Viallet-Guy ou ses successeurs devront, pour pouvoir continuer leur industrie, se pourvoir d'une nouvelle autorisation.

Dépôt de sang. — Il est assez rare d'avoir à s'occuper de semblable dépôt pour que la reproduction du rapport suivant de M. Arthaud, ne soit pas trouvée utile.

M. le Sénateur, chargé de l'administration du département du Rhône, vous a transmis un rapport de M. le commissaire de police de Villeurbanne au sujet d'un dépôt de sang provenant des abattoirs de Lyon, établi à Montplaisir, route d'Heyrieux, et dont les émanations infectes ont donné lieu à des plaintes réitérées de la part du voisinage. M. le Sénateur demande l'avis du Conseil sur les mesures à prendre pour faire cesser l'inconvénient signalé.

M. le commissaire de police explique qu'à la suite des réclamations qu'il avait reçues, dix litres du désinfectant Larnaudès, furent jetés dans la fosse contenant le sang et que la pierre fermant fut successivement recouverte d'un tombereau de chaux, d'une couche épaisse de charbon et enfin de quatre pieds de terre, que nonobstant ces précautions, les émanations ont continué et ont donné lieu à de nouvelles plaintes.

Chargés, M. Fraisse et moi, de l'examen de cette affaire, nous nous sommes transportés sur les lieux, et voici le résultat de nos investigations.

Le sieur Defay, devenu depuis quelque temps concessionnaire du sang provenant de l'abattoir de Vaise, s'est pourvu auprès de l'Administration à l'effet d'être autorisé à établir une fabrique de noir où il utilisera ce sang. Mais en attendant, il a dû chercher des dépôts provisoires pour recueillir la matière destinée à alimenter son industrie qui lui est livrée chaque jour à l'abattoir ; et à cet effet, il a affermé la fosse dont il est ici question, d'une contenance d'environ 300 hectolitres, servant habituellement à recevoir les matières provenant des vidanges de Lyon. Cette fosse est construite en maçonnerie, voûtée et bien fermée à la partie supérieure.

Néanmoins la putréfaction de cette énorme quantité de sang sous l'influence de la température élevée qui a régné presque sans interruption depuis plusieurs mois, n'a pas tardé à amener ses effets ordinaires. De là, les plaintes légitimes signalées par M. le commissaire de police. Hâtons-nous de dire qu'il nous a été donné de constater que grâce aux mesures déjà prises, l'odeur exhalée par la fosse a singulièrement perdu de son intensité, et qu'à une distance de quelques mètres, elle est inappréciable. Notons aussi que la seule habitation où l'on pourrait ressentir quelque incommodité est une ferme occupée par le propriétaire de la fosse qui ne soulève aucune réclamation.

Aussi, Messieurs, vos commissaires sont-ils d'avis qu'en l'état, la seule mesure vraiment efficace et qui consisterait à vider la fosse, offrirait plus d'inconvénients que d'avantages si elle était mise à exécution dans la saison des chaleurs ; que les précautions déjà prises, et qui au besoin pourraient être renouvelées, ont suffisamment atténué la mauvaise odeur pour qu'on puisse ajourner, à l'entrée de l'hiver, ce curage qui, même alors, devra être opéré de nuit, le plus rapidement possible, avec toutes les précautions

prescrites pour les fosses d'aisance ; et que dorénavant, des dépôts de cette
nature devront être rigoureusement interdits dans des conditions semblables à celles que nous venons de vous faire connaître.

Telles sont, Messieurs, les conclusions que vos commissaires vous proposent de transmettre à M. le Sénateur.

Lyon, le 19 août 1858.

ARTHAUD.

DÉPÔT DE VIDANGES. — Le rapport suivant de M. Parrayon nous paraît présenter assez d'intérêt pour que nous
croyons devoir le reproduire.

J'ai l'honneur de vous présenter un rapport sur la demande formée par
le sieur Claude Marinier, géomètre et entrepreneur à Sainte-Foy-les-Lyon,
dans le but d'obtenir l'autorisation d'établir à Lyon, chemin de St-Alban,
un dépôt de matières provenant des vidanges des latrines et destiné à remplacer celui qui était naguère exploité à l'occident de la rue de Monplaisir
formant aujourd'hui un quartier de cavalerie.

Cet enclos renferme tous les appareils acquis par le demandeur et qu'il se
dispose à transporter et à mettre en activité dans le nouvel emplacement.

Le lieu choisi par le sieur Marinier est à 1500 mètres de rayon plus
éloigné du centre et au milieu même des cultures pour qui cet engrais est
d'un usage séculaire. Situé à distance égale du carrefour de la Croix Morlon
et de la route de Monplaisir, il n'a pour voisinage rapproché qu'un petit
nombre d'habitations de cultivateurs qui sont bien loin de réclamer contre
l'établissement projeté. Dans de semblables conditions topographiques, vous
n'aurez pas, Messieurs, à vous préoccuper d'un concert de plaintes pareil à
celui que souleva dans le temps le dépottoir de Monplaisir. Vous pouvez
vous rappeler qu'à cette époque une autorisation temporaire assez bornée
fut seulement accordée aux demandeurs, bien que leurs procédés et appareils vous eussent paru très-propres à faire disparaître les inconvénients
de cette industrie. C'est qu'alors elle s'installait au centre même d'un quartier peuplé, de maisons élégantes et de jardins d'agréments; à 1500 mètres
de là dans la direction des grandes terres, la scène change avec une différence si tranchée qu'on se croirait à six lieues de la grande ville. A peine a-
t-on franchi la dernière ligne de fortification que l'odorat est saisi par les
effluves d'engrais de fosse, seul agent de fécondation mis en usage dans cette
zone qui entoure la frontière sud-est de notre département. Sur ce point on

ne rencontre pas un champ qui n'en soit aspergé et pas une ferme un peu importante qui n'ait pour son service un réservoir garni. Il est facile de comprendre que ces fosses peu profondes et mal bouchées et ces vastes espaces fécondés de la sorte exhalent des émanations auxquelles l'entrepôt qu'on se propose d'établir ne saurait rien ajouter. Ce réservoir d'une capacité de 14 à 15 cents mètres sera construit en maçonnerie solidement voûtée et fermée hermétiquement. La matière en sera extraite par les moyens pneumatiques décrits à une autre époque et applicables au curage des fosses. Il n'y a donc pas à redouter pour l'atmosphère de cette localité une sur-saturation d'odeur fécale. Rien ne sera changé dans la constitution de l'air ambiant et nous pouvons affirmer que les vents du su i-est n'apporteront pas une exhalaison de plus à l'établissement hospitalier situé à plus de huit cents mètres au nord du terrain acquis par le sieur Marinier, seul point où une plainte se soit manifestée. Cette réclamation isolée, dictée d'ailleurs par la plus honorable sollicitude, serait prise par nous, Messieurs, en très grande considération, si vous pouviez entrevoir la moindre cause d'insalu-brité pour un établissement aussi digne d'intérêt que l'asile Richard. — Heureusement nous n'avons à faire qu'à une question d'incommodité, à un état de choses permanent, incessamment entretenus par les habitudes agricoles et auxquels il n'a pas été donné à l'observateur le plus attentif d'attribuer la cause de la moindre affection endémique ou accidentelle. Il est même à remarquer que les invasions cholériques et les terreurs aveu-gles qui les accompagnent toujours n'ont jamais suggéré, dans cette fraction de notre banlieue, une allégation même vaguement exprimée contre ce vieux mode de fumiers auquel le système d'entrepôt et de distribution du demandeur ne fait qu'apporter un perfectionnement nécessaire. Si d'ail-leurs, il est vrai de dire que: tant vaut l'homme, tant vaut le procédé, le Conseil trouvera une garantie de plus dans l'habitude de vigilance scrupu-leuse du demandeur qui se présente à l'autorité avec le patronage des hommes les plus haut placés dans l'estime publique.

Comme conséquence des considérations que je viens d'avoir l'honneur de vous soummettre, je vous propose donc, Messieurs, de vouloir bien émettre un avis favorable à la demande du sieur Marinier.

Lyon, le 21 février 1856.

Parrayon.

ALLUMETTES CHIMIQUES. — L'industrie qui a pour objet la fabrication des allumettes chimiques mérite à un haut degré de fixer l'attention des hygiénistes, car elle réunit

en elle seule les divers dangers que les autres indus
tries ne présentent qu'isolés. En effet les fabriques d'allumettes sont des établissements dangereux au premier
chef à cause des chances d'incendie qu'elles présentent ;
elles sont dangereuses pour les ouvriers qui y travaillent,
parce que la manipulation des produits qu'on y prépare,
des matières qu'on y emploie les expose à de graves
et cruelles maladies ; elles sont dangereuses pour la
société tout entière, parce qu'elles livrent à la consommation un produit qu'une multitude de circonstances
peut rendre funeste, en le faisant devenir la cause
d'un incendie ou l'agent d'un empoisonnement ; ces
trois sources de dangers que portent en elles les fabriques d'allumettes chimiques offrent à l'hygiène autant
de problèmes à résoudre. Il faut préserver les habitations que menace le voisinage de ces fabriques ; garantir les ouvriers contre les maladies qu'engendre leur
profession ; enfin mettre les consommateurs à l'abri des
chances d'incendie ou de mort que recèle ce dangereux
produit.

La solution du premier de ces problèmes est facile.
Isoler les fabriques d'allumettes des autres habitations ;
les forcer à s'établir dans des maisons bâties en pierre,
brique ou pisé, et non dans des baraques en bois ; ces
précautions suffisent parfaitement pour écarter tout danger. Ce sont celles qu'à adoptées depuis longtemps le
Conseil de Lyon, et dont il a fait l'application aux sieurs
Chevrier, Moment, Bouillet, Parat, etc.

Mais, sur les autres questions, la difficulté est grande.
On peut, il est vrai, espérer quelques améliorations dans
l'hygiène professionnelle de cette industrie par l'emploi
de certaines mesures d'ordre, de propreté, d'aération ;

mais on ne doit réellement compter, pour atteindre le
but, que sur une transformation radicale de cette industrie, laquelle ne cessera d'être dangereuse et de compromettre la santé des ouvriers qu'elle emploie, ainsi
que la sécurité publique, que lorsqu'elle aura changé
la nature des matières qu'elle manipule, qu'elle fait entrer dans la confection de ses produits.

La nécessité de ces modifications a, comme on sait,
préoccupé vivement le gouvernement. La question de
l'industrie des allumettes a été mise à l'étude. Une enquête a été ouverte dans le but d'obtenir des Conseils
d'hygiène tous les renseignements utiles dans cette affaire.
Nous devons faire connaître la part qu'y a prise le Conseil
de Lyon.

La lettre suivante, adressée par le Ministre de l'agriculture et du commerce à M. le sénateur, administrateur du département du Rhône, fut transmise au Conseil
d'hygiène.

Monsieur le Préfet, j'ai chargé le Comité consultatif d'hygiène publique
de procéder à une enquête sur la fabrication et l'emploi des allumettes
phosphorées, et sur les avantages que pourrait offrir, au point de vue de
la santé des ouvriers et de la sécurité publique, la substitution du phosphore rouge au phosphore ordinaire, pour la préparation de la pâte inflammable.

Dans le cours de cette enquête, le Comité, jugeant nécessaire d'obtenir,
sur certains points, des renseignements précis, a pensé que le concours du
Conseil d'hygiène et de salubrité de votre département, où existe la principale, sinon la seule fabrique de phosphore qui approvisionne notre
pays, pouvait lui être utile, et m'a exprimé le désir de faire appel au zèle
et aux lumières des savants qui le composent. Je n'ai pas hésité à accéder
à cette demande, et je vous prie, en conséquence, de vouloir bien convo-
quer, dans le plus bref délai, le Conseil central d'hygiène et de salubrité
du département du Rhône, de l'inviter à recueillir, sur les questions qui

vont être spécifiées, des renseignements exacts et complets, que je vous serai obligé de me transmettre sans retard.

Le Comité consultatif d'hygiène publique n'ignore pas les belles recherches entreprises par l'un des savants les plus éminents du Conseil de salubrité de Lyon , et les conditions hygiéniques dans lesquelles elles s'opèrent ; mais il importerait de savoir si depuis l'époque où ces recherches ont été publiées, des faits nouveaux se sont produits, si, notamment, il n'a été observé, dans aucune circonstance, à quelque degré que ce soit, le moindre trouble dans la santé des ouvriers employés à la fabrication du phosphore; si aucun d'eux n'a présenté, soit dans les premiers temps de son entrée dans la fabrique, soit plus tard, un dérangement des fonctions digestives, une altération quelconque des organes respiratoires, et enfin l'affection spéciale des os maxillaires, observée chez les ouvriers qui fabriquent les allumettes.

S'il existe à Lyon ou dans les environs quelque établissement où se préparent des allumettes phosphoriques, il sera bon d'étudier, comparativement à ce point de vue, les individus qui y seraient employés.

Il est du plus haut intérêt de connaître, dans tous ses détails, la fabrication du phosphore ordinaire et du phosphore rouge, telle qu'elle a lieu actuellement.

Y a-t-il, soit dans les procédés de fabrication, soit dans la disposition des ateliers, soit dans la manière d'être des ouvriers, quelques conditions spéciales qui les préservent des émanations phosphorées, ou, au contraire, ceux-ci sont-ils exposés aux vapeurs de phosphore et en absorbent-ils une certaine quantité, ainsi que l'a constaté autrefois M. Dupasquier ?

Enfin, le conseil d'hygiène et de salubrité du département du Rhône est invité à joindre à ces renseignements toutes les observations que lui suggèreront l'enquête locale à laquelle il devra se livrer et sa haute expérience de toutes les questions qui se rattachent à l'hygiène publique.

J'ai compté sur son empressement à répondre, en cette circonstance, à l'appel que je me plais à faire à ses lumières, et je vous prie, Monsieur le Préfet, de lui transmettre l'expression de cette confiance que m'inspirent son zèle et son dévoûment.

Recevez , Monsieur le Préfet, l'assurance de ma considération très-distinguée.

Le Ministre
de l'agriculture, du commerce et des travaux publics,
Signé : ROUHER.

Dans le but de satisfaire aux désirs exprimés dans la lettre de M. le Ministre, une Commission composée de MM. Rougier, Vice-Président, et Glénard, Secrétaire du Conseil, fut chargée de procéder à une enquête dans les fabriques de phosphore et d'allumettes de Lyon. De cette enquête est résulté le Rapport suivant, que le Conseil a adopté pour la réponse à faire à la lettre ministérielle :

Parmi les questions si nombreuses et si variées qu'embrassent dans leur étude les conseils d'hygiène publique et de salubrité, il en est peu d'aussi importantes que celles qui ont trait à l'hygiène professionnelle. Les découvertes qui se font, dans les régions élevées de la science, renferment souvent les germes d'applications utiles. Descendant alors dans le domaine pratique, elles donnent naissance à des industries diverses qui contribuent bientôt au bien-être de l'homme en augmentant la somme de ses jouissances. Mais si ces industries sont profitables à la société, trop souvent elles sont funestes à ceux qui les exercent. Les hommes qui manipulent la matière pour l'approprier à nos besoins, pour en faire sortir un produit utile à tous, ne le font pas toujours impunément; trop souvent ils sont victimes de leur industrie. Tel produit préparé dans nos usines, qui va satisfaire aux mille besoins de notre existence, aux caprices sans cesse renaissants de notre amour du luxe, compromet chaque jour la santé, la vie même des ouvriers qui le fabriquent. C'est donc une raison de reconnaissance autant que d'humanité qui doit nous porter à nous intéresser au sort de ces hommes qui paient de leur vie le bien-être de tous. C'est un devoir pour nous de nous efforcer d'améliorer leur profession, de tâcher de les soustraire aux dangers auxquels ils sont exposés.

Étudier l'influence qu'exercent sur la santé des ouvriers les diverses professions industrielles ; examiner la nature, la cause des dangers qu'elles peuvent présenter ; chercher les moyens d'atténuer ces dangers, d'en préserver ceux qui y sont exposés ; éclairer sur ces divers points l'autorité dont l'action protectrice s'étend à toutes les classes d'individus, voilà la mission des conseils de salubrité, en ce qui touche l'hygiène professionnelle.

C'est cette mission que vous êtes appelés à remplir aujourd'hui, au sujet d'une industrie spéciale, sérieusement incriminée, et dans l'exercice de laquelle le gouvernement se propose d'intervenir pour y introduire des réformes de nature à lui enlever ses dangers. Il s'agit de l'industrie qui manipule le phosphore.

Depuis longtemps on a formulé contre les fabriques de phosphore et surtout contre les fabriques d'allumettes phosporées de sévères accusations. Un certain nombre de médecins hygiénistes leur attribuent, et surtout aux dernières, une influence funeste sur la santé des ouvriers qui y travaillent ; ils les regardent comme la source de nombreuses et très-graves affections.

Les individus exposés aux émanations qui se produisent et se répandent dans les ateliers où se manipule le phosphore seraient sujets, selon eux, à diverses maladies du tube digestif, des organes respiratoires, et de plus à une affection spéciale, la carie des maxillaires, affection le plus souvent mortelle. A l'appui de ces allégations, ils citent un assez grand nombre de faits observés tant en France qu'en Allemagne qui paraissent établir d'une manière irrécusable l'action délétère qu'exercent les émanations phosphorées sur l'économie.

On conçoit que de pareilles assertions, qui intéressent la santé d'une population ouvrière assez considérable, aient dû éveiller l'attention du gouvernement et le porter à prendre des mesures propres à combattre les dangers de cette industrie ; d'autant plus que le remède est tout trouvé ; remède simple et d'une application facile. Il suffirait à ce phosphore, qui répand à l'air des vapeurs si odorantes et considérées comme si délétères, de substituer le phosphore modifié par l'action de la chaleur, ce phosphore d'une nouvelle espèce qui n'exhale ni odeur ni vapeur, qui peut même être introduit sans danger dans l'économie. Mais tous les observateurs ne sont pas d'accord sur l'influence qui doit être attribuée aux vapeurs phosphorées. Quelques-uns contestent ou nient que ces vapeurs exercent une action délétère sur l'économie ; il appuient leur manière de voir sur l'examen des faits, sur l'observation de l'industrie qui ne leur a révélé aucun cas de maladie que l'on puisse certainement attribuer à une action spéciale des émanations du phosphore sur l'économie. Avant donc d'ordonner la substitution du phosphore rouge au phosphore ordinaire, avant que d'adopter une mesure qui ne pourrait moins faire que de jeter quelque perturbation dans la fabrication et le commerce des allumettes phosphorées, et qui aurait pour effet nécessaire de hausser le prix d'un objet qu'en raison de son immense consommation, on peut considérer comme un objet de première nécessité : avant, dis-je, d'adopter une semblable mesure, le gouvernement, en présence des assertions contradictoires émanées d'observateurs également dignes de foi, a besoin de savoir jusqu'à quel point cette mesure est nécessaire et applicable. Pour y arriver, il a ordonné une enquête qui se poursuit par les soins du comité consultatif d'hygiène publique, et qui devra recueillir tous les documents scientifiques et statistiques capables de fixer l'opinion sur la réalité des dangers attribués à l'industrie qui travaille le phosphore.

Le Conseil d'hygiène de Lyon est appelé à témoigner dans cette enquête, à fournir sa part de renseignements. Sa position auprès de la fabrique de phosphore la plus considérable de France, les travaux antérieurs d'un de ses membres, A. Dupasquier, sur cette question, rendaient son témoignage important, nécessaire. M. le Ministre de l'agriculture et du commerce, par une lettre en date du 25 juin 1855, vous demande de le renseigner sur les points suivants, savoir : « Si dans aucune circonstance il n'a été observé, à quelque degré que ce soit, le moindre trouble dans la santé des ouvriers employés à la fabrication du phosphore ; si aucun d'eux n'a présenté, soit dans les premiers temps de son entrée dans la fabrique, soit plus tard, un dérangement des fonctions digestives, une altération quelconque des organes respiratoires, et enfin l'affection spéciale des os maxillaires observée chez les ouvriers qui fabriquent les allumettes ? — Quels sont les résultats de l'observation faite à ce point de vue dans les fabriques d'allumettes phosphorées ? Comment se préparent le phosphore ordinaire et le phosphore rouge ? Y a-t-il, soit dans les procédés de fabrication, soit dans la disposition des ateliers, soit dans la manière d'être des ouvriers, quelque condition spéciale qui les préserve des émanations phosphorées, ou, au contraire, ceux-ci sont-ils exposés aux vapeurs du phosphore et en absorbent-ils une certaine quantité ainsi que l'a constaté autrefois Dupasquier ? etc. »

Pour mettre le Conseil d'hygiène à même de répondre à ces questions, nous avons visité, M. Rougier et moi, la fabrique de phosphore de MM. Coignet, ainsi que les principales fabriques d'allumettes de l'agglomération lyonnaise. Les ateliers, les opérations qui s'y pratiquent ont été examinés dans leurs moindres détails ; les maîtres et les ouvriers ont été minutieusement interrogés. Nous nous sommes mis, en outre, en rapport avec MM. les médecins à qui leur position, soit dans les hôpitaux, soit ailleurs, pouvait avoir fourni l'occasion de connaître ou de traiter des malades appartenant à l'industrie du phosphore. Ce sont les résultats de cette enquête que nous allons exposer dans ce Rapport, pour lequel nous utiliserons encore les renseignements qui se sont produits dans la Société de médecine, lors de la discussion qui a eu lieu dans son sein à la demande de M. Rougier, sur la question qui nous occupe. Nous mettrons encore à profit un travail inédit d'un jeune docteur, M. Humbert, naguère interne des hôpitaux de Lyon, qui a observé plusieurs cas de nécrose phosphogénée et qui a en outre étudié d'une manière toute spéciale les conditions hygiéniques de l'industrie qui fait l'objet de cette enquête. Nous avons donc le droit d'espérer que ce Rapport sera le tableau fidèle de l'état actuel de la fabrication du phosphore et des allumettes phosphorées à Lyon, ainsi que de son influence sur les ouvriers qu'elle emploie.

FABRICATION DU PHOSPHORE.

La fabrique de phosphore de MM. Coignet, établie à la Guillotière, aux portes de Lyon, existe depuis l'année 1838, c'est-à-dire depuis plus de dix-sept ans. Elle produit des quantités considérables de phosphore qui ne s'élèvent pas à moins de 60 à 80 mille kilogrammes par an. L'extraction du phosphore des os nécessite de nombreuses opérations. Ces opérations sont trop connues, ont été trop souvent et trop bien décrites et particulièrement dans le Mémoire de Dupasquier, auquel fait allusion la lettre ministérielle, pour que nous croyons devoir entrer, à ce sujet, dans de minutieux détails. Nous nous contenterons de citer les principales, celles qui sont de nature à jeter dans l'atmosphère des vapeurs ou gaz capables d'affecter l'organisme. Ce sont 1° le traitement des os pulvérisés par l'acide sulfurique qui donne lieu à un dégagement d'acide sulfhydrique et à des vapeurs irritantes qui provoquent la toux ; 2° la distillation ou extraction proprement dite du phosphore qui se fait en soumettant à l'action de la chaleur, dans une cornue de grès, le mélange de phosphate acide de chaux et de charbon. Cette opération donne lieu à un dégagement abondant d'hydrogène phosphoré accompagné souvent de phosphore en vapeur. Ce gaz s'enflammme au sortir de l'eau du récipient et brûle en produisant d'épaisses vapeurs blanches d'acide phosphorique. La production de ces vapeurs dans des ateliers où 30 ou 40 cornues fonctionnent à la fois donne lieu, dans le moment du *grand feu*, c'est-à-dire 12 à 15 heures après le commencement de l'opération, à un épais nuage blanc qui remplit tout l'atelier pendant un certain temps, puis se dissipe peu à peu. Une quinzaine d'ouvriers sont employés au travail des fours, circulent et respirent dans ce brouillard phosphorique ; ils n'en éprouvent pas d'inconvénients. Au commencement, ils toussent un peu, mais bientôt, les uns au bout de quelques jours, les autres au bout de un ou deux mois, ils s'y habituent et en sont si peu incommodés, que l'hiver ils redoutent plus l'air froid extérieur que le nuage acide de l'atelier, au point qu'ils ferment avec soin portes et fenêtres. Les seuls accidents qu'ils éprouvent sont dus aux transitions brusques de température auxquelles les expose leur métier de chauffeurs. Ces détails sont le résumé des réponses faites par les ouvriers eux-mêmes aux questions que nous leur posions. Parmi ces ouvriers, il en est plusieurs qui travaillaient déjà dans cette fabrique à l'époque où Dupasquier publia ses observations en 1846. Ainsi le nommé Bourrel François, employé aux fours depuis 1840, qui a été cité dans le Mémoire de Dupasquier, nous affirme de nouveau, à neuf ans de distance, que sa santé n'avait jamais souffert de sa profession.

Le nommé Guillot travaille depuis huit ans, il n'a jamais ressenti d'influence fâcheuse de la part des émanations phosphorées.

Guy, employé aux fours depuis trois ans, a toussé pendant près de deux mois ; mais, au bout de ce temps, il s'est habitué et n'a plus été malade.

Revol travaille depuis un mois ; il a eu en commençant quelques maux de tête, mais qui se sont dissipés d'eux-mêmes et n'ont plus reparu.

Chalamel, employé depuis quinze jours, a éprouvé aussi quelques maux de tête au commencement, mais n'a rien ressenti du côté du poumon ni du tube digestif.

Il est inutile de citer les témoignages de tous les ouvriers ; ils sont tous conformes, quoique parmi eux se trouvent bien des différences d'âge et de tempérament.

3° La dernière opération qui se pratique sur le phosphore, c'est le moulage. Dans un atelier bas, sombre et humide, deux ouvriers ayant entre eux une bassine, où une masse de phosphore est tenue en fusion sous l'eau chaude, plongent dans le phosphore liquéfié un tube de 1 centimètre de diamètre et de 40 à 50 centimètres de long ; ils aspirent avec la bouche de manière à faire monter le phosphore ; puis quand le tube en est plein, ils en bouchent avec le doigt l'extrémité inférieure et le portent dans un réservoir d'eau froide placé à côté d'eux. Le phosphore se refroidit et forme comme un bâton solide que l'on extrait du tube et qu'on abandonne dans l'eau jusqu'à ce qu'on le mette en boite. Dans cette pièce, sombre, humide, mal aérée, deux ouvriers travaillant assis du matin au soir, moulant chacun de 60 à 80 kilogrammes de phosphore par jour, respirant incessamment les exhalaisons phosphorées qui remplissent l'atmosphère et qui se révèlent énergiquement à l'odorat, ces deux ouvriers doivent être dans les conditions les plus propres au développement des affections dépendantes des émanations phosphorées ; cependant il n'en est rien, comme on va le voir.

Benoît Gagne, cité par Dupasquier, moule du phosphore depuis onze ans ; il n'a jamais éprouvé d'effet fâcheux de ce travail.

Guillodon n'a jamais été incommodé par le moulage de phosphore, qu'il exerce depuis trois ans.

Des faits qui précèdent et qui nous ont été garantis par le témoignage de deux habiles médecins MM. Meynet et Girin, qui, tous deux ont été chargés successivement du service médical de l'établissement de MM. Coignet, que doit-on conclure ; sinon l'innocuité des opérations diverses qui aboutissent à la production du phosphore dans les conditions où nous les avons vues s'exécuter ? Cette innocuité nous parait d'ailleurs ressortir évidente de ces deux enquêtes qui faites dans une usine montée sur une échelle considérable et à dix ans de distance, fournissent des résultats identiques. Nous sommes donc autorisés à admettre et à dire que dans la fabrique de phosphore de MM. Coignet, et par conséquent dans toutes celles qui emploient les mêmes procédés, les émanations phosphorées, quoique produites en abondance, n'exercent aucune action sur la santé des ouvriers.

Cependant, pour ne rien omettre de ce qui a rapport à la fabrication du phosphore et pour le dire en son lieu, je dois citer un cas de nécrose maxillaire, suivi de mort, survenu parmi les ouvriers de la fabrique Coignet. Mais cet ouvrier, nommé Reverant, n'a travaillé que peu de temps dans cette fabrique, où il a été employé aux fours. Avant d'y entrer, il avait travaillé dans les fabriques d'allumettes, il avait été occupé au trempage. Les renseignements que nous avons recueillis au sujet de cet ouvrier, nous autorisent à croire que la carie du maxillaire était antérieure à son arrivée dans la fabrique Coignet. Ce cas de nécrose, le seul observé parmi les ouvriers de cette fabrique, ne peut être imputé à cette industrie et par conséquent ne peut infirmer en rien les conclusions précédentes.

Arrivons à l'étude des fabriques d'allumettes chimiques.

FABRIQUES D'ALLUMETTES.

Les fabriques d'allumettes ne sont pas très-nombreuses à Lyon, et n'occupent pas un bien grand nombre de bras. On en compte une vingtaine environ qui emploient en moyenne cinq à huit ouvriers. Une ou deux en occupent davantage. La fabrique du sieur Demoment, à la Guillotière, rue Louis-le-Grand, a compté jusqu'à vingt-deux ouvriers ; actuellement elle n'en compte que dix. On peut évaluer à cent cinquante le nombre des personnes, hommes, femmes ou enfants, actuellement occupées à la fabrication des allumettes. Ce nombre était plus élevé il y a quelques années, lorsque les grandes maisons de Paris et de l'étranger n'avaient pas encore emprunté à la mécanique ces procédés rapides et merveilleux qui, décuplant le travail de l'homme, permettent au fabricant de gagner davantage tout en vendant moins cher. Nos petits fabricants lyonnais, trop peu capitalistes pour suivre le progrès, n'ont pu résister à la concurrence. Plusieurs ont cessé de fabriquer, d'autres ont réduit leur personnel.

Les fabriques d'allumettes sont presque toutes situées dans le quartier de la Guillotière. Il y a quelques années, en 1850, une Commission du Conseil d'hygiène, dont j'avais l'honneur de faire partie, fut chargée par l'Administration de visiter ces fabriques dont l'existence dans le voisinage immédiat de grands entrepôts de bois inspirait quelques craintes. Elle fut vivement et tristement impressionnée de l'aspect misérable de ces sortes de huttes à demi-sauvages, où travaillaient activement un certain nombre d'individus; de l'aspect de ces êtres humains vivant dans les conditions hygiéniques les plus funestes ou plutôt en dehors de toute condition hygiénique. Vous vous en ferez facilement une idée si je vous fais le tableau d'une de ces cabanes, comme nous les avons presque toutes vues et telles qu'elles se présentent encore à mon souvenir. Figurez-vous une pièce de cinq mètres carrés environ; dans un coin de cette chambre ou sur une soupente, est un lit, à côté du lit souvent un berceau. Dans un autre coin, un monceau de paquets d'allumettes enveloppés de papier. Au milieu, un petit poêle sur lequel on voit un pot contenant du soufre tenu en fusion, ou bien une casserolle en terre dans laquelle se prépare la pâte phosphorée. Enfin, dans une autre partie de cette pièce, devant une table fixée au mur, cinq à six personnes se livrant aux diverses opérations nécessaires à la confection des allumettes. En entrant dans cette pièce on est saisi à la gorge par une odeur suffocante, dont l'origine ne doit pas être attribuée uniquement à la casserole de mélange phosphoré, mais aussi à l'état de malpropreté du lieu, aux émanations des individus. On se demande comment on peut vivre dans une semblable atmosphère. Le soir venu, les ouvriers du dehors quittent cet abominable réduit; mais le maître, sa femme, son enfant vont demander au sommeil des forces pour le lendemain. Ils se couchent, dorment dans cette pièce, dont l'air n'est plus renouvelé par la porte, par la fenêtre qu'on a eu soin de fermer. Ils respirent ainsi, sept à huit heures durant, cette atmosphère que les émanations des allumettes, du vase à phosphore ont transformée en brouillard lumineux. Voilà ce qu'étaient les fabriques d'allumettes il y a cinq ans; vous avouerez qu'il y avait bien là de quoi impressionner tristement les membres d'un Conseil d'hygiène. Aussi, dans le rapport qu'elle présenta à l'Administration, la Commission se préoccupa-t-elle plus de l'insalubrité de l'industrie pour les ouvriers qui l'exerçaient, que des dangers qu'elle présentait pour le voisinage. Elle proposa de n'accorder d'autorisation qu'en imposant certaines mesures propres à améliorer la situation des ouvriers. Ces mesures ont été adoptées. Les fabriques de phosphore ne sont plus ce qu'elles étaient. Elles ont bien toujours un aspect assez misérable, mais l'intérieur est mieux organisé; ce n'est pas du confortable, mais c'est quelque chose de supportable. Nous ferons connaître l'état actuel de ces fabriques en décrivant les diverses opérations qui s'y pratiquent. Ces opérations peuvent se réduire à quatre qui sont : 1º La préparation du bois qui doit devenir allumette; 2º le soufrage; 3º l'empaquetage; 4º le trempage ou piquage. On peut ajouter à cette nomenclature l'emboîtage ou mise en boîte.

La préparation du bois est aussi simple que possible. Un arbre bien sec est scié en rondelles de quatre à cinq centimètres de haut; ces rondelles sont livrées à un ouvrier qui, à l'aide d'un couteau levier articulé à la table par une de ses extrémités, les découpe d'abord en tranches minces, puis divise ces tranches en allumettes en présentant la rondelle sous un autre sens au levier. La rondelle d'allumettes est liée avec une ficelle et livrée au soufreur. Cette première opération n'est pas de nature à avoir une influence spéciale sur la santé des ouvriers.

2° *Soufrage*. — La rondelle d'allumettes est plongée dans un bain de soufre et on attend que le soufre soit solidifié. Cette opération donne lieu tout au plus au dégagement de quelques traces d'acide sulfureux, jamais en assez grande quantité pour porter atteinte à la santé des ouvriers.

3° *Empaquetage*. — Les rondelles d'allumettes soufrées sont livrées à des femmes qui les défont pour les mettre en petits paquets. Cette opération s'exécute à l'aide d'une boîte en bois à deux valves. La supérieure est percée d'un trou dans lequel on introduit un paquet d'allumettes qui, entrant dans la boîte, va s'appuyer sur la valve inférieure. D'un tour de main, on tord le paquet d'allumettes, ce qui isole les allumettes les unes des autres ; puis on ficelle le paquet. Ces paquets sont prêts à recevoir la pâte phosphorée.

4° *Trempage ou piquage*. — Les paquets préparés comme il vient d'être dit sont enfin trempés ou plutôt appuyés sur un mélange pâteux qui doit leur donner leur propriété inflammable. Les paquets sont trempés isolément et jetés aussitôt après dans une balle où on les laisse sécher. Une fois secs on enveloppe de papier la partie imprégnée du mélange phosphoré ou bien on les met en boîtes.

COMPOSITION DE LA PÂTE.

Voici la formule des pâtes généralement employées :

	1re qualité.	2e qualité
Eau	500	250
Sel de saturne	90	60
Gomme	1,500	500
Phosphore	350	1,000
Chlorate de potasse	60	40
Cinabre	60	30

La première formule est employée pour les allumettes de qualité inférieure ; la seconde pour les allumettes dites en boîte. Toutefois, les proportions des diverses substances varient suivant les fabriques. Mais les substances employées par tous les fabricants sont à peu de chose près les mêmes.

Ces diverses opérations qui, comme je l'ai dit tout à l'heure, s'exécutaient toutes, il y a quelques années, dans une pièce unique, ne sont plus réunies aujourd'hui. Ainsi, dans presque tous les ateliers, la préparation de la pâte phosphorée, le trempage des allumettes s'exécute dans un endroit isolé, parfaitement écarté de l'atelier où se font les autres préparations. Ainsi, chez le sieur Demoment, chez le sieur Chevrier, le trempage a lieu dans une espèce de cave située sous la maison, mais non directement sous l'atelier des ouvriers. Dans certaines fabriques, la séparation des diverses opérations est encore plus complète ; une pièce spéciale est réservée au découpage, une autre à l'empaquetage, une autre au trempage. De sorte que les ouvriers ne sont pas tous exposés aux émanations du phosphore. Dans chaque fabrique il n'y a guère qu'une ou deux personnes occupées au trempage. C'est ordinairement le maître ou sa femme, ou un de ses enfants. Dans quelques cas cependant, des ouvriers ou ouvrières sont employés à ce travail. On ne couche plus dans l'atelier où s'exhalent les vapeurs phosphorées. Évidemment, un progrès notable et certainement profitable aux ouvriers s'est réalisé depuis quelques années dans l'hygiène de cette profession.

Voilà l'industrie de la fabrication des allumettes, telle qu'elle est pratiquée à Lyon; nous l'avons décrite dans ses procédés opératoires ainsi que dans ses conditions hygiéniques, voyons maintenant quelle influence elle exerce sur la santé des ouvriers qu'elle emploie ; exposons les résultats de l'enquête que nous avons faite à ce point de vue chez les fabricants d'allumettes.

Le sieur Demoment établi à la Guillotière, à la Part-Dieu, fabrique des allumettes depuis quinze ans. Il a employé jusqu'à vingt ouvriers à la fois ; il faisait alors des allumettes pour une somme annuelle de 30,000 fr. Sa consommation de phosphore s'élève de 800 à 1,000 kilogr. environ par an. Actuellement il n'occupe que onze ouvriers : cinq femmes sont occupées à l'empaquetage, trois hommes préparent le bois. Les hommes gagnent de 3 fr. à 3 fr. 25 c. ; les femmes, de 1 fr. à 1 fr. 25 c. Le maître, sa femme, son fils âgé de quinze ou seize ans, opèrent le trempage qui s'exécute dans une pièce sombre et basse, située en contre-bas de la route, sous la maison. Le jeune homme est né dans la fabrique qu'il n'a jamais quittée ; il paraît jouir d'une très-bonne santé; il ne s'est jamais aperçu que les vapeurs du phosphore l'aient incommodé. Son père, sa mère n'ont jamais souffert de leur profession. Les femmes sont d'âges divers : elles ne se plaignent nullement de leur état. Plusieurs ont pratiqué le trempage : au commencement, disent-elles, on tousse un peu, on éprouve quelques maux de tête, quelques vertiges, mais on s'habitue bien vite. Dans l'atelier où elles travaillent on sent l'odeur phosphorée, bien qu'il soit éloigné de la pièce où se fait le trempage. L'une d'elles, tout en faisant ses paquets, mangeait une pomme de terre cuite à l'eau, qu'elle pelait avec ses doigts couverts d'une poussière jaune de soufre provenant du frottement des allumettes, puis elle la portait à sa bouche imprégnée de cette poussière. Sur l'observation que nous lui fîmes qu'elle avait tort de ne pas quitter son travail pour manger, elle nous répondit que cela ne lui avait jamais fait aucun mal ; elle nous apprit même que les femmes employées au trempage, mangeaient fréquemment leur pain tout en faisant leur opération ; mais elle reconnut, ainsi que ses compagnes, qu'en ce cas cela pouvait être dangereux. Elles ne connaissent pas d'ouvriers ni ouvrières que les émanations du phosphore aient rendus malades. Elles savent cependant bien que la nommée Rose, le nommé Rouleau et plusieurs autres ont été atteints d'une maladie de la mâchoire, qu'on leur a fait opération, qu'ils sont morts ; mais elles n'attribuent pas ces maux à l'action du phosphore. Suivant elles, celui-ci avait des ulcères vénériens, celui-là avait reçu des coups ; celle-là était malade des dents et de la mâchoire avant d'entrer à la fabrique. En résumé, les ouvriers et ouvrières de cette fabrique, la plus importante de Lyon, qui travaillent tous depuis nombre d'années, ne se sont jamais aperçus que leur santé ait eu à souffrir de leur profession.

Paul Goulet, à la Guillotière, fabrique depuis quinze ans ; il occupe six personnes, ses cinq filles et un jeune homme. Sa consommation en phosphore est de 80 kilogr. par an environ. L'opération du trempage est pratiquée habituellement par Goulet ou par une de ses filles. L'atelier est divisé en deux pièces inégales. Dans la première, la plus grande, se font le découpage du bois, le soufrage et l'empaquetage; dans la seconde, très-petite, qui communique avec la première par une porte toujours ouverte, se pratique le trempage. L'odeur phosphorée est uniformément répandue dans les deux pièces. Ni Goulet, ni ses filles, qui ont dû être initiées au métier dès l'âge le plus tendre, car l'aînée montre au plus vingt-cinq ans, n'ont eu leur santé altérée par les émanations phosphorées.

Chevrier, à la Guillotière, établi depuis huit ans. Cinq personnes sont occupées dans cet atelier, deux hommes et trois femmes. L'une de celles-ci est d'un âge avancé. Sa tête branle, mais rien ne nous autorise à attribuer à sa profession une infirmité qui n'est pas rare chez les personnes de son âge. C'est Chevrier, lui-même qui pratique l'opération du trempage ; il l'exécute dans une pièce fort sombre et humide, placée au-dessous de l'atelier. Chevrier, qui ne paraît pas d'une constitution bien vigoureuse, n'a jamais éprouvé de fâcheux effets de son industrie. Comme les autres, il ne croit pas que cette profession puisse occasionner des maladies. Et cependant sa femme a été atteinte de la nécrose maxillaire, sa femme est morte phthysique, mais il attribue à d'autres causes la maladie et la mort de cette femme. Nous en reparlerons tout à l'heure. Je ne parle pas des visites que nous avons faites dans d'autres fabriques, parce qu'elles ne nous ont pas fourni de résultat qui méritent une mention spéciale.

Cette enquête négative sur plusieurs points, a été positive sur un autre. Elle nous a montré, en effet, l'apparition de la carie maxillaire chez les ouvriers lyonnais, maladie qui ne s'était pas montrée parmi eux jusqu'en 1846. Plusieurs individus, hommes ou femmes, nous ont, en effet, été signalés comme ayant été victimes de cette terrible affection. Nous n'avons pas cru devoir nous contenter de les citer ici. La gravité, l'importance du sujet nous commandaient de nous livrer à des recherches attentives sur les circonstances qui ont précédé ou accompagné le développement de la maladie chez les individus atteints. Cette tâche nous a été rendu facile par le travail de M. Humbert qui, interne aux hôpitaux, a pu observer plusieurs malades atteints de nécrose. Les détails qui suivent sont extraits des observations qu'il a bien voulu nous communiquer.

1re *Observation.* — Marguerite Tusseau, âgée de 40 ans, d'une constitution sanguine, ayant toujours joui d'une bonne santé, travaille depuis plusieurs années dans une fabrique d'allumettes de la Guillotière. Depuis huit ans elle est employée au *trempage* sans jamais avoir eu d'indisposition grave pendant tout ce temps ; elle a été prise tout à coup d'une inflammation phlegmoneuse de la joue droite. Le gonflement s'est rapidement étendu à toute la partie droite de la tête et s'accompagnait d'une violente céphalalgie. Elle vint bientôt à l'hôpital, on lui arracha du maxillaire supérieur trois dents dont deux étaient cariées. Son état s'étant amélioré elle sortit. Chez elle, elle s'arracha elle-même encore une dent et peu de jours après une soppuration s'établit par l'alvéole de cette dent. Depuis ce moment l'affection n'a cessé de progresser malgré tous les soins et tous les remèdes. Cette femme rentre à l'hôpital le 15 février 1851 dans un état pitoyable. Elle porte une ouverture fistuleuse à chaque angle de l'œil droit. L'une siège au niveau du sac lacrymal et fournit du pus mélangé aux larmes, l'autre conduit directement le stylet sur l'os de la pommette nécrosée.

Dans la bouche on voit une énorme esquille formée par le maxillaire droit tout entier. Le bord alvéolaire est dépourvu de dents à l'exception de l'avant dernière molaire qui est noire et comme encroûtée dans l'os. Celui-ci est rugueux, inégal, noir, imprégné de pus. Il s'écoule une quantité considérable d'un pus très-fétide, soit par la bouche, soit par les fistules. On reconnaît que l'os maxillaire tout entier est nécrosé ; l'os de la pommette forme également un séquestre. Une opération chirurgicale est faite, on extrait un séquestre qui se compose du maxillaire et de l'os malaire soudés ensemble. Ce séquestre est noir, rugueux, creusé de cellules et même de

trous qui le perforent de part en part, imprégné d'un pus sanieux et noi
râtre, d'une odeur repoussante alliacée et phosphorée; il est léger et dur.

Au commencement de mars, la malade est prise d'une névralgie dentaire
du côté gauche. On trouve à l'examen de la bouche une petite esquille du
maxillaire supérieur gauche. Elle sort de l'hôpital mais rentre bientôt au mois
de mai atteinte d'une nécrose du maxillaire supérieur gauche. Au mois d'août
elle présente l'état suivant : Tout le maxillaire supérieur gauche est nécrosé;
il s'écoule, par la bouche, du pus en quantité, avec des fragments osseux ;
des douleurs violentes occupent toute la tête ; la malade est dans un état
voisin du marasme. Le 3 septembre elle meurt.

M. Humbert termine cette observation en disant que la malade est morte
phthysique.

2ᵉ *Observation*. — Thérèse Perret, âgée de 49 ans, mariée, constitution
forte, tempérament sanguin, habite la Guillotière ; elle n'a eu qu'une maladie
sérieuse dans sa vie, une attaque d'apoplexie, il y a douze ans, mais elle en
a bien guéri. Elle se nourrit mal, boit beaucoup de vin, se livre avec
ardeur aux plaisirs vénériens ; ses règles coulent encore. Cette femme travaille depuis plus de quinze années dans une fabrique d'allumettes ; mais,
depuis quelque mois seulement, elle trempe les allumettes dans la pâte
phosphorée.

Il y a deux mois elle fut prise subitement d'une névralgie dentaire à droite
qui fut suivie du gonflement de la joue et peu après de la moitié latérale
de la tête ; elle entre à l'hôpital le 18 octobre 1850, dans le service de
M. Barrier. Les symptômes qu'elle présente font soupçonner une nécrose du
maxillaire inférieur, soupçon que les progrès de la maladie ne tardent pas à
justifier. Au bout de quelques jours il se forme des abcès qui viennent se
vider au dehors par une ouverture fistuleuse située vers le milieu et au-dessous de la branche horizontale du maxillaire inférieur droit. Trois dents sont
arrachées ; quelques jours après, la suppuration s'établit dans la bouche par
les alvéoles dentaires. L'odeur du pus est caractéristique, alliacée et phosphorée. Peu à peu des esquilles se détachent, puis la nécrose se limite, l'os
se recouvre de bourgeons charnus, la fistule se ferme, la suppuration est
tarie et la malade considérée comme guérie est engagée, le 21 février, à
sortir de l'hôpital. Mais deux jours après elle éprouve une attaque d'apoplexie aux suites de laquelle elle succombe le 13 mars 1851

3ᵉ *Observation*. — Laurent Raissant, âgé de 36 ans, marié, travaille
depuis douze ans à la fabrication des allumettes. D'abord simple ouvrier,
il est devenu maître de fabrique. Pendant neuf ans il a travaillé au trempage
des allumettes. Il couchait dans la chambre où se faisait cette opération.

S'étant aperçu que les émanations phosphorées le faisaient tousser, il a renoncé au trempage ; il a quitté les lieux où l'on trempe et s'est mis à découper les allumettes. Ce changement d'état ne l'a pas empêché de contracter une nécrose du maxillaire supérieur gauche qui a débuté un an après qu'il eût quitté le trempage. La maladie a suivi ses phases naturelles, et Raissant a pu sortir de l'Hôpital en 1854. Mais atteint d'une phthysie au deuxième degré, cet ouvrier est mort depuis.

4ᵉ *Observation*. — Marie Rumert, âgée de 30 ans, d'un tempérament lymphatique, phthysique au deuxième degré, entre à l'Hôpital, service de M. Barrier, le 10 mai 1852, pour une affection du maxillaire supérieur droit. Cette fille, qui vit en concubinage avec son maître de fabrique, est enceinte de sept mois. Elle a travaillé pendant cinq ans dans une fabrique d'allumettes aux Brotteaux ; elle était employée au trempage. Son mal remonte à deux ans. L'affection qui a débuté par une névralgie dentaire a présenté dans son cours les caractères non équivoques de la nécrose maxillaire. Marie Rumert est accouchée d'un enfant qui est mort vingt-quatre heures après sa naissance ; elle-même mourut quinze jours après.

5º *Observation*. 1845. — La femme Laporte, mariée, sans enfants, âgée de 33 ans, grande, d'une constitution sèche, mal réglée, jouit habituellement d'une bonne santé. Elle a travaillé pendant trois ans au piquage des allumettes, est entrée à l'Hôpital le 15 août 1845 , dans le service de M. Pétrequin, atteinte d'une nécrose du bord inférieur de la branche horizontale du maxillaire inférieur gauche. Sa maladie a marché rapidement, la malade est sortie guérie le 24 septembre 1845. Cette guérison s'est maintenue.

6ᵉ *Observation*. 1853. — La femme Chevrier, âgée de 34 ans, mariée depuis cinq ans, mère de deux enfants, d'une taille moyenne, bien constituée, a travaillé trois ans au souffrage des allumettes, elle n'a jamais *trempé*, mais pendant deux ans elle a travaillé dans la chambre où son mari *phosphore*. Elle est atteinte d'une nécrose du maxillaire inférieur gauche survenue il y a quatorze mois à la suite d'une névralgie dentaire. Cette femme est entrée à l'Hôpital en septembre 1853, douze mois après l'invasion de la maladie, après des souffrances considérables. Elle est sortie en octobre après avoir subi une opération ; mais la maladie a continué son cours ; la mâchoire supérieure a été envahie à son tour. Cette femme est morte phthysique en 1854.

(*Nota*). La femme Chevrier était primitivement d'une bonne constitution, ne comptait pas de phthysique dans sa famille ; mais au dire de son mari elle aurait habité pendant un temps assez long un logement très-humide où elle aurait contracté des douleurs rhumatismales. C'est peut-être là aussi qu'elle aurait contracté les germes de la phthysie qui l'a emportée.

7e *Observation*. 1854. — Femme Simon, 48 ans, a travaillé pendant neuf ans, comme trempeuse ; elle a quitté la fabrique depuis un an. Elle se mouilla ayant ses règles ; celles-ci disparurent. Elle éprouva bientôt une douleur vive à la joue gauche, puis une inflammation de la même partie ainsi que de la moitié latérale de la tête. Un an après on pouvait constater une nécrose de presque tout le maxillaire supérieur gauche. Cette femme n'a pas été traitée à l'Hôpital.

8e *Observation*. 1850. — Jeannette Rivière, 41 ans, a travaillé au trempage des allumettes chimiques, a quitté cette fabrication et s'est faite laveuse de lessive ; a été prise comme la précédente d'une fluxion à la joue à la suite d'une suppression du flux menstruel. Cette fluxion a été suivie de tous les phénomènes morbides qui caractérisent la carie maxillaire.

A la liste précédente, il faut ajouter le nommé Rousseau, qui est mort phthysique en 1846, et qui a aussi été atteint de la maladie de la mâchoire ; le nommé Révérant, que nous avons déjà cité à propos de la fabrique de phosphore, mais qui avait appartenu auparavant aux fabriques d'allumettes ; le nommé Roulo, qui nous a été cité par la femme Demoment, et le nommé Pierre Jannin qu'a connu notre collègue, M. le docteur Brévard.

Tels sont les faits que nous a révélés l'enquête à laquelle nous venons de nous livrer.

Que devons-nous conclure ? Comment devrons-nous caractériser l'influence qu'exerce la profession de fabricant d'allumettes chimiques sur les ouvriers qui y sont adonnés ? Nous devons nous expliquer à ce sujet.

Il nous a paru évident que dans les fabriques d'allumettes lyonnaises les ouvriers n'étaient pas plus que ceux appartenant à d'autres industries, sujets à des affections du tube intestinal. Aucun fait ne s'est produit à Lyon qui puisse infirmer cette opinion.

Nous n'avons rien appris qui puisse nous faire admettre que les émanations qui se produisent dans les ateliers aient une action particulière et persistante sur le cerveau. Les ouvriers en commençant éprouvent quelques maux de tête, des vertiges, mais ces symptômes se dissipent promptement et au bout de quelque temps ne reparaissent plus.

Quant à l'action des vapeurs phosphorées sur les organes respiratoires, on est tenté, quand on entre dans ces fabriques, d'admettre *à priori* qu'elle doit s'exercer d'une manière assez énergique. Ces vapeurs, en effet, vous saisissent à la gorge, vous irritent la poitrine et provoquent la toux. Cependant nos renseignements ne nous autorisent pas à admettre, comme on l'a dit, qu'elles donnaient fréquemment lieu à des bronchites intenses, opiniâtres, qu'elles pouvaient déterminer la phthysie pulmonaire. Il est très-difficile, dans une recherche de cette nature, de faire exactement la part de ce qui revient à la profession et de ce qui doit être attribué à la constitution des individus, à leurs habitudes, à leur genre de vie. Les individus qui se livrent à cette profession sont généralement et plus que d'autres misérables, mal nourris, mal logés. Ils habitent un quartier malsain. Adonnés à la débauche, hommes et femmes se livrent aux excès de tout genre. Ne sont-ils donc pas déjà, en dehors de leur profession, dans des conditions capables d'altérer profondément l'organisme et bien propres au développement d'affections graves ? Cependant, quand on songe aux propriétés irritantes des vapeurs phosphorées, on ne peut se refuser à croire que ces vapeurs exercent une influence fâcheuse sur l'organe pulmonaire, chez les individus d'une constitution naturellement faible ou débilitée par les causes que nous venons de signaler. Il est naturel de penser que dans ce cas le développement des tubercules pulmonaires puisse être sinon provoqué, au moins favorisé par l'action incessante d'un agent irritant sur l'organe pulmonaire. Toutefois, nous ne pouvons formuler rien de positif à cet égard.

Il n'en est pas de même en ce qui concerne cette terrible affection des mâchoires, sur laquelle M. le Ministre a appelé spécialement votre attention. Dans l'enquête qu'il fit en 1846, Dupasquier ne put en citer aucun cas. Nous n'avons pas été aussi heureux, et, comme vous l'avez vu, nous en avons rapporté douze observations. De 1846 à 1855, il s'est donc produit douze cas de nécrose des maxillaires parmi les fabricants d'allumettes de Lyon. — Cinq sur des hommes, sept sur des femmes. Nous avons évalué à cent cinquante le nombre actuel des ouvriers, mais on peut bien porter sans exagération à deux cent cinquante le nombre de ceux qui ont passé dans les fabriques, dans cette période de neuf années ; c'est donc une proportion de quatre et près de cinq individus atteints sur cent. Mais remarquons que les individus affectés de nécrose sont ceux seulement qui ont exercé le trempage des allumettes. Si nous admettons deux trempeurs par fabrique, cela nous donne un total de quarante trempeurs seulement, et nous pourrons bien porter à soixante le nombre des individus qui ont pratiqué cette opération dans la période de neuf années. Ce serait donc alors douze ouvriers atteints de nécrose sur soixante ou vingt pour cent. Ces chiffres parlent d'eux-mêmes. — Nous avons fait de vains efforts pour découvrir d'où provenait cette différence entre l'enquête actuelle et celle faite par Dupasquier il y a bientôt dix ans. Nous n'avons trouvé ni dans les procédés opératoires, ni dans les matières employées, ni dans l'organisation des ateliers aucun changement, aucune modification qui puisse donner raison de cette divergence. Nous sommes portés à croire qu'antérieurement à 1846 il y a dû avoir aussi quelques cas de nécrose, mais qui, soit à cause de leur petit nombre, soit parce que l'attention n'était pas éveillée sur ce point, ont dû passer inaperçus.

A quelle opération, à quelle substance doit-on attribuer la cause première de la maladie en question? Pour nous, évidemment, l'opération dangereuse c'est le trempage; la substance nuisible c'est le phosphore. Dupasquier, qui n'avait recueilli aucun cas de nécrose maxillaire à Lyon, ne pouvait logiquement attribuer aux émanations phosphorées le rôle qu'on leur a attribué dans la production de la maladie des mâchoires; mais ne pouvant mettre en doute les faits observés autre part, il les expliquait autrement. Suivant lui, c'est à l'arsenic contenu dans le phosphore et provenant de l'acide sulfurique employé dans la préparation de ce corps, que les émanations phosphorées devaient leurs propriétés délétères. Mais cette manière de voir est contredite par les faits. En effet, on n'a pas, que nous sachions, observé cette maladie spéciale parmi les ouvriers qui, dans certaines industries, sont exposés aux vapeurs arsenicales; et, de plus, à Lyon, le phosphore n'est pas arsenical, l'acide sulfurique employé pour le préparer ne contient pas d'arsenic. On ne peut donc pas admettre l'hypothèse de Dupasquier. Ce sont les vapeurs de la pâte phosphorée, arsenicale ou non, vapeurs odorantes, désagréables qui sont la cause du mal.

Si des faits que nous avons observés à Lyon nous essayons de déduire une opinion sur la manière d'agir de cette matière, sur l'étendue où se borne son action, nous ne serons pas d'accord avec les hygiénistes qui ont observé à Paris et en Allemagne. Ces derniers admettent d'une manière générale que les ouvriers, travaillant dans une atmosphère phosphorée, sont tous exposés à la nécrose. Nous ne pensons pas ainsi. En effet, on n'a pas oublié sans doute que tous les cas observés de nécrose se sont déclarés chez des trempeurs; on se rappelle aussi quelles étaient les conditions hygiéniques de la profession à Lyon, il y a peu d'années; tous les ouvriers travaillaient dans une même pièce, exposés aux émanations phosphorées, et cependant les trempeurs seuls ont été atteints. Ne pouvons-nous pas inférer de là que les émanations du phosphore répandues dans l'atmosphère n'engendrent pas nécessairement la nécrose, que leur action ne s'exerce énergiquement qu'à une faible distance du lieu de leur production, c'est-à-dire à la distance qui sépare le trempeur du vase contenant le mélange phosphoré. Une fois répandues dans l'atmosphère ces vapeurs se transforment et perdent leur énergie. Cette opinion nous paraît la conséquence naturelle des faits que nous avons signalés. Cependant nous laisserons au Comité consultatif d'hygiène le soin de trancher cette question, sur le compte de laquelle il pourra comparer les documents émanés de nombreuses sources.

Comment agissent les vapeurs phosphorées sur l'économie? C'est là, à coup sûr, le point délicat de la question. Suivant les uns, ces vapeurs s'introduisant peu à peu dans l'organisme, s'y accumulent, l'altèrent profondément, puis, quand la saturation phosphorée est arrivée, quand l'organisme a perdu sa force de résistance, il cède à l'action du toxique. La maladie des mâchoires serait donc un empoisonnement général qui viendrait se traduire sur les maxillaires. Suivant d'autres, les émanations du phosphore n'auraient qu'une action locale, qu'ils expliquent par les données que fournit la chimie. Le phosphore à l'air humide se transforme en un acide énergique qui, absorbé par la respiration, imprègne les liquides de la bouche, se trouve en contact avec les maxillaires, s'insinue dans les dents cariées et de là étend ses ravages jusqu'aux os. Nous admettons, nous aussi, l'action locale. Jusqu'au moment où s'établit la fluxion qui annonce la nécrose, rien n'annonce que l'organisme soit altéré. Aucun trouble, dans les fonctions respiratoires, digestives ou autres, ne trahit un état morbide général. Mais lorsque la maladie locale a fait des progrès, lorsque des douleurs vives et continues ont ébranlé le système nerveux, lorsque la suppuration a duré longtemps, c'est alors que l'état général est atteint. Mais c'est là fait du mal local sur toute l'économie, et il n'est pas besoin d'invoquer pour cause de cet état une sorte d'empoisonnement préalable de l'individu.

Si nous considérons les effets des émanations du phosphore comme se produisant localement, nous ne pouvons accepter d'une manière absolue l'explication qu'on en donne. Ce n'est pas seulement dans l'industrie des allumettes que des ouvriers sont exposés à des vapeurs acides. Dans les fabriques d'acides minéraux, d'acide chlorhydrique entre autres, les ouvriers absorbent des quantités assez considérables de vapeurs acides, les liquides de la bouche en sont imprégnés au point qu'ils attaquent les dents, les rongent au niveau des gencives; et cependant les maxillaires ne se nécrosent pas. Évidemment il y a quelque chose de plus dans ces vapeurs du phosphore. On y a indiqué la présence du phosphore en nature, nous y croyons, mais nous ne pouvons dire si c'est réellement à ce corps qu'il faut rapporter les propriétés délétères des vapeurs émanées de la pâte phosphorée. Nous serions cependant tentés de considérer l'action de ces vapeurs comme quelque chose d'analogue aux effets produits par l'introduction d'un corps étranger de nature irritante dans l'économie. Ce corps étranger serait le phosphore en nature qui, porté en vapeur par l'air, s'introduirait par la peau de la figure ou par les voies nasales ou par la voie buccale, dans les tissus de la face, puis s'y accumulerait et deviendrait un centre de fluxion. Ce phosphore pourrait aussi y être porté par suite de la mauvaise habitude qu'ont les ouvriers de manger tout ne faisant le trempage, de se toucher la figure avec les doigts souvent imprégnés de pâte. Toutefois nous ne prétendons rien affirmer à cet égard.

L'influence funeste des vapeurs phosphorées est prouvée par les faits qui précèdent ; elles donnent lieu, chez les individus employés au trempage des allumettes, à l'affection spéciale appelée nécrose des maxillaires. Comment se fait-il que cette affection ne se produise pas dans les fabriques de phosphore où se manient cependant des masses si considérables de cette substance? Voilà encore un point sur lequel M. le Ministre vous demande de l'éclairer.

Pour répondre nettement à cette question, un premier point serait à éclaircir. Il serait nécessaire de savoir si la composition de l'atmosphère est la même dans les fabriques de phosphore et dans les fabriques d'allumettes. Il est permis d'en douter rien qu'en comparant la nature et l'intensité de l'odeur qu'elles présentent. Aucune analyse rigoureuse n'a été faite sur ce sujet, que je sache, mais en admettant la composition de l'atmosphère, la même dans les deux cas, on peut encore jusqu'à un certain point s'expliquer d'une manière assez plausible l'immunité dont jouissent les fabriques de phosphore à l'égard de la carie maxillaire. Le genre de travail des ouvriers dans les fabriques de phosphore ne ressemble pas à celui des ouvriers des fabriques d'allumettes. Tandis que ces derniers accumulés dans une pièce souvent étroite et mal aérée, absorbent constamment presque sans bouger un air infect, les premiers se meuvent à leur aise dans de vastes ateliers largement ouverts l'été et très-imparfaitement clos l'hiver, dans lesquels l'air est constamment renouvelé, grâce à la puissante ventilation opérée par d'énormes foyers incandescents. En outre, ces ouvriers qui n'ont qu'à entretenir le feu ou à surveiller les récipients où se condense le phosphore, ne sont pas constamment attachés à leurs fourneaux. Quand ils ont garni le foyer de charbon et les récipients d'eau, ils peuvent se reposer quelques instants. Ils sortent alors et respirent l'air extérieur. On le voit, les conditions dans lesquelles vivent ces ouvriers sont tout à fait différentes de celles des individus appartenant aux fabriques d'allumettes.

Cependant les mouleurs de phosphore paraissent au premier abord pouvoir être assimilés aux trempeurs d'allumettes. Passant leur journée assis dans une pièce humide, sombre, au milieu, en quelque sorte, de masses de phosphore, on s'étonne que leur santé n'éprouve pas de sérieuses atteintes. Mais on doit observer que le phosphore moulé en cylindres épais n'est pas au contact de l'air, qu'il est soigneusement immergé dans l'eau, tandis que dans l'atelier du trempeur le phosphore, infiniment divisé dans la pâte, est exposé sur une grande surface à l'air ; que, par conséquent les vapeurs qui s'exhalent dans ces deux cas ne doivent pas être de même nature, de même composition et par suite ne peuvent avoir les mêmes effets sur l'organisme. Cette comparaison des deux industries de la fabrication du phosphore et de la fabrication des allumettes, suffira, nous le pensons, pour expliquer la différence des effets qu'on y observe.

Voilà les faits qui ressortent de l'examen attentif que nous avons fait de la fabrique de phosphore et des fabriques d'allumettes. Il en résulte que si la première ne paraît pas dangereuse pour les ouvriers qu'elle emploie, il n'en est pas de même pour les secondes. Celles-ci donnent lieu réellement à l'affection spéciale des os maxillaires connue sous le nom de nécrose. C'est donc une industrie fatale à un certain nombre de ceux qui l'exercent : il est nécessaire par conséquent d'y introduire les réformes capables de lui enlever ses dangers.

Le moyen que l'on propose pour atteindre ce but, c'est la substitution du phosphore modifié au phosphore ordinaire. Ce moyen présenterait divers avantages, non seulement au point de vue de la santé des ouvriers des fabriques d'allumettes, mais encore de la sécurité publique exposée à des chances nombreuses d'incendie et aux tentatives d'empoisonnement par la pâte des allumettes. Ce moyen paraît un remède radical ; cependant il n'est pas à l'abri de toute objection, même en admettant comme parfaitement prouvé que le phosphore rouge est complètement dépourvu d'action sur l'économie animale. Dans la préparation du phosphore rouge, il y a toujours une certaine quantité de phosphore qui échappe à la transformation. Le produit qu'on retire de la cornue retient une quantité variable de phosphore ordinaire. On l'en débarrasse par des lavages à la soude caustique avant de le livrer au commerce. Ne peut-il pas arriver qu'on livre à la consommation un produit incomplètement dépouillé de la matière dangereuse ? Dès lors ce produit ne sera-t-il pas d'autant plus dangereux qu'on s'en méfiera moins ? Nous soumettons ces observations au Comité consultatif d'hygiène publique, parce qu'il nous semble nécessaire, si on ordonne la substitution du phosphore rouge à l'autre, de prendre des mesures pour assurer la qualité constante du produit.

L'emploi du phosphore rouge est-il le seul moyen de soustraire les ouvriers des fabriques d'allumettes aux dangers auxquels ils sont exposés ? Nous ne le pensons pas. En nous basant uniquement sur ce que nous avons observé à Lyon, nous croyons qu'on peut, par un ensemble de mesures d'un autre ordre, enlever à l'industrie des allumettes tous ses dangers. Voici les mesures que nous proposerions :

1° Convaincre les ouvriers trempeurs que leur profession peut donner lieu à de graves accidents, afin que d'eux-mêmes ils soient portés à se précautionner contre les émanations phosphorées. Nous signalons cette mesure parce qu'elle nous paraît très-importante ; on ne se met en garde que contre l'ennemi que l'on redoute. Or, les ouvriers à Lyon regardent tous leur profession comme inoffensive, et attribuent à toutes sortes de causes étrangères les maladies nées de leur état ;

2° Isoler parfaitement l'atelier où se fait la préparation de la pâte phosphorée, où s'exécute le trempage des autres ateliers, où se pratiquent les autres opérations ;

3° Que la préparation de la pâte phosphorée, que le trempage s'exécutent en plein air ou dans une salle élevée, bien aérée, ventilée ; que le vase contenant la pâte phosphorée soit placé sous une hotte aboutissant à une bonne cheminée tirant bien ; que la balle où se jettent les paquets trempés soit elle-même placée sous cette hotte où les paquets devront rester jusqu'à ce qu'ils soient secs ;

4° On pourrait défendre d'employer des femmes pour cette opération ; elles paraissent plus susceptibles que les hommes ;

5° Dans l'atelier du trempage et près du vase à phosphore, il serait bon de placer une assiette contenant du chlorure de chaux additionné de temps en temps d'acide chlorhydrique ; le chlore transformerait les vapeurs de phosphore, changerait leur nature et très probablement leur influence.

Au point de vue de nos fabriques lyonnaises, l'adoption de ces moyens favorisée par une surveillance active nous paraît devoir mettre les ouvriers à l'abri des dangers qu'ils courent.

J'ai terminé le Rapport sur l'enquête demandée par M. le Ministre de l'agriculture. J'ai fait mes efforts pour qu'il soit le tableau fidèle et vrai de l'état actuel de la fabrication du phosphore et des allumettes phosphorées à Lyon, au point de vue de l'hygiène professionnelle. Si vous le trouvez tel, je vous prierai d'en adopter les conclusions pour la réponse à faire à la lettre de M. le Ministre.

RÉSUMÉ ET CONCLUSIONS.

Fabrique de phosphore.

1° Les ouvriers employés à la fabrication du phosphore ne sont exposés à aucune maladie d'une nature spéciale. Dans les premiers temps de leur entrée dans la fabrique, ils toussent un peu sous l'influence des vapeurs acides produites pendant la distillation du phosphore ; mais ces symptômes n'ont jamais de conséquences durables ni fâcheuses ;

2° On n'a jamais observé aucun cas de nécrose maxillaire survenu parmi les ouvriers de cette fabrique.

Fabrique d'allumettes.

1° Les émanations phosphorées ne paraissent pas avoir d'action durable et fâcheuse sur le cerveau ; elles ne paraissent pas avoir non plus d'influence sur le tube digestif.

Nous croyons que ces émanations de nature irritante peuvent bien exercer sur l'organe pulmonaire une action plus ou moins vive, favoriser même le développement des tubercules chez des individus d'une constitution ruinée ou prédisposés à la phthysie ; mais cette manière de voir ne doit pas être considérée comme une conséquence nécessaire des faits observés ;

2° Les vapeurs de phosphore engendrent la nécrose maxillaire, mais seulement dans certaines circonstances. Dans un atelier où travaillent huit individus dont deux trempent les allumettes, les deux trempeurs seuls peuvent être atteints ; les autres, quoique respirant dans une atmosphère phosphorée, s'ils n'ont jamais pratiqué le trempage, échappent à la maladie ;

3° L'action des vapeurs de phosphore ne s'exerce pas sur l'économie entière ; elle ne peut être assimilée à un empoisonnement. C'est une action purement locale, qui ne peut être expliquée par la présence de l'arsenic dans le phosphore, ni par la transformation de ces vapeurs en acide énergique ; elle est due à une autre cause encore inconnue, probablement au phosphore lui-même en vapeur, à l'état de particules très-ténues ;

4° Pour s'expliquer nettement la différence des effets des vapeurs phosphorées qui s'observe dans les fabriques de phosphore et dans les fabriques d'allumettes, il faudrait d'abord savoir si ces émanations sont les mêmes dans les deux cas. A en juger par l'odeur seule, il nous semble qu'elles doivent être très-différentes. Nous croyons que dans les fabriques de phosphore c'est l'acide qui domine, dans les autres, c'est le phosphore. Mais même en admettant les émanations de phosphore produites dans ces deux sources comme étant de même nature, on peut s'expliquer leur différence d'action par la différence des conditions du travail dans les deux industries ;

5° Il est urgent que le Gouvernement intervienne dans l'industrie de la fabrication des allumettes pour y introduire les réformes de nature à diminuer ou à lui enlever ses dangers ;

6° La substitution du phosphore rouge au phosphore amorphe dans la fabrication des allumettes serait sans doute le meilleur moyen de soustraire les ouvriers aux funestes effets des émanations phosphorées, mais ce moyen ne présenterait peut-être pas, au point de vue de la sécurité publique, tous les avantages qu'on en attend ;

7° On pourrait très-probablement trouver, dans un ensemble de mesures du genre de celles que nous avons indiquées plus haut, des préservatifs suffisants contre les dangers provenant des émanations du phosphore dans les fabriques d'allumettes.

Lyon, 12 décembre 1855.

A. GLÉNARD.

Aucune décision ministérielle concernant l'industrie qui nous occupe n'a été jusqu'à présent la conséquence de cette enquête et des études dont elle a été l'objet. Mais un grand pas a été fait vers le but désiré, et qui amènera certainement cette transformation radicale que réclament non seulement les hommes de l'art, mais le public tout entier éclairé par de nombreux accidents sur les dangers provenant de la fabrication et de l'emploi des allumettes ordinaires.

Une fabrique s'est élevée à Lyon qui confectionne des allumettes d'après un système tout nouveau et tout-à-fait différent des autres, système par lequel se trouvent supprimés tous les inconvénients, tous les dangers justement reprochés aux autres. MM. Coignet ayant adressé à l'administration préfectorale un échantillon de leurs produits, celle-ci l'envoya au Conseil en l'invitant à lui faire connaître par un rapport les propriétés de ces allumettes et les avantages qu'elles pouvaient présenter pour l'intérêt public. Voici la lettre qui fut adressée à ce sujet à M. le Sénateur, administrateur du département du Rhône.

Le Conseil d'hygiène publique et de salubrité a examiné avec tout le soin qu'elles méritaient les nouvelles allumettes fabriquées par MM. Coignet, et dont vous lui avez adressé un échantillon ; nous avons l'honneur, conformément au désir que vous exprimez dans votre lettre du 16 mars 1857, de vous faire connaître l'opinion du Conseil à ce sujet.

Les allumettes ordinaires présentent soit dans leur fabrication, soit dans leur emploi des inconvénients graves, des dangers de plus d'un genre et tellement sérieux que le Gouvernement a dû s'en préoccuper à plusieurs reprises, qu'il a cherché les moyens de les prévenir. Ces inconvénients, ces dangers sont trop connus pour qu'il soit nécessaire de s'étendre longuement ici sur leur nature. Il suffira de les rappeler en peu de mots. La fabrication des allumettes par le procédé habituel expose les ouvriers à une maladie terrible, la nécrose des os maxillaires, maladie dont les conséquences nécessaires sont la mutilation ou la mort, et qui doit être attribuée aux émanations du phosphore dans les ateliers de fabrication ; 2° la propriété même qui les rend précieuses, leur facile inflammabilité en fait des instruments fort dangereux, qui, opérant souvent indépendamment de la volonté ou maniés par des mains imprudentes, peuvent donner lieu à des accidents plus ou moins terribles, tels que les brûlures ou les incendies. 3° Enfin, qui ne sait aujourd'hui que la préparation phosphorée placée au bout des allumettes, et qui est la source du feu, renferme un poison des plus actifs, des plus énergiques, poison que le crime a déjà maintes fois fait servir à des desseins homicides ?

Ainsi maladie ou mort pour ceux qui les fabriquent ; danger d'incendie ou d'empoisonnement pour ceux qui les consomment, voilà les inconvénients que présentent les allumettes ordinaires et qui compensent largement leurs avantages.

Les allumettes que MM. Coignet viennent d'introduire dans la consommation sont-elles exemptes d'inconvénients, de dangers ? justifient-elles cette inscription placée sur les boîtes : *Avec ces allumettes pas d'empoisonnements, pas de nécroses, pas d'incendies causés par imprudence ?* Le Conseil d'hygiène n'hésite pas à répondre affirmativement à ces questions. Il suffit d'ailleurs de connaître leur mode de fabrication pour comprendre qu'il en doit être ainsi. On en jugera par les détails suivants : L'allumette de M. Coignet ne contient pas de phosphore ; elle porte seulement à un de ses bouts une préparation faite avec un mélange de sulfure d'antimoine et de chlorate de potasse. Ce mélange ne peut s'embraser par le frottement contre un corps dur ; pour l'enflammer, il faut le frotter contre un des côtés de la boîte qui est enduit de phosphore rouge ; c'est là seulement, au contact de ce phosphore que l'embrasement peut avoir lieu. Pour avoir du feu, il faut donc deux choses, l'allumette d'abord, puis la boîte en papier enduite de phosphore ; isolément chacune d'elles est inutile. On frottera en vain les allumettes elles ne s'enflammeront pas ; mais qu'elles rencontrent la surface phosphorée aussitôt le feu se produira. On conçoit facilement les conséquences qui résultent de cette ingénieuse disposition. Il est évident que l'on n'a plus à redouter l'embrasement accidentel de la masse des allumettes, embrasement que provoquent souvent, sur les allumettes ordinaires, les causes les plus légères et les plus involontaires. On n'aura pas davantage à craindre les empoisonnements, soit accidentels, soit criminels, puisque l'allumette ne porte plus de poison. Si maintenant nous disons que le phosphore placé sur la boîte est du phosphore amorphe, c'est-à-dire phosphore qui, modifié par la chaleur, a perdu ses propriétés odorantes et toxiques, on comprendra sans peine que les ouvriers employés à la fabrication des briquets phosphoriques nouveaux ne courent nullement le danger d'être atteints de la maladie des maxillaires.

Les allumettes de MM. Coignet présentent donc, comme on le voit, des avantages incontestables et de la plus haute importance sur les anciennes. C'est la solution la plus heureuse et la plus simple à la fois de ce grave problème d'hygiène et de sécurité publiques qu'avait fait naître l'emploi des allumettes ordinaires, dont se sont à bon droit préoccupés nombre d'esprits sérieux et par l'étude duquel se révélait naguère encore la sollicitude gouvernementale.

Le Conseil d'hygiène publique et de salubrité donne donc sa complète approbation aux allumettes fabriquées par MM. Coignet ; il considère leur introduction dans la consommation comme un bienfait public et fait des vœux pour que dans un prompt avenir elles soient les seules employées.

Lyon, le 25 mars 1857.

A. GLÉNARD.

Depuis l'époque où fut écrite cette lettre, l'expérience a prononcé. Les avantages des allumettes fabriquées suivant ce nouveau système se sont partout confirmés. Les Sociétés de médecine, les Conseils d'hygiène ont vu là le moyen de réformer la pernicieuse industrie contre laquelle ils avaient maintes fois élevé leur voix. Dans l'espoir d'arriver à cette transformation désirée, on a demandé soit la prohibition des anciennes allumettes, soit l'interdiction de la vente du phosphore blanc. Le Gouvernement n'a pas encore pris de parti, il n'a rien décidé. Mais nul doute que dans un avenir prochain satisfaction ne soit donnée aux vœux des Conseils d'hygiène.

Colle forte. — Les fabriques de colle forte appartiennent à la première classe des établissements insalubres quand elles emploient pour la préparation de leurs produits des débris animaux désignés d'une manière générale sous le nom de carnasses. Une seule demande a été faite pour une fabrique de ce genre, c'est celle des sieurs Gérinière et Patel (24 mars 1859) qui devaient s'établir au quartier des Rivières. L'emplacement choisi par les pétitionnaires ayant été trouvé propice pour ce genre d'industrie, le Conseil a été favorable à cette demande.

Distillation du goudron de houille. — Les usages nombreux et importants auxquels ont été appliqués certains produits provenant du goudron de houille, ont motivé la création de plusieurs usines destinées à la distillation du goudron pour en extraire les substances volatiles. C'est d'abord celle des sieurs Morin et Cie, à Givors (décembre 1855), laquelle ayant pour but réel l'agglomération du charbon au moyen du goudron de houille, et n'obtenant ce résultat que par la calcination d'un mélange de charbon et de goudron obtient accessoirement pendant ses opérations les produits volatils de ce goudron et les récolte pour les utiliser.

C'est ensuite celle des sieurs Voisin et Louche (août 1857), à Lyon, quartier de Gerland, qui distillent ce goudron pour obtenir la benzine employée dans le dégraissage, l'acide phénique qui est la matière première des fabricants d'acide piérique.

Enfin celle des sieurs Cornu qui préparent des vernis, des toiles bitumées, du noire de fumée avec les différents produits du goudron.

Les inconvénients de cette industrie sont trop connus

pour que nous les rappelions ici. Le Conseil s'est borné à exiger de ces usines un éloignement suffisant des habitations pour qu'elles n'exposent personne aux chances d'incendie qu'elles présentent, et qu'elles n'incommodent pas le voisinage par leurs désagréables émanations.

DISTILLATION, FONDERIES DE RÉSINE. — FABRIQUES DE GRAISSES POUR VOITURES. — La distillation des résines pour la fabrication des graisses employées pour enduire les essieux de voitures ; la fonte des résines pour la préparation des toiles d'emballage, ou pour la confection des torches, ces industries ont été l'objet de plusieurs demandes. Analogues quant à leurs inconvénients à l'industrie précédente, le Conseil les accueille en exigeant d'elles les mêmes conditions d'innocuité.

VERNIS. — TOILES PEINTES. — CUIRS VERNIS. — Huit demandes relatives à ces diverses industries ont été accueillies favorablement.

DISTILLATION DES SCHISTES. — Cette industrie a été l'objet d'une demande. Bien que l'autorisation n'ait pas été accordée par l'Administration, contrairement à la proposition du Conseil, nous croyons devoir cependant publier le rapport suivant auquel elle a donné lieu, et qui fera connaître la nature, les inconvénients de cette industrie qui n'existe pas parmi nous, et les conditions dans lesquelles nous avions pensé pouvoir lui être favorables.

Les sieurs Renaud, Benoit et Chaland ont demandé l'autorisation d'établir à Caluire, sur un emplacement dépendant de la gare de Genève,

1° une usine pour la distillation des schistes bitumineux, l'extraction et la purification des huiles, de la paraffine, etc.; 2° un four à chaux. Chargé d'examiner cette affaire, j'ai l'honneur de vous rendre compte de ma mission.

Cette demande a été l'objet d'une opposition assez vive de la part de quelques habitants de la localité, et surtout de la Compagnie des eaux; il est donc nécessaire de l'examiner avec soin. Je vais d'abord vous faire connaître la nature de l'industrie que se proposent d'établir les pétitionnaires; j'entrerai à ce sujet dans des détails un peu circonstanciés, parce que c'est la première fois qu'un semblable établissement s'élève dans notre arrondissement, et qu'il est nécessaire que vous connaissiez bien les opérations qui doivent s'y effectuer pour en comprendre les inconvénients. Vous verrez que si l'usine projetée par les sieurs Renaud, etc., est parmi nous la première de l'espèce, elle n'est pas la première du genre, qu'elle a déjà ses analogues.

La matière première que doivent exploiter, manipuler les pétitionnaires, c'est le schiste bitumineux du Bugey. Les produits utiles qu'ils doivent en retirer sont : 1° des huiles qui après désinfection seront employées à l'éclairage; de la paraffine qui pourra être vendue aux fabricants de bougie; du goudron ou plutôt un brai qui, concurremment avec celui provenant de la distillation du goudron de houille, pourra servir à la confection des trottoirs; 2° des sels ammoniacaux; 3° de la chaux.

Voici comment on opère pour obtenir ces produits : Les schistes venant du Bugey, arrivent par le chemin de fer jusque dans la future usine. On les introduit dans des cornues semblables à celles dans lesquelles on distille la houille pour la fabrication du gaz d'éclairage et organisées de la même manière. On porte à une haute température. Sous l'influence de la chaleur se décomposent et se transforment les matériaux d'origine organique que recèle la pierre, restes de végétaux, d'animaux enfouis depuis une longue série de siècles, et dont la nature, pour nous les faire connaître, a gravé elle-même les traits sur les feuillets mêmes du schiste qui les renferme. Ces matériaux, en se décomposant, produisent des gaz et des vapeurs; ceux-ci sortent de la cornue par un tube qui d'abord ascendant, s'incline ensuite pour rejoindre un serpentin entouré d'eau froide. Les vapeurs de diverses natures se condensent, se liquéfient, et bientôt un liquide s'écoule par l'extrémité inférieure du serpentin; on le recueille dans une fosse. Quant aux gaz, comme il en est de combustibles parmi eux, on les dirige par un tube dans le foyer d'une chaudière à vapeur où ils servent de combustible.

Lorsque la décomposition du schiste est terminée, on débouche la cornue et on en retire une pierre qui, des matières organiques qu'elle contenait d'abord, ne retient plus qu'un peu de charbon. Le schiste du Bugey est calcaire ; en le calcinant on doit donc obtenir de la chaux. Mais comme dans la tonne la calcination est insuffisante pour l'amener à cet état, et qu'il retient du charbon, il est nécessaire de le passer dans un four à chaux. On le met aussitôt dans un four à chaux. Celui-ci est un four système Bidreman, c'est-à-dire un four fumivore. La chaux est alors divisée en deux parts ; les gros morceaux sont livrés à la consommation ; les débris, la poussière sont, en les traitant de diverses manières, convertis en engrais qui, par le chemin de fer, retournent en Bresse pour en fertiliser les plaines.

Nous avons vu que les liquides provenant de la condensation des vapeurs dans le serpentin, avaient été recueillis dans une fosse. Ces liquides forment deux couches : l'une aqueuse, l'autre goudronneuse. La couche aqueuse contient de l'ammoniaque ou des sels ammoniacaux. On la sépare avec soin et on la traite par la chaux pour en extraire toute l'ammoniaque que l'on obtient sous forme d'ammoniaque liquide ou bien de sel ammoniacal, cette opération se fait dans l'appareil connu sous le nom d'appareil Mallet.

La couche goudronneuse qui, au point de vue de cette industrie, est la plus précieuse des matières fournies par les schistes, puisqu'elle contient l'huile d'éclairage, la couche goudronneuse est soumise à la distillation. On la porte dans un alambic à double fond, où on l'expose à la chaleur produite par la vapeur surchauffée. Bientôt de l'huile distille, elle se rend dans un serpentin ou réfrigérant qui la condense, et la verse dans des récipients. Lorsque l'huile cesse de couler on élève la température, et on voit alors apparaître une matière qui ressemble à de la cire et qu'on appelle de la paraffine. Enfin il reste dans l'alambic une masse noire, fluide que l'on écoule en dehors et qui en refroidissant se prend sous forme solide.

Enfin l'huile, d'une odeur détestable, qu'on a obtenue ainsi, est soumise à la désinfection. Cette opération, dont je ne connais pas les agents chimiques, se fait dans des tubes en fer de plus d'un mètre de long et hermétiquement fermés.

Vous connaissez maintenant, Messieurs, toutes les opérations qui doivent s'effectuer dans l'usine projetée, et sur une échelle assez importante, puisque l'on doit y monter 25 cornues qui, entre elles et dans les vingt-quatre heures, pourront distiller environ 50,000 kil. de schiste. Vous pouvez maintenant vous rendre compte de la nature des inconvénients que doit présenter cette industrie. Elle a, comme vous avez dû le remarquer, une grande analogie avec celles qui distillent la houille, des résines, des goudrons de houille, par conséquent ses inconvénients doivent être aussi d'une nature analogue. De l'usine sortira de la fumée, en abondance ; il s'en échappera des vapeurs odorantes assez peu agréables, il est vrai, pour qui les sentirait près de leur source, mais aucun gaz, aucune vapeur délétère ni pour l'homme, ni pour les végétaux, ne doit être rejeté par elle dans l'atmosphère. L'industrie que se proposent d'exploiter les sieurs Renaud et Cie, ne peut donc pas être considérée comme insalubre, dangereuse ; on peut la dire seulement incommode, mais d'une incommodité qui ne peut s'étendre au-delà d'un cercle assez restreint.

D'ailleurs, la position que doit occuper l'établissement des pétitionnaires est bien propre à rassurer sur ses effets.

C'est sur les bords du Rhône, sur cette grève déserte, où la gare de Genève a apporté une vie, une animation qui bientôt disparaîtront avec elle, c'est dans un des bâtiments de cette gare que doit être installée l'exploitation des schistes. Là, l'usine isolée, éloignée des habitations, exposée à l'active ventilation que détermine le cours du Rhône, et fonctionnant comme nous venons de le dire, ne peut être une cause sérieuse, réelle d'incommodité pour le pays. Cette localité d'ailleurs est assez abandonnée pour que les tripiers en aient fait le siége de leur nauséabonde et infecte industrie qu'ils exercent, la plupart bien plus près des maisons et avec des circonstances autrement graves.

Cependant un certain nombre d'habitants ont protesté contre l'établissement de l'usine Renaud. Tout porte à croire que les exposants ne se sont pas rendu compte de la nature de l'industrie qu'ils repoussaient ; ou bien que leur opposition s'adressait au four à chaux qui fait partie de la demande. J'ai expliqué assez longuement en quoi consistait l'industrie en question pour que vous puissiez apprécier par vous-même le peu de fondement de cette opposition ; quant à ce qui concerne le four à chaux, il suffira de vous rappeler qu'il sera construit d'après le système Bidreman, pour que vous ne le considériez pas comme un motif d'opposition. Il y a donc lieu de passer outre sur ce point.

Mais la Compagnie des eaux, par l'organe du chef d'exploitation, a formulé une opposition motivée que nous devons examiner avec un soin particulier, parce qu'elle soulève une question de salubrité publique d'une haute importance et qui intéresse toute la population lyonnaise qui s'abreuve aux eaux de la Compagnie. Dans l'exposé des motifs de cette opposition on lit :

« Attendu que la nature de cet établissement amènerait une insalubrité manifeste de la localité et de ses environs, soit en viciant l'air par l'émanation des produits fabriqués, soit en altérant la constitution du sol sur lequel aurait lieu l'exploitation et en travers duquel se fait en partie la filtration des eaux du Rhône avant leur arrivée dans les bassins de la Compagnie ; qu'en effet, tous les résidus et débris provenant de la fabrication seront jetés à l'état de remblais dans le voisinage de l'usine et deviendront

un foyer permanent d'odeurs infectes et dangereuses qu'il suffit, etc.....
Le soussigné déclare faire l'opposition la plus formelle et la plus vive,
etc. »

Doit-on réellement redouter de pareils effets de la part de l'usine ? En
ce qui concerne la viciation de l'air, nous nous sommes assez expliqué sur
ce point pour n'avoir pas besoin d'y revenir en ce moment, d'autant plus
que la Compagnie des eaux, qui est éloignée de l'usine de Renaud de
500 mètres au moins, qui en est abritée par la chaussée du chemin de fer,
me paraît peu fondée dans son opposition à ce point de vue. Nous n'avons
donc à nous occuper que de la question de savoir si la pureté des eaux de
la Compagnie doit être réellement et nécessairement troublée par le fait de
cette usine. Mais si vous vous rappelez les détails que j'ai donnés sur la
marche de l'industrie des pétitionnaires, vous devez comprendre que tout
y est utilisé, tout est matière vendable, tout hormis cependant une seule
chose que je dirai tout à l'heure.

Le schiste calciné est transformé en chaux vive puis expédié au loin hors
de l'usine ; le goudron est distillé ; l'huile est employée à l'éclairage, le
brai sec est livré aux fabricants de trottoirs, ou au besoin brûlé. Il n'y a
donc pas de matières, de résidus à jeter sur le sol et qui puissent en altérer
la constitution et par suite changer la nature des eaux qui le traversent. J'ai
dit qu'une seule chose devait être jetée comme inutile, c'est l'eau qui se
produit pendant la distillation et dont on a retiré l'ammoniaque. C'est là le
seul point qui m'ait paru digne d'attention. Cette eau est chargée de sels
calcaires, elle est sursaturée de chaux, elle en tient en suspension, elle
retient une faible quantité de produits goudronneux en compagnie desquels
elle s'est produite et qui doivent certainement lui communiquer une odeur
désagréable; si on les jetait sur le sol, elles s'infiltreraient certainement dans
le gravier. Iraient-elles troubler, souiller les eaux de la Compagnie, située
à 500 mètres de là? je ne voudrais pas me prononcer sur ce point; il est
toutefois prudent, dans des circonstances aussi importantes, de se mettre
en garde contre des éventualités même douteuses. D'ailleurs, l'usine, par sa
position, est à même de se débarrasser très-facilement de ces eaux par une
autre voie; il lui suffit de les conduire par un canal jusque dans le Rhône,
dont le cours rapide les aura bien vite emportées. Je ne pense pas qu'on
puisse craindre de voir les eaux du Rhône s'altérer par leur mélange avec
les eaux calcaires de l'usine, et je crois que vous serez de mon avis, si je
vous dis que la quantité totale de ces eaux ne doit s'élever au maximum
qu'à deux mètres cubes ou 20 hectolitres par 24 heures.

Ces diverses dispositions de l'usine, ce mode d'organisation de l'industrie des sieurs Renaud et Comp. ôtent, ce me semble, tout prétexte fondé
d'opposition à la Compagnie des eaux comme aux habitants des localités en-

vironnantes ; l'hygiène, la salubrité publique ne me paraissent nullement menacées par l'établissement projeté.

Je crois donc devoir vous proposer d'émettre l'avis suivant :

Les sieurs Renaud, Benoit et Chaland peuvent être autorisés à établir au lieu indiqué sur le plan joint au dossier, 1° une usine pour la distillation des schistes bitumineux, l'extraction et la purification des huiles pyrogénées, l'extraction de l'ammoniaque ;

2° Un four à chaux ;

Aux conditions ci-après :

1° Le four à chaux sera fumivore ;

2° Une cheminée d'au moins 20 mètres de hauteur devra recevoir la fumée des divers foyers ;

3° Les gaz provenant de la distillation des schistes seront brûlés ;

4° Si des fosses sont construites pour recevoir ou conserver le goudron, elles devront être parfaitement imperméables ;

5° Aucun produit goudronneux ne pourra être jeté sur le sol environnant ;

6° On ne devra non plus déposer sur le sol aucune matière schisteuse calcinée, provenant soit des tonnes, soit du four à chaux ;

7° Les eaux ammoniacales, ou celles dont on aura extrait l'ammoniaque, ne devront être jetées sur le sol ni dans l'usine ni au dehors. Ces eaux devront être recueillies dans une fosse couverte et parfaitement étanche où on les laissera séjourner le temps nécessaire pour que la majeure partie de la chaux qu'elle contient en suspension se soit déposée. Alors on les écoulera par un canal en pierres bien cimentées qui, partant de la fabrique, ira jusqu'au Rhône.

Ce canal devra s'avancer assez dans le fleuve pour que son embouchure soit toujours plongée dans l'eau.

8° Les boues ou dépôts calcaires provenant de la citerne susdite, ne pourront être déposés sur le sol environnant.

9° L'inexécution dûment constatée d'une de ces conditions qui toutes sont facilement réalisables, et à l'observation constante desquelles se lie, dans l'esprit du Conseil, l'innocuité de la future usine, devra entraîner le retrait de l'autorisation.

Lyon, le 18 novembre 1857.

A. Glénard.

Verreries. — La fumée abondante que ces établissements répandent autour d'eux, les dangers d'incendie qu'ils présentent, les ont fait placer dans la première classe des établissements dangereux, insalubres ou incommodes, et motivent leur éloignement des habitations. Si l'on a pu être favorable à la demande de MM. Pely et Felizat (juillet 1855) des sieurs Bovagnet, Pely et Defamon (juin 1853), des sieurs Mesmer et Saumon (octobre 1854), qui désiraient établir leurs usines dans le voisinage de la Guillotière, c'est par suite de certaines améliorations réalisées dans l'organisation de ces usines, et qui devaient en atténuer les inconvénients. La fumée, en effet, ne devait plus, comme dans les verreries ordinaires s'échapper au dehors par des arches latérales, mais par une cheminée qui devait la répandre dans l'atmosphère à une hauteur suffisante pour qu'elle ne fût plus une cause permanente d'incommodité sérieuse.

Malgré cela le Conseil a dû s'opposer à l'établissement de l'usine du sieur Coron, à Vernaison. Les rapports suivants feront connaître les motifs de cette opposition et la suite qui a été donnée à cette affaire.

Le sieur Coron (François), ayant demandé l'autorisation d'établir une verrerie à Vernaison, nous avons été chargés, MM. Tabareau, Lecoq et moi, d'examiner les questions soulevées par cette demande, afin de vous en rendre compte.

L'enquête a vu paraître quelques opposants et des centaines d'adhérents. Le Conseil municipal de Vernaison appuie vivement la demande. Les communes avoisinantes y donnent également leur assentiment, ou y paraissent indifférentes.

D'un côté, l'on objecte les inconvénients de la fumée des fours de la verrerie, soit pour les habitations, soit pour l'agriculture; ceux des poussières mises en mouvement, notamment des poussières de houille; ceux de la chaleur qui gêneraient, dit-on, les voisins les plus proches; ceux des dangers d'incendie; ceux du bruit résultant du travail du jour, et surtout du travail nocturne; ceux qui découleraient des habitudes d'une population ouvrière étrangère à la commune; enfin, la dépréciation qu'amènerait, dans les propriétés de la localité, la tendance que l'on aurait à fuir un tel voisinage.

D'autre part, on regarde les inconvénients mentionnés comme nuls ou insignifiants, et l'on fait observer qu'un haut intérêt général plaide en faveur de la demande du sieur Coron. La navigation a fourni pendant longtemps le principal moyen d'occupation aux habitants de la commune. Cette ressource leur a été enlevée par l'établissement des nouveaux modes de communication et de transport. Une usine d'impression sur tissus, qui existait naguère sur le terrain même où la verrerie est projetée, occupait bien des bras. Cette source de travail a elle-même disparu. Le territoire de la commune est trop restreint pour que l'agriculture y emploie beaucoup de travailleurs. Ainsi deshéritée, la population n'a en perspective, comme moyen de faire revivre l'activité qui s'est éteinte, que la fondation d'un vaste établissement industriel. L'agriculture du pays y trouvera elle-même son profit par l'accroissement de facilité de l'écoulement de ses produits.

Vous le voyez, Messieurs, parmi les considérations qui s'élèvent, soit contre l'établissement projeté, soit en sa faveur, il y en a qui appellent toute votre attention en raison de leur gravité.

Vos commissaires ont été visiter les lieux, et ont reconnu l'exactitude des bases matérielles qui servent de point de départ tant aux oppositions qu'aux adhésions. Toutefois, nous devons faire remarquer que, si l'on descend aux détails, on ne trouve qu'un seul opposant, sur les quatre ou cinq, qui soit gravement intéressé dans le débat. C'est M. Abel, dont l'habitation n'est séparée que par une rue du local où est projetée l'érection de la verrerie, et qui s'émeut à la pensée de voir des fours de verrerie se dresser à trois ou quatre mètres de sa terrasse et de son parterre, à seize mètres de sa maison, à vingt-cinq mètres de ses granges et de ses fenils.

Disons tout de suite que l'industriel dont nous avons à juger la demande l'a modifiée à la suite de nos représentations, qu'il s'éloignera un peu plus soit de l'habitation de M. Abel, soit de ses bâtiments d'exploitation, et que les distances de séparation seront d'une trentaine et d'une quarantaine de mètres ; ce qui, toutefois, ne constitue pas un éloignement bien considérable.

M. Coron répond en grande partie aux objections tirées des dangers d'incendie, en s'engageant à n'employer que le fer, au lieu du bois, pour ses toitures. Il s'engage aussi à ne construire ses fours que d'après le nouveau système, avec cheminées d'appel, et annonce même un perfectionnement qui doit encore en améliorer le résultat.

Nous ne nous arrêterons pas aux motifs d'opposition basés sur la mise en péril de l'agriculture de la localité, sur le rayonnement de la chaleur au travers des épaisseurs successives des murs placés entre les fours de la verrerie et les propriétés voisines, sur les accusations portées contre les ouvriers verriers et sur l'intensité du tapage inhérent à leur industrie. Vous partagez déjà, sans doute, notre opinion sur la valeur minime de ces motifs.

Mais vous pèserez avec plus d'insistance ceux qui se fondent sur les dangers d'incendie, et surtout sur les incommodités des fumées. Ce sont là, sans doute, les considérations qui ont fait classer les verreries dans la première catégorie des établissements insalubres ou incommodes.

S'il s'agissait de la création d'une verrerie telles qu'elles étaient autrefois, telles qu'on en voit encore beaucoup, nous n'aurions pas hésité, nous aurions reconnu la justesse de l'application à l'usine projetée, des rigueurs du décret qui plaça dans la première classe des établissements incommodes ceux où se faisait alors la fabrication du verre ; mais on nous annonçait une usine dont la disposition et les moyens étaient tout différents, malgré l'identité du but de la fabrication. Il fallait pousser plus loin notre examen.

Afin de mieux nous éclairer, nous avons été visiter plusieurs verreries et, nous devons le déclarer, la comparaison faite sur les lieux entre celles de l'ancien système et celles où existent de bonnes cheminées d'appel, nous a conduits à reconnaître entre elles une différence profonde ; disons mieux, une dissemblance complète, sous le rapport des inconvénients pour le voisinage. D'un côté, en effet, s'élevaient des masses épaisses de fumées noires ; de l'autre, nous ne voyions sortir qu'une fumée légère des cheminées qui ne semblaient guère plus menaçantes pour les voisins que ne le sont celles de nos appartements. Nous avons consulté des habitants placés à côté, ils nous ont déclaré que cette fumée des verreries disposées d'après le nouveau système était quelquefois plus forte, mais qu'elle n'était jamais bien désagréable, qu'elle se bornait à déposer un peu de poussière noire sur les linges qu'on étendait tout près, ainsi que sur les fruits des arbres les plus proches. De tels inconvénients sont apportés par une foule d'usines classées dans la deuxième et même dans la troisième catégorie.

Toutefois, vu la proximité entre l'établissement projeté et la propriété de l'un des opposants, la majorité de la Commi. sion, tout en reconnaissant la haute portée des considérations qui militent en faveur de la demande du sieur Coron, a cru devoir vous proposer d'émettre l'avis qu'il n'y a pas lieu de l'agréer.

Lyon, le 11 mars 1858.

BINEAU.

Cette affaire est revenue plus tard au Conseil dans les circonstances que fera connaître le rapport ci-après.

Vous n'avez sans doute pas oublié quoique cela soit déjà ancien, que vous avez été appelés par l'Administration préfectorale à donner votre avis sur la demande formée par le sieur Coron, dans le but d'obtenir l'autorisation d'établir à Vernaison une verrerie, composée de deux fours et de ses accessoires. A la suite d'un rapport parfaitement motivé et dont vous avez unanimement approuvé les conclusions, vous avez cru devoir émettre l'avis qu'il n'y avait pas lieu d'accorder l'autorisation sollicitée. L'administration préfectorale a adopté votre opinion. M. le Sénateur, administrateur du département a pris un arrêté par lequel il a rejeté la demande du sieur Coron.

Mais les choses n'en sont point restées là. Le demandeur n'a pas renoncé à son projet, loin de là, il s'est pourvu auprès du Conseil d'Etat contre l'arrêté préfectoral. Energiquement soutenu, activement aidé dans cette nouvelle tentative, par M. le Maire de Vernaison pour qui l'établissement de cette verrerie paraissait une création d'utilité publique et au succès de laquelle, par conséquent, la commune devait s'intéresser, s'employer même, le sieur Coron a réussi, il a obtenu gain de cause. Un décret rendu sur la proposition du Conseil d'Etat annulant l'arrêté préfectoral du 28 avril 1858, autorise le sieur Coron aux fins de sa demande. Toutefois, le décret laisse à l'Administration préfectorale le soin de prescrire telles mesures, telles conditions qu'elle jugera convenables, dans le but de prévenir les dangers du feu et les inconvénients de la fumée. C'est en vertu de cet article que l'affaire Coron est renvoyée devant vous ; c'est pour indiquer les conditions à imposer que vous êtes consultés aujourd'hui.

Vous nous avez désignés MM. Lecoq, Tisserant et moi pour l'examen de cette affaire ; nous avons visité les lieux ; nous avons entendu les parties intéressées que sur leur demande nous avions convoquées ; nous avons étudié avec soin les pièces du dossier et particulièrement l'arrêté du Conseil d'Etat ; nous nous sommes efforcés en un mot d'apporter dans notre mission toute l'attention que réclamait la lettre de M. le Sénateur et que commandait du reste la gravité des intérêts en présence ; nous avons l'honneur de vous exposer dans ce rapport le résultat de l'examen que nous avons fait de cette affaire.

Messieurs, je ne puis me défendre, en commençant ce rapport, de vous exprimer l'impression qu'a éprouvée votre Commission à la vue des lieux où venait d'être autorisée à s'établir une industrie que le Conseil avait repoussée. Cette Commission qui, sur trois membres en comptait deux qui ne

connaissaient la localité, l'emplacement choisi par le sieur Coron que par
le rapport présenté au Conseil, cette Commission nouvelle qui voyait les
choses à un an de distance, ne les jugea pas autrement que ne l'avait fait la
première. Non, l'emplacement adopté par le sieur Coron n'est pas convenable,
pour l'établissement de deux halles à verreries, halles toujours plus ou moins
fumeuses quoi qu'on fasse, toujours d'un voisinage fort désagréable. Si le
Conseil avait à donner actuellement son avis, sa Commission lui proposerait les
mêmes conclusions qu'il a adoptées il y a un an. Si je dis cela ce n'est pas
qu'il entre dans ma pensée le moindre blâme pour la décision récente et
contraire du Conseil d'État ; je sais trop le respect qui est dû à ce juge souverain et si compétent, dont les jugements ne reposent pas uniquement sur
les considérations qui nous guident, mais sur des considérations d'un autre
ordre, plus générales, plus élevées sans doute ; mais je tenais à faire ressortir
ce fait tout à l'honneur du Conseil, que, fondant ses opinions sur un examen
sérieux et consciencieux des affaires, sur une étude faite sur place des questions qui lui sont soumises, au milieu même des intérêts opposés qui se
débattent et qu'il cherche à concilier, le Conseil émet des avis, propose des
conclusions suffisamment éclairées, suffisamment mûries pour qu'il n'ait
point à les modifier par un examen ultérieur, pour qu'il n'ait point à les
regretter. Je devais dire cela dans cette circonstance, car nous n'avons pas
oublié qu'on nous a reproché, quelque part, le reproche nous a été sensible,
d'être trop facilement favorables à l'industrie.

Mais je me hâte d'arriver à l'objet spécial de ce rapport. On nous a fait
connaître précédemment les diverses circonstances qui concernent l'établissement projeté par le sieur Coron, telles que l'emplacement choisi par le
demandeur, la situation de l'usine projetée par rapport au voisinage, etc.
Je n'y reviendrai pas ; le plan qui est joint au dossier vous rappellera
suffisamment les éléments principaux de cette affaire.

Lors de notre visite nous avons trouvé les choses en voie d'exécution ;
nous avons donc pu nous rendre compte parfaitement, soit de l'espace qu'occupera l'usine sous ses diverses dimensions, soit des rapport qu'elle devra
avoir avec la propriété du principal opposant. Voici sur ces divers points
les chiffres que nous avons pris nous-mêmes sur place, ou qui nous ont été
donnés par M. Coron : La halle en construction aura 25 mètres de longueur,
20 mètres de large. Le four à fusion sera au centre. Elle se trouvera sur une
longueur de 7 mètres en face de la terrasse de M. Abel, dont elle sera séparée par une distance de 10 mètres. De l'angle méridional de la maison Abel
à l'angle nord de la halle, nous avons mesuré une longueur de près de trente
mètres ; du même angle de la maison Abel jusqu'au centre du four à fusion,
la distance sera d'environ 45 mètres. Nous ne pouvons moins faire, au sujet
de la position de l'usine, de reconnaître la légitimité des réclamations de

M. Abel. A coup sûr cette halle si rapprochée de sa terrasse, sera pour lui un voisinage fort incommode ; et l'on ne peut douter que sa propriété n'en éprouve une dépréciation considérable ; nous serions donc parfaitement disposés à demander que la halle en construction fût reculée d'au moins 10 mètres au sud ; d'autant plus que les motifs que le sieur Coron fait valoir pour justifier le choix de cet emplacement ne nous ont pas paru suffisamment décisifs. Mais sommes-nous en droit aujourd'hui de réclamer cet éloignement? le Conseil d'Etat nous a-t-il laissé le pouvoir d'imposer au sieur Coron des conditions concernant la position que devra occuper son usine par rapport à la propriété Abel ? Pour cet opposant, la chose n'est pas douteuse ; nous avons toute latitude pour imposer telles conditions que nous jugerons convenables y compris les conditions de distance. Mais M. le Maire de Vernaison pense tout autrement. Selon lui, la position définitive de l'usi-ne est chose complètement jugée par le Conseil d'Etat ; le décret n'autorise pas seulement le sieur Coron à établir une verrerie en un point de terrain qu'il possède à Vernaison, mais il détermine le point même où cette verrerie sera établie. Dès lors les questions de distance ne doivent plus être en cause, et aucune condition ne peut être imposée sur ce sujet. Pour vous mettre à même de vous faire une opinion sur ce point, nous croyons devoir transcrire ici le décret impérial.

Le voici :

« Vu le plan des lieux ;

« Considérant qu'il résulte de l'instruction que la verrerie que le sieur « Coron demande l'autorisation d'établir sur le territoire qu'il possède « dans la commune de Vernaison, sera, à raison de la nature de cette industrie « et moyennant les engagements pris par le requérant, suffisamment éloi-« gnée des habitations particulières ;

« Avons décrété,

« Art. 3. Le sieur Coron est autorisé à établir une verrerie sur le terrain « qu'il possède à Vernaison sous les conditions contenues dans son engage-« ment ci-dessus visé et conformément à celles qui seront imposées par « l'Administration à l'établissement de ladite verrerie pour prévenir les « dangers du feu et les inconvénients de la fumée ».

Tels sont les termes textuels du décret dont la copie figure au dossier qui nous a été remis par l'Administration. Nous devons ajouter pour compléter cette citation et l'éclaircir, que dans les engagements pris par le requérant et auxquels fait allusion le décret il est une clause concernant, précisant la distance que devront avoir les fours à partir de la terrasse de M. Abel ; que le plan qui a été produit au Conseil d'Etat et qui a dû servir de base à la discussion et à la délibération figurait exactement la position future de l'usi-ne et conformément aux engagements souscrits par le sieur Coron. Ce plan, nous ne l'avons pas vu, il est vrai, il paraît qu'il a été égaré, mais son existence nous a été affirmée et par M. le Maire de Vernaison, et par M. Rollet ingénieur garde-mines qui l'a dressé.

Ne vous semble-t-il pas, Messieurs, maintenant que vous connaissez ces documents, qu'en effet, le Conseil d'Etat a tranché la question des distances ? Qu'il a fixé la position que devait avoir l'usine Coron ? C'est ce qu'a pensé votre Commission. Il lui a semblé qu'elle n'avait pas mission pour imposer des conditions sur ce point. Aussi, se borne-t-elle à exprimer le regret qu'il n'ait pas été ordonné au sieur Coron de se reculer au moins de 10 mètres au midi ; cette petite satisfaction était bien due au sieur Abel, qui a le droit, quoi qu'on fasse désormais, de se considérer comme cruellement sacrifié. L'Administration, seule juge de ses droits dans les circonstances actuelles, verra suffisamment par là l'opinion du Conseil sur ce point et en tiendra certainement compte si dans l'interprétation qu'elle aura à faire du décret du Conseil d'Etat, elle pense pouvoir intervenir dans ce sens.

Etant donc déterminée la position définitive de l'usine Coron, restent à indiquer les conditions à imposer dans le but de préserver le voisinage des inconvénients de la fumée et des dangers du feu. Or ici, notre tâche est facile. Nous avons examiné avec soin les engagements pris par le sieur Coron et nous avons reconnu qu'ils renfermaient un ensemble de précautions suffisantes pour atténuer autant que possible les inconvénients, pour écarter les dangers qui résultent du voisinage de ces sortes d'industries. Nous n'avons rien à y ajouter ; nous demanderons seulement que ces engagements qui paraissent avoir été un des motifs déterminants de l'autorisation accordée par le conseil d'Etat, soient sévèrement, strictement exécutés; que l'usine ne soit autorisée à fonctionner qu'après vérification faite que le sieur Coron a loyalement rempli ses engagements, que toutes réserves soient faites pour le cas où des inconvénients, aujourd'hui imprévus, mais venant à se révéler plus tard, exigeraient l'application de nouvelles mesures de précautions non comprises dans les engagements souscrits par cet industriel.

Messieurs, nous avons terminé la tâche que vous nous aviez confiée ; si vous partagez notre manière de voir sur les divers points que nous venons d'exposer, nous vous prions d'approuver ce rapport et de l'adopter pour la réponse à faire à la lettre de M. le Sénateur.

Lyon le 16 mars 1859.

A. GLÉNARD.

ACIDE SULFURIQUE.— Une nouvelle fabrique d'acide sulfurique au moyen des pyrites, s'est élevée dans notre arrondissement, dans la commune de Venissieux, au territoire des Iles, sur les bords du Rhône. Cette fabrique qui appartient aux sieurs Perret fils, est placée dans des conditions d'isolement qui assurent son innocuité pour un long temps. Le rapport suivant présenté au nom d'une Commission, par M. Bineau, a décidé l'avis favorable du Conseil.

Une question qui a soulevé le formidable ensemble de plus de trois cents oppositions individuelles, fortifiées de celles de trois conseils municipaux, se présente actuellement au jugement du Conseil, et, au nom d'une Commission composée de MM. Glénard, Brévard et moi, je suis chargé de vous exposer la situation des choses, en vous formulant notre opinion.

Cette question devant laquelle ont surgi tant d'opposants, c'est la demande faite par le sieur Gruat, d'être autorisé à établir sur un terrain qu'il possède en la commune de Venissieux, quartier des Iles, au bord du Rhône, une fabrique d'acide sulfurique, de chlorure de chaux et d'acide nitrique. La vapeur d'eau à injecter dans les chambres de plomb servant à la production du premier acide serait fournie par un générateur fonctionnant à 2 1/2 atmosphères.

La commune où l'établissement est projeté et les deux communes de Faysins et d'Irigny ont fourni la masse d'opposants que nous avons signalée. Les motifs d'oppositions allégués varient dans leur développement, mais ils s'identifient dans leur partie principale.

On craint pour la végétation et pour les habitants des alentours la funeste influence d'exhalaisons délétères. Les usines existant dans les iles font dit-on, déjà beaucoup de mal : que serait-ce si une nouvelle et plus considérable encore y joignait ses fatales émanations ? Il existe, ajoutent certains autres (voir procès-verbal d'information page 4), il existe, dans un rayon très rapproché, des maisons et qui auront beaucoup à souffrir. On invoque en outre la considération du voisinage de l'hospice de Saint-Jean-de-Dieu, ou de Saint-Pierre et de Saint-Paul, si remplis de malades, qui, affirme-t-on, auront nécessairement à souffrir aussi des émanations. Enfin les maladies insolites dont sont frappées les vignes et quelques autres cultures ont servi de bases à d'autres observations dans lesquelles on suspecte fort les gaz échappés des fabriques d'être la cause première de ces fléaux : de là découlent naturellement des motifs particuliers d'opposition.

Les considérations que certains opposants ont présentées appellent d'abord quelques réflexions générales. Ainsi, est-il admissible qu'il y ait lieu d'inculper les gaz ou les fumées des ateliers industriels d'avoir produit ou coopéré à répandre les immenses désastres agricoles auxquels on fait allusion? Aucune déduction logique n'y conduit, et, comme l'a remarqué l'un des membres du Conseil dans une excellente notice sur la maladie de la vigne, si l'on descend dans les détails de ce qui a eu lieu autour de nous, on ne rencontre aucun fait à l'appui d'une telle accusation ; on en trouverait plutôt qui mèneraient à la conclusion inverse ; heureusement pour la facilité de notre mission, ainsi que de celle de nos gouvernants, il ne s'agit nullement d'opter entre la cessation d'une foule d'industries ou la continuation des fléaux dont a été récemment frappée l'agriculture ; et il faut espérer que sans que l'industrie soit atteinte, un remède aux maux dont gémit l'agriculture nous sera bientôt apporté par la science ou plutôt par la Providence.

Devons-nous d'ailleurs nous préoccuper de la possibilité signalée par des opposants que l'insouciance des fabricants ou l'arrivée d'un accident imprévu laisse parvenir aux végétaux des terrains contigus à l'établissement des émanations destructives ? Oui, sans doute, mais dans cette chance, d'imminence plus au moins improbable, nous ne pouvons trouver des motifs absolus de prohibition. Autrement on ne pourrait fonder de fabrique pour aucun produit chimique qu'à la condition de l'édifier dans un désert, ou d'avoir, pour l'y établir au centre, une propriété s'étendant à un énorme rayon. Le fabricant qui serait tenté d'omettre les précautions qui lui ont été imposées, a devant lui la menace du retrait de son autorisation, et, en cas d'accident inopiné portant préjudice à des plantes voisines, il reste la ressource qu'offre la loi pour toutes les circonstances de dommage accidentel. Nous croyons toutefois que les considérations qui précèdent ne doivent entraîner une détermination favorable à l'industrie, que si, après avoir pesé les dangers appréhendés, on n'y trouve pas de gravité trop notable.

Quant à la question de salubrité, elle domine toutes les autres, et si l'établissement projeté pouvait exercer une influence fâcheuse dans des habitations voisines, nous devrions être opposés à son autorisation.

Il importe donc avant tout de constater la situation, par rapport au voisinage, du point où s'élèverait la fabrique. Nous avons déjà mentionné l'assertion qu'il existe des maisons dans un rayon très-rapproché. Cette assertion n'est pas juste. Pour trouver quelques maisons d'habitation, il faut s'éloigner à environ 700 mètres, distance où il serait pour ainsi dire puéril de craindre les émanations de la fabrique. Il ne se trouve à proximité qu'une autre usine, dans laquelle se produit le sel de soude, et dont par conséquent les habitants devraient être doués d'une organisation à ne pas avoir la santé influencée par quelques exhalaisons acides.

Arrivant ensuite à l'examen des dangers dont la fabrication proposée serait susceptible pour la végétation, nous devons déclarer qu'ils ont donné lieu à des craintes singulièrement exagérées, qu'un fabricant attentif et circonspect pourrait les annuler, qu'ils sont de nature à être entièrement affaiblis par des obligations convenables imposées à la fabrication, et enfin que la situation de la localité en atténue elle-même la portée. En effet, autour de l'emplacement où l'usine s'établirait se trouvent, d'un côté, le Rhône avec son immense largeur, de l'autre des terrains, dont une partie est souvent visitée par le fleuve débordé, qui y dépose un gravier caillouteux, d'apparence très-peu favorable à la fertilisation. Ajoutons à ces considérations que le médecin de l'hospice de Saint-Jean-de-Dieu, dont le témoignage a été invoqué, à l'occasion des craintes émises au sujet de cet hospice, ayant été consulté par votre rapporteur, non-seulement a renouvelé l'affirmation que dans cet asile de malades ne se faisait sentir nulle émanation des fabriques établies sur ledit territoire des Iles, mais de plus a déclaré que le territoire des Iles offrait une situation assez marécageuse pour engendrer des fièvres paludéennes fréquentes. Ce serait donc une position à faire presque désirer des émanations de chlore.

En définitive, l'emplacement paraît choisi sur un point tel qu'il serait difficile d'en trouver de plus convenable pour l'objet proposé, et nous avons l'honneur de vous engager à émettre l'avis qu'il y a lieu d'accorder l'autorisation demandée aux conditions suivantes :

1° Quels que soient les procédés employés pour la production et la condensation de l'acide sulfurique, les appareils mis en usage devront offrir toute la perfection qu'on a réalisée dans ces derniers temps, dans les moyens de retenir les gaz et vapeurs acides. Dans le cas d'une condensation insuffisante, obligation serait imposée au fabricant de faire passer les gaz produits, avant de se rendre à la cheminée, sur des couches de chaux fréquemment renouvelée.

2° La concentration de l'acide sulfurique ne pourra être effectuée que dans des alambics en platine. Si le besoin d'en concentrer une partie en vases de verre se faisait sentir, le fabricant devrait se pourvoir à ce sujet d'une autorisation spéciale en exposant avec les détails convenables la disposition qu'il voudrait employer.

3° Le générateur de vapeur qu'exige la fabrication de l'acide sulfurique sera assujetti aux conditions de sûreté que prescrira M. l'ingénieur en chef des mines.

4° L'acide nitrique sera préparé au moyen d'appareils de Woulf, disposés convenablement pour ne point permettre d'émanations nitreuses.

5° Si l'ébullition est employée pour la purifier d'acide nitreux, les vapeurs dégagées seront conduites ou dans les chambres de plomb ou dans la grande cheminée de l'établissement.

6° L'appareil à chlorure de chaux sera construit de façon à ne permettre aucune émission extérieure de chlore.

7° Une cheminée haute d'au moins quarante mètres, recevra, avec les fumées des divers foyers de l'usine, les produits non condensés de la fabrication de l'acide sulfurique.

8° Un ou plusieurs délégués du Conseil seront chargés de vérifier l'accomplissement des conditions sus mentionnées.

Lyon, le 15 mars 1853.

A. Bineau.

Deux demandes ayant aussi pour objet la fabrication de l'acide sulfurique, ont été soumises au Conseil, la même année. C'est d'abord celle du sieur Roustan, qui à la fabrication de produits chimiques, pour lesquels il était autorisé dans son usine située à Villeurbanne, désirait joindre celle des acides sulfurique, nitrique, chlorhydrique. Le demandeur a obtenu un avis favorable sous la réserve des conditions propres à atténuer les inconvénients de son industrie.

La seconde demande est celle du sieur Marius Perret. Cet industriel, possesseur d'une mine de cuivre située à Sourcieu, au lieu dit le Pilon, qui compte plusieurs siècles d'exploitation plus ou moins active, a eu l'idée d'établir, en ce lieu, une fabrique d'acide sulfurique, semblable à celle qu'il avait établie à Chessy. Mais en sa qualité de concessionnaire de la mine, le sieur Perret était en possession d'un privilége qui lui donnait le droit de pratiquer à air libre le grillage du minerai de pyrite cuivreux. Pouvait-on aggraver la position que ce privilége faisait au pays, par l'adjonction d'une usine importante qui, malgré tous les perfectionnements, ne laisse pas que de présenter de sérieux inconvénients ? Le conseil ne l'a pas pensé ; mais il a espéré trouver là un moyen de faire cesser un état de choses fâcheux. Il a cherché à substituer la fabrique d'acide sulfurique au grillage des minerais à air libre; il a en conséquence proposé d'accorder l'autorisation demandée, à la condition que le grillage serait désormais interdit. Le sieur Perret n'a pas accepté cette condition; l'usine n'a pas été établie.

II.

ÉTABLISSEMENTS DE DEUXIÈME CLASSE.

Le nombre des affaires concernant les établissements appartenant suivant la loi à la deuxième catégorie, est considérable, il ne s'élève pas à moins de 436. Notre intention ne peut être, on le pense bien dans ce compte-rendu, d'entrer dans le détail de toutes ces affaires, de publier ni même d'analyser tous les rapports auxquels elles ont donné lieu. Nous ferons ici ce que nous avons fait pour le chapitre précédent. Ayant en vue non pas le vain étalage des travaux accomplis par le Conseil, mais l'utilité qui peut ressortir pour la science des études, des observations qu'il a été à même de faire dans sa circonscription, nous nous bornerons à prendre dans la multitude de sujets qui viennent se ranger dans cette deuxième classe, seulement ceux qui nous paraîtront devoir présenter un intérêt réel, un enseignement.

Fours a chaux. — Que les fours à chaux soient incommodes, intolérables même à cause de la fumée abondante et désagréable qu'ils produisent, c'est là un fait
reconnu par tous et duquel découle la nécessité évidente
et impérieuse de les éloigner des centres habités. Mais
qu'ils soient nuisibles à la végétation et particulièrement
à la vigne, qu'ils exercent u..e influence fâcheuse sur le
vin, au point de nuire à sa qualité, de lui communiquer
un goût particulier, c'est là un point sur lequel tout le
monde n'est pas d'accord. Les viticulteurs, il est vrai,
les habitants de pays vignobles professent, à cet égard,
une opinion assez unanime, et qui paraît bien arrêtée.
Ils accusent les fours à chaux de nuire à la qualité du
vin. Mais cette opinion, que n'appuyait aucune preuve
scientifique, aucune démonstration expérimentale, n'a pu
être généralement admise. Beaucoup l'ont considérée
comme un préjugé, et ont pensé qu'on devait la traiter
comme telle. Ils avaient de sérieuses raisons pour penser
ainsi. Qui ne sait combien d'opinions peu raisonnées,
dépourvues même de sens et de probabilité peuvent
s'établir et régner parmi les populations ignorantes de
nos campagnes, si disposées, lorsqu'il s'agit d'un fait
qui les touche et dont elles ne comprennent pas la cause,
à accepter toute explication accessible à leurs sens, à
leur esprit grossier, si peu raisonnable, si absurde qu'elle
soit. N'avons-nous pas vu, même dans les campagnes
des environs de Lyon, les habitants s'en prendre au gaz,
à la vapeur, des divers fléaux qui ont successivement
frappé les productions de la terre? C'est très-sérieusement
et en toute conviction qu'ils ont accusé tantôt les fours
à chaux, tantôt le gaz ou la vapeur d'avoir causé la
maladie des pommes de terre, celle de la vigne, etc. On

comprend donc que les gens de science, les hygiénistes aient été peu disposés à accepter comme démontré un fait en faveur duquel on n'a produit jusqu'ici qu'un témoignage qui pour être presque unanime n'en est pas moins suspect.

Mais si scientifiquement cette opinion n'est pas définitivement adoptée, pratiquement cependant l'hygiène en tient compte. Préjugé ou non on lui fait des concessions importantes, et à ce point que dans les pays vignobles on est dans l'habitude de n'autoriser les fours à chaux qu'à la condition d'un chômage qui dure depuis le mois de juin, c'est-à-dire depuis le moment où la vigne fleurit jusqu'au mois d'octobre, époque où la vigne est dépouillée de ses fruits. La prudence commandait cette conduite. Car s'il n'est pas démontré que les fours à chaux exercent une action sur la vigne, le contraire ne l'est pas non plus ; bien mieux, je dirai que la possibilité de cette action est très-admissible *à priori*. Quoi d'étonnant que des fruits plongés pendant plusieurs mois dans une atmosphère de fumée de houille, en s'imprégnant de certains produits contenus à l'état de vapeur dans cette fumée, fournissent ensuite un liquide alcoolique présentant une saveur particulière, empyreumatique. En outre, à tort ou à raison, les vins récoltés aux environs d'un four à chaux se vendent moins bien que les autres. L'établissement d'un four à chaux dans une localité livrée à la culture de la vigne, jette un discrédit sur les produits de cette localité, c'est là un fait certain ; il est donc réellement nuisible aux producteurs qui l'entourent. A ce point de vue donc, la concession faite à l'opinion générale, au préjugé, si on veut, n'est pas une concession à proprement parler, mais bien un acte de justice, inspiré par le désir de concilier autant que possible des intérêts opposés.

On verra, par la lettre suivante, la jurisprudence adoptée par le Conseil d'hygiène dans cette matière. On reconnaîtra que sa manière de procéder à l'égard des fours à chaux, conforme à celle de ses prédécesseurs du Conseil de salubrité, n'est que la conséquence des considérations que je viens d'exposer. Ces principes, il a eu à en faire l'application dans quarante affaires, tant à Lyon que dans les communes de l'arrondissement.

Par une dépêche en date du 27 juillet, M. le Préfet de l'Allier demande à M. le Conseiller d'Etat chargé de l'administration du département du Rhône, de lui faire connaître la jurisprudence adoptée par son administration et par nous sur les fours à chaux. Cette dépêche vous a été transmise avec invitation de formuler votre opinion sur l'influence que les établissements industriels peuvent avoir sur les vignes placées dans leur voisinage ; interprète du Conseil dans cette circonstance, j'ai l'honneur de soumettre à votre approbation les considérations suivantes :

Les inconvénients reprochés aux fours à chaux sont relatifs aux végétaux et à l'homme. On les attribue à la fumée abondante que ces fours dégagent autour d'eux. Epaisse et lourde, elle s'étend au loin, couvre la terre et laisse déposer sur les corps solides qu'elle touche une partie des substances qui la composent.

L'incommodité des fours à chaux, pour les habitations qui les avoisinent, à une distance de 100 ou 200 mètres et plus, est incontestable. Elle est telle, qu'ils auraient pu être conservés, sans injustice, dans la première classe des établissements insalubres. Quant à leur action sur les plantes, elle se ferait principalement sentir sur les vignes, dont les produits diminueraient en quantité et en qualité. Telle est du moins la croyance répandue dans presque toutes les contrées vinicoles.

C'est votre avis sur ce dernier point que désire connaître M. le Préfet de l'Allier.

Votre jugement n'a pu jusqu'alors se fonder sur des données bien rigoureuses. Les opinions, vous le savez, ont beaucoup varié. On a cherché à établir par des analyses directes que la fumée des fours à chaux dépose sur le raisin des matières étrangères susceptibles de se dissoudre dans l'alcool du vin et d'altérer la qualité de celui-ci. Mais la première proposition fût-elle démontrée, on ne devrait accepter la seconde qu'avec beaucoup de réserve, car on ne peut, sans courir le risque de commettre des erreurs, transporter les résultats de la science dans les questions de gustation ; c'est-à-dire d'appréciation individuelle et qui sont du domaine de la physiologie pure.

L'ancien Conseil de salubrité du Rhône mettait presque toujours à l'établissement d'un four à chaux qui devait être placé dans un vignoble, la condition qu'il ne fonctionnerait point depuis le moment de la floraison jusqu'à la maturité complète du raisin. Mais le Conseil obéissait à l'opinion plutôt qu'à une conviction bien arrêtée ; et c'était faute de preuves décisives que, dans l'incertitude, il faisait droit aux réclamations qui lui étaient adressées.

Les éléments de conviction qui lui manquaient, vous font également défaut aujourd'hui, c'est-à-dire qu'aucune expérience, directe, précise, n'est venu prouver que la fumée des fours à chaux nuit ou ne nuit pas à la qualité des vins. Et vous avez adopté, comme règle générale, la jurisprudence de vos prédécesseurs.

On est étonné de cette incertitude, quand on voit, dans le département du Rhône par exemple ou à une distance très-rapprochée, des vignes, et l'on se demande si dans de telles conditions leur action délétère, à supposer qu'elle existât, devrait encore faire l'objet d'un doute? D'un autre côté, pourquoi la fumée de ces fours agirait-elle spécialement sur le raisin et non sur les autres fruits sucrés ou acides ? Pourquoi, si les produits de la terre peuvent être modifiés sous l'influence des gaz accidentellement répandus dans l'atmosphère , leur qualité n'est-elle pas plus souvent altérée? N'est-il pas permis de croire que les végétaux ont reçu la faculté de se défendre, dans certaines limites, contre les agents de destruction qui les entourent? que des excrétions diverses, aériformes ou solides, les débarrassent des matières nuisibles que leurs racines ou leurs parties vertes ont absorbées? qu'enfin le renouvellement continu de leur couche épithéliale les protège contre les dangers d'un contact trop prolongé avec les substances étrangères déposées à leur surface ?

Ce ne sont là que des conjectures. Si l'on juge par analogie, on devra conclure que la fumée des fours à chaux se répandant sur les vignes, nuit réellement à la qualité du vin. Ce fait paraît suffisamment établi pour les émanations qui proviennent de la fabrication des charbons de bois. Or, il y a quelque ressemblance entre les émanations et le gaz que donnent la cuisson de la chaux, surtout, comme cela arrive le plus souvent, lorsque le calcaire renferme un peu de matière bitumineuse et de pyrite.

L'obscurité qui règne encore sur la question qui vous est soumise ne vous permet pas de vous prononcer d'une manière définitive, et commande, dans l'application, la plus grande réserve. Si vous partagez mes vues, vous donnerez votre approbation aux propositions que je vous soumets et qui devront être transmises à M. le Conseiller d'Etat.

1º Le Conseil de salubrité du département du Rhône s'est opposé jusqu'alors à l'établissement de fours à chaux permanents au milieu des vignobles ;

2º Il lui a été favorable lorsque des vignes de peu d'étendue et de peu de valeur devaient être seules exposées à la fumée de ces fours, aucune autre circonstance ne s'opposeront, du reste, à l'autorisation ;

3º En adoptant cette jurisprudence, le Conseil tranche la question en faveur de la salubrité ; mais si les preuves expérimentales de l'influence délétère des fours à chaux sur le raisin manquent encore, l'analogie autorise à en admettre l'existence, et dès lors le Conseil est fondé dans son opinion ;

4º Il serait à désirer qu'une enquête sérieuse eût lieu sur ce sujet ; jusqu'à ce qu'elle ait donné des résultats décisifs, le Conseil de salubrité ne verra aucun motif plausible de changer la jurisprudence qu'il a adoptée.

Lyon, le 8 août 1854.

TISSERANT.

Depuis l'époque où M. Tisserant écrivait la lettre qu'on vient de lire et qu'a adoptée le Conseil comme l'expression de son opinion, aucune enquête officielle n'a été faite pour lever les doutes qui obscurcissent cette question. Mais une circonstance s'est présentée dans laquelle les effets de la fumée des fours à chaux sur le vin ont dû être et ont été étudiés avec soin. C'est à l'occasion d'un procès intenté à un chaufournier, par des propriétaires de vignobles, situés non loin de Lyon à Virieu-le-Grand, dont les vins avaient subi l'action délétère d'un four à chaux. Une expertise fut ordonnée. Elle fut faite par M. Ferrand, pharmacien, récemment nommé membre du Conseil. Citer le nom de cet habile chimiste, c'est garantir d'avance les résultats de son expertise, la certitude de ses conclusions. Or, ces résultats, ces conclusions, c'est la condamnation formelle des fours à chaux, de par la science, de par l'expérience. On lira certainement avec intérêt l'extrait suivant d'une note publiée par M. Ferrand, à ce sujet, en 1859 :

Les vins étaient dans les celliers, lorsque naguère je fus appelé dans un département voisin du nôtre pour apprécier l'état de 263 hectolitres de vins dits avariés par les fours à chaux.

Ces vins étaient en grande partie le résultat de mélanges provenant de récoltes exposées à l'action des fours et de vendanges venues à l'abri de la même influence.

Comme dans tout examen de ce genre, un aperçu topographique toujours nécessaire me permit de déterminer la situation des fours par rapport aux vignobles, de tenir un compte aussi rigoureux que possible de la direction des vents, notamment de ceux qui sont les plus habituels pendant la floraison de la vigne et pendant la maturation du raisin, et de rechercher enfin les relations entre la fumée de ces fours et les fonds sur lesquels avaient été récoltés les vins plus ou moins avariés des requérants.

Les vins ont été subodorés et goûtés par des dégustateurs qui nous ont été adjoints, personnes compétentes et honorables, nées dans le pays et maires dans le voisinage, MM. Carraz et Genet, par des marchands que nous avons consultés, par des palais enfin délicats dont nous avons invoqué le témoignage; des notes en ont été prises d'abord séparément par chacun de nous. Il avait été seulement convenu d'établir, s'il y avait lieu, trois catégories devant classer ces vins suivant le degré plus ou moins marqué du mauvais goût. Or, après épreuve, ces notes colligées présentèrent entre elles le plus parfait accord.

Il fut reconnu que le goût désagréable de ces vins n'était pas un goût de terroir, car le goût de terroir, commun à tous les vins du pays dont il s'agit provenant de vignes exposées ou à l'abri des fours était, dans ces derniers surtout, parfaitement distinct, et ce goût de terroir n'est point mauvais; il a été reconnu, en outre, que le goût désagréable dont il s'agit n'est pas un goût de grêle, car ce dernier, qui se traduit surtout par la saveur, offre plutôt une sapidité acerbe qu'un arôme quelconque, fait que nous avons constaté sur d'autres vins de la localité grêlés loin des fours.

Puis il est demeuré bien évident que les caractères communs à ces vins, caractères dus naturellement au terroir, à la grêle, et, d'autre part, aux engrais qui sont les mêmes pour tous, à la saison enfin, ne pouvaient être confondus avec les caractères que présentent en outre et en propre dans le même pays les vins dont les raisins ont subi l'influence des fours.

En effet, ces vins, altérés par le goût dit de four à chaux, ont tous un arrière-goût de fumée ou de suie plus ou moins prononcé et d'autant plus sensible, que les ceps qui les ont produits sont plus rapprochés des fours. Cette influence fâcheuse enfin, plus évidente dans les vins purs que dans les vins mélangés, est encore manifeste sur les vins de vignes situées surtout dans la direction habituelle des vents, à six et huit cents mètres des fours.

Les gens de la campagne attribuent volontiers à la chaux le mauvais goût donné à leurs vins par les fours. Le carbonate calcaire, généralement employé, ne donne pourtant à la distillation que de l'acide carbonique, de l'hydrogène sulfuré, de la vapeur d'eau et quelques rares senteurs empyreumatiques ; toutes choses qui sont représentées en proportion autrement large et considérable par la combustion de la houille ; cette assertion peut encore être considérée comme vraie, même avec certains calcaires bitumineux.

La houille donnera des vapeurs d'autant plus fuligineuses, empyreumatiques ou pyrogénées qu'elle contiendra plus de matières volatiles, comme la houille de Blanzy que nous avons rencontrée dans l'espèce, ou que sa combustion aura été moins complète, comme cela arrive journellement dans les fours à chaux permanents à cônes renversés et à ciel ouvert. Or, c'est à cette fumée de houille qu'il faut rapporter l'origine du mauvais goût constaté dans les vins : en effet, lorsque j'ai soumis ces vins à la distillation dans une cornue de verre, j'ai obtenu une eau-de-vie très-chargée du mauvais goût de fumée ; cette eau-de-vie recohobée m'a donné à la condensation un liquide à la fois plus alcoolique et plus odorant, alors que les vinasses et deuxièmes résidus de distillation étaient à peu près inodores. Le dernier liquide alcoolique abandonné à l'évaporation spontanée à 20° m'a laissé un résidu aqueux débarrassé de sa senteur spiritueuse et dans lequel se trouvait condensée une matière pour ainsi dire impondérable, se colorant à l'air et ayant l'odeur de fumée. Les réactifs que j'ai fait intervenir m'ont présenté enfin quelques caractères dignes d'attention ; les plus sensibles ont fourni en quelques minutes et à l'abri de la lumière la réduction des sels d'or et d'argent.

En substituant à la distillation directe la distillation au bain-marie, les résultats n'ont pas été moins certains et moins prompts.

D'autre part, la fumée que j'ai recueillie en vidant au-dessus des fours à chaux des flacons remplis de sable, celle que j'ai récoltée en second lieu par la distillation de la houille grasse de Blanzy et de la houille plus sèche de Saint-Étienne, m'ont donné par leurs lavages avec de l'eau alcoolisée faible, ultérieurement distillée à son tour et abandonnée de même à l'évaporation spontanée, un liquide aqueux dont les réactions chimiques offrent les particularités ci-dessus, réactions et réductions d'autant plus marquées que dans les vins et dans les produits gazeux de la distillation de la bouille, le goût de fumée était plus manifeste. Il faudrait pourtant bien se garder d'attribuer un sens trop absolu à cette dernière épreuve chimique ; car, si d'une part je n'ai rien obtenu de semblable avec le résidu de l'évaporation spontanée de l'alcool de nos officines, j'ai eu l'occasion de voir tout récemment que la distillation de l'eau-de-vie retirée par moi-même d'un vin non fumé, au goût du moins, mais provenant du pays dont j'avais précédemment analysé les vins altérés par les fours, donnait, après distillation nouvelle et évaporation dernière, un liquide capable de produire, non de suite, mais après douze heures, des traces de réduction avec les sels d'or et d'argent : ce dernier vin a-t-il subi une influence éloignée des fours ? Est-ce là un fait commun à d'autres vins non altérés par la fumée ? C'est ce que d'autres expériences plus multipliées sont appelées à déterminer.

De par nous, il ne reste pas moins établi que les vins objets de notre examen, d'après ce qui vient d'être dit de leurs propriétés organoleptiques et de celles de leur eau-de-vie par nous retirée, ont subi de la part des fumées de fours à chaux une influence fâcheuse.

Le tribunal a adopté cette conclusion. En conséquence, il a condamné le chaufournier à des indemnités envers quarante propriétaires.

De semblables résultats, surtout si on les rapproche de ceux obtenus déjà en 1842 dans une circonstance analogue, par MM. Lecoq et Aubergier, à Clermont, ne laissent plus de doute. On ne peut plus traiter de préjugé cette croyance des gens de la campagne sur les fours à chaux. Il faut admettre leur action fâcheuse sur la vigne et agir en conséquence. L'interdiction dans certains cas ou tout au moins le chômage pendant quelques mois n'est plus une concession mais une mesure juste et nécessaire.

Mais le chômage est une clause gênante, onéreuse pour l'industrie, nuisible quelquefois aux intérêts même des communes et qui par suite embarrasse souvent les Conseils d'hygiène qui aiment mieux concilier les intérêts que les sacrifier les uns aux autres. Toutefois il fallait s'y résigner faute de mieux.

Grâce à un progrès qui s'est accompli dans l'art du chaufournier, les fours à chaux pourront n'être plus soumis à des règles si rigoureuses. Un système nouveau dans leur construction en les rendant fumivores, les innocente désormais. On nous saura gré de faire connaître les résultats de l'examen attentif qu'a fait le Conseil d'un four à chaux fumivore, et les conclusions qu'il a tirées de cet examen. C'est ce que l'on verra dans le rapport suivant présenté par M. Tisserant au nom d'une Commission et approuvé par le Conseil.

Une demande à l'effet d'obtenir l'autorisation d'établir à Vaise, quartier de la Pyramide, deux fours à chaux, à cuisson continue et sans fumée, a été transmise à l'Administration, dans le courant du mois de septembre dernier, par le sieur Bidreman. Cette demande vous a été renvoyée et vous avez chargé une Commission composée de MM. Glénard et Tisserant d'en faire l'objet d'un examen tout particulier ; j'ai l'honneur de vous rendre compte de la mission que vous avez bien voulu nous confier.

La requête du sieur Bidreman devait éveiller toute votre sollicitude, moins par l'importance ou par la nature de l'industrie à laquelle elle se rapporte, qu'en raison de la découverte qu'elle annonce et des circonstances d'exploitation dans lesquelles cette industrie se présente.

Il ne s'agit plus ici, en effet, d'autoriser les anciens fours à chaux versant par une large ouverture des torrents d'une fumée lourde, piquante, incommode, s'étendant bien loin autour d'eux, extrêmement gênante pour les habitations du voisinage, nuisible peut-être pour les récoltes ; établissements pour lesquels vous vous êtes toujours montrés d'une juste sévérité, que vous cherchez à éloigner des centres de population et au travail desquels vous imposez même quelquefois de rigoureuses limites.

Les fours à chaux que l'on vous propose d'autoriser sont construits sur d'autres plans ; ils ne doivent pas répandre de fumée ; leur inventeur est tellement convaincu de leur innocuité, si sûr de l'efficacité de son système, qu'il les a élevés dans un quartier populeux qui tend chaque jour à s'accroître.

Sans cette circonstance de situation, la question eût été beaucoup plus simple, vous l'eussiez tranchée plus aisément. La construct'on d'une haute cheminée au-dessus d'un four à chaux vous eût paru un perfectionnement heureux, et vout auriez donné, sans hésitation aucune, votre approbation entière au projet.

Mais la pensée de voir établir dans les conditions extérieures que nous venons d'indiquer, des fours à chaux d'une capacité assez considérable vous a émus, et vous avez cru qu'il y avait lieu à ordonner une enquête sévère, capable d'éclairer, de la façon la plus complète, le jugement du Conseil.

Pour répondre à ce désir, la Commission que vous aviez chargée de cette affaire a mis à l'étudier un temps inusité pour apprécier la marche et les résultats des appareils de M. Bidreman, elle a multiplié ses observations et ses recherches, varié ses expériences, fait changer le combustible ; en un mot, elle s'est mise en garde, autant qu'elle l'a pu, contre les chances d'erreur. Ces circonstances l'ont empêchée de vous soumettre plus tôt son rapport.

A ces motifs qui l'ont fait procéder avec une lenteur et une précaution propres à donner à ses conclusions une base très-solide, elle doit en ajouter un autre non moins puissant, qui intéresse l'avenir et déterminera peut-être quelques unes de vos décisions futures. Si M. Brideman a résolu le problème qu'il s'est proposé de cuire de grandes quantités de chaux sans verser de fumée dans l'atmosphère, sans incommoder ses voisins les plus proches, il a fait faire à l'art du chaufournier, surtout au point de vue de l'hygiène publique, un progrès immense, incontestable ; il a rendu possible l'exploitation de cette industrie au milieu même des villes, d'où elle devait être absolument bannie. En vous appuyant sur ces résultats, vous avez le droit de vous montrer désormais plus difficiles encore vis-à-vis des fours à chaux ordinaires, puisque ceux-ci, avec quelques modifications de forme, pourront faire disparaître l'inconvénient qu'on leur reproche. Il en sera peut-être du système Bidreman comme des grilles ou autres appareils vraiment fumivores appliqués aux chaudières à vapeur, vous pourrez en exiger l'emploi, au grand avantage de la salubrité et sans nuire aux intérêts des industriels.

La demande qui vous est soumise a soulevé, comme vous le pressentez sans doute, de nombreuses et vives oppositions. Elle a contre elle presque tous les propriétaires du quartier de la Pyramide et, de plus, le Comissaire de police qui, dans le procès-verbal d'enquête, conclut à ce que l'autorisation lui soit refusée.

Ces oppositions reposent en général sur les craintes de voir surgir les inconvénients attachés à la fabrication de la chaux dans les circonstances communes. Plusieurs des opposants signalent même l'exemple des fours naguère en activité près de la barrière de Vaise, et insistent sur l'incommodité grave dont ces fours étaient la source continuelle pour une partie de la ville.

Un autre sujet de protestation qui a pris aux yeux de M. le Commissaire de police une haute importance, se trouve dans deux commencements d'incendie qui ont eu lieu dans les ateliers, depuis que ceux-ci fonctionnent.

Vous apprécierez la valeur de toutes ces oppositions lorsque nous vous aurons fait connaître la disposition des appareils de M. Bidremann, et le résultat de nos investigations.

La disposition de ces appareils est des plus simples ; chaque four se compose d'une construction creuse, toute en maçonnerie ; la cavité intérieure, d'une capacité de 15 à 18 mètres cubes, a la forme d'un ovoïde allongé, situé dans le sens vertical. Un peu au-dessus du niveau du sol existe une ouverture latérale, correspondant au fond du four, et destinée à l'extraction de la chaux cuite, une ouverture analogue mais placée à la partie supérieure, sert au chargement de la pierre calcaire et du combustible. Ces deux orifices sont fermés avec des volets en fer ; la calotte du four est couronnée d'une coupe qui va s'ouvrir dans une cheminée de 30 mètres d'élévation adossée à celle qui fait le service de la brasserie Tissot-Kieffer.

La face interne du four est formée de briques ordinaires et revêtue à l'extérieur d'une cheminée en maçonnerie qui donne à la paroi, dans les points où le diamètre transversal de la cavité est le plus grand, une épaisseur totale d'un mètre à peu près.

Le combustible employé est la poussière de coak.

La cuisson est continue, la charge s'effectue deux ou trois fois en 24 heures, et se compose d'un mélange bien mouillé de pierres calcaires et du combustible indiqué.

Il ne sort de la cheminée, pendant la cuisson, aucune quantité bien appréciable de fumée ; une légère vapeur composée d'eau, d'acide carbonique et de quelques autres gaz incolores, s'échappe seule de la gaîne.

Quant à l'odeur, de près ou de loin, elle est insaisissable.

La fumée ne devient apparente qu'au moment où l'on charge les fours, mais pendant quelques minutes à peine, et elle est en quantité si minime qu'elle égale tout au plus celle que donnerait la cheminée d'une de nos habitations.

L'absence de fumée est due en partie au choix du combustible et à son mode d'emploi. Néanmoins vous aurez bientôt la preuve que ce précieux résultat doit aussi être attribué à la disposition du four, disposition qui pour n'être point absolument nouvelle n'en diffère pas moins en quelque chose de celles adoptées jusqu'alors dans la chaufournerie.

Votre Commission a pris toutes les précautions nécessaires pour s'assurer que les conditions dans lesquelles elle voyait fonctionner les fours sont celles de l'exploitation, et qu'elle n'était point le jouet d'une erreur ou d'une fraude. Elle a fait devant ses yeux retirer de la chaux et charger les fours. Ses visites ont été multipliées et faites à des heures différentes. Les résultats ont été constamment les mêmes.

Vos Commissaires ont été plus loin, ils ont voulu constater l'effet que produirait la houille substituée au coak ; ils ont fait charger les fours en conséquence et devant eux ; la fumée produite dans le moment, bien que les deux fours fussent en activité, n'était pas plus abondante que celle que donne le foyer de la plus petite chaudière à vapeur. Au bout de quelques minutes sa proportion était tout à fait insignifiante.

Il est à peine besoin de faire observer que dans cette seconde épreuve aucune odeur particulière n'était perçue dans le voisinage.

Ces expériences sont concluantes ; elles nous autorisent à affirmer que le problème de la fumivorité dans les fours à chaux se trouve résolu par le système Bidremann. Sous ce rapport, il ne reste dans notre esprit, et il ne restera, nous l'espérons, dans le vôtre aucun doute.

L'inconvénient le plus général de l'industrie de chaufournier, celui que tout le monde connaît et redoute, — la production d'une abondante fumée, — est ici complètement écarté.

Nous devons maintenant vous parler des accidents qui ont motivé les oppositions les plus sérieuses consignées dans l'enquête, des incendies qui ont eu lieu dans l'atelier. Ils auraient une haute portée, dans l'espèce, s'ils pouvaient être attribués à un vice de système, si même ils s'étaient produits dans les fours qui fonctionnent en ce moment. Mais ils se sont déclarés près d'un four de petite dimension, à parois minces, destiné à la fabrication du ciment et dans lequel on avait voulu, bien à tort, cuire de la chaux. Le feu avait pris à une poutre qui reposait sur la coupole et s'était communiqué à la toiture.

Les accidents que nous signalons peuvent survenir, avec les fours clos, de deux manières : par suite d'un crevassement qui donne passage à la flamme ; par l'inflammation de pièces de bois placées au contact des parois échauffées.

Et d'abord, ainsi que nous avons pu le constater, quand les parois des fours sont assez épaisses, la température de leur surface s'élève trop peu pour pouvoir enflammer le bois. Et rien n'est plus facile, d'ailleurs, que de tenir les poutres, la toiture, etc., à une distance assez grande pour qu'elles ne courent aucun risque.

Quant au crevassement, il est également possible de le prévenir. Il suffit pour cela de donner aux parois une épaisseur telle que la perte de calorique par le rayonnement soit, avec les acquisitions faites par conductibilité, dans de tels rapports que la surface extérieure ne s'échauffe pas assez pour éprouver une dilatation appréciable.

Les dilatations intérieures peuvent bien, il est vrai, agir dès le commencement sur la construction externe ; mais les parois une fois échauffées, la température reste à peu près constante, et l'équilibre étant établi, les mouvements ne se renouvellent plus.

L'épaisseur des parois doit varier, pour être toujours suffisantes, avec leur composition. Cependant les différences se trouveront toujours comprises dans des limites restreintes, les briques et la maçonnerie ordinaire étant seules employées à ces sortes de constructions.

A la rigueur on peut prévenir toute dilatation dans la couche extérieure de la paroi, en laissant entre le revêtement interne et l'externe, dans toute la circonférence du four, un petit intervalle que l'on remplit exactement par une matière incombustible, compressible et peu conductrice du calorique, comme les cendres, par exemple.

Nous ne signalons ici comme cause de crevassement que la dilatation opérée par le calorique, car la pression exercée sur les parois latérales par la pierre calcaire, de même que l'effort excentrique ou centrifuge, puisque le four n'est jamais complètement rempli, sont presque nuls.

Nous avons également négligé jusqu'à ce moment un troisième motif d'opposition introduit dans le procès-verbal d'enquête, il s'agit de l'incommodité qu'occasionnerait la poussière de coak, en s'élevant dans l'atmosphère, pendant son tamisage. Cet inconvénient vous paraîtra sans doute, comme à nous, bien léger, et facile à prévenir à l'aide de quelques simples précautions.

Les développements qui précèdent vous font certainement prévoir les conclusions auxquelles votre Commission a été conduite. Nous n'hésitons pas à vous les soumettre. Quelque digne d'encouragement que vous paraisse l'industrie quand elle cherche sérieusement à perfectionner ses procédés, quand elle parvient par des combinaisons habiles à accroître ses produits ou à diminuer leur prix de revient, vous êtes bien résolus à vous opposer à ses envahissements, à lui faire de sévères conditions, lorsque son voisinage peut devenir incommode ou dangereux, lorsque vous prévoyez qu'un défaut de précaution ou de surveillance, un vice de méthode peuvent compromettre la santé ou la sécurité publique.

Ce n'est point le cas de l'industrie du sieur Bidreman. Les préventions qu'elle a soulevées doivent tomber devant le raisonnement et les faits. Le perfectionnement qu'elle prétend réaliser n'est plus à l'état de projet, il est obtenu ; il a reçu la sanction de l'expérience.

La fabrication de la chaux dans des fours à feu continu est comprise dans la deuxième classe des établissements insalubres ou incommodes.

Mais vous savez qu'un changement de procédé peut faire déclasser une industrie. Le Conseil de salubrité de Paris l'entendait ainsi, lorsqu'il décidait que la cuisson de la chaux à vases clos faisait descendre l'industrie dans la troisième classe. Nous ne vous demanderons pas de formuler le même vœu à propos de l'établissement sur lequel vous avez à vous prononcer ; mais si, au lieu de se trouver au sein d'un quartier habité, il occupait un endroit isolé, nous vous aurions prié d'émettre un avis favorable, sans autres conditions que celles qui sont aujourd'hui exécutées. Sa situation vous impose le devoir de vous montrer plus exigeants envers lui et de prendre de très-sérieuses garanties dans l'intérêt du voisinage immédiat.

Nous vous proposons donc de déclarer qu'il y a lieu à accueillir la requête du sieur Bidreman, mais sous les réserves et aux conditions suivantes :

1° Les fours à chaux seront fumivores ;

2° Leur nombre sera limité à deux ;

3° La capacité intérieure de chacun d'eux ne dépassera pas 20 mètres cubes ;

4° La cheminée destinée à recevoir la vapeur d'eau et les gaz dégagés pendant la cuisson aura toujours une hauteur d'au moins 30 mètres au-dessus du sol ;

5° Le coak sera le combustible exclusivement employé ;

6° Chaque four se composera d'un revêtement intérieur en briques réfractaires et d'un revêtement extérieur en maçonnerie laissant entre eux un intervalle qui sera rempli de cendres ou de toute autre substance divisée conduisant mal le calorique, compressible et non combustible. Ces constructions seront faites dans de bonnes conditions de solidité et donneront aux parois des fours une épaisseur d'au moins 1 mètre 25 centimètres.

7° Il n'entrera pas de bois dans cette construction ;

8° Les poutres et autres pièces fixes servant à former ou soutenir la toiture placée au-dessus des fours seront éloignées de la circonférence de ceux-ci d'au moins deux mètres ;

9° La pulvérisation et le tamisage du coak s'opéreront sous un hangar ou sous un appentis couvert, dont le côté ouvert sera tourné vers l'intérieur de l'atelier.

Fait à Lyon, le 20 décembre 1854.

Tisserant.

Ainsi voilà un fait acquis, un progrès accompli ; les fours à chaux peuvent être fumivores. Le Conseil d'hygiène de Lyon s'est empressé, on le pense bien, de faire profiter les populations dont les intérêts hygiéniques lui sont confiés, des bénéfices de cette découverte. Il a prescrit la fumivorité dans toutes les circonstances où elle lui a paru nécessaire, et il n'a eu qu'à s'en féliciter.

Mais cette prescription si, d'une part, elle simplifie la besogne des Conseils de salubrité, d'autre part elle leur impose une obligation nouvelle. Le système bréveté du sieur Bidremann, qu'a étudié le Conseil de Lyon, n'est probablement pas le seul qui puisse fournir la fumivorité ; d'autres systèmes ont cette prétention qu'ils justifient plus ou moins. Il devient donc nécessaire d'examiner avec soin, avant de l'accueillir, tout four à chaux annoncé comme fumivore ; autrement on risquerait de laisser s'élever, dans de fâcheuses conditions, des fours qui, bien que différents des anciens par leur forme, leur ressembleraient par les inconvénients. C'est pour montrer la nécessité de cet examen, et à titre d'avertissement que nous publions le rapport suivant, qui concerne l'établissement d'un four à chaux dit fuvimore d'une construction différente de celui du sieur Bidremann.

Le sieur Jean-Marie Pitat, négociant à Givors, avait demandé, il y a quelques mois, l'autorisation de remettre en activité deux fours à chaux de forme ordinaire, dont l'établissement et l'usage provisoires avaient été permis à MM. Mangini et Debos, spécialement en vue de la construction de la gare du chemin de fer de Paris à Lyon. Vous connaissez la situation de ces fours ; ils se trouvent sur la commune de Saint-Rambert, près du ruisseau de Roche-Cardon, entre la Saône et le chemin de fer, mais à une très-petite distance de celui-ci. Chargés, M. Lecoq et moi, de vous rendre compte de la demande de Pitrat, nous vous avons proposé de formuler un avis qui lui fût contraire, en nous fondant sur l'incommodité inévitable que devraient avoir les fours pour une localité ayant dans son voisinage des habitations et des propriétés d'agrément. Vous avez adopté nos conclusions, et par un arrêté du 31 décembre dernier, M. le Sénateur a refusé l'autorisation sollicitée.

Aujourd'hui, le sieur Pitrat reproduit sa demande, mais en proposant de substituer aux anciens fours à ouverture libre, fondés par Mangini et Debos, un système nouveau pour lequel M. Libuy, de Mâcon, a pris un brevet. Le pétitionnaire ajoute que ce four absorbe au moins les 4/5 de la fumée, et que des appareils semblables ont été construits et fonctionnent dans un des faubourgs de Mâcon, à Lugny, à Romanèche, dans le département de Saône-et-Loire; à Bourg, dans le département de l'Ain.

Ainsi modifiée, la requête du sieur Pitrat n'a pas moins soulevé des oppositions assez vives et nombreuses. Elles se résument dans les considérations suivantes. On ne peut permettre l'établissement de fours à chaux dans le lieu choisi par le demandeur, s'ils ne brûlent toute la fumée; les fours du système Libuy, d'après les déclarations de Pitrat, en absorbent seulement les 4/5, ils ne réunissent donc pas toutes les conditions exigibles, et s'ils constituent un progrès par rapport aux fours anciens, ils sont inférieurs à ceux que Bidremann exploite dans la rue Roquette, à Vaise, qui ne donnent pas de fumée visible.

Nonobstant ces observations que nous allons discuter et appuyer, M. le Maire de Saint-Rambert, chargé de l'enquête, en rendant compte de sa mission, ajoute : « Il est à notre connaissance que ces deux systèmes sont « absolument les mêmes et ne diffèrent que par les noms de leurs proprié- « taires Libuy et Bidremann. D'après les renseignements qui nous ont été « donnés par des personnes désintéressées, le sieur Bidremann a intenté « un procès à Libuy, pour avoir copié son système. Le sieur Bidremann a « été condamné aux frais et dépens et débouté de sa demande. »

Quoique nous n'ayons pas à rechercher si le système Libuy n'est qu'une contrefaçon de celui de Bidremann, nous ne pouvons nous dispenser de faire remarquer que les assertions de M. le Maire de Saint-Rambert renferment une erreur matérielle et une contradiction. En effet, le tribunal de Mâcon a rendu, le 29 juin dernier, un jugement qui ordonne la suppression du brevet délivré à Libuy et la destruction d'un four construit par ce dernier, près de Mâcon. Le compromis signé depuis par les parties contendantes ne change pas la situation. Et d'autre part, puisque le brevet de Bidremann est antérieur à celui de son compétiteur, si les deux systèmes sont exactement semblables, il y a eu contrefaçon, et Bidremann ne pouvait être condamné.

Les questions soulevées par la demande du sieur Pitrat ont paru à vos commissaires assez importantes pour mériter un examen tout spécial, et pour les engager à chercher en dehors des pièces du dossier et du plan qui s'y trouve joint, des éléments de conviction. Il s'agit, en effet, de savoir si l'on doit permettre l'introduction, à Lyon, d'un système qui est annoncé comme absorbant les 4/5 de fumée, tandis que l'expérience constate que l'on peut arriver par d'autres moyens à de meilleurs résultats.

C'est là, il nous le semble, le point essentiel à discuter. Pour vous, qui pouvez juger comparativement, le débat ne saurait plus être entre le système Libuy et les fours anciens, mais entre celui-là et un système quelconque réalisé et plus parfait.

Avant de comparer les deux systèmes sous le rapport hygiénique, nous devons vous faire connaître celui pour lequel le sieur Pitrat réclame une autorisation.

Le four Libuy, dont les dispositions ont varié, se compose, d'après le plan que vous avez sous les yeux, de trois massifs concentriques de maçonnerie; le massif central en briques réfractaires limite intérieurement une cavité de forme ovoïde ayant 3 mètres 20 de hauteur, 2 50 dans sa plus grande largeur, avec une ouverture en haut de 0^m,80 de diamètre. Deux gorges à chaux et un cendrier inférieur complètent cette partie.

Le massif moyen laisse entre sa face intime et la circonférence du premier, un espace circulaire dans lequel la cavité intérieure communique à l'aide de créneaux au-dessus desquels se trouve la véritable bouche du four, qui peut être fermée par une calotte quand la charge a eu lieu.

Enfin, dans le revêtement externe, se trouvent ménagés des conduites horizontales qui font communiquer l'espace circulaire précisé avec le pied d'une cheminée verticale s'élevant à 7^{m}80 au-dessus de tout le système.

Après ce court exposé, il vous sera facile, croyons-nous, Messieurs, de comprendre le fonctionnement du four Libuy. La fumée qui s'élève de l'intérieur du four vient frapper la calotte qui le ferme supérieurement, et se rabat vers les créneaux pour aller circuler autour du massif central jusqu'à ce qu'elle rencontre les conduites horizontales, qui la portent dans la cheminée par où elle s'échappe en partie au dehors.

Dans l'origine, le four Libuy était un véritable appareil à calotte destiné à condenser la fumée. Ici, les coupoles ne sont plus superposées au-dessus du four, elles l'environnent en quelque sorte. Mais la chemise concentrique qui les constitue et les représente, les canaux que la fumée est forcée de traverser avant de parvenir dans la cheminée verticale, ne sont en définitive qu'un appareil de condensation de forme différente et dont les chambres ont une autre situation.

La légende ajoutée au plan Libuy contient, à cet égard, une explication que vos commissaires ne peuvent admettre. Il y est dit : « Dans un cours » aussi grand et en passant sur les parois de murs faits en briques réfrac- » taires qui consument le gaz, la fumée à la sortie de la cheminée verticale

« ne se trouve composée que d'une très-petite quantité d'acide sulfurique. »
Nous ne concevons pas que le gaz puisse brûler et se consumer en
passant sur la face extérieure de la paroi du four, il faudrait admettre que
cette paroi est à une température de 700 à 800 degrés, et que l'espace
médium est le siége d'un courant d'air chaud. Rien dans le plan n'indique
qu'il en soit ou qu'il en puisse être ainsi.

On entend ordinairement par fumivorité la combustion des particules
charbonneuses et des gaz combustibles dont l'ensemble constitue une fumée
plus ou moins visible, s'élevant des foyers en activité ; si l'on admet cette
définition, le système Libuy n'est point réellement fumivore, c'est un haut
fourneau avec appareil de condensation propre à refroidir et à précipiter
une partie des résidus de la combustion. Le pétitionnaire, sans s'expliquer
dans sa demande sur le fonctionnement des fours qu'il désire élever,
déclare seulement qu'ils ne doivent absorber que les 4/5 de la fumée
produite.

Toute la question se réduit en ce moment pour vous, Messieurs, à ces
quelques propositions : Le four Libuy brûle-t-il la fumée ? L'absorbe-t-il
ou la condense-t-il en totalité ? Remplit-il enfin les conditions que vous
avez le droit d'exiger actuellement des fours à chaux, lorsque l'emplacement qu'on veut leur donner le réclame ? L'endroit choisi par Pitrat se
trouve-t-il dans le dernier cas ? Êtes-vous suffisamment édifiés sur le compte
des fours à chaux véritablement fumivores qui sont établis à Lyon, pour
avoir le droit de rejeter un système incomplet qui ne représente pas, du
reste, des conditions d'exploitation industrielle meilleures que ceux-ci ?
Laisser introduire ce système autour de Lyon, dans Lyon, ne serait ce pas
imprimer à l'art du chaufournier une marche rétrograde ?

Pour vos commissaires la solution de ces propositions n'est pas douteuse;
elle se trouve dans l'exposé qui précède, dans les déclarations du demandeur lui-même, dans les rapports que l'un de nous vous a soumis autrefois
sur les fours du système Bidremann, et enfin dans les expériences compa
ratives et les observations directes qui ont servi de bases aux conclusions
favorables de ces rapports. Il manque néanmoins à notre démonstration
d'être appuyée sur l'examen du four Libuy, pendant le travail ; mais ce
complément d'instruction n'est pas absolument nécessaire ici, puisque
nous avons pris pour point de départ de la discussion les aveux du pétitionnaire. L'un de vos commissaires avait engagé le sieur Pitrat, dans
l'intérêt de sa cause, à vous fournir des copies authentiques des rapports
dressés par les membres du Conseil d'hygiène publique de Mâcon et de
Bourg, qui ont dû examiner les fours construits dans le système Libuy ;
nous n'avons trouvé dans le dossier aucune pièce de cette nature.

Aux conséquences que l'on voudrait tirer de ce fait, Pitrat pourrait objecter, il est vrai, que le système Libuy ayant subi récemment des modifications, des remaniements, il n'a pas encore été expérimenté sous sa forme nouvelle. S'il en était ainsi, ce serait donc une expérience que l'on vous proposerait d'instituer près de Lyon ? Vos commissaires ne croient pas qu'il y ait lieu de la tenter. Quant à l'argument déjà présenté qu'au bord de la Saône, non loin de l'endroit où Pitrat veut s'établir, on a autorisé un four à chaux de forme ancienne, il est plutôt contraire que favorable à la demande. De ce qu'un inconvénient existe, c'est souvent une raison de ne pas en laisser ajouter un second.

Il est un principe d'hygiène et de salubrité publique, auquel vous vous êtes plusieurs fois conformés, principe qui deviendra peut-être plus tard la règle constante de vos décisions. C'est qu'aucune autorisation d'établir une industrie, susceptible de devenir dangereuse ou insalubre, ne devrait être définitive, mais bien temporaire et proportionnée pour sa durée au degré de l'importance de l'établissement et de son incommodité présumable, afin de ne point engager absolument l'avenir et de rendre plus aisément exigibles l'application des découvertes successives de la science. Mais si le principe ne devait jamais devenir la base de la jurisprudence administrative, il y aurait lieu de l'appliquer dès à présent à l'égard de toute industrie nouvelle, de tout appareil, de tout système non encore expérimenté.

Ce n'est pas nous, Messieurs, qui avons posé la question entre le four Bidremann et le système Libuy, ce sont les opposants. En faisant porter la discussion sur ce sujet, vos commissaires sont donc restés dans les limites de leur mandat. Ils n'ont pas cru utile de vous rappeler les dispositions et le fonctionnement du premier de ces appareils, vous les connaissez suffisamment. Vous savez que la forme, le tirage et la marche du four sont combinés de telle sorte, que la haute température des régions supérieures de l'appareil et de la charge ne laisse rien échapper à la combustion ; qu'il n'arrive pas dans la cheminée de gaz colorés ; qu'enfin le système Bidremann résout de la manière la plus satisfaisante le problème difficile de la fumivorité.

Il résulte, Messieurs, de l'exposé que nous venons de vous soumettre, que les fours du système Libuy ne sont pas fumivores dans le sens ordinaire du mot ; qu'ils n'absorbent ou ne condensent pas entièrement la fumée ; que très-supérieurs aux anciens fours ils se présentent toutefois, au point de vue de la salubrité, dans des conditions moins bonnes que les fours fumivores qui fonctionnent à Lyon ; qu'il ne serait pas logique de laisser établir actuellement aux portes de Lyon des appareils offrant moins de garantie que ces derniers.

Par ces motifs, vos commissaires ont l'honneur de vous proposer de répondre à M. le Sénateur :

1° Que les fours à chaux dont Pitrat sollicite l'établissement, n'étant pas fumivores ne doivent point être autorisés ;

2° Que dans l'emplacement choisi par le demandeur, on ne peut permettre que la construction de fours entièrement fumivores du système Bidremann ou de tout autre également efficace.

Que dans le cas où l'administration n'accepterait pas les conclusions du Conseil et accorderait l'autorisation demandée, le Conseil est d'avis que cette autorisation soit limitée à cinq ans.

Fait à Lyon, le 21 avril 1858.

TISSERANT.

A la suite des fours à chaux, vient tout naturellement se placer une série d'établissements qui présentent le même genre d'inconvénients, mais dans une mesure bien différente. Ce sont les fours à plâtre, à tuiles etc. Les demandes concernant ces établissements ont été très-nombreuses. Mais leur examen n'a donné lieu à aucune observation particulière. Industries parfaitement définies dans leur objet comme dans leurs effets, on n'a eu qu'à leur appliquer les prescriptions habituelles. Je me bornerai donc à les énumérer.

FOURS A PLATRE, au nombre de onze, répartis ainsi qu'il suit :

Lyon	8	— Givors	1
Ste-Foy-lès-Lyon	1	— Ecully	1

FOURS A TUILES				
	Lyon	6	— Ecully	3
	Ste-Foy	2	— Loire	3
	Les Charpennes	1	— Curis	1
	Villeurbanne	2	— St-Romain-en-Gal	1
	Oullins	1	— Grézieu-la-Varenne	1
	St-Genis-Laval	1	— Givors	3
	Brignais	1	— Soucieu-en-Jarret	1
	Tassin	2	— St-Jean-de-Toulas	1
	Francheville	1	— Echalas	2
	Charbonnières	1	— Neuville	1

Fours a briques... Lyon............... 3 — Brignais............ 1
Givors............ 1 —

Fours a poterie... Lyon.............10 — Givors..... 6
Cuire............. 1 — Grigny............ 1
Ecully............ 1 — Venissieux......... 1
La Tour-de-Salvagny.. 1

Fours a pipes..... Lyon............. 1

Fours a faïence... Givors............ 1

FONDERIE DE SUIF AU BAIN-MARIE. — La fonte des suifs au bain-marie présente certainement de grands avantages au point de vue de l'hygiène sur celle à feu nu ; là en effet, il n'y a pas de danger d'incendie, pas d'odeur provenant de l'altération ou de la décomposition par le feu des matières graisseuses en fusion ; cependant elle est loin encore d'être exempte d'inconvénients. Les établissements où s'opère la fonte des suifs au bain-marie, offrent encore de sérieuses causes d'incommodité et d'insalubrité qui réclament l'attention et la sévérité des Conseils d'hygiène. Ces établissements en effet donnent lieu souvent à des émanations désagréables et insalubres et assez intolérables même pour exciter les réclamations du voisinage. Ces émanations, ces causes d'insalubrité proviennent de sources diverses. C'est d'abord le suif déposé dans l'atelier en attendant la fonte et qui, conservé trop longtemps, entre en décomposition plus ou moins rapidement suivant la température de la saison, et dégage bientôt une odeur putride ; ce sont ensuite les buées qui s'élèvent des chaudières où s'opère la fonte et qui provenant de matières animales en voie d'altération entraînent et répandent autour d'elles des miasmes infects; ce sont enfin les eaux chargées de matières animales qui restent comme résidu après la séparation de la graisse et que l'on jette souvent sur le sol où elles ne tardent pas à se putréfier. Ces causes d'insalubrité, le Conseil en a constaté l'existence dans l'établissement des sieurs Benon, Weiss et Cie à Vaise, contre lequel des plaintes sérieuses s'étaient élevées de la part des habitants du quartier. Pour les écarter dans le cas dont il s'agit, pour les prévenir habituellement, voici les mesures de précaution qu'il a adoptées.

1° Il sera construit sous l'atelier de fonderie ou à côté, une fosse voûtée ne présentant qu'une ouverture extérieure qui pourra être close à volonté; cette fosse recevra tout le suif apporté dans l'usine. Cette matière ne pourra être déposée ni séjourner ailleurs, sous quelque prétexte que ce soit, et ne pourra être extraite de la fosse que pour être versée dans la cuve de fusion. L'ouverture du réservoir restera fermée hors le temps de travail;

2° Pendant la fonte, la cuve sera surmontée d'une calotte portant à son sommet un tube dont l'extrémité libre ira s'ouvrir dans le foyer de la chaudière;

3° Les eaux sales provenant de la fusion seront reçues dans des réservoirs à parois imperméables construits dans le sol, qui seront protégés contre les rayons du soleil et tenus constamment fermés par des couvercles. Ces eaux, ainsi que tous les autres résidus ne pourront séjourner dans l'atelier hors le temps nécessaire à leur exploitation, ni être déposés ailleurs que dans des fosses analogues à celles indiquées ci-dessus.

En parlant de la fonte des suifs à feu nu (1re partie), j'ai signalé un nouveau mode de fondage qui paraissait, au point de vue de l'hygiène comme à celui de l'industrie, satisfaire à toutes les exigences. Voici ce qu'en dit M. Tisserant, dans un rapport sur la demande formée par le sieur Mas fils, en 1858, pour obtenir l'autorisation d'établir à Vaise, dans une propriété voisine de l'abbattoir, une fonderie de suif à la vapeur et à vase clos.

C'est par le procédé le plus perfectionné, à l'aide de vases hermétiquement clos, que le sieur Mas fils fondrait le suif dans l'établissement dont il poursuit l'autorisation. Si cette autorisation lui était accordée, son atelier comprendrait : 1º Une chaudière à vapeur de la quatrième catégorie; 2º Une machine à vapeur de la force de deux chevaux ; 3º deux récipients en fonte, autoclaves, timbrés à quatre atmosphères, destinés à la fusion du suif par la vapeur, et pouvant contenir chacun 1800 à 2000 kilog. de graisse.

Un système semblable est établi dans l'usine du sieur Bouchard, fondeur de suif aux Brotteaux; je l'ai vu fonctionner et il m'a paru remplir exactement les conditions d'une bonne et facile exploitation. Le *fondage* dans les chaudières autoclaves, à une température de plus de 100º, se fait très vite et sans aucune buée. Chaque fonte ou charge donne deux à trois hectolitres d'eaux grasses ou sales que l'agriculture utilise. Il ne s'agit plus avec cela, pour ôter à la fonderie de suif tout ce qui peut lui rester d'incommode pour son voisinage immédiat, que d'obtenir :

1º Qu'il ne soit fait aucun dépôt de suif en branche dans l'établissement ;

2º Que l'atelier soit dallé ou bitumé ;

3º Que les eaux grasses soient dirigées à l'aide d'un canal couvert, dans une fosse betonnée et couverte d'où elles seraient extraites au moyen d'une petite pompe, pour être livrées dans des tonneaux de vidange, aux personnes chargées de les transformer en engrais ou de les verser dans la rivière.

L'emploi de l'autoclave, l'exécution des conditions accessoires qui viennent d'être énumérées constituent évidemment la fonderie de suif salubre ; c'est donc à déterminer l'industrie à se placer dans ces conditions qui la rendent inoffensive, sans lui imposer de sacrifice; c'est à généraliser ce système, que doivent tendre les efforts des Conseils d'hygiène et des Administrations.

Bougies stéariques. — Quatre demandes relatives à l'établissement de fabriques de bougies stéariques ont été l'objet de rapports favorables. Ce sont : 1° celle des sieurs Blanpied et Richard, à Vaise, route du Bourbonnais, 1853 ;

2° Celle des sieurs Chatanay père et fils, à la Guillotière, chemin de Gerland, 1854 ;

3° Celle du sieur Petit, à Lyon, rue Masséna, 1857 ;

4° Celle du sieur Gélas, à Lyon, quartier des Rivières.

Je crois devoir, à cause des circonstances particulières dans lesquelles s'est produite la demande du sieur Petit, de l'opposition qu'elle a soulevée, donner ici le rapport dont elle a été le sujet :

Le sieur Petit a demandé l'autorisation d'établir une fabrique de bougie et de savon, à Lyon, quartier des Brotteaux, à l'angle des rues Masséna et d'Enghien. Chargé d'examiner cette affaire, j'ai l'honneur de vous présenter un rapport sur ce sujet.

La demande du sieur Petit a rencontré de vives et nombreuses oppositions. Le procès-verbal d'enquête a enregistré plus de quatre-vingts signatures émanées des propriétaires ou habitants du quartier qui tous protestent contre l'intention du sieur Petit. Cette opposition est non-seulement imposante par le nombre, mais encore par la qualité des signataires. Parmi ceux-ci figurent en effet un médecin, M. le docteur Clemençon ; un pharmacien, M. Vezu ; les pères Dominicains ; le génie militaire ; l'Inspecteur des domaines des hospices civils de Lyon ; un adjoint au maire du 3ᵉ arrondissement, etc. J'ai donc dû apporter le plus de soin possible dans l'examen de cette affaire, et je dois m'efforcer, en ce moment, de vous la faire connaître en détail, afin de vous mettre à même d'apprécier les motifs qui peuvent plaider pour ou contre l'établissement projeté.

Il s'agit d'une fabrique de bougies ; d'une fabrique qui sera montée dès le début sur un pied important, car on pense y employer au moins, et tout de suite, une centaine d'ouvriers, bien que l'on se propose d'y appliquer les procédés mécaniques découverts depuis peu d'années, et qui ont pour effet de supprimer un assez grand nombre de bras. C'est dire assez que la consommation de graisse, la production de bougies sera assez considérable. On n'a pas l'intention d'y opérer la fonte du suif en branches, ni à feu nu, ni au bain-marie. On y fera du savon, mais seulement pour employer l'acide oléique que l'on obtient comme résidu de la fabrication de l'acide stéarique. Je ne crois pas utile de vous exposer ici les opérations auxquelles on soumet successivement les matières grasses pour les amener à l'état de bougies; vous connaissez, du reste, cette fabrication et vous n'avez pas besoin que j'en rappelle les inconvénients. Je vous ferai seulement remarquer que dans la fabrique projetée par le sieur Petit, on ne doit pas opérer la fonte des suifs; il s'en suivra nécessairement que le principal inconvénient de cette industrie sera supprimé et que les émanations qui s'échapperont de la fabrique du sieur Petit seront uniquement celles produites par la saponification, émanations que l'on ne doit pas comparer avec celles provenant de la fonte des suifs.

L'emplacement choisi par le pétitionnaire est situé à l'angle des rues Masséna et d'Enghien, en un lieu qu'on appelle la Californie. Le local où doit être installée la fabrique de bougies n'est autre que l'établissement des sieurs Manin et Petit, établissement autorisé pour la fabrication de divers produits chimiques de deuxième classe, et qui s'appropriera facilement à sa nouvelle destination. Il ne s'agit donc, dans la demande du sieur Petit, je vous prie de le remarquer en passant, que d'un changement d'industrie dans un établissement autorisé. Monté au sommet de la maison, j'ai pu me rendre compte parfaitement de sa situation. En regardant du côté de Lyon, on a à droite, le cours Vitton, à environ 300 mètres, à gauche le cours Lafayette et les casernes de la Part-Dieu; derrière soi, à 200 mètres environ, le fossé des forts; devant soi, le monument funèbre à une grande distance. Les habitations les plus voisines se trouvent à droite et derrière. On remarque quelques maisons qui paraissent habitées par la classe ouvrière; on ne voit pas de clos d'agrément. Le couvent des Dominicains m'a paru être à environ 200 mètres près du lac des Brotteaux. Vous devez, par ce qui précède, vous rendre compte de la situation future de l'usine projetée; connaissant d'autre part la nature et le degré des inconvénients que présentent les fabriques de bougies, vous pourrez apprécier à leur juste valeur les oppositions qui se sont élevées contre la demande du sieur Petit.

Il n'y a pas moins, avons-nous dit, de quatre-vingts opposants qui ont signé à l'enquête. Ils ne se sont pas contentés d'apposer leurs noms au bas d'une pétition, comme cela se pratique le plus souvent, ils ont chacun formulé nettement les motifs de leur opposition. Ces motifs, qui sont les mêmes pour tous, peuvent se ramener aux trois suivants : 1° Dépréciation de la valeur des terrains du quartier, par suite de l'établissement d'une industrie insalubre; 2° Incommodité et insalubrité résultant des émanations émises par la fabrique; 3° Incommodité et insalubrité provenant des eaux grasses et acides qui, sortant de l'usine, se répandront sur, ou dans le sol, pourront infecter les puits ou rempliront l'air d'exhalaisons malsaines.

Nous devons examiner jusqu'à quel point les craintes des opposants sont fondées, d'abord au point de vue de l'incommodité et de l'insalubrité.

Il m'a paru évident, en lisant l'exposé des motifs d'opposition consignés dans le procès-verbal d'enquête, que les signataires ne se sont pas informés d'une manière précise des opérations qui devaient se pratiquer dans l'usine projetée du sieur Petit, et qu'ils ont confondu la fabrication des bougies, proprement dite, avec la fonte des suifs. Ainsi, M. Bérenger, adjoint au maire du 3ᵉ arrondissement, comparant la fabrique projetée avec un établissement qui fonctionnait il y a peu d'années sur le cours Vitton, et qui pratiquait exclusivement la fonte des suifs en branches, repousse cette fabrique bien qu'il soit fort éloigné du point où on veut l'établir, parce qu'il redoute les odeurs que, suivant lui, elle doit émettre en abondance par suite d'opérations analogues à celles qui se pratiquaient dans la fonderie à laquelle je fais allusion ; c'est évidemment par suite de la même confusion que le génie militaire a fait aussi opposition, redoutant les effets des exhalaisons provenant de la fabrique sur les hommes logés dans la caserne de la Part-Dieu, c'est-à-dire à une distance d'au moins 500 mètres. Il en est de même de beaucoup d'autres, qui, plus ou moins éloignés de l'usine projetée, motivent leur opposition, en disant que les vapeurs qui en résulteront exerceront leur action à une distance de plus d'un kilomètre. Pour ceux-là il suffira donc de dire que dans la fabrique du sieur Petit on ne pratiquera pas la fonte des suifs, que les opérations s'exécuteront sur des graisses préparées hors de l'usine. S'il en devait être autrement nous serions les premiers à repousser cette industrie du quartier.

Les considérations qui précèdent nous permettent d'éliminer de la liste des opposants ceux qui sont à une distance assez considérable de l'usine; mais restent les habitants qui en seront rapprochés, et on peut se demander si ceux-là n'en seront pas incommodés, comme ils le craignent. Pour moi, je ne le pense pas. Peu d'industries présentent aussi peu d'inconvénients qu'une fabrique de bougies bien tenue, et où l'on ne fond pas le suif. J'ai fréquemment pénétré dans ces sortes d'établissements, assisté à la saponification des graisses par la chaux, au traitement du savon calcaire par l'acide sulfurique, les seules opérations qui donnent un peu d'odeur, et je dois dire que je suis loin d'y avoir trouvé, je ne dirai pas l'insalubrité, mais même l'incommodité qu'on veut bien dire. Et d'ailleurs, les odeurs qui se produisent dans ces fabriques ne s'exhalent pas au-dehors, ou perdent en sortant beaucoup de leur intensité, car on peut souvent passer à côté d'une fabrique de bougies sans en être averti par l'odorat. Je ne puis donc redouter, pour les voisins de l'usine, ces vapeurs odorantes, incommodes et insalubres qui ont motivé leur opposition.

Une seule chose m'a préoccupé plus que la question d'odeur, ce sont les eaux de la fabrique. Que fera-t-on de ces eaux acides et grasses? Les laissera-t-on couler sur le sol? Ne seront-elles pas pour le quartier une cause d'incommodité sérieuse et peut-être d'insalubrité? J'ai dit autre part que la fabrique de bougies devait s'installer dans l'usine du sieur Petit. Or, cette usine autorisée pour la fabrication de divers produits chimiques et entre autres de la carthamine, consommait une énorme quantité d'eau, dont une partie était absorbée dans des puisarts, une autre était jetée sur la voie publique. Les eaux vannes produites par la fabrique de bougies seront en quantité infiniment moindre que celles qui provenaient de la fabrique du sieur Petit et pourraient être absorbées sans inconvénient probable par les puisarts existants. Je dis sans inconvénient, parce qu'on ne s'est jamais plaint que les eaux qu'absorbaient ces puisarts aient altéré des puits voisins. D'ailleurs, en admettant que ce moyen de se débarrasser des eaux soit insuffisant, ou préjudiciable au voisinage, il y en aura bientôt un autre bien meilleur et d'un effet sûr. Un égout parallèle à celui de l'avenue de Saxe doit être prochainement établi non loin de l'usine; il sera facile au sieur Petit, qui en prend l'engagement, de conduire par un canal les eaux de sa fabrique dans cet égout.

Ainsi, on le voit, les habitants du quartier se sont effrayés à tort; la fabrique de bougies ne peut être pour eux une cause sérieuse d'incommodité et encore moins d'insalubrité.

Sera-t-elle, comme le disent les propriétaires opposants, une cause de dépréciation de la valeur des immeubles? Quand on examine le quartier, on est bien plutôt porté à croire le contraire. On a donné à ce quartier le nom de Californie. Mais ne croyez pas pour cela que ce soit une sorte de paradis habité par les possesseurs de l'or; loin de là, il paraît occupé par ceux qui cherchent l'or dans le travail, dans l'industrie. C'est une sorte de cité industrielle dans laquelle la fabrique de bougies peut apporter immédiatement une centaine d'ouvriers, et par conséquent d'habitants, sans cependant y introduire des éléments d'insalubrité capables de faire fuir les anciens habitants. Cette fabrique, je le crois, concourra au contraire à la vie, au développement de cette localité. Et d'ailleurs, il ne faut pas perdre de vue qu'il ne s'agit pas de la création d'un établissement de seconde classe, mais de la transformation d'un établissement déjà existant et dûment autorisé. Or, la fabrique de MM. Manin et Petit n'a pas empêché les propriétaires de construire, et n'a pas éloigné les habitants.

Je crois, Messieurs, vous avoir suffisamment montré que la formidable opposition qui s'est élevée contre la demande du sieur Petit, ne repose pas sur des motifs suffisamment fondés, qu'elle parait résulter de la connaissance inexacte des opérations qui se pratiquent dans les fabriques de bougies, et de la confusion qu'on a faite de ces fabriques avec les ateliers où se pratique la fonte des suifs en branche.

J'ai, en conséquence, l'honneur de vous proposer d'émettre un avis favorable à la demande du sieur Petit aux conditions suivantes :

1º L'ancienne autorisation de MM. Manin et Petit, pour la fabrication des produits chimiques, sera retirée ;

2º On ne pratiquera pas dans l'usine la fonte des suifs en branches ni à feu nu, ni au bain-marie ;

3º On ne recevra dans l'usine que des suifs prêts à être saponifiés, ne répandant pas d'odeur ;

4º En été, les suifs devront être conservés dans les caves de l'usine ;

5º Les cuves de saponification seront recouvertes d'entonnoirs en bois, communiquant par un tuyau avec la gaine de la cheminée ;

6º La cheminée sera élevée de manière qu'elle dépasse le faîte des maisons situées dans un rayon de 100 mètres ;

7º Provisoirement les eaux seront jetées dans les puisarts qui servaient à la fabrique de produits chimiques ;

8º Dès que sera construit l'égout projeté, qui doit être établi dans le voisinage de l'usine et parallèlement à celui de l'avenue de Saxe, le sieur Petit devra établir un canal destiné à conduire les eaux de son usine dans l'égout.

Lyon, le 10 juillet 1859.

GLÉNARD.

Dans les grands centres de population, là où s'exécute sur une vaste échelle l'abattage des animaux, les industries qui ont pour but l'exploitation des divers produits qu'on en retire atteignent naturellement un grand développement. Parmi ces industries, une des plus importantes, c'est celle qui a pour objet l'utilisation des peaux, industrie qui a donné naissance à plusieurs arts différents, ceux des tanneurs, des corroyeurs, des mégissiers, etc. A Lyon, cette industrie peut compter parmi les plus importantes ; elle s'exerce dans des établissements nombreux et quelquefois considérables. On ne s'étonnera donc point qu'elle ait donné lieu à cinquante-sept rapports du Conseil.

Parmi les établissements destinés soit au commerce, soit au travail des peaux, les plus insalubres sans contredit sont les *dépôts de cuirs verts* et les *séchoirs de peaux*, qui répandent souvent autour d'eux des émanations fétides et méritent toute l'attention et toute la sévérité des Conseils d'hygiène. Il en a été question dans la première partie de ce compte-rendu, nous n'en parlerons donc pas ici. Quant aux autres, ils présentent généralement peu d'inconvénients, surtout quand ils sont organisés dans de bonnes conditions ; aussi dans les nombreux rapports dont ils ont été l'objet, je me bornerai à prendre ceux qui, ayant trait à quelques circonstances particulières, devront servir à établir la jurisprudence du Conseil à leur égard.

TANNERIES. — L'affaire suivante présente quelque intérêt, voici le rapport dont elle a été l'objet :

Le sieur Marion, tanneur à Vaise, sollicite l'autorisation de transporter dans une propriété qu'il possède au même lieu, rue Nérard, un peu au-delà de la Pyramide, entre la route de Bourgogne et celle du Bourbonnais, l'atelier de tannage qu'il exploite actuellement dans la Grande-Rue, nº 61, et dont il vient d'être exproprié pour cause d'utilité publique. Vous avez renvoyé à une Commission composée de MM. Glénard et Tisserant, l'examen de cette affaire, j'ai l'honneur de vous en rendre compte.

Pour vous bien fixer sur la question qui vous est soumise, nous devons vous rappeler de suite la situation dans laquelle M. Marion se présente devant l'Administration et devant vous. L'emplacement dans lequel cet industriel demande à transporter son atelier, est consacré, depuis plusieurs années, au tannage proprement dit ; la macération des peaux dans le jus de tan, le tannage définitif dans les fosses y sont pratiqués en vertu d'une autorisation régulière. Si les opérations, qui ont pour objet la préparation des peaux pour le tannage, ne s'y font point aujourd'hui, c'est faute de dispositions convenables pour l'écoulement des eaux. Ainsi, ce n'est point une industrie tout entière qu'il s'agit de déplacer, mais une partie du travail qui exige des conditions particulières d'exploitation, n'existant pas encore dans le nouvel atelier, mais que l'on veut y créer. Lorsqu'en 1854, le jury d'expropriation a prononcé sur l'indemnité à allouer à M. Marion, pour suppression de son atelier des bords de la Saône, l'Administration a fait donner acte par lequel elle s'engage :

1° A procurer au sieur Marion, sur sa demande, à condition de remplir toutes les formalités nécessaires, l'autorisation de transporter dans son établissement, rue Nérard, tous les moyens de préparation pratiqués dans l'établissement, rue de Vaise, notamment les appareils de débourrage et de décharnage, et au besoin d'y établir tout ce qui est arrêté pour constituer une tannerie complète dans les termes de l'ordonnance de 1815 ;

2° A faire construire à ses frais, dans le délai de dix-huit mois au plus tard, un canal convenable pour l'écoulement des eaux du nouvel établissement jusqu'à la Saône.

La demande du sieur Marion a soulevé des oppositions, au nombre de 14, émanant des propriétaires ou locataires du quartier. La plupart de ces oppositions ne sont pas motivées ; les autres mentionnent la mauvaise odeur qui se dégage des tanneries. M. le commissaire chargé de l'enquête conclut que l'établissement projeté ne pourrait être que préjudiciable aux propriétaires du voisinage, en raison des odeurs qu'il exhalerait de temps en temps. Nous devons faire observer que cet établissement est entouré de jardins appartenant au demandeur ou à ses voisins, et que la rue Nérard n'a encore d'autre pignon que celui de Marion lui-même.

Telle est l'affaire sur laquelle vous avez à formuler aujourd'hui votre avis.

Nous avons dû vous parler des engagements pris par l'Administration, car ils sont consignés dans une pièce officielle qui fait partie du dossier. Vous pouvez d'ailleurs en faire abstraction et ne tirer votre décision, que des considérations d'intérêt public et de salubrité que la demande soulève. Le tannage, comme vous le savez, comprend deux séries d'opérations distinctes, les unes préparatoires, les autres essentielles. Les premières ont pour objet d'enlever les poils qui recouvrent une face de la peau et toutes les portions de tissus celluleux ou musculaire qui restent attachés à la face opposée, de manière à mettre à nu des deux côtés la trame même et la couche dermique, d'en provoquer le gonflement et de déterminer une pénétration complète et uniforme de la matière tannante et sa combinaison avec le principe fondamental du tissu organique. Le débourrage ou épilage et le décharnage ne peuvent avoir lieu qu'autant que les peaux ont macéré successivement dans l'eau ordinaire et dans l'eau de chaux.

Les manipulations essentielles constituent le tannage, proprement dit, et se font dans des caves abritées et des fosses, pour l'emploi successif du jus de tan et du tan solide.

Vous n'avez pas à vous occuper de celles-ci. L'autorisation qu'a obtenu M. Marion de les pratiquer dans ses ateliers de la rue Nérard vous en dispense, puisqu'elle ne pose pas de limites à ce genre de travail. Les tanneries peuvent devenir incommodes pour le voisinage par les émanations odorantes qu'elles laissent échapper au moment de l'extraction des peaux des cuves de macération et de pelanage, et durant les manipulations qu'exigent leur déplacement réitéré pendant les opérations successives du tannage dans les cuves et dans les fosses. Mais l'incommodité produite dans ce cas ne constitue pas un danger, l'expérience le prouve. Les tanneries qui appartiennent à la deuxième classe des établissements incommodes ou insalubres s'élèvent presque toutes au sein des villes ; il n'est presque pas de cités un peu populeuses qui, traversées par des cours d'eaux ne possèdent un ou plusieurs de ces établissements. L'odeur la plus désagréable, nous ne disons pas la plus forte, est produite pendant la série des opérations préparatoires, et ce sont les seules en cause dans l'espèce. De plus, les opérations exigent l'emploi de beaucoup d'eau. Il faut que celle-ci trouve un écoulement facile, et que, dans aucun cas, elle ne séjourne à la surface du sol.

Les problèmes à résoudre sont ceux-ci : Peut-on atténuer, jusqu'à le rendre très-supportable, l'inconvénient signalé ci-dessus? Le moyen, s'il existe, est-il applicable à l'établissement de M. Marion? Enfin, y a-t-il possibilité d'établir un canal d'écoulement qui remplisse le but que l'on se propose, sans entraîner d'ailleurs aucun autre inconvénient ?

Quant à ce dernier point, l'Administration elle-même s'est chargée de la solution. Dans tous les cas, vous direz que l'exécution préalable du canal et la preuve qu'il fonctionnera convenablement, sont des conditions rigoureuses d'autorisation. Pour les autres, il a paru à vos commissaires qu'ils pouvaient aussi recevoir une solution heureuse.

Ils ont, en conséquence, l'honneur de vous proposer d'émettre un avis favorable à la demande de M. Marion, mais aux conditions suivantes :

1° Le lavage, la macération et le pelanage des peaux, leur débourrage et leur décharnage se feront dans un atelier bien fermé ;

2º Cet atelier formé de murs épais , en maçonnerie , n'aura pas d'ouvertures, fenêtres ou portes, au midi, ni au couchant ;

3º Il sera bien dallé dans toute son étendue. Ce dallage présentera des
pentes qui convergeront toutes vers l'orifice supérieur du canal d'écoulement ;

4º Cet orifice se trouvera dans l'intérieur de l'atelier en question ;

5º Il sera construit pour l'écoulement des eaux un canal couvert dans
toute sa longueur et qui se prolongera jusqu'à la Saône ;

6º Toutes les eaux inutiles provenant des parties de l'établissement
autres que l'atelier ci-dessus , seront dirigées par des fossés couverts dans
le canal d'écoulement.

Lyon , le 31 janvier 1855.

TISSERANT.

C'est souvent par les plaintes du voisinage que se
révèlent les inconvénients de certains établissements
industriels, inconvénients qui, ne proviennent souvent
que de l'incurie des chefs, de leur oubli des prescriptions
de l'hygiène ; il appartient alors aux Conseils de salubrité d'intervenir pour vérifier l'exactitude des plaintes,
pour découvrir la cause du mal et y apporter le remède.
Ce sont des circonstances de cette espèce qui ont motivé
le rapport suivant :

La tannerie du sieur Zimmermann, sise à Lyon, quai Fulchiron 33, est,
comme le déclare le rapport de M. Jacquet, ingénieur ordinaire des Ponts
et Chaussées, une cause d'infection dont les habitants du quartier se plaignent avec juste raison. Mais, ainsi que le déclare cet ingénieur, on ne doit
pas attribuer cette infection aux modifications apportées à l'écoulement des
eaux de la tannerie, par suite de la construction du quai Fulchiron, en
aval du pont d'Ainay : en effet, le sieur Zimmermann vient de faire établir
une conduite, fermée en fonte, d'environ 22 c. de diamètre, qui conduit
les eaux infectes de son atelier de trempage dans la Saône, en avant du
pied du perré et à 20 c. au dessous de l'étiage de la rivière ; nous avons
reconnu le fait et vu couler dans la Saône les eaux de la tannerie, ce n'est

donc pas par les bouches de l'égout du quai que se répandent les émanations dont on se plaint.

La tannerie de M. Zimmermann est régulièrement autorisée, il faudrait donc, malgré le désagrément ordinaire de ces sortes d'établissements, la supporter si elle restait dans les conditions normales, et ne donnait que l'incommodité impossible à éviter : or, il n'en est pas ainsi, l'établissement est aussi mal tenu que possible, et aucune précaution n'est prise relativement aux émanations qui peuvent incommoder les voisins ; comme le dit très-bien M. l'ingénieur ordinaire des Ponts et Chaussées, avant la création du quai Fulchiron, alors que cette tannerie était isolée de toute part, aucune plainte ne s'élevait, mais en ce moment cet établissement est sur un quai très-fréquenté, il est presque contigu au nord à une maison importante et il se trouve en avant de la nouvelle caserne des passagers militaires ; il n'est donc pas étonnant qu'il donne lieu à des plaintes toutes récentes ; il faut ajouter encore qu'il a pris depuis quelques années une très grande extension ; tous les jardins qui existaient au sud de cet établissement, sont maintenant couverts de hangars formant dépendances de la tannerie ; il y a lieu d'aviser sévèrement au moyen de protéger le voisinage contre l'incommodité toujours croissante de l'établissement de M. Zimmermann ; pour arriver à ce résultat, vos commissaires délégués ont l'honneur de vous proposer d'imposer au sieur Zimmermann les conditions suivantes :

L'atelier dans lequel sont placés les bassins de trempage de cuirs frais, qui restent immergés pendant environ huit jours dans de l'eau de chaux afin de faire tomber le poil, serait ventilé et assaini d'une manière complète ; cet atelier, principal foyer d'infection de la tannerie, sis à l'alignement de la ligne des maisons du quai Fulchiron, n'est séparé de la maison au nord, que par une petite ruelle d'environ 1 m. 20 c. de largeur ; il est éclairé sur le quai par quatre fenêtres, lesquelles étant presque constamment ouvertes, laissent se répandre au dehors toutes les mauvaises odeurs qui s'exhalent des peaux fraîches accumulées dans l'atelier, de celles que contiennent les bassins. Ces fenêtres devraient être fermées à verre dormant, et une cheminée d'appel avec une large hotte, devrait être construite au centre de la pièce, afin d'envoyer, au moyen d'une gaine, l'odeur de l'atelier, jusqu'au dessus des maisons voisines ; cette cheminée pourrait être construite en métal ou en briques sur cadre en fer.

Il serait interdit de continuer l'étendage que l'on met sécher aux diverses fenêtres de la tannerie et sur des charpentes extérieures.

Le sol des cours, des hangars et des ateliers serait maintenu déblayé des amoncellements de terres et des débris qui l'encombrent, d'où résultent des flaques d'eau et des émanations putrides.

L'exécution de cette importante condition ne saurait être trop recommandée ; en l'état actuel avec la négligence et la malpropreté que nous avons remarquées dans la fabrique de cuirs de M. Zimmermann, tout établissement deviendrait insalubre. Malgré les nombreuses habitations qui maintenant entourent l'établissement dont il s'agit, il nous paraît certain que si les conditions que nous avons l'honneur de vous proposer sont remplies, les plaintes cesseront.

En résumé nous avons l'honneur de vous proposer :

1° L'établissement d'une cheminée d'appel pour l'aération de l'atelier où se fait le premier trempage des peaux afin de les débarrasser de leurs poils.

2° L'interdiction de l'étendage extérieur des peaux.

3° Une inspection sévère par la voirie, de l'atelier du sieur Zimmermann, lequel paraît se relâcher dès qu'il ne craint plus de surveillance, ainsi que le prouve la mauvaise tenue actuelle de son établissement comparée à l'état satisfaisant où l'a trouvé un des signataires, à l'époque, encore voisine, où cet industriel demandait l'autorisation d'établir une machine à vapeur.

FRAISSE.

CORROIERIES. — Les opérations du corroyage des peaux offrent en général peu d'inconvénients ; cependant la demande du sieur Roubien, tendante à obtenir l'autorisation d'établir un atelier de corroierie sur le quai Fulchiron, a rencontré une vive opposition. Cette circonstance donne de l'intérêt au rapport suivant qui montrera que le Conseil de Lyon , défenseur né de l'hygiène publique, sait aussi à l'occasion protéger l'industrie contre d'injustes réclamations.

Il y a trois mois environ, le sieur Roubien, sollicitait l'autorisation de transporter sur un terrain dit du Petit-Colombier, appartenant aux hospices et situé quai Fulchiron, l'atelier de tannerie et corroierie qu'il exploite rue Ferrandière, 39, et de faire usage d'appareils à vapeur dans ce nouveau local.

A peine l'intention du sieur Roubien fut-elle connue, qu'une pétition, signée d'un certain nombre de personnes, propriétaires ou habitants des maisons plus ou moins voisines de l'établissement projeté, fut adressée à M. le Sénateur, chargé de l'administration du département. Cette pétition expliquait que le quai Fulchiron est aujourd'hui un des plus beaux quais de la ville ; qu'il fait partie d'un quartier destiné à recevoir d'élégantes constructions et à être habité par la bourgeoisie, et qu'une industrie aussi incommode et aussi insalubre qu'une tannerie, venant à s'y établir, il en résulterait inévitablement le plus grand préjudice pour l'avenir du quartier.

A l'ouverture de l'enquête, faite par voie d'affiches, quelques uns des signataires de la pétition vinrent renouveler leur opposition basée sur les mêmes motifs.

Tel était l'état de la question lorsque le Conseil, saisi de l'examen de cette affaire, nous a chargé de l'étudier et de lui présenter un rapport.

Le quai Fulchiron, comme on le sait, s'étend du pont de l'archevêché au Pont Napoléon. La première moitié, celle qui commence au pont de l'Archevêché et vient aboutir au pont d'Ainay, est sans contredit appelée à être exclusivement habitée par la bourgeoisie. Mais il n'en est pas ainsi de la seconde moitié, de celle qui part du pont d'Ainay et finit au pont Napoléon. Cette partie du quai, en effet, où est situé l'emplacement sur lequel le sieur Roubien se propose de bâtir, paraît devoir être longtemps encore abandonnée à l'industrie. On y voit les vastes ateliers de teinture de MM. Piaton et Michel, autorisés tout récemment pour des appareils à vapeur ; plus loin, c'est une tannerie importante et une fabrique de papiers peints, s'élevant à droite et à gauche du clos appartenant aux hospices, clos dont le sieur Roubien est devenu le locataire. S'il s'est construit de rares maisons d'habitation dans cet espace, on n'en rencontre pas, du moins, à partir de l'emplacement occupé par l'ancienne tannerie jusqu'au pont Napoléon. On voit donc que si, comme le disent les réclamants, ce point du quai est destiné à se couvrir de constructions élégantes, le jour de cette transformation est encore bien éloigné.

Si l'on étudie ensuite les conditions dans lesquelles se présente le terrain destiné à recevoir la nouvelle tannerie, on reconnaît qu'il ne pouvait être plus heureusement choisi, en ce sens surtout qu'il n'y aurait pas lieu de redouter la moindre incommodité pour le voisinage. L'atelier se construirait au milieu d'un vaste clos, borné au nord et au midi par la tannerie et la fabrique de papiers peints dont il vient d'être parlé. Au levant par le quai et au couchant par la rue de la Quarantaine, dont la population marchande n'aurait qu'à s'applaudir de l'installation d'une industrie qui n'occupera pas moins de cent ouvriers. Une source d'eau abondante complèterait les avantages de cette position.

Si de l'étude des localités on passe à l'examen de l'industrie du sieur Roubien, on est forcé de s'avouer que les craintes des opposants ne sauraient être prises en sérieuse considération. Une tannerie n'est jamais insalubre. Si cette industrie peut être incommode à certain degré, celle du pétitionnaire le sera moins que toute autre. Le sieur Roubien en effet, qui exerce, depuis 12 ans, la profession de tanneur maroquinier, dans la rue Ferrandière, à un 3ᵉ étage, n'a jamais donné lieu à la moindre plainte. Il emploie exclusivement les peaux de chèvre qui lui arrivent sèches et salées. On ne rencontre jamais, par conséquent, dans ses ateliers, ces amas de peaux fraîches dont l'accumulation et le séjour peuvent devenir une cause très réelle d'incommodité pour le voisinage. S'il obtient l'autorisation qu'il sollicite, rien ne sera changé à son mode de fabrication: il fabriquera seulement sur une plus grande échelle, et c'est pour cette raison qu'il demande en même temps à être autorisé à faire usage d'un appareil à vapeur.

Toutes ces considérations ne permettent donc pas de repousser la demande du sieur Roubien, toutefois pour réserver l'avenir, le bail qu'il passe avec les hôpitaux n'étant que pour une période de onze années, on peut limiter à ce temps la durée de l'autorisation. Quoiqu'il doive dépenser une somme considérable en constructions, le pétitionnaire souscrit avec empressement à cette condition, ce qui s'explique par l'état prospère de son industrie qu'il ne songe pas à exercer au-delà de ce terme de onze ans.

En conséquence, Messieurs, j'ai l'honneur de vous proposer de répondre à M. le Sénateur que le sieur Roubien peut être autorisé à transporter quai Fulchiron, au lieu dit du Petit-Colombier, ses ateliers de tannerie et corroierie, et à y établir une machine à vapeur de la force de six chevaux, ainsi qu'une chaudière de la 3ᵉ catégorie, aux conditions suivantes :

Le sieur Roubien ne changera rien à ses procédés actuels de fabrication ; il emploiera exclusivement la peau de chèvre.

Les eaux qui auront servi à la fabrication, seront portées à la Saône par un canal souterrain ;

Ses appareils à vapeur ne fonctionneront qu'après avoir été soumis à l'examen de M. l'ingénieur des mines. Il sera tenu de brûler la fumée ainsi qu'il s'y engage lui-même par sa demande.

Enfin l'autorisation, accordée sous ces conditions, ne sera valable que pour onze années ; ce terme expiré, elle pourra être retirée si l'Administration le juge utile aux intérêts du quartier.

Lyon, le 1ᵉʳ juin 1857.

Fraisse.

Dépôt de chiffons. — Les observations et conclusions, consignées dans le rapport suivant, qui concerne un établissement de ce genre, méritent d'être portés à la connaissance des hygiénistes ; elles leur feront connaître un danger dont on ne se méfie généralement pas assez.

Le sieur Duzéa, marchand de chiffons, autrefois rue de la Barre, a établi deux nouveaux dépôts, l'un rue d'Auvergne, n° 6, l'autre rue St-Joseph, n° 23.

Autorisé pour la rue de la Barre, cet industriel, en transportant le siége de son commerce dans un autre quartier, n'a pas cru nécessaire de se munir d'une nouvelle autorisation, ou peut-être n'a-t-il pas jugé à propos de s'exposer à un refus qu'il lui était facile de prévoir. Quoi qu'il en soit, ce n'est pas sans étonnement que l'on voit aujourd'hui deux établissements de ce genre fonctionner au centre d'un quartier populeux, au mépris des règles les plus élémentaires de l'hygiène publique et de la salubrité !

Sans ajouter une foi entière aux récits évidemment exagérés de quelques voisins, il est hors de doute que par les émanations qui s'en échappent à certains jours et par certains vents, ces dépôts et notamment celui de la rue d'Auvergne sont comme deux foyers permanents d'insalubrité, menaçant sans cesse la santé publique.

On se rend facilement compte de l'incommodité d'un pareil voisinage et des craintes légitimes qu'il inspire, si l'on se rappelle que cette industrie est toujours alimentée par les mêmes sources, soit qu'elle s'exploite en grand dans de vastes locaux, ainsi que cela a lieu chez le sieur Duzéa. Ce sont toujours de vieux linges, des morceaux d'étoffes de provenance au moins suspecte, au milieu desquels, avant le triage, se rencontrent des os, du cuir, des choses sans forme et sans nom. Aussi la police veillait-elle autrefois à ce que les chiffonniers, en emmagasinant leurs chiffons et en les lavant, n'infectassent ni l'air ni les eaux, en reléguant leurs magasins hors du centre des villes et en éloignant leurs lavages des endroits des rivières où les habitants puisaient l'eau nécessaire aux usages domestiques. Aujourd'hui les marchands de chiffons achètent le linge des hôpitaux reconnu hors de service. Tous ces objets sont lavés avant de venir s'entasser dans les dépôts ; mais ces lavages offrent-ils une garantie suffisante? Ces linges qui ont servi dans les hôpitaux où régnait peut-être une maladie contagieuse ne peuvent-ils avoir conservé le principe de la contagion ? Si ces lavages étaient faits convenablement, les chiffons entassés dans les dépôts retiendraient-ils cette odeur nauséabonde qui s'échappe des établissements de ce genre les mieux tenus ?·

On le voit donc : les dépôts de chiffons ne sauraient être tolérés au sein des villes. Il y a même lieu de s'étonner qu'ils soient rangés aujourd'hui dans la deuxième classe après avoir primitivement appartenu à la première ; car il n'est pas d'établissements qui soient, sinon plus incommodes, du moins plus insalubres ; il n'en est pas qui puissent, dans des circonstances données, exercer une influence plus nuisible sur la santé publique.

Ces considérations s'appliquant aux dépôts non autorisés tenus par le sieur Duzéa ; j'ai l'honneur de proposer au Conseil d'émettre l'avis suivant :

Les dépôts de chiffons tenus par le sieur Duzéa, rue d'Auvergne et rue St-Joseph, doivent être supprimés ; cette mesure est impérieusement réclamée par la salubrité publique ; elle doit également s'étendre aux autres établissements de même nature existant dans l'intérieur de la ville.

Lyon, le 15 août 1854,

Fraisse.

Noir animal. Cirage. — Le rapport suivant relatif à une usine importante fera connaître nettement la jurisprudence du Conseil sur ces matières.

Nous avons été chargés, M. Lecoq et moi, d'examiner la demande adressée, à M. le Préfet du Rhône, par les sieurs Trolliet et Perret, successeurs de Jacquand, à l'effet d'obtenir l'autorisation d'établir à Vaise, route du Bourbonnais, n° 12, dans la propriété Croizat :

1° Un four à noir animal avec combustion des gaz provenant de la distillation des os ;

2° Une fonderie de suif et graisse au bain-marie ;

3° Une chaudière et une machine à vapeur de la force de six chevaux ;

4° Enfin, de transporter dans le local sus-indiqué la fabrique de cirage et d'encre qu'ils exploitent actuellement dans leur atelier, rue de la Reine, 43, à Lyon.

Une enquête de *commodo* et *incommodo* a été ouverte à Vaise, par les soins de M. le commissaire de police Loisel, elle a des oppositions signées de onze propriétaires ou locataires du voisinage de la fabrique projetée.

Les unes sont de simples protestations non motivées ; la plupart se fondent sur les dangers qu'offriront pour l'homme et pour les plantes, la présence, dans l'atmosphère, des produits gazeux qu'y verseront les opérations industrielles que se proposent d'exécuter MM. Trolliet et Perret.

La propriété de l'un des opposants, M. le docteur Jaubert, est contiguë à l'emplacement que la fabrique doit occuper. Une distance d'environ cinquante mètres séparera sa maison des ateliers. L'espace pour les autres opposants les plus rapprochés est 70 mètres, 85 mètres. Pour quelques uns il est de plus de trois cents mètres.

M. le Commissaire enquêteur a émis un avis favorable à la demande en question.

L'établissement industriel pour lequel MM. Trolliet et Perret sollicitent une autorisation est complexe ; mais ses diverses branches tendent toutes à un but commun, la préparation des cirages et des encres.

La fabrication du noir animal et la fonderie de graisses qui le dominent comme opérations manufacturières appartiennent, lorsqu'elles sont pratiquées conformément aux conditions générales stipulées par les requérants eux-mêmes, à la deuxième classe des établissements dangereux ou insalubres.

Vos commissaires ont dû examiner avec soin la situation du local dans lequel l'industrie projetée doit être établi, et dans leurs rapports avec lui, au point de vue de la salubrité, les divers fabrications ou appareils pour lesquels l'autorisation est demandée.

Ce local est situé sur la route du Bourbonnais, en face des coteaux de la Duchère. Il a dans son voisinage quelques maisons d'agrément, les unes placées au même niveau, les autres plus élevées, mais à des distances plus grandes, qui ne sont pas au-dessous de cent cinquante à deux cents mètres. Plusieurs établissements industriels en sont très-rapprochés ; ce sont le four à plâtre du sieur Duman dont il n'est séparé que par un espace de quelques mètres ; la fabrique de produits chimiques de Blanpied et Cᵉ, située presque en face de l'autre côté de la route ; enfin un peu plus loin, une savonnerie. Les ateliers doivent être séparés de la route par la maison d'habitation qui occupe presque toute la largeur de la propriété. Le local confine d'autre part avec le chemin dit du Cimetière. Cet emplacement est assez vaste et peut suffire à une grande industrie. Il est impossible de ne pas reconnaître que le quartier dans lequel il se trouve a pris depuis quelque temps et est appelé à prendre un certain développement industriel, développement qu'accroîtra sans doute le voisinage de la gare du chemin de fer. Votre Commission a pensé, Messieurs, qu'il était difficile de ne pas y autoriser la création d'établissements de deuxième classe, tant que l'Administration n'aurait pas fixé d'office une localité dans laquelle pourraient être reléguées toutes les industries offrant des inconvénients ou des dangers.

Le noir animal s'obtient par la calcination des os à vases clos. Cette fabrication se faisant aujourd'hui à feu continu, elle oblige les industriels à réunir dans leurs ateliers des quantités considérables d'os, d'où s'exhale une odeur désagréable, quand ils sont déposés sur le sol, à l'air libre ou seulement sous des hangars.

L'opération de la calcination est quelquefois précédée dans les fabriques du noir animal de l'extraction de la graisse que renferment les os. Cette opération préalable est appelée *débouillage* ; elle donne lieu à des buées infectes et difficiles à diriger dans une cheminée d'appel. Elle ne s'exécute guère toutefois que sur les os des ruminants. Ceux des solipèdes et des carnivores ne donnent pas assez de produits pour couvrir largement les frais de l'extraction. Une opération de cette nature est entourée d'inconvénients inévitables ; elle doit être séparée de l'industrie principale et reléguée ailleurs ou défendue.

Les produits gazeux de la distillation des os sont formés d'acide carbonique, d'oxide de carbone, d'hydrogène carboné, de carbonate et d'acétate d'ammoniaque, de produits huileux et d'eau. Plusieurs d'entre eux sont combustibles. Leur quantité est considérable et leur odeur très-incommode. Lorsque la disposition des fours permet de les brûler entièrement à leur sortie des pots ou cylindres, l'industrie passe de la première à la deuxième classe. Mais un vice dans les appareils, la négligence ou l'incurie des ouvriers peuvent laisser la combustion incomplète, et l'inconvénient dont cette fabrication est la source persiste à un degré plus ou moins grave. Disons toutefois qu'il ne saurait être le même à toutes les époques de l'année.

Vous jugerez sans doute utile, Messieurs, si vous donnez un avis favorable à la demande de MM. Trolliet et Perret, de leur imposer à tous ces égards des conditions sévères.

La fonte du suif au bain-marie est rangée par les ordonnances dans la deuxième classe des établissements insalubres. Elle présente quelques dangers d'incendie et l'incommodité d'un dégagement de vapeurs désagréables et lourdes. L'atelier où l'on projette d'opérer cette fusion étant séparé de toute habitation, il devient moins nécessaire de se prémunir contre le premier inconvénient. Il n'en sera pas de même du second. Nous pensons aussi que le séjour prolongé dans l'atelier du suif vert ou en branche et des graisses doit être prohibé.

La préparation du cirage ne présente d'inconvénient sérieux qu'au moment du mélange de l'acide sulfurique avec les autres ingrédients. Une production abondante d'acide sulfhydrique se fait alors. Des précautions particulières doivent être prises pour en prévenir les funestes effets.

Votre Commission a également pensé que la fabrication de l'encre d'imprimerie étant placée dans la première classe des établissements dangereux ou insalubres, il y avait lieu, bien que, dans l'espèce, cette fabrication ne dût être considérée que comme accessoire, à lui imposer quelques restrictions dans l'intérêt de la salubrité.

La demande des sieurs Trolliet et Perret ne spécifie pas la capacité de la chaudière à vapeur qu'ils se proposent d'établir, ni le degré de sa pression.

Ces industriels ont l'intention de transporter pour les usages de leur nouvel établissement l'appareil qui fonctionne dans leurs ateliers de la rue de la Reine. La chaudière étant timbrée à quatre atmosphères et sa capacité en y comprenant celle des bouilleurs, étant de huit à dix mètres, elle appartient à la troisième catégorie. Attendu l'état des lieux et la position qu'elle doit occuper, l'autorisation de la transporter ou d'en établir une de la même catégorie peut être accordée, sauf l'avis de M. l'Ingénieur des mines sur ses conditions particulières de sûreté.

Enfin, Messieurs, les termes de la requête qui vous est soumise en ce moment impliquent d'une manière formelle que l'autorisation sollicitée entraînera la suppression de la fabrique de cirage et d'encre, sise rue de la Reine, 43.

L'industrie multiple sur laquelle vous avez à prononcer s'exerce presque exclusivement sur des matières organiques, sur des os, des graisses, des huiles, des résines, des gommes, etc. Les produits gazeux qu'elle verse dans l'atmosphère peuvent être très-incommodes ; l'observation ne prouve pas que dans les circonstances ordinaires de leur production, que nous appellerons industrielle, ils soient dangereux pour les hommes ou pour les végétaux. Une exception devrait être admise néanmoins pour le gaz délétère que fournit, à un instant donné, la fabrication du cirage, si cette opération spéciale n'avait point lieu à des intervalles éloignés et n'était terminé en un moment.

Les inconvénients sérieux qui ont excité les appréhensions légitimes de quelques propriétaires, une application intelligente et loyale des précautions que vous jugerez utiles d'ordonner, les fera disparaître.

Cette considération, jointe aux développements qui précèdent, a décidé dans le sens affirmatif votre Commission qui a hésité un instant, déterminée d'un côté par la protection éclairée et bienveillante que vous avez toujours accordée à l'industrie et retenue d'un autre côté par la négligence blâmable qu'apportent trop souvent les industriels dans l'exécution des mesures qui leur sont prescrites par l'autorité.

Nous avons donc l'honneur de vous proposer, Messieurs, d'émettre un avis favorable à la demande des sieurs Trolliet et Perret, aux conditions suivantes, qui devront être rigoureusement exécutées, sous peine de déchéance :

1° Les os destinés à la préparation du noir animal ne pourront être mis en dépôt sur le sol, ni même sous un simple hangar ; ils seront placés, en attendant leur emploi, dans un réservoir voûté, creusé dans le sol vers la partie du local la plus rapprochée du chemin du cimetière ;

2° Le *débouillage* ou extraction du suif d'os ne pourra se faire dans l'établissement sous aucun prétexte ;

3° La calcination des os s'effectuera avec combustion entière des produits gazeux dégagés ;

4° Elle ne pourra avoir lieu que pendant six mois de l'année, du mois de novembre au mois d'avril suivant, inclusivement ;

5° La cheminée surmontant le four de calcination aura une hauteur d'au moins trente mètres au-dessus du sol ;

6° Aucun dépôt prolongé de suif ou graisse pouvant donner lieu à des émanations désagréables ou incommodes pour le voisinage ne pourra se faire dans les ateliers.

7° La fonte des suifs et graisse sera faite exclusivement au bain-marie. La chaudière de fusion sera enveloppée dans un manteau ou hotte destinée à recueillir les vapeurs qui seront conduites à l'aide d'un tuyau dans la cheminée du four ou dans celle de la chaudière à vapeur, si cette dernière cheminée a au moins vingt-cinq mètres d'élévation ;

8° Le traitement des ingrédients du cirage par l'acide sulfurique se fera pareillement sous une hotte ou manteau communiquant avec l'une des cheminées sus-indiquées. L'opération aura toujours lieu au moment où le foyer, dont la cheminée recevra le gaz, sera en activité ;

9° Toutes les précautions seront prises pour que la préparation des encres lithographiques et d'imprimerie n'occasionnent aucune émanation incommode ou nuisible aux habitants du voisinage ;

10° Dans le cas où la cheminée des fours de calcination ne pourrait être utilisée pour le service de la chaudière à vapeur, celle-ci serait munie d'une cheminée particulière, s'élevant à vingt-cinq mètres au moins au-dessus du sol. Cette dimension ne serait plus obligatoire si cette cheminée spéciale était pourvue d'un appareil fumivore fonctionnant bien ;

11° Les eaux de l'atelier ne pourront séjourner à la surface du sol dans le local destiné à l'industrie ni être versées sur la voie publique ; elles seront transportées dans la Saône et conduites, à l'aide de tuyaux ou de fossés couverts, dans le ruisseau de l'Oiselière.

Fait à Lyon le 25 novembre 1852.

LECOQ.

Acide pyroligneux. — Une seule demande concernant cette industrie s'est présentée devant le Conseil, elle n'a pas trouvé un accueil favorable. Les motifs de rejet étant puisés dans des considérations d'une nature toute particulière, je crois devoir reproduire le rapport dont cette demande a été l'objet.

Les sieurs Longuemarre et Sourdois ont adressé à l'Administration une demande pour obtenir l'autorisation d'établir à Fontaines-sur-Saône une usine pour la carbonisation du bois et la fabrication de l'acide pyroligneux. Chargé, avec M. Tisserant, d'une enquête à ce sujet, j'ai l'honneur de vous exposer le résultat de notre examen.

L'industrie des pétitionnaires repose sur la décomposition du bois par l'action de la chaleur. Des fragments de bois sont placés dans des cylindres ou cornues et soumis à une température élevée. La décomposition a lieu, des gaz, des vapeurs se forment aux dépens des éléments de la matière végétale, ils se dégagent ; puis, lorsque au bout de quelque temps la décomposition s'est opérée, qu'il ne se forme plus ni gaz, ni vapeur, l'opération est achevée. Dans la cornue se trouve un produit commercial, le charbon de bois ; la condensation des vapeurs fournit aussi divers produits utiles parmi lesquels le plus important est sans contredit l'acide pyroligneux ou acétique, qui, soit libre, soit combiné à d'autres corps à l'état d'acétate, a reçu de nombreuses applications dans les arts.

Cette description succincte de cette industrie suffit pour vous faire comprendre la nature et le degré d'inconvénients qu'elle doit présenter, pour justifier son classement dans la deuxième catégorie des établissements incommodes, insalubres ou dangereux. Vous savez combien est désagréable, pénétrante, la fumée qui se produit par la combustion imparfaite du bois, combien sont irritantes ces vapeurs qui, produites au foyer, se répandent dans la chambre quand la cheminée ne les emporte pas rapidement. Or, les vapeurs, les gaz qui se produisent dans ce cas sont les mêmes, à peu de chose près, que celles que fournit la distillation du bois en vases clos, et bien que pour recueillir l'acide acétique on s'efforce de condenser par le froid toutes les vapeurs, on laisse néanmoins échapper une grande proportion des matières volatiles et irritantes. Il résulte de là que cette industrie ne peut être d'un voisinage inoffensif, au point de vue de la commodité et de la salubrité. Certains faits dont je ne suis cependant pas en mesure de garantir l'authenticité, tendraient à établir que les gaz qui s'échappent des usines où se carbonise le bois pour la fabrication de l'acide pyroligneux, ont une influence fâcheuse sur les végétaux ou tout au moins sur la floraison et la fructification. En thèse générale, cette industrie ne doit donc pas être tolérée dans les localités où se trouvent réunies un certain nombre d'habitations, ni dans celles où le sol se couvre périodiquement de récoltes importantes. Il est vrai de dire que certaines précautions dans cette fabrication peuvent modifier la nature incommode et insalubre de cette industrie. Ainsi les pétitionnaires annoncent qu'ils brûleront leurs gaz avant de les envoyer dans la cheminée. En théorie, on conçoit fort bien que les vapeurs qui ont échappé à la condensation, que les gaz combustibles, si on les dirige dans le foyer, y brûlent, se transforment en eau, acide carbonique, etc.... et que dès-lors disparaissent les inconvénients de l'industrie en question ; mais pratiquement en sera-t-il ainsi ? Peut-on répondre que la cheminée ne versera dans l'atmosphère que des gaz ou vapeurs dépourvus d'odeurs, dépouillés de propriétés fâcheuses ? On voit trop souvent en industrie les faits démentir la théorie, pour que, sans en avoir vu la preuve matérielle, expérimentale, nous osions absoudre d'avance l'usine projetée par les sieurs Longuemarre et Sourdois des accusations formulées contre elle. Si donc nous considérons que, d'après le projet, cette usine doit être située au milieu d'un quartier populeux, elle doit être adossée à la rue qui mène de Fontaines à Rochetaillée et qui, sur une longueur de 2 kilomètres, est construite de petites maisons d'agrément, il ne nous paraît pas convenable de la laisser s'établir au lieu indiqué.

D'autres considérations non moins sérieuses et qui résultent de l'examen des localités nous font désirer qu'il ne soit pas donné suite à la demande des sieurs Longuemarre et Sourdois.

L'industrie est la reine du jour, elle est toute puissante, elle envahit tout, villes et campagnes, elle traite le sol en pays conquis. Un industriel veut établir une usine, il découvre aux environs d'une grande ville un emplacement qui réunit certains avantages, tels que la proximité d'une rivière qui lui amène à peu de frais sa matière première, de grandes et belles voies de communication qui le mettent en rapport avec le grand centre de consommation de ses produits, sans s'inquiéter d'autre chose que de ses convenances particulières, il se hâte d'y planter sa.... cheminée. Puis, comme une cheminée appelle une autre cheminée, il arrive qu'au bout de quelques années les localités les plus pittoresques se couvrent d'usines qui en changent complètement l'aspect.

Certainement on ne peut proscrire l'industrie, il faut la loger ; mais on ne peut lui sacrifier tout le pays. Il est des lieux qui doivent être réservés pour une autre destination où l'industrie ne doit pas s'implanter. Ce sont ces endroits que la nature a faits si gracieux, si riants ; ces paysages si pittoresques, si heureusement situés qu'ils semblent formés uniquement pour le plaisir des yeux. Telles sont les rives de la Saône au moins jusqu'à Couzon. Tel est Saint-Louis de Fontaines, où l'on se propose d'établir une usine. C'est bien un des sites les plus agréables qu'on rencontre en côtoyant la rivière. Aussi le sol est-il couvert d'habitations nombreuses, divisé en petit clos, où l'habitant de la ville vient jouir des charmes de la nature, se reposer des soucis du commerce ; c'est le but favori des promeneurs qui quittant, le dimanche, les rues sombres, les ateliers mal aérés de la ville, s'abattent sur la campagne pour s'y repaître de la vue du ciel, de la verdure, de la belle nature. Faut-il donc s'étonner que des oppositions nombreuses se soient formées contre la demande des sieurs Longuemarre et Sourdois ? que les habitants de Fontaines et de Collonges aient signé en masse une protestation formelle contre ce projet ? Les signataires ont parfaitement compris que, par l'invasion de l'industrie chimique, leur pays risquait de perdre tout à fait son prix.

Il ne faut pas se le dissimuler, les cheminées monumentales des usines ne nuisent pas aux localités seulement par les produits plus ou moins dangereux qu'elles versent dans l'atmosphère, mais encore par le discrédit où elles jettent les campagnes où on les place. Une cheminée est une sorte d'épouvantail qui se voit de loin et qui repousse à une grande distance les habitations.

Qu'une usine soit construite à Fontaines, et certainement ces jolies plaines qui seraient couvertes de petites maisons de campagne si l'inondation de 1840 n'avait renversé celles qui existaient et les événements de 1848 n'avaient un moment entravé les projets de construction, ces plaines qui ont repris toute leur valeur, valeur qui dépend uniquement de leur situation pittoresque et charmante, la perdront infailliblement. Qui voudra acheter ces terrains livrés à l'industrie ? Qui voudra se construire une petite villa sous la fumée d'une usine ? Permettre à l'industrie chimique de s'établir à Fontaines, ce serait donc déprécier singulièrement cette localité, ce serait sacrifier en pure perte l'un des plus jolis paysages des environs de Lyon.

Nous croyons donc devoir nous joindre aux nombreux signataires de l'opposition formée contre l'usine projetée et vous proposer de déclarer qu'il n'y a pas lieu d'accorder aux sieurs Longuemarre et Sourdois l'autorisation qu'ils sollicitent.

Lyon, le 8 mai 1855.

A. Glénard.

L'Administration a pris un arrêté conforme à nos conclusions. Mais les intéressés s'étant pourvus au Conseil d'Etat, une enquête eut lieu à laquelle prirent part MM. les Ingénieurs du département ; ceux-ci présentèrent dans un rapport des conclusions contraires à celles du Conseil. Par suite de ce rapport, l'Administration préfectorale crut devoir renvoyer l'affaire devant le Conseil ; elle lui adressa la lettre suivante :

Monsieur le Vice-Président,

J'ai l'honneur de vous communiquer, avec les pièces de l'instruction, un pourvoi au Conseil d'Etat formé par les sieurs Longuemarre et Sourdois contre un arrêté par lequel l'autorisation d'établir une fabrique d'acide pyroligneux à Fontaines, leur a été refusée.

Parmi les pièces ci-jointes, se trouvent les rapports de MM. les Ingénieurs des mines sur lesquels j'appelle votre attention et qui motivent la présente communication.

M. le Ministre de l'agriculture, du commerce et des travaux publics demandant un prompt renvoi de cette affaire à Paris, je vous serai obligé de m'adresser d'urgence, dans la huitaine, le nouveau rapport du Conseil d'hygiène publique et de salubrité, en me retournant les pièces communiquées.

Lyon le 19 décembre 1855.

Pour le Sénateur,

chargé de l'Administration du département du Rhône, en congé,

le Secrétaire-Général délégué,

Bélenger.

Voici la réponse du Conseil :

Monsieur le Sénateur,

Le Conseil d'hygiène publique a pris connaissance des pièces que vous lui avez communiquées relativement au pourvoi formé au Conseil d'Etat par les sieurs Longuemarre et Sourdois, dans le but d'obtenir cassation de votre arrêté, qui leur interdit d'établir une fabrique d'acide pyroligneux à Fontaines-sur-Saône, arrêté motivé en partie sur l'avis défavorable émis par le Conseil de salubrité du Rhône. J'ai l'honneur, en vous retournant ces pièces, de vous faire part du résultat de l'examen attentif dont elles ont été l'objet de la part du Conseil.

Les documents qui nous ont été remis se composent, 1° du rapport fait par le Conseil de salubrité sur la demande des sieurs Longuemarre et Sourdois. 2° Du mémoire présenté au Conseil d'Etat par les demandeurs, mémoire accompagné du plan des lieux et de deux certificats émanés des maires de Cantelus et de Pointly. 3° D'un mémoire ampliatif en faveur des dits et signé : Ambroise Rendu. 4° D'un rapport de M. l'Ingénieur ordinaire des mines accompagné d'un dessin des appareils employés par les demandeurs. 5° Enfin de l'avis de M. l'Ingénieur en chef sur la question.

Nous avons lu avec soin tous ces documents, mais nous ne répondrons qu'à ceux produits par MM. les Ingénieurs, les seuls qui, à nos yeux, présentent ce caractère de compétence et de désintéressement nécessaires pour juger une question de la nature de celle qui est portée devant le Conseil d'Etat.

M. l'Ingénieur ordinaire appelé à donner un avis sur l'industrie des sieurs Longuemarre et Sourdois a émis, après étude de la nature de cette industrie, après examen des lieux, une opinion contraire à celle du Conseil d'hygiène, opinion qui a été adoptée par M. l'Ingénieur en chef, lequel a produit un avis conforme.

Voici en quels termes M. l'Ingénieur, dans un rapport, apprécie l'opinion émise par le Conseil d'hygiène :

« Le Conseil d'hygiène, dit ce rapport, n'a pas examiné la question à
« fond et s'est opposé systématiquement à l'érection de tout établissement
« insalubre à Fontaines, qu'il annonce devoir devenir le lieu de plaisance
« de la ville de Lyon et a prétendu que la haute cheminée de l'usine chas-
« serait, ou plutôt éloignerait les futurs amateurs de villégiature. Ce sont
« là, nous regrettons de l'avouer, des motifs bien vagues et bien incer-
« tains pour proposer un refus d'autorisation. »

Ainsi la critique donnée par M. l'Ingénieur au rapport du Conseil d'hy-giène porte sur deux points : 1° Examen superficiel de la question, ou en d'autres termes ignorance de la nature de l'industrie. 2° Insuffisance de motifs pour une opposition systématique à l'établissement de l'industrie chimique à Fontaines, c'est sur ces deux points que nous voulons répondre.

1° Examen de l'industrie :

Le Conseil a examiné à *fond*, quoi qu'en dise M. l'Ingénieur, les questions relatives à la nature et aux inconvénients de l'industrie des sieurs

Longuemarre et Sourdois. Cette accusation que porte M. l'Ingénieur dès le début de son rapport, contre le Conseil d'hygiène, est au moins étrange, et ressemble bien peu à la discussion scientifique. Nous ne l'imiterons pas dans notre réponse. Il a pu nous arriver et il nous arrivera probablement encore d'émettre, dans des circonstances analogues, un avis différent de celui de MM. les Ingénieurs, c'est là une conséquence nécessaire de la différence du point de vue où nous sommes placés, mais il ne nous est jamais arrivé et il ne nous arrivera jamais de considérer leur opinion comme le fruit de la légèreté, de l'étourderie. Nous professons trop d'estime pour MM. les Ingénieurs pour concevoir de semblables suppositions et surtout pour les produire dans un rapport officiel. Il nous semble que le Conseil d'hygiène de Lyon est assez haut placé pour avoir au moins droit à de semblables égards.

Venons au fait :

Le Conseil d'hygiène, consulté au sujet de la demande formée par les sieurs Longuemarre et Sourdois, a chargé une Commission d'examiner cette affaire. La Commission, composée de MM. Tisserant et Glénard, s'est transportée sur les lieux munie d'un plan fourni par les demandeurs. Elle a pu reconnaître parfaitement la place où devait être établie l'usine et se rendre un compte exact des rapports que celle-ci devait avoir avec son entourage. M. Tisserant qui venait de visiter dans la Bourgogne une importante fabrique d'acide pyroligneux, M. Glénard qui professe la chimie à l'École de médecine, se sont crus suffisamment compétents pour apprécier la nature et le degré des inconvénients que devait avoir l'industrie des sieurs Longuemarre et Sourdois, exercée dans les termes mêmes de leur demande. Ils se sont crus autorisés à concevoir et à formuler une opinion raisonnée sur ce point. C'est cette opinion qu'ils ont exprimée dans la première partie de leur rapport, après avoir exposé à grands traits en quoi consistait l'industrie en question. A leur avis, la fabrication de l'acide pyroligneux par les procédés usuels, ne peut être d'un voisinage inoffensif au point de vue de la salubrité et de la commodité. Quant à cette fabrication par les procédés que se proposent de mettre en pratique les demandeurs et qui doivent, suivant eux, enlever à leur industrie tous ces inconvénients, on voit trop souvent, dit le rapport, en industrie surtout, les faits démentir la théorie, pour que nous osions absoudre d'avance l'usine projetée des accusations formulées contre elle. Imbue d'une semblable opinion qui résultait de mûres réflexions, considérant que l'usine Longuemarre serait très rapprochée de la route départementale de Fontaines à Neuville, véritable rue dont les maisons se touchent et dont les clos s'étendent plus ou moins du côté de la Saône, la Commission a jugé que cette usine qui serait au moins incommode pour cette localité ne devait pas être autorisée.

M. Debette qui a, à son tour, examiné la question à *fond* a formulé un avis tout à fait opposé à celui de la Commission. Comme pour prouver qu'il a fait une étude *approfondie* de l'industrie des sieurs Longuemarre et Sourdois, il donne, en nous reprochant de ne l'avoir pas fait, un exposé complet, minutieusement détaillé, des opérations usitées dans la fabrication de l'acide pyroligneux. La Commission savait parfaitement toutes ces choses là ; si elle ne les a pas dites dans un rapport, c'est qu'elles lui ont paru inutiles à dire. Parlant d'une industrie parfaitement connue, s'adressant à des hommes habitués à apprécier, à juger ces sortes de questions, il n'était pas nécessaire d'entrer dans tous ces détails du manuel opératoire. Qu'importe, en effet, quand il s'agit de juger si une fabrique d'acide pyroligneux est ou non insalubre ou incommode, qu'importe que le cylindre où se fait la carbonisation du bois soit en fonte ou en terre, que le bois y soit placé en bûchettes plus ou moins grosses ? etc., etc. Ne suffit-il pas, au point de vue général, de signaler l'origine et la nature des produits incommodes ou insalubres auxquelles elle doit donner lieu, et pour ce cas particulier, d'indiquer les précautions employées contre les inconvénients de cette industrie et d'en discuter la valeur? C'est ce que nous avons fait amplement, comme le reconnaîtra certainement lui-même M. l'Ingénieur, s'il veut bien relire notre rapport.

Or, au point de vue général, les fabriques d'acide pyroligneux par les procédés anciens, pour nous sont insalubres et incommodes. Elles le sont aussi pour M. Debette, à en juger par les précautions qu'il dirige contre elles, et nous sommes certains que, bien qu'il considère les produits de la distillation du bois comme le meilleur préservatif pour garantir une localité contre le ravage des maladies épidémiques et notamment du choléra, assertion que nous n'avons pas été peu surpris de trouver dans un rapport émané de M. l'Ingénieur des mines de Lyon, nous sommes certains qu'il ne voudrait pas infliger à une localité qui avoisinerait notre ville les désagréments provenant des fabriques d'acide pyroligneux, pas plus qu'il ne consentirait à entourer Lyon d'usines dégageant du chlore en abondance, gaz dont l'action sur les miasmes cholérigènes est cependant bien plus puissante.

Mais si M. l'Ingénieur est d'accord avec le Conseil d'hygiène pour regarder d'une manière générale la fabrication de l'acide pyroligneux à vase ouvert comme insalubre et incommode, il ne l'est plus en ce qui concerne cette fabrication en vases clos, telle que doivent la pratiquer les sieurs Longuemarre et Sourdois. Il affirme que cette industrie n'aura plus d'inconvénients et donne pour le prouver une description minutieuse des appareils qui doivent être employés par les demandeurs ; mais les détails dans lesquels entre M. l'Ingénieur n'ont apporté aucun élément nouveau dans la

question. La Commission connaissait ces procédés et ce n'est pas au Consei
d'hygiène qu'il est nécessaire d'expliquer ce qu'on entend en industrie par
ces mots : brûler la fumée, brûler les gaz. Seulement le Conseil d'hygiène
accorde à ces procédés moins de confiance que M. Debelle. Dans ses nombreuses visites dans les usines, il a eu si souvent l'occasion de se convaincre
de l'insuffisance des procédés palliatifs mis en usage dans l'industrie, qu'il
lui est bien permis de conserver des doutes à cet égard et qu'il lui est
ordonné d'agir en conséquence. Partout, en effet, on doit brûler la fumée,
les vapeurs ou les gaz combustibles ; on doit absorber les gaz non combustibles et presque toujours il arrive que la fumée, les vapeurs ne sont pas
brûlées ; que les gaz s'échappent des matières qui devaient si bien les absorber et les retenir.

En présence de ces faits, tous d'expérience, et que M. l'Ingénieur ne
contestera pas, le Conseil ne pouvait absoudre l'établissement des sieurs
Longuemarre et Sourdois, il ne pouvait admettre son innocuité. Cette manière de voir, sa conduite trouveraient au besoin leur justification dans
deux pièces importantes du pourvoi. Dans un certificat émané de M. le
Maire de Canteleu qui atteste l'innocuité des fabriques d'acide pyroligneux,
il est dit cependant qu'on exige d'elles une grande cheminée, d'une élévation de 30 mètres. A quoi bon cette précaution si les vapeurs, comme le
dit M. Debelle, sont toutes brûlées ? De son côté, M. l'Ingénieur ordinaire
des mines, après avoir cherché à établir l'innocui é parfaite de l'usine future, après avoir conclu à son autorisation sous certaines conditions qui
doivent assurer cette innocuité, craint encore et malgré tout ce qu'il a dit,
que cette usine ne donne lieu à des plaintes fondées ; il fait en conséquence
des réserves prudentes (Conclusions, art. 4), pour le cas où ses craintes
viendraient à se réaliser, réserves assez sévères puisqu'elles peuvent entraîner le retrait de la permission.

Doit-on s'étonner après cela que le Conseil d'hygiène de Lyon, bien
moins convaincu que M. l'Ingénieur, et qui, par la nature de sa mission, se
préoccupe de l'intérêt des populations au triple point de vue des dangers,
de l'insalubrité et de l'incommodité qui peuvent résulter pour elles de
l'établissement d'une usine dans une localité, plutôt que de l'intérêt particulier d'un industriel, ait cru devoir s'opposer à la demande des sieurs
Longuemarre et Sourdois ?

Opposition systématique. Insuffisance de motifs, etc. Des considérations
d'un autre ordre, dit le rapport, font désirer qu'il ne soit pas donné suite
à la demande des sieurs Longuemarre et Sourdois. Ces considérations sont
tirées des principes de l'hygiène générale. M. l'Ingénieur ne les discute pas,
il les condamne purement et simplement, il les trouve puériles ; il ne conçoit pas qu'on puisse mettre en avant des motifs si vagues, si incertains,

pour refuser une autorisation à une usine. Nous regrettons sincèrement que M l'Ingénieur qui, par la nature de ses fonctions, pourrait avoir une grande influence sur l'hygiène du département, ne comprenne pas ces motifs, qu'il n'en sente pas toute l'importance ; à coup sûr, s'il voulait y réfléchir, il ne les traiterait pas si légèrement.

Quand la Commission a invoqué contre l'établissement des sieurs Longuemarre et Sourdois des raisons tirées de la nature des lieux et des rapports qui liaient étroitement Fontaines à Lyon, ce n'est pas seulement son opinion qu'elle exprimait, mais l'opinion du Conseil d'hygiène tout entier ; non pas une opinion vague et incertaine, mais une opinion nette et tranchée, sérieusement sentie et maintes fois exprimée. Mais pour comprendre la pensée du Conseil, pour se rendre compte de son *opposition systématique* en ce qui concerne Fontaines et d'autres localités, il faut se placer à son point de vue ; il ne faut plus envisager l'hygiène dans ses détails, mais dans son ensemble, il ne faut pas faire l'hygiène d'une localité bornée, circonscrite, mais l'hygiène du tout dont cette localité fait partie. Ce sont là des principes sérieux et qui conduisent à des appréciations d'un ordre élevé et d'une grande portée pour l'hygiène publique.

La population de Lyon est d'environ trois cent mille âmes. Cette population habite des rues étroites, sombres, mal aérées. Resserrée dans des murs trop étroits, sa sphère de mouvement ne peut se borner aux lieux qu'elle habite, elle s'étend nécessairement au-delà et dans un rayon de 12 à 15 kilomètres autour de la ville. Mais elle ne s'étend pas également dans tous les sens, car tous les environs de la ville ne l'attirent pas également. Elle se porte évidemment de préférence du côté où la nature a répandu le plus de charmes. Cette expansion d'une population hors de ses murs est le résultat d'un besoin ; c'est un fait instinctif, nécessaire, dont l'hygiène doit tenir un compte sérieux, car il lui profite. On doit favoriser ce besoin d'expansion et non l'entraver ; pour cela il faut être ménager des lieux que la nature a faits beaux et qui, à cause de cela, ont mérité les préférences d'une population ; il faut les conserver avec soin. Ce serait à coup sûr un mauvais moyen que de les livrer à l'industrie qui a si vite transformé les localités les plus agréables. Parmi les localités qui environnent Lyon, une de celles où se porte de préférence la population lyonnaise, c'est à coup sûr Fontaines, voilà pourquoi le Conseil d'hygiène s'efforce de conserver ces campagnes comme le jardin de Lyon.

Mais l'usine de Longuemarre, dit-on, ne suffira pas pour déplacer le courant. A cela nous répondrons qu'une usine appelle une autre usine ; qu'une fois que l'industrie a pris pied en un point, elle a bientôt envahi tout ce qui l'entoure. Ce n'est certainement pas M. Debelte qui contestera cela, lui qui trouve dans l'existence d'un four à chaux dont nous ne sommes pas coupables, un argument en faveur de l'établissement projeté.

Si cependant l'industrie, objet de la demande, devait être profitable à la commune, si elle était d'un intérêt général, si l'emplacement choisi était le seul possible pour l'établissement en question, le Conseil d'hygiène pourrait hésiter à prononcer un jugement défavorable, car il sait que l'industrie est aussi un fait nécessaire, même l'industrie insalubre ; il ne la repousse pas, seulement il s'efforce de concilier ses exigences avec celles de l'hygiène ; mais Fontaines n'a rien à gagner à l'établissement en question ; Fontaines, comme le témoigne l'enquête, le repousse de toutes ses forces. Il n'y a donc ici qu'un intérêt particulier en lutte avec un intérêt général. Mais aucune nécessité sérieuse ne commandait aux demandeurs, selon nous, le choix de l'emplacement destiné à devenir le siége de leur usine. Nous leur avons indiqué sur la route départementale qui mène à Neuville, c'est-à-dire à 2 kilomètres au nord de Fontaines, au bord de la Saône, une localité où se trouve déjà une usine, celle de M. Guimet, où nous les aurions vu s'établir avec plaisir. Le conseil aurait pu être adopté, mais il était trop tard ; les demandeurs, sans attendre l'arrêt du Conseil d'hygiène, sans attendre l'autorisation préfectorale, avaient déjà construit leur usine.

Le Conseil devait-il sacrifier, à un intérêt particulier, les intérêts hygiéniques d'une localité, ceux d'une population ? il ne l'a pas cru, et il ne le croit pas encore, aussi persiste-t-il dans ses premières conclusions.

Lyon, le 22 décembre 1855.

A. Glénard.

Mordant de rouille. — Le mordant de rouille que l'on appelle plus communément *rouille*, n'est autre chose, comme on sait, que le sulfate de peroxyde de fer, produit qui s'obtient en faisant réagir l'acide azotique sur la couperose verte ou sulfate de protoxyde de fer. Cette réaction donne lieu à l'émission d'une quantité considérable de vapeurs nitreuses, vapeurs éminemment désagréables, délétères même. Aussi, les ateliers destinés à la fabrication de ce produit ont-ils été de tout temps réputés insalubres et dangereux. Repoussés par les populations qui en redoutaient l'influence, ils ont dû être l'objet de la sévérité du Conseil et de l'Administration.

Mais depuis quelques années, des perfectionnements ont été apportés successivement dans cette industrie, qui permettront de la regarder désormais d'un œil moins sévère ; ces perfectionnements, dont le Conseil peut en grande partie s'attribuer l'origine, sont de nature en effet à réduire dans une proportion énorme les inconvénients qu'on reprochait à bon droit aux fabriques de rouille. On en jugera par l'exposé succinct que nous allons faire.

Anciennement voici comment on opérait : Le sulfate de protoxyde de fer était placé dans des tonneaux, ou des cuviers ouverts ; on versait par dessus l'acide nitrique. La réaction s'établissait, les vapeurs nitreuses se dégageant librement et au niveau du sol, se répandaient hors de l'usine, puis se dissipaient plus ou moins promptement, suivant l'état tranquille ou agité de l'atmosphère. Il n'est pas besoin de faire ressortir tout ce que cette manière de faire avait de fâcheux pour le voisinage.

Un premier perfectionnement eut lieu. On opéra en vases clos ; les vapeurs, au lieu de se dégager directement des vases dans l'atmosphère, durent se rendre dans une cheminée élevée qui les rejetait dans l'air à une grande hauteur. Ce système présente bien réellement quelques avantages sur le premier ; mais toutefois le danger n'est pas enlevé, il est seulement déplacé. Si, grâce à la cheminée, le voisinage immédiat de l'usine est préservé, les habitants placés à une certaine distance peuvent être atteints, et par suite incommodés plus ou moins sérieusement.

Ce qu'il fallait chercher c'était donc, non de déplacer les gaz, mais de les supprimer. C'est ce que l'on a tenté de faire, et le but a été en grande partie atteint, comme on pourra en juger par les extraits suivants des rapports concernant l'industrie qui nous occupe.

Les sieurs Josselin et Ce (1), fabriquent leur rouille en vase clos. Du sulfate de protoxyde de fer est placé dans un tonneau posé sur son fond, par un entonnoir placé dans un trou ménagé sur le fond supérieur, de l'acide azotique est introduit. La réaction a lieu ; les gaz se produisent ; ils s'échappent par un tuyau en terre placé latéralement et près du fond supérieur ; ce tuyau conduit les gaz dans un autre tonneau de même capacité et contenant du sulfate de fer en cristaux qui, comme on le sait, a la propriété d'absorber une certaine quantité de gaz biosyde d'azote et d'acide nitreux. Il traverse donc ces cristaux, puis la partie non absorbée s'échappe par un tuyau placé inférieurement, qui va du tonneau dans une cheminée d'environ vingt-cinq mètres d'élévation ; les tonneaux restent en place pendant trois jours, et au bout de ce temps l'opération est finie. Le mordant de rouille est placé dans des baquets ; il ne dégage plus sensiblement de gaz.

Ce procédé a d'abord un avantage incontestable sur tous les autres, même en admettant qu'il ne s'absorbe point de gaz dans le tonneau qui contient la matière absorbante. Il ne peut point se dégager de gaz d'en bas ; il doit nécessairement s'échapper entièrement et uniquement par la cheminée, puisqu'aucun passage ne lui est livré. Dès lors il ne peut, s'échap-

(1) A Villeurbanne, rue Neuve des Charpennes, 71. — Rapport de M. Glénard, en date du 23 février 1852.

pant ainsi à une grande hauteur, avoir une action nuisible sur ce qui entoure immédiatement la fabrique, et son action à distance ne peut pas être bien énergique, car il est emporté et en quelque sorte éparpillé par le vent. D'un autre côté, il paraît certain, que par ce procédé, cette opération jette réellement moins de gaz dans l'atmosphère que par le procédé ordinaire. Le sulfate de fer retient en effet une certaine quantité de gaz, puisque l'on trouve dans le tonneau absorbant, au bout de quelque temps, une certaine quantité d'un liquide couleur rougeâtre foncée, qui est le résultat d'une transformation opérée dans le sulfate cristallisé par le gaz nitreux. Seulement, au premier moment de la réaction, le gaz passant abondamment et rapidement, échappe presque entièrement à l'absorption et en le voit sortir par l'extrémité de la cheminée.

Cet effet, si on en croit les industriels, ne dure guère qu'une heure; passé ce temps, le dégagement par la cheminée est à peine sensible. Sans vouloir nous prononcer d'une manière absolue sur la valeur du procédé, qui n'est pas mis en pratique depuis assez longtemps pour qu'on puisse juger certainement de ses effets, nous sommes obligés de reconnaitre qu'il y a dans la manière d'opérer des sieurs Josselin et Ce, quelques perfectionnements qui atténuent un peu les inconvénients de cette fabrication.

Ce procédé ne réussit que dans une certaine mesure; en voici un qui présente des avantages bien plus sérieux et dont l'efficacité a été constatée dans l'usine du sieur Gros (1), située à Lyon, chemin du Sacré-Cœur, n° 4, dans une circonstance où un examen attentif et sévère était exigé de la part du Conseil.

Dans le but de nous rendre compte par nous-mêmes des éléments d'incommodité et d'insalubrité que pouvait présenter l'usine du sieur Gros, nous l'avons de nouveau minutieusement visitée. Cette usine vous a été si souvent décrite, que nous croyons pouvoir nous dispenser de vous la

_____

(1) Rapport sur la demande formée par le sieur Gros, pour obtenir l'autorisation de maintenir en activité la fabrique de mordant de rouille qu'il exploite à Lyon, chemin du Sacré-Cœur, n° 4. — 10 juin 1859. — A. Glénard.

décrire de nouveau. Nous nous bornerons à vous dire que nous avons été réellement surpris des progrès réalisés par le sieur Gros, dans cette fabrication du mordant de rouille, progrès tels, que malgré qu'une grande chaudière renfermant environ 3,000 kilog. de couperose fût en pleine réaction et dégageât des torrents de gaz nitreux, nous ne fûmes nullement impressionnés, même autour des appareils, par l'odeur nitreuse, cependant si irritante, et que nous ne pûmes voir sortir de la cheminée trace de vapeur rouge. Ce résultat, qui nous a vivement étonnés, était dû à l'action absorbante de vingt-huit flacons de Woolf, contenant de l'eau, et dans lesquels circulait la vapeur nitreuse au sortir de la chaudière et avant d'arriver à la grande cheminée. Dans notre conviction, cette fabrication dans les conditions où nous l'avons vue s'exercer ne peut avoir d'influence sur le voisinage, elle ne peut avoir d'action nuisible sur la végétation. Repousser aujourd'hui la demande du sieur Gros, serait sacrifier à des réclamations mal fondées les intérêts d'un industriel qui a fait de constants efforts pour améliorer son industrie au point de vue de l'hygiène, et qui, croyons-nous, y a parfaitement réussi; ce serait lui faire perdre le fruit de ces efforts, en lui imposant des frais de déplacement toujours considérables.

Ainsi les fabriques de mordant de rouille, grâce à ces modifications dans leur manière d'opérer, ont considérablement perdu de leur gravité. Pour satisfaire aux exigences de l'hygiène, exigences qui sont ici d'accord avec les intérêts bien entendus de l'industrie, ces fabriques devront réunir les conditions suivantes : 1° Opérations en vases clos ; 2° Passage des gaz provenant de la réaction dans des flacons de Woolf, contenant de l'eau et en nombre proportionné à la masse de gaz qui doit les traverser; 3° Sortie par une haute cheminée des gaz qui échappent à l'absorption ; 4° Une bonne précaution consisterait, lorsque cette condition peut être réalisée, à faire passer les gaz au sortir des flacons de Woolf, à travers un foyer incandescent; là, ils se détruiraient complètement; et la cheminée alors ne rejetterait plus que des gaz inoffensifs.

Usines a gaz. — La demande du sieur Chatelus-Dubost, concernant l'établissement d'une usine à gaz à Tarare, a été favorablement accueillie. Voici sur cette demande un extrait du procès-verbal de la séance du 1er avril 1852, qui en explique les circonstances et le résultat.

M. Tisserant, au nom d'une Commission, lit un rapport en réponse à la lettre par laquelle M. le Préfet a consulté le Conseil sur la suite à donner, au point de vue de la salubrité et du droit, à la demande formée par le sieur Chatelus-Dubost, à l'effet d'obtenir l'autorisation de remplacer par un gazomètre plus grand celui qu'il a construit à Tarare, au lieu dit du Port-Galant, en vertu d'une autorisation du 6 juin 1840. M. le rapporteur fait un historique rapide de la fabrique de M. Chatelus, qui, autorisée d'abord comme atelier de grillage des tissus, au moyen du gaz hydrogène carboné, se trouve aujourd'hui transformée en usine fabricant du gaz d'éclairage, et par cela en lutte et en procès avec la Compagnie concessionnaire du gaz de la ville de Tarare. Fidèle aux traditions du Conseil, dit M. Tisserant, la commission a écarté la question du droit industriel ; elle n'a pas cru devoir entrer dans une discussion de l'ordre purement administratif. D'ailleurs la solution définitive des débats, survenus entre la Compagnie concessionnaire de l'éclairage et le sieur Chatelus, appartient actuellement aux tribunaux. Mais laissant la question de droit, M. le rapporteur étudie celle qui intéresse la salubrité. Sous ce rapport, il entre dans de grands détails sur la situation de l'usine à gaz, sur son organisation, ses modes d'opérer, sur la qualité du gaz ; il trouve qu'elle réunit les conditions nécessaires, et propose les conclusions suivantes :

1° L'industrie du sieur Chatelus-Dubost comprend la fabrication du gaz d'éclairage et le grillage des étoffes ;

2° Elle appartient à la deuxième classe des établissements dangereux, insalubres ou incommodes ;

3° Les autorisations réclamées par l'exploitant dans sa requête du 25 septembre 1850, et dans ses lettres explicatives des 14 février et 4 avril 1851, jointes au dossier ; le changement de son gazomètre et la fabrication du gaz d'éclairage pourront lui être accordés aux conditions ci-après :

L'appareil de distillation continuera à occuper seul l'enceinte qui lui est réservée ;

La cheminée établie au-dessus des fourneaux aura une hauteur de vingt mètres au moins, à partir du niveau du foyer. L'Administration pourra en ordonner immédiatement l'élévation jusqu'à trente mètres , s'il est établi que les habitants du voisinage sont incommodés par la fumée ;

Le coke sera éteint à sa sortie des cornues dans des étouffoirs placés très-près des fourneaux , ou à l'aide de l'eau ordinaire ;

Les bâtiments où se feront la distillation , la condensation et la dépuration seront pourvus d'ouvertures qui permettront une ventilation continue et indépendante de la volonté des ouvriers ;

Le barillet où aboutissent les tuyaux partant des cornues restera placé dans une enceinte séparée des fourneaux et des autres ateliers ;

Les dépurateurs seront au nombre de trois au moins , de la capacité de ceux actuellement en service. Ils seront munis de robinets pour l'essai du gaz ;

La dépuration se fera avec la chaux disposée en couches sur le foin ou la mousse , ou par tout autre procédé que l'expérience aura jugé plus efficace ;

Les eaux ammoniacales , sulfureuses et goudronnées continueront à être dirigées immédiatement dans un puits perdu , sans qu'elles puissent jamais être une cause d'insalubrité ou d'incommodité ;

Si ces eaux , ainsi que le goudron , doivent être conservés pour devenir l'objet de manipulations ultérieures , ils ne pourront être accumulés dans la fabrique ; on les déposera immédiatement dans des citernes en pierres et fermés , hors de l'atelier ;

Les résidus solides de la dépuration ne pourront être conservés ; ils devront être enfouis ou déposés en tel lieu qu'ils ne puissent nuire ;

Le gazomètre restera toujours placé à plus de dix mètres de toute construction ;

Le gaz aura toutes les qualités requises pour un bon éclairage ;

4° Le Conseil se déclare incompétent sur la question des droits respectifs de la Compagnie concessionnaire et du sieur Chatelus-Dubost , en ce qui concerne la vente et la livraison du gaz d'éclairage dans la commune de Tarare. — Le Conseil approuve.

Le Conseil s'est montré favorable et à des conditions analogues aux demandes formées : 1° par le sieur Caillet directeur des ateliers de construction du chemin de fer Grand-Central sis à Oullins, pour être autorisé à établir une usine à gaz dans ces ateliers.

2° Par le sieur Frossard, propriétaire des ateliers de

construction de wagons sis à Lyon, quartier de la Guillotière, rue de la Buire, pour établir une usine à gaz dans ses ateliers.

Il n'en n'a pas été tout-à-fait ainsi de la demande formée par le Directeur de la Compagnie du gaz de la Guillotière pour l'établissement d'un nouveau gazomètre dans son usine. Le Conseil dans cette affaire n'a conclu qu'à une autorisation temporaire. Les motifs de cette conclusion sont développés dans le rapport suivant.

La Compagnie du gaz de la Guillotière a demandé l'autorisation de construire un nouveau gazomètre dans son usine, située quartier Saint-Amour. Chargé d'examiner cette affaire, j'ai l'honneur de vous présenter le résultat de nos observations.

L'usine de la Guillotière distribue au loin la lumière ; le nombre des habitants qu'elle éclaire s'est singulièrement accru depuis son origine. Aussi son matériel est-il devenu insuffisant, et la Compagnie se voit aujourd'hui dans la nécessité d'ajouter un nouveau gazomètre à ceux qu'elle possède déjà. Elle a, dans ce but, acheté des hospices un terrain voisin. Mais ce n'est pas sans opposition que ses accroissements ont lieu ; située dans un quartier populeux qui la souffre avec peine, l'usine à gaz de la Guillotière a été, à diverses reprises, en butte à des attaques de la part du voisinage. Les habitants du quartier Saint-Amour ne pouvaient laisser échapper cette occasion nouvelle de recommencer les hostilités que leur présentait l'enquête ouverte au sujet de la demande formée par les propriétaires de l'usine. Ils l'ont saisie avec empressement, et une opposition en masse s'est élevée contre cette demande. Une pétition contenant tous les griefs des habitants et couverte d'un très-grand nombre de signatures a été adressée à M. le sénateur.

Les raisons alléguées par les opposants sont assez sérieuses pour qu'on doive les examiner avec attention. Elles sont de deux sortes et ont trait à deux genres d'inconvénients. Ce sont, 1º les émanations désagréables et insalubres de l'usine qui en rendent le voisinage inhabitable ; 2º l'altération des eaux potables par les infiltrations des eaux de l'usine et leur mélange avec les eaux des puits d'alentour.

Examinons la question à ces deux points de vue. Vous connaissez trop les opérations qui se pratiquent dans les usines à gaz, le genre et le degré des inconvénients qu'elles entraînent pour qu'il soit nécessaire de les exposer ici. Mais l'on ne peut douter que le voisinage immédiat d'une usine à gaz ne soit, sinon positivement insalubre, au moins fort désagréable. Quelque précaution que l'on prenne, il est bien impossible d'empêcher la diffusion dans l'air environnant de ces émanations si pénétrantes et si désagréables qui se produisent par les fuites de gaz, soit lorsqu'on change les épurateurs soit dans bon nombre d'autres circonstances. Le voisinage des établissements de ce genre n'est pas non plus sans danger ; n'a-t-on pas eu plus d'une fois à enregistrer l'incendie du gaz contenu dans les gazomètres ? En principe, on ne doit donc pas laisser une usine à gaz s'établir au milieu des habitations. Or, celle de la Guillotière qui, dans l'origine, se trouvait sous ce rapport convenablement située, ne l'est plus aujourd'hui. Le quartier Saint-Amour, d'abord désert, s'est peuplé et se peuple de plus en plus ; bientôt l'usine à gaz se trouvera environnée de toutes parts d'habitations ; elle sera, par sa situation, en contravention formelle avec les lois de l'hygiène, avec les règlements qui régissent les établissements insalubres. A ce point de vue, le Conseil doit donc se ranger du côté des opposants ; il doit non-seulement s'opposer à tout agrandissement, mais il doit encore exprimer le vœu que l'usine à gaz soit déplacée et transportée plus loin. Cependant, Messieurs, dans les circonstances actuelles, il est difficile d'agir, vis à-vis de l'usine de la Guillotière, conformément à cette manière de voir. Il est de certaines exigences dont il faut bien tenir compte. Une usine à gaz, en effet, n'est pas un établissement isolé, c'est en quelque sorte un établissement public, remplissant un service public, et dont on ne peut, par conséquent, troubler l'action sans que l'intérêt général ne s'en ressente. Ainsi, si l'on empêche la Compagnie de la Guillotière d'établir son nouveau gazomètre, l'éclairage d'un important quartier en souffre nécessairement. Nous sommes donc obligés de transiger sur ce point, de nous plier aux exigences du service public, de souffrir l'établissement d'un gazomètre nouveau, quoique mal situé ; seulement, pour ne pas engager l'avenir, il sera nécessaire de ne l'autoriser que pour un temps limité, pendant lequel la Compagnie pourra s'occuper des moyens de satisfaire aux exigences de l'hygiène en transportant son usine dans un lieu plus convenable, plus éloigné des habitations. Son intérêt l'y pousse d'ailleurs, car, la question d'hygiène à part, la position occupée aujourd'hui par l'usine ne lui permet pas tous les développements qu'elle doit nécessairement prendre si elle veut se mettre en harmonie avec les développements des quartiers qu'elle dessert. Nous vous proposerons donc des conclusions dans ce sens.

Le second motif d'opposition qu'on a fait valoir a rapport à l'altération des eaux potables par le fait de l'infiltration des eaux de l'usine. J'ai dû m'éclairer sur ce point. J'ai examiné les puits qui environnent l'usine ; j'ai recueilli les dires des plaignants. D'autre part, j'ai examiné les opérations de l'usine, de manière à me rendre compte des causes qui pouvaient fournir les prétendues eaux d'infiltration. J'ai constaté que plusieurs puits fournissaient une eau très-mauvaise, d'une saveur particulière, notamment chez le sieur Grange, potier, dont l'eau a une saveur goudronneuse. Chez d'autres, j'ai trouvé l'eau très-bonne : mais il m'a été dit que celle-ci devenait mauvaise lorsque le Rhône grossissait. Chez le sieur Richard, le puits fournit une eau détestable, mais il paraît que cela date de l'inondation, que depuis cette époque le puits n'a pas été curé ; il ne faut pas s'étonner, dès lors, si ce puits, dont on n'a pas fait usage, fournit aujourd'hui une eau trouble, chargée d'animalcules, de matières végétales, impotable en un mot.

D'un autre côté, l'usine à gaz exécute ponctuellement les prescriptions du Conseil d'hygiène ; elle ne jette pas d'eau sur le sol ; les réservoirs des gazomètres, parfaitement bétonnés, paraissent tout-à-fait étanches ; il n'est donc pas probable que des infiltrations incessantes aient lieu actuellement. Un bouleversement s'est produit lors de l'inondation qui a dû nécessairement altérer les eaux du voisinage, mais depuis tout a dû rentrer dans l'ordre. A mon avis, le mal dont se plaignent les opposants est réel, mais il n'a pas de cause actuelle dans l'usine ; sa cause remonte à une époque déjà éloignée. Il ne se produit pas aujourd'hui d'infiltration des eaux de l'usine, mais il s'en est produit anciennement lorsque l'on n'y prenait pas toutes les précautions nécessaires. Les infiltrations ont déposé diverses matières dans le sol jusqu'à une certaine profondeur, et ce sont ces produits anciennement déposés qui causent l'altération des puits suivant la position de ceux-ci, suivant la hauteur de la nappe liquide souterraine. Ainsi, s'il est vrai de dire que l'usine à gaz a été la cause de l'altération des eaux de certains puits, il n'est pas moins vrai qu'aujourd'hui elle est innocente et fonctionne de manière à ne plus présenter cet inconvénient. La question des eaux ne peut donc être un motif suffisant pour empêcher l'établissement d'un nouveau gazomètre. Du reste, les précautions sont parfaitement prises pour éviter la déperdition des eaux du réservoir ; à en juger par l'épaisseur de la couche imperméable dont celui-ci est revêtu à l'intérieur, on a lieu de penser qu'il sera parfaitement étanche, qu'il ne viendra pas, par conséquent, aggraver l'état de choses dont se plaignent les habitants du quartier.

En tenant compte des diverses considérations qui précèdent, j'ai l'honneur de vous proposer d'adopter les conclusions suivantes :

Le Conseil, considérant que l'usine à gaz de la Guillotière, trop rapprochée déjà des habitations, en sera bientôt entourée de toutes parts par suite du développement auquel est appelé le quartier de Saint-Amour dans un temps peu éloigné, est d'avis que cet établissement est dans une situation fâcheuse par rapport au voisinage, et que, loin de le laisser s'agrandir en ce point, il est urgent de le transporter en un lieu plus convenable, de le supprimer du quartier où il se trouve.

Mais, considérant que cet établissement remplit un service public, que la construction d'un nouveau gazomètre ne pourrait être refusée sans que le service public en souffrît; que, du reste, le nouveau gazomètre n'ajoutera aux inconvénients généraux de l'usine rien de b en grave, notamment en ce qui concerne les puits voisins, le Conseil est d'avis qu'on peut autoriser la construction du nouveau gazomètre au lieu indiqué, aux conditions suivantes :

L'autorisation sera valable pour dix ans.

Si, pendant ce laps de temps, l'usine ou portion de l'usine venait à être soumise à l'expropriation pour cause d'utilité publique, le nouveau gazomètre ne pourrait participer au bénéfice de l'expropriation.

Les prescriptions antérieures du Conseil d'hygiène concernant la tenue de l'usine, l'enlèvement des eaux, etc., seront sévèrement exécutées.

Lyon, le 20 octobre 1856.

A. Glénard.

FABRIQUE D'ASPHALTE. — Au sujet de cette industrie qui a donné lieu à plusieurs demandes en autorisation, nous nous bornerons à reproduire le rapport suivant que, l'on trouvera sans doute suffisamment explicite sur la question.

Le sieur Michel sollicite l'autorisation de maintenir en activité la fabrique d'asphalte qu'il exploitait rue de la Liberté, et qu'il a transportée à l'angle de la rue d'Alger et de la gare, à Perrache.

Soumise à l'enquête d'usage, cette demande n'a soulevé aucune opposition; l'avis du commissaire de police est favorable au pétitionnaire.

Votre rapporteur, Messieurs, a visité les lieux. L'industrie dont il est question est des plus simples; un hangar et un fourneau en maçonnerie composent l'établissement. Un mélange de roche de Seyssel pulvérisée et de goudron, est soumis à l'action de la chaleur, et lorsqu'il est liquéfié on le coule dans des moules qui le façonnent en blocs et rendent l'asphalte prêt à être employé. Cette fabrication n'offre rien d'insalubre ou même d'incommode ; l'odeur qu'elle produit est faible, non désagréable et, selon l'expression du pétitionnaire, elle n'est pas à remarquer à côté de celle répandue par l'usine à gaz juxta-placée. Il n'y a nul danger d'incendie, le hangar sous lequel est construit le fourneau étant isolé de toute part.

En conséquence, Messieurs, j'ai l'honneur de vous proposer d'émettre l'avis suivant :

Le sieur Michel peut être autorisé à maintenir en activité la fabrique d'asphalte qu'il exploite actuellement à Perrache.

Lyon, le 6 novembre 1854.

F̴RAISSE.

FABRIQUES DE CHAPEAUX. — Quarante-deux affaires concernant des fabriques de chapeaux, ont été soumises au Conseil. Ce chiffre peut paraître considérable, mais il surprendra moins si nous expliquons qu'il ne représente pas uniquement des fabriques nouvelles, mais aussi et surtout des fabriques déjà existantes depuis plus ou moins longtemps, mais qui, fonctionnant sans autorisation, ont dû se mettre en règle vis-à-vis de la loi. De l'examen de ce grand nombre d'affaires, il n'est résulté aucune observation particulière qui mérite d'être mentionnée ; aussi nous bornerons-nous à présenter un tableau sur la répartition dans notre arrondissement des chapelleries autorisées depuis 1851, tableau qui fera connaître les lieux de prédilection de cette industrie.

Les fabriques de chapeaux dont nous venons de parler sont réparties ainsi qu'il suit :

> à Lyon 5
> « Ste-Foy-lès-Lyon . . 1
> « Brignais 2
> « Millery 1

à Duerne 1
« Givors 6
« Grigny 17
« St-Andéol-le-Château. 9

FABRIQUES DE CARTONS. — Sept fabriques ont été autorisées sur l'avis du Conseil.

FABRIQUES DE COUVERTURES. — Des six rapports auxquels ont donné lieu les demandes concernant les fabriques de couvertures, je me bornerai à extraire l'observation suivante, qui a trait à l'hygiène professionnelle de cette industrie, et qui montrera que le Conseil d'hygiène, dans ses visites dans les ateliers, tout en se préoccupant de l'influence qu'ils peuvent exercer sur le voisinage, ne néglige pas de s'enquérir de l'hygiène des ouvriers qui y travaillent.

Mais en dehors des limites de l'information, votre rapporteur (1) croit devoir vous signaler le seul inconvénient qu'entraîne l'industrie du sieur Bernais, inconvénient qui ne se fait sentir qu'aux opérateurs eux-mêmes : l'emploi de la bourre de chevreau ne laisse pas que d'être fâcheux pour les jeunes enfants chargés de préparer les matières pour les bobines. Cette opération préliminaire ne peut se faire sans répandre dans l'atmosphère les particules les plus ténues de cette tissure et constitue ainsi un milieu dans lequel la respiration devient laborieuse et qui peut nuire à la santé des enfants. L'emploi des masques de gaze assez claire serait peut-être un préservatif efficace, si l'augmentation du travail venait à aggraver un inconvénient qui, jusqu'à présent, n'est pas insupportable. Votre rapporteur devait le signaler à votre attention, tout en vous proposant d'émettre un avis favorable à la demande du sieur Bernais.

Lyon, le 15 mars 1854.

PARRAYON.

(1) Rapport de M. Parrayon, demande du sieur Bernais, avenue de Saxe, 123 — Février 1854

Filature de soie. — Cette industrie a donné lieu à plusieurs rapports ; nous croyons utile de citer le suivant afin d'appeler l'attention sur les inconvénients attachés à certaines filatures, et particulièrement à celles où se travaillent les cocons de rebut.

Les habitants et propriétaires de la cité Napoléon ont adressé à l'Administration une plainte contre la filature de soie du sieur Sadot. Ils l'accusent de corrompre les eaux du voisinage et la considèrent comme une cause grave et constante d'insalubrité. M. le Commissaire de police du quartier s'est fait l'écho de ces plaintes et dans le rapport qu'il adresse sur ce sujet à l'Administration il déclare que, au moment des chaleurs, la maison où est située la filature incriminée pourrait devenir la cause de grands malheurs. Chargé à mon tour de vérifier les faits de la plainte, je viens vous faire part de mes observations, qui, je le dis d'avance, s'accordent avec les allégations de M. le Commissaire de police.

Dans l'atelier du sieur Sadot on file des déchets de soie, ainsi que les cocons de rebut qui ne peuvent se dévider par les procédés ordinaires. Ces cocons presque tous percés, plus ou moins colorés, renferment souvent encore la chrysalide. Ils sont agglomérés dans des sacs exposés au rez-de-chaussée dans une pièce située au midi. Un commencement de décomposition putride s'est emparé d'eux, ce qu'atteste suffisamment l'odeur insupportable qui est répandue dans l'appartement où ils sont situés. C'est là une première cause certaine d'incommodité et même d'insalubrité, soit pour les ouvriers qui travaillent à côté, soit pour les voisins les plus rapprochés. Mais ce n'est pas tout : pour pouvoir être travaillés, ces cocons avec leurs chrysalides sont soumis à l'action de l'eau chaude dans une chaudière close pendant un certain temps, puis on lave le produit de cette macération d'abord à l'eau tiède, puis à l'eau froide. Les eaux de lavage sont conduites dans une fosse, située dans le jardin et recouverte de planches. On conçoit que pendant ces opérations les eaux ont dû se charger d'une quantité de matière animale, enlevée soit à la soie soit aux chrysalides, matière animale déjà altérée et dont la décomposition va se continuer dans la fosse. Aussi l'eau contenue dans le réservoir dégage-t-elle une odeur putride très-prononcée et très-désagréable. Pour qui connaît la nature du sol des Brotteaux, il n'est pas douteux que des eaux putrides réunies dans une fosse perméable ne soient capables d'altérer par infiltration les puits situés dans le voisinage. On peut donc croire à la vérité des faits allégués dans la plainte. Aujourd'hui la fosse est imperméable, elle est bétonnée et cimentée, les infiltrations n'ont plus lieu, mais l'accumulation de cette eau putride répandant une odeur infecte n'en est pas moins, surtout au moment des chaleurs une cause réelle et puissante d'insalubrité et d'incommodité pour tout le voisinage. Joignez à cela l'amas de chrysalides que l'on sépare des soies en les lavant et qui forme un fumier infect et vous ne pourrez moins faire de donner raison aux plaignants ; et vous penserez sans doute avec moi que l'on doit répondre à M. le Sénateur administrateur du département :

1° Que la plainte portée contre la filature du sieur Sadot est parfaitement fondée ;

2° Qu'il doit être défendu à cet industriel d'emmagasiner des sacs de cocons en voie de décomposition putride ;

3° Qu'il doit lui être défendu de laisser séjourner plus d'un jour dans une fosse quelconque les eaux de lavage de ses cocons, ainsi que de les jeter sur la voie publique ;

4° Qu'il lui doit être ordonné d'enlever tous les jours le fumier provenant de l'accumulation des chrysalides ou autres matières.

Lyon, le 6 juin 1855.

A. GLÉNARD.

COLLE DE PEAU, D'ÉCAILLES DE POISSON ETC. — « Deux inconvénients, dit M. Arthaud dans un rapport concernant la demande du sieur Martin, deux inconvénients peuvent résulter de l'exercice de cette industrie. Le premier est la production de buées, qui rejetées dans une étroite cour peuvent incommoder les habitants de la maison. Le second est dû aux émanations fétides et insalubres auxquelles pourrait donner lieu l'accumulation de peaux fraîches ou en état de décomposition plus ou moins avancée. » Mais les inconvénients ne sont pas assez graves pour qu'on doive repousser les ateliers où se fabrique la colle de peau hors des villes ; et d'ailleurs on y remédie aisément par les mesures de précaution suivantes.

1° Aucun amas de peaux fraîches ne doit séjourner dans l'atelier ;

2° Les eaux de la fabrique ne doivent pas se répandre sur la voie publique ;

3° Les vapeurs produites par les décoctions de peaux dans les chaudières, doivent être concentrées sous une hotte ou manteau commun, pour de là être conduites par un tuyau dans une cheminée pourvue d'un bon tirage ; c'est à ces conditions que le Conseil a déclaré qu'on pouvait laisser : 1° le sieur Martin s'établir rue Thomassin ;

2° Le sieur Prudhomme, rue Juiverie ;

3° Le sieur Faussemagne, rue Dumoulin.

ORSEILLE.—La substitution de l'ammoniaque à l'urine dans le traitement des lichens pour obtenir l'orseille, a comme on sait transformé cette industrie au point de vue de l'hygiène. C'est là un fait constaté un grand nombre de fois et qu'affirme nettement l'extrait suivant d'un rapport de M. Lecoq.

La fabrique de M. Martin, située à Vaise, vieille route du Bourbonnais, n° 8, présente une grande importance sous le rapport de la quantité de lichens employée. Ces lichens sont traités par l'ammoniaque qui remplace aujourd'hui l'urine humaine employée autrefois, et dont l'odeur infecte avait fait ranger les fabriques d'orseille dans la première classe des établissements insalubres et incommodes. Rien aux approches des bâtiments ne décèle une odeur incommode, et les émanations ammoniacales qui ont lieu dans les salles où se trouvent les cuves n'affectent que médiocrement l'odorat.

Aussi, le Conseil est peu sévère vis-à-vis des fabriques d'orseille, il a accueilli favorablement les demandes du

sieur Martin, des sieurs Giraud et Badin, des sieurs Rub-
samen et Remps, des sieurs Ribollet etc.

FABRIQUES DE LIQUEURS. — Vingt-six fabriques ont été
l'objet de rapports favorables. Cette industrie ne présente
aucune cause d'insalubrité, quelquefois seulement elle
peut être la cause de quelque incommodité pour le voisinage, lorsqu'on distille des alcools sur des plantes aro-
matiques, telles que l'absinthe. Aussi, les fabriques de
liqueurs sont-elles admises à fonctionner au milieu des
villes, dans les maisons habitées. Cependant en parcourant les rapports du Conseil, je trouve fréquemment
reproduite une observation dont l'importance n'échappera à personne. Est-il bien prudent, est-il sage de
laisser s'établir au rez-de-chaussée d'immeubles importants, de maisons à plusieurs étages, habitées par une
population souvent nombreuse, des ateliers où se manipule, des magasins où s'accumule souvent en grande
masse, une matière aussi combustible, si facilement
inflammable que l'alcool ? On frémit à la pensée des
désastres qu'un accident pourrait entraîner. Ces établissements devraient être certainement l'objet de dispositions plus sévères, plus en harmonie avec les dangers
qu'ils présentent.

Deux demandes concernant des distilleries d'alcool
de betteraves, l'une, celle des sieurs Reverchon et Amiet
à Neuville-sur-Saône, l'autre, celle du sieur Villard à Villeurbanne, une demande pour une distillerie de bouillon de
bière, ont été favorablement accueillies ; voici sur cette
dernière, un extrait du rapport de M. Fraisse, qui explique la nature de cette industrie, ses inconvénients et

les mesures de précaution que l'on doit prendre contre elle.

Le sieur Berger, vinaigrier à la Guillotière, sollicite l'autorisation de maintenir en activité à Monplaisir, route de Grenoble, la petite usine où fonctionne un alambic qu'il emploie à la distillation des résidus de bière, destinés à la fabrication de ses vinaigres.

Au moment où j'ai visité l'établissement du sieur Berger, l'appareil de sa fabrication était en plein fonctionnement. Dans plusieurs cuves, les orges provenant des brassins étaient soumises au travail de la fermentation, tandisqu'un alambic distillait les produits fermentés des précédentes cuvées ; et cependant, quoique la pièce où s'accomplissaient ces diverses opérations soit de petite dimension, l'air n'était chargé d'aucune émanation désagréable et l'on percevait seulement une légère odeur de fermentation acétique. Mais s'il en est ainsi de la fabrique proprement dite, incriminée à tort par les opposants, des reproches mieux fondés peuvent être adressés à l'établissement, en ce qui concerne les résidus des cuves et les eaux provenant de la fabrication. En effet, ces diverses matières s'échappant de l'atelier dans une rigole à peine tracée et débordant de tous côtés se rendent dans une excavation creusée derrière la maison et d'où s'exhalent des émanations de cette fétidité particulière aux brasseries dont les eaux n'ont pas l'écoulement nécessaire.

Certes, si un pareil inconvénient devait persister il serait intolérable; mais il est facile d'y remédier. Le sieur Berger lui-même (ou son représentant) indique deux moyens d'arriver à ce résultat : le premier consisterait à conduire les eaux, par une rigole couverte, jusqu'à l'extrémité du jardin s'étendant derrière la maison et où ces eaux se perdraient dans un puisard convenablement disposé. Le second moyen, plus efficace encore, consisterait à recueillir dans des tonneaux, au fur et à mesure de production, les résidus et les eaux résultant de la fabrication et à les porter dans le Rhône. Entre ces deux moyens également praticables le choix n'est pas douteux; c'est au dernier qu'il faut donner la préférence, car s'il est appliqué avec toute la régularité que l'on est en droit d'exiger du pétitionnaire, son établissement pourra continuer à fonctionner sans inconvénient pour le voisinage.

Par ces raisons, Messieurs, j'ai l'honneur de vous proposer de répondre à M. le Sénateur que le sieur Berger peut être autorisé à maintenir en activité sa fabrique de vinaigre, à cette condition qu'il fera combler immédiatement l'excavation destinée jusqu'ici à recevoir les eaux de sa fabrication et que ces eaux, renfermées dans des tonneaux, seront portées au Rhône, sans qu'elles puissent jamais séjourner dans l'établissement ou au dehors.

Lyon, le 15 octobre 1856.

FRAISSE.

ÉPURATION D'HUILES. — M. Tisserant explique de la manière suivante les opérations et les inconvénients de cette industrie :

Le travail de l'épuration des huiles vous est connu ; il est fort simple. Les huiles versées dans l'épuration sont mélangées à un ou deux centièmes d'acide sulfurique concentré à 66° puis agitées pendant quelque temps. De l'eau est ensuite ajoutée au mélange qu'on agite de nouveau, puis on laisse reposer jusqu'à ce que l'huile épurée surnage les résidus et les acides qui occupent le fond des vases épuratoires.

L'huile ainsi traitée est placée dans les appareils de filtration contenant de la sciure de bois ou toute autre matière analogue. Le filtrage termine l'opération.

Toutes les manipulations se font à la température ordinaire.

Après l'épuration et la décantation, il reste deux sortes de résidus : l'un composé d'eaux acides, l'autre des matières albumineuses dont l'élimination constitue précisément le but essentiel de l'opération. Ces résidus ne sont pas de nature à être jetés sur la voie publique ; d'autres industriels les enlèvent et les exploitent.

Il semble, Messieurs, après cet exposé, que les ateliers d'épuration d'huile ne sauraient devenir la source d'aucune incommodité pour le voisinage. Il n'en est point ainsi. Au moment du mélange de l'acide sulfurique à l'huile et pendant l'extraction des résidus, une vapeur d'odeur assez forte, fade, persistante, se dégage dans l'atelier et peut se propager au dehors à travers toutes les issues.

Les ateliers d'épuration ne peuvent donc pas être considérés comme présentant des éléments d'insalubrité, mais seulement des causes d'incommodité, et encore peut-on dire que cette incommodité qui n'est pas absolument inhérente à cette industrie, mais qui tient beaucoup aux circonstances de l'exploitation, peut être considérablement atténuée, si non tout-à-fait annihilée par des mesures de précaution convenables.

Si l'atelier est clair et aéré, si ses parois, son plafond sont couverts d'un enduit, si son sol est soigneusement dallé, de telle sorte qu'on puisse par de fréquents nettoyages le tenir en grand état de propreté ; si l'épuration se fait à froid et dans un vase recouvert d'une hotte aboutissant à une cheminée munie d'un bon tirage, si enfin les résidus d'opération sont régulièrement enlevés après chaque opération, le Conseil ne voit aucun inconvénient à le laisser s'établir dans la ville, dans les quartiers même les plus fréquentés.

Ce sont-là les principes qui ont été appliqués aux dix demandes qui lui ont été soumises et qui concernaient soit le maintien en activité d'ateliers déjà existants, soit la création de nouveaux ateliers.

Cendres gravelées.— La fabrication des cendres gravelées a donné lieu à quatre demandes, l'analyse suivante d'un rapport de M. Parrayon fera connaître les conditions dans lesquelles le Conseil croit pouvoir être favorable à ce genre d'établissement.

M. Parrayon au nom d'une Commission lit un rapport sur la demande formée par les sieurs Jacquet et Gouillon pour maintenir en activité la fabrique de cendres gravelées qu'ils ont élevée au territoire de Saint-Jean-d'Ardières, canton de Belleville. Cette industrie, dit M. Parrayon, bien que très-ancienne, a conservé un caractère de simplicité primitive, elle a déjoué jusqu'à ce jour les procédés de perfectionnement. Elle a pour but l'incinération des lies de vins ; c'est donc en quelque sorte une annexe de la production vinicole ; de là la nécessité pour les fabricants de cendres gravelées de se placer à proximité des grands centres de vignoble, afin d'éviter les frais de transport. Le produit résultant de l'incinération des lies est il est vrai, un carbonate de potasse, mais un carbonate de potasse d'une constitution *sui generis*, jouissant de propriétés spéciales qui motivent son emploi à peu près exclusif dans certaines applications de teinture sur laine et coton. Il a donc sa raison d'être, il faut donc en subir la préparation, il ne s'agit que de poser les conditions qui peuvent rendre moins incommodes la fabrication de ce produit. — Suivant M. le rapporteur, les conditions dans lesquelles se trouvent placés les demandeurs sont très-convenables. Cependant une opposition unanime s'efforce de les repousser, mais les griefs sur lesquels elle est fondée ne sont pas de nature à la justifier. Aussi M. le rapporteur conclue-t-il de la manière suivante : Considérant que l'établissement des sieurs Jacquet et Gouillon placé dans un lieu isolé, na présente pas d'inconvénients trop sérieux ; que ces inconvénients peuvent être atténués par des restrictions protectrices qui permettraient de continuer une exploitation, seule ressource de deux familles honorables et à laquelle se rattache l'intérêt des producteurs vinicoles, votre Commission vous propose d'émettre un avis favorable aux demandeurs, à la condition qu'ils suspendront leur fabrication pendant cinq mois de l'année, depuis le premier mai jusqu'au premier octobre.

ATELIERS DE GROSSE CHAUDRONNERIE — DE CONSTRUCTION DE MACHINES. — L'industrie qui a pour but la construction des chaudières et machines à vapeur, ou la confection de ces nombreux appareils, vases, chaudières, alambics dans lesquels s'utilise la vapeur, compte à Lyon de nombreux représentants. Aussi les ateliers où elle s'exerce ont-ils fourni la matière de plus de quarante rapports qui s'adressaient tantôt à des établissements nouveaux, tantôt à des établissements anciens, contre lesquels des plaintes étaient portées à l'Administration et qu'ils s'agissait de réglementer. Les citations que je vais faire feront connaître la manière d'agir du Conseil vis-à-vis de ces ateliers, que s'ils ne sont pas insalubres, sont certainement très-incommodes et souvent très-embarrassants.

Le rapport suivant indique par quelle espèce de précautions on peut atténuer dans une certaine mesure les inconvénients des ateliers de grosse chaudronnerie.

Le 27 octobre 1848, le sieur Fournier était autorisé par arrêté de M. le Préfet, à exploiter l'atelier de construction de chaudières à vapeur qu'il avait établi rue de Penthièvre, n. 3 bis, à Lyon.

Cette autorisation que le sieur Fournier avait été forcé de demander par suite des plaintes du voisinage lui était accordée à la condition de se conformer exactement aux prescriptions de police municipale, arrêtées ou à intervenir pour régler l'exercice des professions bruyantes dans la ville de Lyon et, spécialement, s'il y avait lieu, de la sienne.

Depuis cette époque et tout récemment de nouvelles plaintes s'étant produites, M. le Préfet a chargé le Conseil d'étudier les faits et de lui faire connaître son avis sur les mesures à prendre, lui rappelant que l'Administration peut toujours, dans un intérêt général, imposer de nouvelles conditions à un établissement incommode, quoiqu'il ait été autorisé, si les premières prescriptions viennent à être reconnues insuffisantes.

Votre Commission, Messieurs, a dû, en conséquence, se transporter sur les lieux et même à plusieurs reprises, par le motif qu'elle vous fera connaître tout à l'heure.

L'atelier du sieur Fournier est placé au rez-de-chaussée d'une maison très-basse, formant hangar sur le derrière. Un large portail sur la rue de Penthièvre est presque constamment ouvert. Une petite cour éclaire la partie du bâtiment sur le derrière et le hangar à la suite. Tout le bruit de la fabrication s'échappe, soit par le portail, soit par la cour et va se répercuter avec force contre les constructions voisines. Le hangar sur le derrière n'est séparé, à la hauteur du premier étage, de la cour de la propriété au couchant, que par une cloison en planches contrairement aux règlements de voirie.

L'atelier du sieur Fournier ne fonctionne pas d'une manière continue ; il y a même de fréquents chômages pour les grands travaux ; à ces époques on pourrait croire que les plaintes des réclamants sont fort exagérées ; c'est ce qui est arrivé à votre Commission, lors de ses premières visites ; mais en revenant plusieurs fois, elle a pu constater que, dans les jours où se fabriquent les pièces de grosse chaudronnerie, cette partie de la rue n'est plus abordable par suite du bruit assourdissant des marteaux frappant sans relâche sur des tôles retentissantes : c'est à ce point qu'à une distance de quelques mètres de la maison à peine les passants, causant à haute voix, peuvent-ils s'entendre. Les propriétaires voisins ont donc fait preuve de longanimité en tolérant jusqu'ici un pareil état de choses.

Votre Commission, Messieurs, après sérieux examen, reconnaissant qu'il est urgent d'imposer de nouvelles conditions au sieur Fournier, a l'honneur de vous proposer d'émettre l'avis suivant :

Dans le délai de trois mois, à dater du jour de l'arrêté à intervenir, le sieur Fournier sera tenu :

1° De fermer le haut de la cour intérieure où est placé son atelier, par un *ciel ouvert* dont les jours devront être vitrés ;

2° De remplacer la cloison en planches de son atelier ou hangar placé du côté de l'occident par un mur en maçonnerie, conformément aux règlements de police, lequel s'élèvera sans interruption depuis le sol jusques sous la toiture du hangar, dans toute la longueur de celui-ci ;

3° De tenir constamment fermés son portail et toutes les fenêtres du jour de son atelier, sauf à n'ouvrir ledit portail que pour introduire ou faire sortir les marchandises ou matières premières d'un trop grand volume ;

4° de passer exclusivement, pour le service de l'atelier et la sortie des ouvriers, soit des marchandises ou pièces non volumineuses, par la petite porte qui se trouve dans l'allée de la maison et qui donne un accès facile au dit atelier ;

5° De tenir toujours en bon état les vitrages des fenêtres et des ciels-ouverts partout où il en existera en communication avec l'atelier.

6° Enfin dans le cas où de nouvelles plaintes se formuleraient, le sieur Fournier sera tenu de se conformer par la suite à toutes nouvelles dispositions que l'Administration jugerait à propos de lui imposer dans l'intérêt de la salubrité et de la commodité publiques.

Lyon, le 22 juillet 1852.

FRAISSE.

Les deux rapports qui suivent montrent dans quelles circonstances le Conseil croit devoir se montrer favorable ou défavorable aux demandes en autorisation pour ce genre d'industrie.

Le sieur Chevallier a demandé l'autorisation de maintenir en activité l'atelier de construction de chaudières à vapeur qu'il exploite à Lyon, chaussée Perrache 54 et d'y établir 1° un ventilateur ; 2° deux martinets et deux marteaux pilons ; 3° une chaudière et une machine à vapeur. Chargé avec M. Fraisse d'examiner la suite à donner à cette demande, j'ai l'honneur de vous exposer le résultat de l'enquête à laquelle nous nous sommes livrés.

L'établissement du sieur Chevallier est situé sur la chaussée Perrache, tout près de l'ancienne vitriolerie, plus loin que l'embarcadère du chemin de fer de Saint-Étienne; c'est un vaste bâtiment environné de terrains nus, dont une partie appartient au sieur Chevallier. Dans cet atelier se fabriquent des chaudières pour machines à vapeur, de dimensions souvent considérables, des chaudières et des tubes en cuivre. Une activité très-grande y règne, plus de cent ouvriers y sont occupés à l'exécution des commandes qui ne viennent pas seulement des localités avoisinantes, mais de Paris, mais de Rouen.

Ces quelques mots disent assez l'importance de cet établissement. C'est en effet un de ceux qui contribuent le plus à soutenir et à élever la réputation de la chaudronnerie lyonnaise; mais ces mêmes considérations qui peuvent lui attirer votre bienveillance, doivent appeler sur lui votre sévérité; car il présente au plus haut degré les inconvénients et l'incommodité qui caractérisent l'industrie de la chaudronnerie. Vous pouvez vous rendre compte facilement du bruit causé par cette centaine d'ouvriers frappant à coups redoublés sur les lames de métal dont la réunion en appareils creux décuple la sonorité, par ce ventilateur qui produit un continuel mugissement, et par ces découpoirs, masses de fonte qui élevées par la vapeur, puis retombant de leur propre poids sur leurs supports font entendre un bruit sourd, mille fois répété et d'une régularité désespérante. Ce tableau se complètera bientôt par l'addition de martinets du poids de 12 à 1500 k. dont le choc ébranlera le sol environnant.

Voilà l'industrie du sieur Chevallier, industrie bien faite pour faire naître des oppositions, et cependant l'enquête n'en a révélé aucune, et M. le commissaire enquêteur ne voit pas d'inconvénients à accorder l'autorisation.

Après examen attentif des lieux nous avons adopté le même avis. Cet établissement en effet est tout à fait isolé, aucune habitation ne se remarque à une distance assez grande, et il ne se trouve pas dans le rayon de développement où doit s'étendre le quartier Perrache, par suite de l'établissement de la gare du chemin de fer de Paris ; de telle sorte que d'ici à long-temps il est probable qu'aucun voisinage n'aura à souffrir de l'industrie du sieur Chevallier.

Nous croyons donc devoir vous proposer d'émettre un avis favorable à la demande du sieur Chevallier.

Lyon, le 14 avril 1854.

A. Glénard.

Les sieurs Descombes et Couronne sont en instance près de l'Administration pour obtenir l'autorisation d'établir au quartier de Vaise, vieille route du Bourbonnais n. 16, un atelier de grosse chaudronnerie ; vous nous avez confié, à M. Lecoq et à moi l'examen de cette demande, j'ai l'honneur de vous rendre compte de notre mission.

L'emploi des machines et des générateurs de vapeur prend chaque jour, vous le savez, Messieurs, une extension de plus en plus grande pour les usages industriels et agricoles. Tous les travaux qui s'y rattachent doivent nécessairement en recevoir une impulsion considérable ; dans ce nombre se trouvent ceux de la grosse chaudronnerie. Lyon, par sa position, par le nombre et la variété de ses industries, était appelé à voir s'élever, dans son sein, des ateliers de ce dernier genre. Vous avez eu souvent à donner votre avis sur des demandes ayant pour objet la création d'établissements nouveaux, ou sur des plaintes formulées contre des ateliers en exploitation. La question qui se présente ici n'est donc pas nouvelle pour vous et la connaissance que vous en avez, me dispense de vous rappeler pourquoi le législateur a placé la grosse chaudronnerie parmi les établissements dangereux ou incommodes et d'insister sur les inconvénients qu'on lui reproche.

Vous savez, Messieurs, que le bruit assourdissant qui accompagne les principales opérations de la grosse chaudronnerie est très-incommode, lorsqu'on n'a pas choisi, pour les exécuter, des endroits propices, ou quand on n'a pas pris toutes les précautions capables d'atténuer l'inconvénient que je signale. Très gênant pour tous les voisins, même à une grande distance, il est insupportable pour les malades, pour toutes les occupations qui exigent un peu de contention d'esprit, pour toutes les professions qui demandent de la tranquillité.

Vous êtes donc restés, vis à vis de ces établissements, dans les strictes limites de la justice, lorsque vous vous êtes montrés sévères sur la création ou sur les conditions à leur imposer. Il n'y a pas à espérer ici, en effet, de perfectionnement dans les procédés opératoires, et toutes les précautions à observer sont étrangères à l'industrie elle-même. Vos décisions n'ont jamais été dictées par un respect exagéré de la propriété, elles portent toujours avec elles la preuve que vous avez cherché à concilier ses droits avec les besoins et les prétentions de l'industrie. Nous devons ce témoignage que vous vous êtes constamment tenus en garde contre les excès et les entraînements de toute sorte.

Lorsque vous avez émis des avis favorables à la création ou au maintien d'ateliers de grosse chaudronnerie dans l'intérieur de la ville, c'est que l'emplacement était assez vaste, que l'atelier pouvait être isolé et qu'il était construit avec toutes les conditions les plus propres à empêcher la propa-

gation d'un grand bruit et à atténuer ainsi, autant que possible, l'inconvénient attaché à la confection des grosses pièces de chaudronnerie.

Rien de semblable n'existe ou n'a été fait dans le cas soumis présente-
ment à votre examen ; l'établissement projeté doit se trouver au milieu d'un
quartier habité qui tend à prendre chaque jour du développement et de
l'importance. L'atelier est construit en planches sur quatre faces, sans ciel
ouvert, avec des fenêtres s'ouvrant à hauteur d'homme, sur deux ou trois
côtés.

Ce sont là évidemment les conditions de lieu et de construction les plus
déplorables que l'on puisse imaginer ; aucunes précautions, même les plus
élémentaires, n'ont été prises pour faire disparaître une partie de l'incommodité qui peut être la conséquence des divers travaux de la grosse chaudronnerie ; il faut avoir bien peu de foi dans nos lumières et dans la vigilance de l'Administration pour supposer qu'un établissement de ce genre
pourra être autorisé dans de pareilles circonstances.

Les habitants du quartier parmi lesquels figurent M. le maire du cinquième
arrondissement et presque tous les propriétaires compris dans le rayon
légal ne se sont point abusés d'ailleurs sur la mesure de la requête ; ils se
sont présentés en grand nombre pour protester et faire les plus énergiques
oppositions, se fondant sur l'incommodité très grande qu'ils auraient à supporter, sur la dépréciation que subiraient les maisons habitées et enfin sur
le préjudice qu'éprouverait un quartier qui est en voie d'amélioration et de
développement·

M. le commissaire de police chargé de l'enquête, adoptant ces motifs,
est d'avis qu'il y a lieu de rejeter la demande des sieurs Descombes et
Couronne.

Vos commissaires n'hésitent pas à vous présenter des conclusions semblables.

Ils ont donc l'honneur de vous proposer, Messieurs, de déclarer à M. le
Sénateur, chargé de l'administration du département du Rhône.

1º Que l'emplacement choisi par les sieurs Descombe et Couronne, et
destiné à l'exercice de leur industrie, en raison de sa position et de l'état
des constructions, ne saurait convenir pour un atelier de grosse chaudronnerie ;

2º Que rien n'oblige à placer un établissement de ce genre dans un quartier populeux et ne justifie un pareil choix ;

3º Qu'il n'y a pas lieu à accorder l'autorisation demandée.

Lyon, le 23 octobre 1856.

Tisserant.

Des divers établissements destinés au travail des métaux et qui à des titres et à des degrés différents intéressent l'hygiène publique, les précédents ne sont pas les seuls dont le Conseil ait eu à s'occuper; bon nombre d'autres ont été soumis à son examen; je me contenterai de les citer, sans entrer à leur égard dans des détails qui seraient inutiles, leurs inconvénients présentant beaucoup d'analogies avec ceux des établissements dont nous avons déjà parlé.

Je citerai donc 18 *fonderies de fonte de fer* comprenant soit des *cubilots*, soit des *fourneaux à la Wilkinson*; quatre de ces fonderies sont établies à Givors, les autres à Lyon.

3 *Fonderies de plomb.*
2 *Fabriques de grenaille de fonte.*
2 *Fonderies de cuivre au reverbère.*
2 *Fabriques de boutons métalliques.*
3 *Fabriques de bijoux en cuivre.*

Je termine ici l'exposé des affaires concernant les établissements appartenant à la deuxième catégorie, pour le faire complet, il faudrait encore y ajouter un certain nombre d'autres affaires relatives à diverses industries. Mais celles-ci présentant moins d'importance soit parce qu'elles sont parfaitement connues de tous, soit parce qu'elles sont naturellement moins intéressantes pour l'hygiène, je les passe sous silence. D'ailleurs je sens le besoin d'abréger pour pouvoir faire entrer dans ce cadre tout ce qui me reste à exposer.

III.

ÉTABLISSEMENTS DE TROISIÈME CLASSE.

Dans l'examen, dans l'étude de ces établissements si nombreux, si variés, si différents les uns des autres, qui sont destinés à l'exercice des divers arts industriels, ce qui intéresse l'hygiéniste ce n'est pas l'œuvre qui s'y accomplit, les prodiges qui s'y enfantent quelque merveilleux qu'ils puissent être, ce n'est pas l'industrie, en un mot, mais ses conséquences au point de vue de la salubrité publique. S'il pénètre dans les ateliers industriels, s'il examine avec une scrupuleuse attention les opérations qui s'y pratiquent, ce n'est pas pour en admirer les résultats, mais afin d'apprécier leur influence sur la santé de ceux qui vivent et travaillent dans ces ateliers ou de ceux qui les environnent ; c'est afin de reconnaître si rien dans ces opérations ne se produit qui puisse troubler la pureté de cette atmosphère dans laquelle respirent et vivent hommes, animaux, végétaux, rien qui puisse attenter aux conditions normales de l'existence. Aussi aux yeux de l'hygiéniste, l'atelier industriel le plus important, celui qui mérite le plus d'attention ce n'est pas celui qui met en œuvre les agents mécaniques ou chimiques dont l'action est la plus extraordinaire, qui produit les plus étonnants résultats, mais celui qui manipule les matières les plus dangereuses et dont l'influence sur les organismes vivants est la plus redoutable. Et cela se comprend facilement. L'atelier insalubre, dangereux, n'est-ce pas là un de ces ennemis que l'hygiéniste a mission de rechercher pour le combattre, pour l'éloigner des populations dont la garde lui a été confiée ? On peut donc dire des établissements industriels, qu'à notre point de vue ils sont d'autant plus intéressants qu'ils sont plus dangereux, plus menaçants pour la salubrité publique ; que par conséquent ils perdent de leur intérêt à mesure qu'ils cessent d'être nuisibles.

Ces réflexions, ces conclusions trouvent ici même leur application, à propos des établissements appartenant à la troisième classe dont nous allons rendre compte. Cette catégorie renferme un grand nombre d'industries, très-variées, souvent très-intéressantes ; mais qui, généralement assez inoffensives, dépourvues d'inconvénients graves, et présentant seulement des causes d'incommodité souvent peu sérieuses importent beaucoup moins que les précédentes à l'hygiène publique. Le Conseil a eu à donner son avis sur plus de trois cents affaires de cette catégorie ; le compte-rendu détaillé des rapports dont elles ont été l'objet n'offrirait donc par les raisons que nous venons de dire qu'une médiocre utilité pour la science, comme pour la pratique de l'hygiène. Aussi nous proposons-nous de donner à cette partie de notre travail beaucoup moins de développements.

Tandis que dans les chapitres précédents nous avons tâché de grouper les industries suivant leurs analogies, et que nous nous sommes efforcé de faire ressortir la jurisprudence du Conseil à leur égard, soit en publiant *in extenso* les rapports auxquels elles avaient donné lieu, soit en résumant les conclusions d'un ensemble de rapports, ici, nous nous contenterons le plus souvent de citer les établissements sur lequels le Conseil a eu à se prononcer, en indiquant, s'il y a lieu, et sommairement, les conditions d'autorisation prescrites par le Conseil. Nous suivrons dans cet exposé l'ordre alphabétique.

Alun. — Deux fabriques convenablement situées et présentant d'ailleurs peu d'inconvénients, ont pu être autorisées.

Bois a bruler (dépôt de). — Un entrepôt situé à Saint-Rambert-l'Ile-Barbe, et convenablement isolé, a été l'objet d'un avis favorable.

Deux fabriques de blanc de perle (sulfate de baryte), une de bleu de berlin ont pu être autorisées en raison du peu d'inconvénients qu'elles offraient.

Brasseries. — Par suite de la maladie de la vigne, qui a amené la disette et le haut prix du vin, la production, la consommation de la bière se sont considérablement accrues dans notre arrondissement.

Bon nombre de brasseries nouvelles se sont élevées, la

plupart dans l'agglomération lyonnaise. Le Conseil a eu à donner son avis sur 27 établissements de ce genre, distribués ainsi qu'il suit :

22 à Lyon.
1 à Cuire.
1 à Écully.
1 à Oullins.
2 à Givors.

Ce chiffre de 27 ne représente pas cependant autant de brasseries nouvelles ; dans ce nombre figurent aussi quelques brasseries qui, n'étant pas en règle, ont dû solliciter leur maintenue en activité.

Les inconvénients de ces sortes d'établissements offrent peu de gravité ; aussi le Conseil a pu se montrer facile à leur égard ; d'autant mieux que presque tous sont situés dans des maisons qu'ils occupent seuls. On s'est borné à leur interdire de laisser séjourner dans les cours, ou de jeter sur la voie publique les eaux chargées de matières organiques, ni les résidus provenant de la fabrication de la bière.

Une demande cependant a dû être repoussée. Les motifs de cette exclusion sont exposés dans le rapport suivant :

Le sieur Rossignol, propriétaire, sollicite l'autorisation d'établir une brasserie de bière dans la maison, rue de la Reine, n° 43.

Cette demande a ceci de particulier, que le pétitionnaire n'est point brasseur, mais qu'il se propose de louer à une brasserie, s'il parvient à obtenir l'agrément de l'Administration.

L'enquête n'ayant pas eu lieu par voie d'affiches, peu d'oppositions se sont produites ; elles se bornent à celle collective du gérant et des locataires de deux maisons voisines, portant les n°s 39 et 41. Mais le voisinage n'eût-il fait entendre aucune réclamation, la demande du sieur Rossignol n'en mériterait pas moins le plus sérieux examen.

On connaît les inconvénients très-réels inhérents aux brasseries : fumée, émanations désagréables, humidité, eaux le plus souvent stagnantes ; ces inconvénients sont tels que ceux qui exercent cette industrie, comprenant bien qu'ils ne sauraient être autorisés au sein de la ville, choisissent ordinairement pour s'établir, des quartiers reculés et des maisons plus ou moins isolées.

Or, la rue de la Reine, dans la partie surtout où est située la maison du pétitionnaire, ne le cède en rien aux rues les plus belles et les mieux habitées de la ville. Dans leur propre intérêt, les propriétaires de cette rue, autrefois livrée aux professions bruyantes et incommodes, donnent congé, dès que leurs engagements le leur permettent, aux industriels de ce genre occupant les rez-de-chaussée de leurs maisons. Le sieur Rossignol lui-même, a dû, l'année dernière, en agir ainsi avec des fabricants de machines à vapeur, locataires depuis longtemps des ateliers qu'il destine aujourd'hui à une brasserie.

La prétention du sieur Rossignol ne saurait donc être admise. En vain s'appuie-t-il sur la disposition du local, éminemment propre, suivant lui, à l'établissement d'une brasserie, les inconvénients signalés n'en existeraient pas moins pour le voisinage, et si, l'autorisation qu'il sollicite lui était accordée, il ne tarderait pas à reconnaître lui-même, que pour louer ses ateliers, il aurait rendu sa maison inhabitable.

Par ces motifs, j'ai l'honneur de proposer au Conseil de répondre à M. le Sénateur, que le sieur Rossignol ne peut être autorisé dans sa demande.

Lyon, le 6 avril 1856.

Fraisse.

Mais ce n'est pas seulement par l'insalubrité ou l'incommodité qu'elles peuvent présenter, que les brasseries intéressent l'hygiène, c'est encore et surtout par la nature des produits qu'elles fabriquent et livrent à la consommation, et qui, mal préparés ou altérés par l'emploi de substances nuisibles, peuvent devenir la source de graves dangers. A ce point de vue, ces établissements méritent toute l'attention des Conseils d'hygiène, et une surveillance sévère de la part des administrations. On ne s'étonnera donc pas que M. le Sénateur, administrateur du département du Rhône, ait cru devoir provoquer de la part du Conseil d'hygiène un examen des brasseries de bière, en lui adressant la lettre suivante :

Lyon, le 23 juillet 1853.

Monsieur le Vice-Président,

J'ai l'honneur de vous informer qu'il est venu à la connaissance de l'Administration que, dans quelques départements où l'on fait communément usage de la bière, cette boisson est préparée avec des substances qui la rendent dangereuse pour la santé des consommateurs ; ainsi, dans le département du Nord, on a eu à constater des accidents de la plus grande gravité, dus à l'emploi de compositions saturnines pour la clarification et le collage de la bière. Ce fait et les inconvénients qui en résultent ayant été constatés par le Conseil d'hygiène et de salubrité du département, des instructions administratives ont indiqué les moyens à employer pour y remédier, et le Comité consultatif d'hygiène publique établi près du ministère de l'agriculture, du commerce et des travaux publics, a pensé qu'une communication de même nature pourrait être utilement portée à la connaissance des Préfets des autres départements où l'on emploie des procédés nuisibles ; mais il importe d'éviter avec soin tout ce qui pourrait devenir inutilement une cause d'inquiétude au sein des populations et réagir d'une manière fâcheuse sur une industrie importante.

L'article 1er de la loi du 27 mars 1851, ayant pour but d'obtenir une répression plus efficace de certaines fraudes dans la vente des marchandises, punit des peines portées dans l'article 423 du Code pénal tout individu reconnu coupable d'avoir falsifié des substances ou denrées alimentaires, ou d'avoir sciemment mis en vente des substances des denrées alimentaires reconnues falsifiées. L'article 2 de la même loi dispose que la peine sera de trois mois à deux ans de prison, et l'amende de 50 à 500 fr., lorsque les substances ou denrées contiendront des mixtions nuisibles à la santé.

Depuis quelque temps des condamnations sévères ont été prononcées par les tribunaux en exécution de cette loi, notamment dans le département de la Seine, contre les fabricants de cidre déclarés coupables d'avoir employé, dans la préparation de ce liquide, des procédés qui offraient des dangers réels, et qui ont même occasionné de graves accidents.

Ces mêmes procédés devant produire des résultats semblables, lorsqu'on s'en sert pour la préparation de la bière, il devient urgent de prémunir les brasseurs, ainsi que les cabaretiers, contre les dangereuses conséquences que pourraient avoir l'emploi des compositions saturnines pour la clarification ou le collage des boissons qu'ils fabriquent ou livrent en détail à la consommation.

Dans cette occurence, je vous serai obligé, M. le Vice-Président, de vouloir bien rechercher et me faire connaître dans un rapport s'il y a réellement des raisons de supposer que les procédés de fabrication signalés comme dangereux soient employés dans quelques-unes des brasseries de mon département, et si les bières livrées à la consommation, quel qu'en soit le lieu de provenance, contiennent des préparations de plomb ou tout autre substance toxique.

Agréez, etc....

Le Conseiller d'Etat,
chargé de l'Administration du département du Rhône,
VAÏSSE.

Pour satisfaire au désir exprimé dans la lettre précédente, MM. Bineau et Glénard furent chargés de procéder à l'examen des bières fabriquées à Lyon ; nous devons dire à la louange de nos brasseurs, que si leur bière ne s'est pas toujours trouvée de première qualité, au moins n'y a-t-on rencontré aucune substance de la nature de celles signalées dans la lettre que nous venons de citer.

BUANDERIES. — Quarante-deux affaires concernant cette sorte d'établissements ont été soumises au Conseil. Les inconvénients des buanderies sont de peu d'importance; ils proviennent des buées qui s'échappent des chaudières où la lessive est en ébullition peuvent incommoder le voisinage. Toutefois ces inconvénients sont peu graves et n'ont que rarement motivé un refus d'autorisation, lequel n'a été proposé que lorsque l'établissement, par sa situation au rez-de-chaussée de maisons habitées, par sa disposition intérieure qui ne permettait aux vapeurs d'autre issue que la porte ou les fenêtres devait être réellement une cause d'incommodité pour les habitants de la maison, logés au-dessus. Tout progrès, toute amélioration qui a pour effet de faire disparaître une cause d'incommodité, si légère soit-elle, intéresse l'hygiène ; si nous parlons des buanderies c'est que nous avons un perfectionnement à signaler dans cette modeste industrie et que nous croyons utile à faire connaître. Ce perfectionnement est décrit dans le rapport suivant.

Le sieur Jarry demande l'autorisation d'établir une buanderie, rue Pouteau n° 20.

J'ai visité le local où doit s'exercer cette industrie, les buées ordinairement si incommodes sont condensées dans un récipient qui recouvre la chaudière et conduites de là dans une cheminée qui les versent dans l'atmosphère avec la fumée du fourneau bien au-dessus de toutes les maisons qui en sont les plus rapprochées; aussi les ouvriers, la plus part ouvriers en soie, n'en souffrant aucunement n'ont fait aucune opposition sur l'établissement de cette industrie.

Il serait même à désirer que le moyen simple et ingénieux adopté par le sieur Jarry, qui l'a déjà mis en usage dans plusieurs établissements du même genre, fût habituellement employé.

J'ai l'honneur de vous proposer de répondre qu'il y a lieu de lui accorder l'autorisation qu'il sollicite.

Lyon, le 16 août 1858.

Rougier.

Briqueteries flamandes. — Cinq demandes concernant des briqueteries flamandes ont été adressées à l'Administration. Trois qui instituées en vue de l'accomplissement de travaux momentanés et importants ne devaient avoir qu'une existence temporaire ont pu être autorisées l'une à Sainte-Foy-lès-Lyon, l'autre à Saint-Romain en Gier, la dernière à Trèves.

Une demande dans laquelle la commune de Saint-Didier

au Mont-d'Or était désignée comme siége de l'industrie n'a été accueillie que sous conditions, conformément aux conclusions du rapport suivant.

Vous êtes appelés à donner votre avis sur la demande que le sieur Dœuvre a adressée à l'autorité supérieure dans le but d'obtenir l'autorisation d'établir à Saint-Didier au Mont-d'Or, une briqueterie en plein air, comme en Flandre.

L'industrie dont il s'agit, tout-à-fait nouvelle dans nos contrées, très-répandue au contraire dans le nord, n'est pas exempte d'inconvénients ; et si déjà, dans deux circonstances, vous avez sans discussion émis un avis favorable à de pareilles demandes, c'est que l'autorisation sollicitée par la Compagnie du chemin de fer le Grand-Central était essentiellement temporaire, et que les localités où on établissait les briqueteries en plein air, ne pouvaient en éprouver aucun dommage appréciable.

Mais dans la demande actuelle, où il est question d'établir un four à briques dans un pays dont le terrain est de première qualité, bien cultivé et planté d'arbres, il me semble que malgré l'absence d'opposition, l'autorisation ne doit être accordée qu'avec une grande réserve, et après avoir imposé au pétitionnaire les conditions propres à garantir son four de toute action nuisible, et cette action est incontestable. En effet, le procédé pour la fabrique des briques dans le nord, comme vous le savez déjà, consiste à les faire cuire en plein air en tas de plusieurs milles et même de plusieurs centaines de mille. On emploie pour cela le charbon de terre qu'on mêle avec les briques par lits superposés. Or, cette cuisson répand une chaleur intense par rayonnement ; l'air se chauffe fortement à une certaine distance et se charge des produits de la combustion du charbon. Il en résulte que si nulles précautions ne sont prises, les récoltes et les feuilles des arbres peuvent quelquefois être grillées dans un rayon de 50 ou de 60 mètres. Ces motifs, sans parler de l'inconvénient résultant de la fumée, doivent donc vous rendre sévères et vous déterminer à prescrire toutes les mesures que vous jugerez convenables. C'est ainsi que procède le Conseil d'hygiène du département du Nord qui a fréquemment à se prononcer sur de pareilles demandes. Aussi j'ai l'honneur de vous proposer d'adopter à l'avenir la jurisprudence de ce Conseil, et d'en faire l'application à la requête qui vous est soumise aujourd'hui.

Ainsi : 1° le sieur Dœuvre n'opèrera la cuisson des briques qu'à 50 mètres de la voie publique ; 2° il entourera son four pendant la dite cuisson de toiles ou de paillassons destinés à préserver les propriétés voisines des inconvénients de la chaleur et de la fumée ; 3° il ne mettra le feu qu'à la tombée de la nuit.

A ces conditions, je vous proposerai d'émettre un avis favorable à la demande du pétitionnaire.

Lyon, le 22 mai 1856.

BRÉVARD.

La dernière demande qui tendait à l'établissement d'une briqueterie, à Lyon même, a dû être repoussée par les considérations développées dans le rapport qui suit :

Chargés, M. Dardel et moi, de vous faire un rapport sur cette demande, nous venons vous rendre compte du résultat de notre examen.

Les briqueteries en plein air ne présentent d'autre inconvénient que celui d'une fumée plus ou moins épaisse, elles sont rangées dans la troisième catégorie des établissements insalubres ou incommodes. Souvent vous avez été appelés à donner votre avis sur ces établissements ; isolés dans les campagnes, vous leur avez toujours été favorables, mais quand des demandes en autorisation de ce genre sont faites pour l'intérieur des villes, vous devez vous montrer beaucoup plus sévères, aussi appelons-nous votre attention sur l'emplacement choisi par le sieur Baur. Celui-ci se trouve placé à l'extrémité du cours des Chartreux, cette nouvelle et magnifique promenade ; il est limité à l'est, à une distance de 100 à 150 mètres, par des communautés hospitalières et par le pensionnat du Sacré-Cœur ; au nord et à l'ouest il n'est pas éloigné de plus de 80 mètres de la Poudrière du commerce et de celle du fort Saint-Jean. Dans le rapport de M. le Lieutenant-Colonel du Génie il est dit : que les usines ou établissements pourvus de foyers, avec ou sans cheminée, ne peuvent être tolérés qu'en dehors d'une limite de 50 mètres, et que la partie de la propriété du sieur Baur, du côté de la rue des Chartreux, se trouvant en dehors de la prohibition légale, le Chef du Génie ne croit pas pouvoir mettre opposition à la briqueterie projetée, quoiqu'il lui paraisse regrettable qu'on soit amené à construire une usine à feu dans le voisinage d'un magasin à poudre d'une contenance de 30,000 kilogrammes, et recouvert d'une simple couverture ordinaire en tuiles. Nous pensons, Messieurs, que cette dernière considération doit suffire pour entraîner votre opposition formelle à la demande du sieur Baur. En conséquence, nous vous proposons de répondre à M. le Sénateur que le Conseil est d'avis de refuser l'autorisation demandée.

Lyon, le 5 juillet 1855.

Fraisse.

Carmin d'indigo. — Quatre demandes pour des fabriques de ce genre installées à Lyon ou plutôt dans ses faubourgs ont été accueillies favorablement. On a prescrit la condition de disposer les chaudières ou cuves à indigo sous des hottes destinées à recueillir les buées plus ou moins odorantes qui s'en dégagent et à les conduire dans la cheminée.

Cierges. — Quatre établissements destinés à la confection des cierges ont été autorisés à Lyon

Cire (fonte au bain-marie). — Un établissement de ce genre a été autorisé avec recommandation de prendre toutes les précautions convenables contre les dangers du feu.

Couleurs. — Cette industrie qui a pour objet la préparation des laques colorées obtenues le plus souvent avec des résidus de bois colorants provenant des ateliers de teinture a donné lieu à quatre demandes auxquelles il a été fait un accueil favorable.

Etamage de glaces. — Une seule affaire de ce genre s'est présentée.

Extraits de bois colorants. — L'extraction de la matière colorante contenue dans les bois de teinture, qui a lieu par l'ébullition de ceux-ci dans l'eau, offre bien peu d'inconvénients. Des buées de vapeurs habituellement peu odorantes, des eaux colorées peu abondantes provenant du lavage des ustensiles, des résidus ligneux ou herbacés dont la plus grande partie est employée comme combustible, voilà les reproches qu'on peut adresser à cette industrie ; ils sont peu graves. Aussi le Conseil ne s'est-il point opposé aux deux demandes en autorisation qui lui ont été soumises.

FONDERIES DE CUIVRE AU CREUSET. — Le Conseil n'a pas produit moins de vingt-trois rapports sur les établissements où s'exerce cette industrie. Mais disons-le, il ne s'agissait pas d'établissements nouveaux ; presque toutes ces fonderies étaient déjà établies, quelques unes depuis 15 à 20 ans, et n'avaient besoin que de régulariser leur position vis-à-vis de la loi. Bien que situées pour la plupart dans l'intérieur même de la ville, souvent dans des rues très-habitées, très-fréquentées, le Conseil s'est prononcé pour leur maintenue en activité, se bornant à leur prescrire certaines mesures de précaution destinées à parer aux inconvénients de peu d'importance qui résultent des opérations qui s'y pratiquent.

Le rapport suivant donnera une idée de cette industrie et de la nature des inconvénients qu'elle présente.

Les sieurs Aubert et Guillot ont établi depuis près de deux mois, dans la maison sisé place de la Préfecture, n° 12, un atelier de fonderie de cuivre et de zinc pour les menus objets et ils demandent l'autorisation de la maintenir nonobstant les plaintes du voisinage qui reposent d'une part sur le danger d'incendie, d'autre part sur l'insalubrité résultant de la fumée délétère qui s'élève au moment du coulage.

Pour apprécier la valeur de ces plaintes, nous avons fait, M. Dardel et moi, un examen attentif des lieux et nous nous sommes convaincus que ces plaintes sont fondées.

Sur le premier chef, le danger d'incendie : cet atelier est placé au fond d'une arrière cour dans une petite maison construite en bois, briques et plâtre. La fonderie occupe le rez-de-chaussée qui est surmonté d'un seul étage desservi par un escalier de bois extérieur, commun à cette baraque et à une petite maison à deux étages qui vient la rejoindre en équerre.

Le fourneau de l'atelier chauffé à grand feu et au coke est surmonté d'un tuyau en tôle qui traverse le plancher et s'appuyant sur une poutrelle en bois pour aller rejoindre la cheminée du premier, il se prolonge ensuite au-dessus du toit à une hauteur plus que suffisante.

Le voisinage du plancher et surtout de la poutrelle est une menace incessante d'incendie. Il est facile de conjurer ce danger, soit en isolant le tuyau par une maçonnerie en briques, soit en l'encartant dans de larges cornets en terre cuite. Nous avons demandé impérativement l'exécution de cette mesure.

Quant au second chef de la plainte : l'insalubrité résultant du dégagement d'une fumée délétère au moment du coulage : cette fumée s'exhale soit par la porte qui reste ouverte, soit par des ouvertures pratiquées à un toit qui recouvre une partie de l'atelier qui se prolonge de deux mètres en avant de la maison. Au moment du coulage une fumée épaisse se dégage avec une odeur sulfurique persistante qui est excessivement nuisible au voisinage, et bien que nous ayons reconnu que ce sont les industriels qui exploitent cet atelier qui aient le plus à souffrir par la disposition de leur habitation nous avons dû chercher à les soustraire au danger aussi bien que leurs voisins. Pour cela nous demandons que le toit de cette partie de l'atelier soit disposé obliquement en sens inverse de celui qu'il affecte, que deux cheminées d'appel y soient pratiquées qui seront continuées sur façade extérieure de l'étage supérieur jusqu'à un mètre au-dessus du toit.

En exigeant l'exécution des mesures que nous avons prescrites, cet atelier pourra continuer de fonctionner sans danger d'incendie et sans insalubrité pour le voisinage.

Nous vous demandons de leur donner votre approbation.

Lyon, le 22 juillet 1852.

ROUGIER.

Dans le rapport qui suit il s'agit encore d'une fonderie de cuivre au creuset mais compliquée d'un dérochage de cuivre, ce qui a souvent lieu dans ces sortes d'établissements, et ce qui doit exiger l'application de mesures particulières dirigées contre cette opération, lequelle, excercée dans de mauvaises conditions, peut avoir une fâcheuse influence.

J'ai l'honneur de vous rendre compte de l'enquête à la quelle je me suis livré au sujet de la demande formée par le sieur Rachel, fabricant de bronzes, à l'effet d'être autorisé à maintenir en activité dans la maison qu'il habite, rue Mercière n° 44, un fourneau servant à la fonte du cuivre et de continuer dans le même local le dérochage des objets en cuivre.

La double industrie du sieur Rachel s'exerce dans des conditions assez fâcheuses ; il n'y a vraiment été tenu aucun compte des égards que l'on doit à ses voisins, aussi ne faut-il pas s'étonner de voir la feuille d'enquête immédiatement couverte par les signatures des habitants de la maison qui protestent contre l'industrie du sieur Rachel. Au rez-de-chaussée d'une cour très-étroite, formant comme la base d'une gaîne de cinq étages, dans laquelle débouchent les fenêtres de la maison, le sieur Rachel possède un atelier de fonderie et un atelier de dérochage du cuivre. L'atelier de fonderie est vaste, bien disposé pour éviter toute chance d'incendie, mais prenant jour seulement sur la cour au moyen d'une petite façade en menuiserie vitrée de toutes parts et dont le toit forme ciel ouvert il envoie dans cette cour toutes les fumées qui se dégagent de l'atelier. Ces fumées il est vrai, ne sont pas dangereuses, mais elles sont au moins fort désagréables et incommodes, elles entretiennent dans cette cour comme un brouillard permanent. Là n'est pas cependant le plus grand inconvénient, mais bien dans l'atelier de dérochage du cuivre. L'opération du dérochage du cuivre se fait en plongeant dans de l'acide nitrique plus ou moins concentrée les pièces de cuivre ; il s'établit aussitôt une réaction en suite de laquelle d'abondantes vapeurs rouges d'acide hypoazotique se produisent et se dégagent. Ces vapeurs sont éminemment délétères. L'atelier où cela se pratique est pris en partie sur la cour, la façade et la toiture sont en menuiserie et garnies de vitres en grande partie brisées ; il est très-petit. En outre, dans la portion prise sur la cour, on a construit une sorte de fourneau muni d'une hotte très-étroite. C'est sous cette hotte que les pièces de cuivre sont soumises à l'action de l'acide azotique ; c'est par cette hotte que les vapeurs nitreuses sont censées s'échapper dans une cheminée. Mais comme la cheminée n'est point spéciale à l'atelier, mais partagée avec le concierge, il arrive que ne produisant pas un appel assez énergique sur les vapeurs nitreuses, celles-ci refluent dans l'atelier et de là dans la cour, puis peuvent s'engager en montant dans les fenêtres des appartements. Comme on peut en juger par ces détails, il est nécessaire d'apporter un remède à cet état de choses. L'atelier de fonderie ne présente pas d'inconvénient bien grave ; avec quelques précautions on le rendra facilement supportable. Quant à l'atelier de dérochage, au premier abord il m'a semblé que je devais vous proposer d'en demander la suppression ; mais j'ai pensé que l'on pourrait d'abord autoriser le sieur Rachel en lui imposant un ensemble de mesures propres à détruire ou au moins à atténuer considérablement les inconvénients de son industrie, en se réservant toutefois le droit de demander plus tard la suppression de son atelier si les moyens employés ont été reconnus insuffisants. Le sieur Rachel sera libre de déplacer tout de suite son industrie, ou de courir les chances d'une interdiction à venir.

En conséquence j'ai l'honneur de soumettre à votre approbation les conclusions suivantes ;

Le sieur Rachel peut-être autorisé à maintenir en activité son atelier de fonderie de cuivre à condition :

1º Qu'une large hotte débouchant dans une cheminée tirant bien sera construite dans l'atelier. — Toutes les coulées devront être faites sous cette hotte.

2º Pendant la coulée les fenêtres sur la cour devront être constamment fermées.

Il pourra être autorisé à maintenir en activité son atelier de décapage de cuivre aux conditions suivantes :

1º Une cheminée spéciale s'élevant au-dessus du toit sera construite pour le service de cet atelier

2º Une hotte débouchant dans cette cheminée sera construite dans l'atelier, son bord inférieur devra s'éloigner le moins possible de la surface de la table, l'ouverture intérieure libre la moins large possible, on se réservera les moyens de la clore à volonté.

3º Avant de procéder à une opération de décapage on devra avoir soin d'allumer un bon feu sous la hotte, et on l'entretiendra pendant toute la durée de l'opération.

4º Pendant les décapages la porte de l'atelier restera fermée. Les vitres qui manquent devront être remplacées.

5° On ne décapera jamais de grandes masses à la fois. Cet atelier ne devra servir que pour l'ouvrage courant.

6° Enfin, dans le cas où toutes ces précautions seraient reconnues insuffisantes le Conseil se réserve de demander la suppression dudit atelier.

Lyon, le 13 octobre 1852.

A. Glénard.

FROMAGES (dépôts de.) — Le Conseil a eu à s'occuper sérieusement des dépôts de fromages. Ces établissements, dont l'importance varie beaucoup, sont souvent de fort désagréables voisins contre lesquels s'élèvent de légitimes réclamations. Le Conseil a cru devoir provoquer une espèce d'enquête sur ces établissements fort nombreux à Lyon, dans le but de reconnaître jusqu'à quel point ils intéressaient l'hygiène publique, et rechercher les mesures qu'il y aurait lieu de prescrire à leur égard. Nous allons faire connaître les circonstances et les résultats de cette enquête.

Dans le courant de l'année qui vient de finir, un grand nombre d'industries ont dû chercher un nouvel abri, délogés qu'elles étaient par le fait de la démolition des vieux quartiers du centre de la ville. Parmi celles dont l'examen appartient au Conseil d'hygiène publique et qui fournissaient un notable contingent de miasmes au foyer d'infection si heureusement fouillé et détruit par le pic et la mine, on distinguait au premier rang les entrepôts de fromages de toute nature dont le voisinage devenait parfois insupportable, même aux appréciateurs les plus prononcés de ce complément indispensable du repas quotidien.

Cinq dossiers représentant les sommités commerciales de ces produits du Jura, du Cantal, du Dauphiné et autres lieux, ont été adressés par la Préfecture, à notre honorable vice-président et très-judicieusement réunis en un seul faisceau. Il est facile de comprendre, en effet, qu'un examen collectif et comparatif pouvait seul permettre de formuler une opinion juste et rationnelle sur une industrie dont les inconvénients ne présentent pas toujours la même gravité , soit par la nature , soit par l'importance et l'emménagement de leurs produits.

Chargés , Monsieur votre secrétaire et moi , d'apprécier et de vous soumettre les conséquences de ce déplacement au point de vue de l'hygiène publique , nous avons, dès le début de nos investigations , reconnu la difficulté de vous présenter immédiatement des conclusions qui pussent servir de base à sa réglementation et à son classement.

Les magasins de MM. Perrin et Jacquet, situés rue Monsieur, 4 , ont été d'abord visités par vos délégués. Nous savions qu'ils étaient les plus importants de notre ville , mais nous étions loin de nous figurer le grandiose de leurs proportions. Cette maison de commerce, qui a continué l'exploitation de MM. Gros frères , exerçait naguères son industrie, rue des Deux-Angles , dans une construction provisoire , faisant partie de l'enclos du séminaire Saint-Irénée. Installés dans ce local depuis douze ou treize ans , en vertu d'une permission municipale , ils ne semblaient pas avoir causé une incommodité trop grande aux habitants de cette belle ligne de maisons faisant face à l'établissement métropolitain. Contraints de s'éloigner d'un quartier appelé à un développement nouveau , ils ont fait élection de domicile aux Brotteaux, dans le voisinage de la place Louis XVI , rue Monsieur, n° 4. C'est là qu'ils ont fait construire une belle maison de cinq étages , remarquable par son architecture et le confort de ses appartements, comme preuve monumentale de l'innocuité de leur industrie. Le vaste rez-de-chaussée de l'immeuble a été exclusivement destiné à leur commerce et à l'emmagasinement de leurs marchandises.

Ces immenses magasins , où l'air et la lumière pénètrent avec facilité , sont encore assainis par un appareil de ventilation dont les soupiraux débouchent au premier étage , aux extrémités d'une grande terrasse bitumée bornée de tous côtés par des murs de toute hauteur , à l'exception de celui qui la sépare de la maison Martin , et qui ne s'élève qu'au premier étage. Aussi, est-ce de ce point que se produisent les plaintes soulevées. par l'affiche de la demande en *commodo* et *incommodo*. MM. Perrin et Jacquet, forts de l'assentiment de leurs nombreux locataires, dont les fenêtres sont les seules, dans cette vaste enceinte , qui s'ouvrent au-dessus même de leurs magasins, nous ont dit être parfaitement décidés à élever jusqu'au toit le mur en question. Ce moyen serait à coup sûr péremptoire , mais il nous a paru fort grave et beaucoup plus préjudiciable que l'état des choses actuel , à la propriété de M. Martin , dont la cour participant à un espace vide dix fois plus étendu que son périmètre , reçoit l'air et la lumière presque aussi largement que la façade qui se déploie sur le cours Bourbon. Cette cour se verrait ainsi réduite aux conditions de celle de la maison

Lomboy, qui la confine au nord, et qui est presque complètement privée de ces deux éléments principaux de l'hygiène domestique.

Au moment de notre visite, les magasins de MM. Perrin et Jacquet nous ont présenté de longues files de tonnes empilées au nombre de cinq à six cents, et formant un total approximatif de cent mille kilogrammes de fromage en meules provenant du Jura, Suisse et Français. C'est la seule espèce exploitée par ces Messieurs, et c'est pendant les six ou sept mois de basse température que le mouvement de leurs arrivages et de leur vente se montre dans toute son activité, sans que cette grande accumulation entraîne le moindre inconvénient pour le voisinage. De fait, nous avons parcouru en tous sens ces longues galeries dont les colonnes ne sont autre chose que des assises de fromages juxta posées, sans que notre odorat fut le moins du monde offusqué ; notez bien que l'un de nous éprouve pour cet intéressant produit une adversion insurmontable. Mais en sera-t-il de même en été ? Lors même qu'à cette époque leur approvisionnement soit réduit des 9/10e, il est probable que quelques dizaines de tonnes qui représentent le roulement de la saison chaude devront dégager beaucoup plus d'odeur caséeuse que les masses qui encombrent aujourd'hui les magasins des demandeurs. Aussi, n'avons-nous pas hésité à vous proposer de renvoyer notre verdict au mois de juillet. D'ici là, les principaux plaignants pourront peut-être se résoudre à un voisinage bien moins compromettant pour eux qu'un mur de trente mètres de hauteur, qui leur infligerait la plaie des ténèbres et le défaut complet d'aération. Quant aux autres industriels en instance, un seul ou deux peut-être devront être l'objet d'un examen sévère en raison de la nature variée de leurs denrées ; mais nous le répétons, il y aurait imprudence à trancher cette question dans la saison d'hiver. Il importe pour nous, Messieurs, de connaître et d'apprécier par nous-mêmes le maximum de l'incommodité.

Parrayon.

Le Conseil (1), après avoir discuté les faits et les opinions alléguées dans ce rapport, est d'avis que l'on ne peut, en effet, apprécier d'une manière exacte le degré d'incommodité ou d'insalubrité que présentent les entrepôts de fromages ; qu'il ne peut proposer par conséquent en ce moment, aucune mesure appropriée à la nature et au degré d'inconvénients inhérents à ces établissements. Il propose de renvoyer l'examen de ces questions au mois de juin ou de juillet, époque à laquelle les émanations désagréables des

(1) Extrait du procès-verbal de la séance du 17 janvier 1856.

fromages acquièrent toute leur intensité. Il serait utile alors de faire une enquête générale sur les dépôts de fromages existant dans notre ville. On pourrait alors soumettre ces établissements, objet de plaintes fréquentes, à un ensemble de mesures efficaces et nécessaires.

Ces propositions du Conseil ont été acceptées par l'administration. Au mois de juillet, la commission qui avait produit le rapport précédent, se présenta de nouveau dans l'entrepôt des sieurs Perrin et Jacquet. Elle le trouva presque vide, l'odeur était à peu près nulle à l'extérieur, très-faible, à peine sensible à l'intérieur. Mais sur la terrasse, les tuyaux d'évent qui amenaient l'air du magasin répandaient une odeur forte et désagréable.

En présence de ces faits, la Commission reconnaissant que l'entrepôt de fromages des demandeurs, bien que destiné à recevoir, à conserver plus ou moins de temps des quantités considérables de produits, bien que situé au milieu de hautes maisons, habitées par de nombreux locataires, ne pouvait, soit en raison même des conditions des opérations commerciales, en vue desquelles il avait été établi, et qui lui imposent une sorte de chômage au moment où ses inconvénients pourraient se faire sentir le plus vivement; soit par suite de sa disposition intérieure, de son organisation, constituer une incommodité sérieuse pour le voisinage, la Commission n'a pas cru pouvoir s'opposer à l'autorisation sollicitée, elle s'est bornée à prescrire les mesures suivantes:

1° Les approvisionnements devront être considérablement restreints du 15 juin au 15 octobre;

2° Les produits caséeux, dont la consistance molle est

de nature à favoriser la fermentation et à dégager une odeur incommode, ne pourront être entreposés dans l'établissement;

3° Les tuyaux d'évent placés à l'extrémité des galeries seront élevés à la hauteur du toit;

4° Dans le cas où le dépôt dont s'agit donnerait lieu à des plaintes reconnues fondées, l'autorisation devrait être retirée sans indemnité.

Après l'établissement dont il vient d'être question, vingt autres furent successivement examinés dans l'année 1856. Peu présentaient l'importance commerciale du précédent; mais quelques-uns, soit parce qu'ils recevaient des fromages d'une autre espèce, naturellement plus fermentescibles, plus odorants, soit parce qu'ils les conservaient plus longtemps, constituaient une cause d'incommodité réelle, quelquefois intolérable pour le voisinage immédiat.

Une pièce bien aérée pour l'entrepôt, le renouvellement fréquent de la marchandise; la possession d'une cave pour la conservation des fromages qu'on était obligé de garder jusqu'à maturité, telles sont les conditions générales qui ont été exigées des entrepositaires de cette denrée alimentaire, et qui ont permis d'autoriser presque tous les demandeurs.

Si le sieur Chazard a été refusé, c'est par les motifs qui sont développés dans le rapport suivant, rapport qui complètera ce que nous avions à dire au sujet des dépôts de fromages.

Le sieur Chazard, sollicite l'autorisation de conserver le dépôt de fromages qu'il a établi à Lyon, rue Laurencin. Il est, dit-il, patenté pour exercer cette industrie et pense qu'en raison de ce fait, il obtiendra la faveur qu'il sollicite. Le Conseil d'hygiène consulté, a dû s'assurer par la visite et l'examen d'un de ses membres, de l'opportunité ou de l'inconvénient qu'il y aurait à obtempérer à la demande du sieur Chazard. A titre de délégué et de rapporteur, j'ai l'honneur de vous présenter quelques considérations à ce sujet.

L'industrie du demandeur est une de celles qui soulèvent autour d'elles une répulsion assez générale ; surtout lorsqu'elle s'installe dans des quartiers habités par des familles sédentaires qui attachent beaucoup de prix à la pureté de l'air et à l'absence d'émanations nauséeuses. Le sieur Chazard le sait bien ; aussi, s'est-il établi comme locataire principal dans une maison située à l'angle d'une rue, afin d'entretenir dans son intérieur une ventilation plus active. Cette ventilation s'opère, en effet, assez facilement ; mais il est malheureusement vrai de dire que, tout en faisant aux voisins une assez large part d'odeur caséeuse, il n'en résulte pas une amélioration notable pour les locataires de la maison dont l'escalier est presque toujours infecté. C'est que le local occupé par le sieur Chazard n'est pas seulement un magasin et un entrepôt, mais bien encore, et surtout, un laboratoire dont les manipulations sont peu apparentes, et dans lequel se succèdent et s'accomplissent pourtant toutes les phases de la fermentation caséeuse. Or, ce travail qui consiste simplement à placer et retourner alternativement les fromages à la cave et au rez-de-chaussée, jusqu'à ce qu'ils aient acquis un degré de perfection voulue, ce travail, dis-je, ne saurait s'exécuter sans incommoder gravement le voisinage, surtout pendant les grandes chaleurs de l'été. Le sieur Chazard, il est vrai, se conduit, pour le moment, comme un pétitionnaire qui ne néglige rien pour réussir. Il a certainement enrayé la marche ordinaire de son industrie, pendant le temps nécessaire au succès de sa demande. Il ne faudrait donc pas trop se laisser influencer par cet amendement temporaire ; une fois en règle, il renoncera bien vite à des précautions qui le gênent, et n'aura d'autre but que celui de tout négociant, agrandir son négoce et pousser à la consommation.

L'enquête de M. le commissaire de police a constaté quelques appréciations tolérantes, mais une majorité très-marquée et surtout très-énergique de réclamants. Les informations prises par votre délégué sont en tous points conformes à celles de ce fonctionnaire. Dans cet état de choses, j'ai l'honneur de vous proposer d'émettre l'avis : 1° Que l'industrie du demandeur, sans être insalubre, est incommode au suprême degré et qu'elle doit être reléguée dans les quartiers où elle ne devienne pas une cause de dépréciation pour les immeubles et de répulsion motivée pour les familles ;

2º Que le sieur Chazard se trouve dans les conditions défavorables qui motivent suffisamment un refus de l'autorité municipale.

Lyon, le 7 août 1856.

Parrayon.

Gélatine. — Deux demandes pour la fabrication de la gélatine au moyen des os et de l'acide chlorhydrique, ont été l'objet de rapports favorables.

Grillage du vieux fer-blanc. — Sur cette industrie, qui ne se pratique guère, je crois, qu'auprès des centres populeux, et qui a été l'objet de plusieurs demandes, il ne sera pas inutile de publier le rapport suivant, qui en fait connaître nettement la nature et les opérations.

Le sieur Blanchery, demeurant Cours Bourbon, n° 46, a présenté une demande dans le but d'obtenir l'autorisation de pratiquer le grillage du vieux fer-blanc pour en extraire la soudure.

Pour donner suite à cette demande, la Préfecture s'adresse au Conseil d'hygiène, afin de savoir dans quelle catégorie l'industrie du pétitionnaire peut être classée.

L'opération, qui a pour but de recueillir la soudure du vieux fer-blanc, se pratique en entassant une certaine quantité de ces débris sur des copeaux qu'on enflamme, en ayant soin de ménager le feu pour éviter l'oxidation ; en quelques instants les métaux fusibles qui constituent la soudure et l'étamage se réunissent sur le sol préparé à cet effet en forme de coupelle, et le fer qui les recouvre est facilement séparé après son refroidissement pour être utilisé dans la fabrique de couperose ; mais le principal bénéfice provient de l'étain recueilli.

Ce grillage s'effectuait, il y a quelque temps, sur le bord du Rhône, près de la digue du pont Lafayette, non loin de la demeure du sieur Blanchery. Contraint par la police de renoncer à cette industrie en plein vent, le demandeur a loué un petit enclos, dans le pré du Lac, sur le cours Lafayette, où il sollicite la permission de continuer son travail.

Il est assez difficile, dans l'état actuel des choses, d'assigner un classement à cette exploitation modeste qui avait passé inaperçue jusqu'à ce jour;

pourtant il est facile de prévoir qu'elle peut se développer notablement dans un centre de population comme le nôtre, et à la veille des grandes réformes de notre voirie séculaire. Dans ce cas, il y aurait lieu de prescrire des modes d'opérer moins primitifs que ceux employés par le sieur Blanchery, comme l'établissement d'un âtre circonscrit et surmonté d'une hotte se rattachant à une cheminée.

Dans ces conditions-là, l'industrie qui nous occupe pourrait être classée dans la troisième catégorie, comme ne présentant aucune incommodité. Telle qu'elle existe aujourd'hui, elle n'a soulevé aucune plainte; et l'on ne voit pas d'inconvénient à la tolérer, jusqu'à nouvel examen, et en laissant à l'autorité le soin de la modifier dans le sens que votre commissaire vient de vous proposer.

Lyon, le 15 septembre 1853.

PARRAYON.

GRILLAGE D'ÉTOFFES DE SOIE. — Deux ateliers où se pratiquait cette opération ont donné lieu à des plaintes, le Conseil appelé à donner son avis à leur sujet, a constaté dans deux rapports la parfaite innocuité des ateliers incriminés.

PAPIERS PEINTS. — Les trois rapports dont cette industrie a été l'objet, ne renferment aucune observation particulière qui mérite d'être signalée.

POTERIE D'ÉTAIN. — Il en est de même des ateliers de poterie d'étain qui ont fourni matière à plusieurs rapports.

SAVONS. — Trente-deux affaires concernant des fabriques de savon disséminées dans les différents quartiers, ont été soumises au Conseil. La plupart de ces fabriques existaient déjà, principalement dans celui de la Guillotière et aussi dans les communes suburbaines, depuis nombre d'années ; elles avaient passé inaperçues grâce à leur peu d'importance, elles fonctionnaient sans avoir donné lieu à des plaintes. Contraintes à se mettre en règle, elles durent demander leur maintenue en activité. Dans plusieurs cas cependant il s'est agi d'établissements nouveaux à créer soit à Lyon, soit aux environs. Cette industrie comme on sait présente peu d'inconvénients ; aussi le Conseil n'a pas dû se montrer bien sévère à son égard. La plupart des demandes ont été favorablement accueillies. Mais lorsqu'il s'est agi d'établissements qui, par leur importance, par la nature de leur fabrication, par leur situation pouvaient être une cause réelle d'incommodité, on leur a imposé l'ensemble des mesures suivantes :

1° Les chaudières seront surmontées de hottes dont le sommet sera en communication avec la gaîne de la cheminée.

2° La cheminée destinée à recevoir la fumée des foyers et les vapeurs provenant des chaudières s'élèvera à deux mètres au moins au-dessus du faîte des maisons environnantes, dans un rayon de cent mètres.

3° On n'emploiera pas dans la fabrication de graisses de qualité inférieure ou de nature à dégager par l'acte de la saponification des produits fortement odorants.

4° Aucun dépôt de graisses en branches n'aura lieu dans l'atelier. La fonderie du suif y est interdite.

5° Les résidus de la fabrication ne pourront séjourner

dans l'atelier ; ils devront être enlevés dans un bref délai ; ces résidus, les eaux de la fabrique ne pourront être versés sur la voie publique.

Malgré les garanties d'innocuité qui semblent résulter de l'exécution des mesures qui viennent d'être indiquées, le Conseil a dû cependant dans quelques circonstances refuser son appui à l'établissement de savonneries sur certains points. Le rapport suivant en même temps qu'il fournira un exemple en ce sens, montrera avec quelle sollicitude je pourrais dire, minutieuse, le Conseil veille aux intérêts qui lui sont confiés.

Les sieurs Jouvenet et Prud'homme demandent l'autorisation d'établir une fabrique de savon à la Guillotière, rue Sainte-Anne. Cette demande est combattue par les vives oppositions des voisins et de M. le commissaire enquêteur, qui redoutent les émanations des graisses avariées qui doivent servir à cette fabrication et les infiltrations des eaux corrompues qui pourraient pénétrer, à la faveur d'un terrain sablonneux, dans les puits voisins et auraient les conséquences les plus graves pour la santé publique.

Tels sont en effet les inconvénients principaux des fabriques de savon ; odeur plus ou moins désagréable suivant la nature des corps gras employés ; infiltrations nuisibles dans le sol.

Nous avons à examiner si le voisinage de la fabrique projetée est susceptible d'être incommodé par le premier de ces inconvénients et si le terrain sur lequel elle doit être située peut se laisser pénétrer facilement par les infiltrations.

L'enclos dans lequel les demandeurs veulent établir leur fabrique est situé au pied de la commune de Villeurbanne ; il est extrêmement petit puisqu'il n'a que 40 mètres de longueur sur neuf mètres de largeur ; il fait le coin de deux rues et est entouré au midi et au couchant par de petites maisons de campagne, habitées par des rentiers qui sont venus s'y retirer et s'y fixer d'une manière permanente. D'autre part, le couvent du Sacré-Cœur, qui n'est pas à plus de 25 mètres de la fabrique projetée, est placé de telle sorte qu'au moindre vent du midi, il ne manquerait pas de recevoir de la fabrique sur sa principale façade, des émanations désagréables.

Pourrait-on, comme on le fait pour un grand nombre de fabriques qui aujourd'hui entourent notre ville, employer des moyens préventifs? nous ne le pensons pas ; l'importance de l'établissement ne le comporte point ; on ne pourrait exiger des murs de clôture et une cheminée très-élevée , ainsi que des cuites à la vapeur pour une fabrication de 600 kil. de savon par jour. Si les sieurs Jouvenel et compagnie s'imposaient la condition de n'employer que des huiles de palme ou de l'acide oléique, il n'y aurait point lieu de se préoccuper beaucoup de l'odeur ; mais ces MM. ne veulent point prendre d'engagement à cet égard, et nous avons lieu de croire que c'est le contraire qui arriverait.

Quant aux infiltrations, le danger n'est pas moins grand. Vous connaissez la nature perméable des terrains de cette localité ; il serait à craindre que les résidus ou dépôts des cuites de savon abandonnés sur le sol ou enfouis dans des fosses, vinssent à corrompre les eaux du voisinage. Prescrire aux demandeurs d'enlever ces débris pour les porter au loin, serait une obligation illusoire. Un inconvénient sur lequel nous devons attirer votre attention, c'est l'accumulation des mauvaises graisses, car il est bien certain que ces Messieurs ne pourraient les acheter que par parties détachées, et que souvent ils ne pourraient les saponifier à mesure à cause de leur petite quantité.

En résumé, nous vous proposons, Messieurs, de répondre à M. le Conseiller d'Etat que l'emplacement nous paraît mal choisi, et en conséquence que l'autorisation soit refusée.

GUILLIERMOND.

SULFATE DE CHAUX. – Cette industrie avait pour but de tirer parti des résidus de sulfate de chaux, provenant du traitement des os par l'acide sulfurique dans la préparation du phosphore , résidus amoncelés en masses considérables autour de l'usine de MM. Coignet. Ses opérations se bornaient au lavage de ces résidus et à leur calcination. Elle ne pouvait donner lieu à aucun inconvénient. Aussi la demande dont elle a été l'objet a-t-elle été accueillie favorablement.

SULFATE DE FER (proto). — Opérer en vase clos de manière que le gaz hydrogène plus ou moins odorant, qui résulte de l'action de l'acide sulfurique aqueux sur le fer, ne puisse se dégager que par une cheminée élevée, telle est la condition qui a été imposée aux diverses fabriques de ce produit pour lesquelles une autorisation a été demandée.

Soude caustique. — Une seule fabrique de ce produit a été autorisée.

Soude factice. — La fabrication de la soude factice par le procédé Leblanc, présente des inconvénients graves, qui sont le résultat de la transformation du chlorure de sodium en sulfate de soude au moyen de l'acide sulfurique, et les établissements dans lesquels se pratique cette opération sont rangés dans la première classe. Mais si dans un établissement, au lieu de fabriquer le sulfate de soude, on l'achète tout fait, de manière à ne pratiquer plus que la transformation du sulfate de soude, il est évident que les conditions hygiéniques de cet établissement sont tout-à-fait différentes car cette dernière opération n'offre pas d'inconvénients sérieux. C'est ainsi que l'a compris le Conseil, lorsqu'il a appuyé la demande faite dans ce sens par le sieur Bouvard, à Vénissieux.

Tartre raffiné. — Cette industrie n'a donné lieu qu'à un seul rapport. Les résidus boueux, les eaux chargées de matières organiques facilement putrescibles, sont les seuls inconvénients qu'on puisse reprocher aux ateliers de raffinage du tartre et par lesquels ils se recommandent à l'attention des hygiénistes.

Teintureries. — A Lyon, la teinturerie qui fait partie essentielle de notre belle industrie de la soie, s'exerce sur une grande échelle, elle occupe un grand nombre de bras et se pratique dans beaucoup d'ateliers. Classés parmi les établissements incommodes ou insalubres, par conséquent soumis aux conditions qui les régissent, les ateliers de teinturerie doivent nécessairement entrer pour une bonne part dans les occupations du Conseil ; aussi ne s'étonnera-t-on point, si je dis qu'à eux seuls ils ont fourni la matière de 93 rapports. Ce chiffre ne représente pas uniquement des établissements de nouvelle création, depuis 1851, mais aussi des ateliers qui fonctionnant sans autorisation, ont dû demander leur maintien en activité pour satisfaire aux lois ; d'ateliers qui pour diverses raisons ont dû changer de place. Puis enfin plusieurs de ces rapports ont été occasionnés par les plaintes que certains ateliers avaient fait naître.

Ces établissements s'ils ne sont pas insalubres, sont au moins incommodes, quelquefois même intolérables pour leur voisinage. Les causes d'incommodité sont nombreuses et faciles à comprendre. C'est d'abord l'eau qui, répandue constamment sur le sol de l'atelier, entretient dans la maison une humidité constante ; ce sont les buées qui s'élèvent des chaudières et s'échappant par les issues, portes et fenêtres sous forme d'un nuage qui n'est pas toujours dépourvu d'odeur, s'introduisent dans les étages supérieurs; c'est le bruit désagréable causé par la condensation de la vapeur employée pour échauffer les bains colorants. Ces inconvénients ont peu d'importance lorsque l'atelier de teinture est isolé, qu'il n'est pas situé dans une maison habitée par d'autres locataires ; mais dans le cas contraire, ils sont sérieux et

méritent qu'on les prenne en grande considération ,
d'autant plus qu'il n'est pas toujours facile d'y remédier.
On en jugera par les deux rapports suivants qui concernent tous deux le même atelier, que le Conseil a dû examiner à plusieurs reprises. Ces rapports montreront la
nature et le degré des inconvénients qu'on peut reprocher aux ateliers de teinturerie, les efforts que fait le
Conseil pour ne pas entraver l'exercice d'une industrie
qui en raison de son importance mérite nos égards, et
l'impossibilité dans certains cas d'écarter les causes d'in-
-commodité qu'elle recèle.

L'atelier de teinturerie du sieur Sauvage, quai de la Charité, n° 32, maison
Mouterde, existe depuis longtemps et a été exploité par divers industriels.
A plusieurs reprises des plaintes ont été faites contre la construction vicieuse de cet atelier ; elles deviennent d'autant plus nombreuses et plus
vives, que le quartier s'embellit et se vivifie tous les jours davantage. En
l'état, les buées des chaudières et toutes les vapeurs et odeurs de l'établissement n'ont d'autres issues que les ouvertures de sorties et de fenêtres
sur le quai de la Charité. Il en résulte un énorme désagrément pour les
voisins et un état de choses intolérable dans une grande ville et dans un
quartier magnifique. Il y a donc justice et urgence à le faire cesser aussi
promptement que possible. En conséquence, j'ai l'honneur de vous proposer d'interdire au sieur Sauvage de laisser les vapeurs de ses chaudières
continuer à s'échapper par les ouvertures sur le quai de la Charité (sans
pour cela l'autoriser à les reporter sur la cour). Il devra les réunir sous une
grande hotte aboutissant à une large gaine qui les portera au-dessus des
toitures, ou employer tel autre moyen qu'il croirait convenable ; mais
dont l'efficacité serait contrôlée et reconnue par l'Administration.

A défaut, par lui, de se conformer à ces prescriptions dans un délai
d'environ cinquante jours (attendu la mauvaise saison), il lui serait fait
défense de continuer l'exploitation de son atelier dans les conditions actuelles.

Lyon, le 13 novembre 1854.

DARDEL.

Voici maintenant le résultat des mesures prescrites dans le précédent rapport, de celles aussi qu'a prises spontanément l'industriel en cause.

Par une lettre, en date du 4 octobre courant, M. le Sénateur, chargé de l'Administration du département du Rhône, demande l'avis catégorique du Conseil, sur la question de savoir s'il y a lieu de maintenir ou de fermer l'atelier de teinture que le sieur Sauvage exploite au n° 32 du quai de la Charité.

Déjà consulté sur cette question, en 1854 et en juin 1855, le Conseil, dans le but de concilier tous les intérêts, avait prescrit certaines mesures à prendre pour remédier, s'il était possible, à l'incommodité très-réelle dont se plaignait le voisinage. Une vaste hotte, destinée à recevoir les buées, fut construite au-dessus des chaudières; quelques unes des ouvertures de l'atelier furent condamnées. Mais si l'incommodité en fut diminuée, on ne tarda pas à reconnaître l'insuffisance des moyens employés, les buées, sous l'influence de certains vents, continuant à s'échapper par les fenêtres de l'atelier et se répandant le long des façades des maisons voisines.

De nouvelles plaintes étant parvenues à l'Administration, et l'avis du Conseil étant demandé une troisième fois, je viens, comme rapporteur, Messieurs, vous rendre compte de cette affaire.

L'atelier, tenu aujourd'hui par le sieur Sauvage, existe depuis plus de 40 ans, dans le même local, mais cette longue possession ne saurait être invoquée comme un titre. A l'époque, en effet, où cet atelier fut créé et longtemps encore après son installation, il est plus que probable que personne ne songea à réclamer. Ce quai était à peine construit, il n'était habité que par des ouvriers, peu soucieux de bien-être; d'autres industries, plus ou moins incommodes, s'y établissaient sans opposition. Mais, depuis quelques années, cette partie du quai a changé entièrement de face; de nombreuses et confortables maisons se sont bâties; la classe riche est venue prendre domicile dans ce quartier dont les anciennes constructions même se sont transformées et sont devenues d'élégantes habitations; les industries insalubres ou incommodes ont successivement disparu.

Aussi, loin de s'étonner des plaintes auxquelles donne lieu l'industrie dont il s'agit, se demande-t-on comment, dans les conditions nouvelles où se trouve le quartier, le propriétaire n'a pas compris que, du jour où il lui faudrait une nouvelle autorisation, il devrait renoncer à l'obtenir.

La maison contigue, portant le n° 33, est celle qui souffre le plus de cet incommode voisinage. A certains jours, il est impossible d'ouvrir les fenêtres, sans qu'une odeur extrêmement désagréable, sinon insalubre, envahisse les appartements. L'incommodité est portée à ce point que, selon toute apparence, les locataires, s'il n'est fait droit à leur juste réclamation, quitteront successivement la maison devenue inhabitable.

Malheureusement pour le sieur Sauvage, il n'existe aucun moyen de faire disparaître les inconvénients dont je viens de parler. Tout ce qui pourrait être fait dans ce but a été tenté ; imposer l'essai de nouveaux procédés à cette industrie ce serait le condamner à des sacrifices qui n'auraient d'autre résultat que de retarder la fermeture de son établissement.

Par ces motifs, Messieurs, j'ai l'honneur de vous proposer de répondre à Monsieur le Sénateur que le sieur Sauvage ne peut, à aucune condition, être autorisé à maintenir l'atelier de teinture qu'il exploite, au rez-de-chaussée de la maison Mouterde, quai de la Charité, 32.

Lyon, le 14 octobre 1855.

Fraisse.

Vacheries. — Aux Brotteaux, dans les rues qui avoisinent le cours Morand, une douzaine de vacheries contenant les unes deux vaches, les autres seulement une, existaient depuis longtemps, mais sans être pourvues de l'autorisation nécessaire à tout établissement appartenant à l'une des catégories établies par la loi. Leurs propriétaires, contraints de se mettre en règle, ont dû solliciter la permission de conserver leur établissement. Ces vacheries, que fréquentent bon nombre de personnes qui viennent les unes par raison de santé, les autres par goût y boire le lait bourru, étaient bien tenues, elles n'avaient excité aucune plainte de la part des voisins ; le Conseil a donc accueilli favorablement les demandes qui les concernaient, en prescrivant les soins de propreté qu'exigent ces sortes d'établissements.

Vinaigres. — Vingt fabriques, tant à Lyon que dans

les communes suburbaines, ont été maintenues en activité ou autorisées à s'établir. Dans ces fabriques, le vinaigre s'obtient tantôt à l'aide du vin (c'est le petit nombre) tantôt avec les produits des derniers. bouillons de bière, tantôt à l'aide de l'alcool. Les vinaigreries, lorsque le vinaigre est fabriqué au moyen du vin par l'ancienne.méthode, ne présentent.pas ordinairement de cause d'insalubrité, ni même d'incommodité sérieuse ; aussi se montre-t-on généralement peu sévère à leur égard ; elles.sont placées dans la troisième classe. Mais doit-il en être ainsi de ces établissements où l'on opère sur l'alcool par la méthode allemande ; lorsque dans une pièce fortement chauffée où plusieurs tonneaux opèrent la transformation de l'alcool en acide, il s'y développe incessamment d'abondantes vapeurs qui, de l'atelier, peuvent pénétrer dans des appartements voisins et en incommoder les habitants ? A coup sûr ces vinaigreries doivent être envisagées plus sévèrement, elles doivent être l'objet de mesures particulières. A ce point de vue, on ne lira pas sans intérêt le rapport suivant :

Par sa lettre du 11 avril courant, M. le Secrétaire-Général, au nom de M. le Sénateur en congé, donne avis au Conseil d'hygiène publique d'une demande formée par les sieurs Chol et Cognet, dans le but d'obtenir l'autorisation de maintenir la fabrique de vinaigre qu'ils possèdent à Lyon, quai Saint-Benoît, 36.

Chargés par M. le Vice-Président, M. Brisson et moi, d'apprécier l'influence de cette industrie sur le voisinage, nous avons l'honneur de vous soumettre le résultat de nos observations.

L'industrie du pétitionnaire est une de celles qui se sont développées depuis que la production vinicole a subi une si déplorable et si persistante diminution. Basée sur la recherche de l'alcool et sa conversion en acide acétique, elle est arrivée à extraire ce premier produit des dernières macérations de l'orge qui sont abandonnées aux ouvriers brasseurs comme supplément de bénéfice. Ces eaux fermentées et soumises à la distillation, donnent environ trois pour cent d'alcool faible à 20 degrés, qui, coupé avec de l'eau préalablement portée à l'ébullition et additionnée de vin blanc dans la proportion d'un tiers, est versé dans des appareils ayant la forme d'une cuve étroite et haute de 7 à 8 mètres, où ce liquide filtre lentement à travers des copeaux de hêtre qui servent à multiplier les surfaces et activer l'action de l'air chaud qui se dégage d'un calorifère.

C'est sous l'influence de ce courant d'air chaud que l'acescence s'opère rapidement. Le produit recueilli dans la partie inférieure des cuves est de l'acide acétique qui peut être employé dans la consommation du ménage comme dans l'art du teinturier. Sans avoir le bouquet du bon vinaigre de vin, on peut affirmer que ce produit n'a rien de nuisible et constitue une amélioration économique qui mérite d'être encouragée.

La hauteur des appareils dont nous venons de parler a déterminé le choix du local occupé par les sieurs Chol et Cognet, c'est l'ancienne église du couvent de Saint-Benoit, dont les nefs élevées se prêtent à merveille à ce genre de travail. L'étuve placée à l'extrémité du bâtiment confine à deux maisons, dont l'une, surtout, portant le n° 35, a été le point de départ des principales oppositions qui, pour les trois quarts au moins, ne présentent pas de valeur réelle. Parmi celles qui méritent d'être prises en considération, il convient de mettre en première ligne celle de M. Garriot, coiffeur, dont l'appartement confine à l'étuve par une petite chambre obscure et peu aérée dans laquelle couchait un de ses enfants. Le sieur Garriot se croit fondé à attribuer aux émanations acéteuses qui se font jour au travers du mur, la maladie de cet enfant qui, de l'avis de son médecin, était arrivé à un état de consomption et de maigreur inquiétant produit, ou tout au moins aggravé par le milieu dans lequel il respirait durant la nuit ; cet état fâcheux aurait cessé dès que l'enfant fut placé dans une autre pièce. Il est vrai de dire que le bouge obscur qui recevait les vapeurs acétiques était, par sa configuration même, dans les plus mauvaises conditions hygiéniques, mais il est raisonnable de dire aussi que les émanations de l'étuve devaient en augmenter l'insalubrité.

Les sieurs Chol et Coignet allèguent en leur faveur l'épaisseur des murs de l'ancienne église de Saint-Benoît. Il paraît cependant que l'acide acétique se fait jour par les pointes où les planches inférieures et supérieures ont leur prise dans la muraille. Une fuite de même nature s'est fait remarquer dans le mur de l'escalier de la maison Coquard, malgré l'épaisseur et la solidité de la maçonnerie.

Dans cet état de choses, et en faisant acception d'un ralentissement de travail qui a dû atténuer, en apparence, les inconvénients de cette industrie au moment de leur visite, vos délégués pensent que la fabrication à laquelle se livrent les pétitionnaires est cependant du nombre de celles qui peuvent s'exercer dans l'intérieur des villes sans compromettre la santé des voisins ; mais que, dans le cas qui se présente, il y a lieu de prescrire aux demandeurs des moyens possibles ; dans le but de remédier aux inconvénients signalés , ce serait : 1º L'application d'un ciment inattaquable et en couche suffisante sur toute la surface du mur de l'étuve commun aux deux immeubles ; 2º du côté de la cour, la réduction des ouvertures les plus rapprochées de la maison nº 35, qui se borneraient à un cadre dormant, vitré et cimenté avec soin, et dont la surface n'aurait que le tiers des baies existantes ; enfin la fermeture hermétique des autres croisées.

Vos délégués ne présentent, du reste, ces moyens qu'avec toute réserve de leur efficacité absolue, laissant aux sieurs Chol et Coignet la faculté de les perfectionner ou de les compléter, d'après l'avis d' leur architecte, dans le but de faire cesser immédiatement les plaintes fondées qui se seront produites et qui pourraient se produire encore.

A ces conditions seulement et sans préjudice de mesures plus rigoureuses, comme le déplacement de l'étuve s'il devenait indispensable, nous avons l'honneur de vous proposer d'émettre un avis favorable à la demande des sieurs Chol et Coignet.

Lyon, le 20 juin 1855.

PARRAYON.

IV.

INDUSTRIES NON CLASSÉES. — QUESTIONS DE CLASSEMENT. — CONDITIONS A IMPOSER.

La classification des industries suivant la nature et le degré des inconvénients qui leur sont attachés, ne peut jamais être une œuvre complète, définitive. Vraie aujourd'hui, elle est nécessairement condamnée à être inexacte demain, et il ne saurait en être autrement. C'est que les arts divers, ou si l'on veut me permettre, les individus qui composent la grande famille industrielle ne possèdent nullement cette constance de propriétés, cette invariabilité de caractère qui, seules peuvent permettre une classification durable. Enfants de la science et de l'expérience, ce n'est point en un jour qu'ils arrivent à se constituer de manière à satisfaire aux exigences de l'hygiène, pas plus qu'à celles de l'industrie elle-même. Il faut pour cela l'action du temps et de la pratique. Sous l'influence de diverses causes, il s'accomplit en eux un travail incessant de perfectionnement, de progrès qui, peu à peu en améliore les procédés, en régularise les opérations, et finit par les transformer tant sous le rapport hygiénique que sous le rapport industriel. Leurs traits, leur caractère sont donc naturellement variables, changeants. Les établissements dans lesquels s'exerce l'industrie ne doivent donc pas se présenter toujours aux yeux de l'hygiéniste avec les mêmes attributs, lui inspirer les mêmes craintes, exiger de lui les mêmes précautions.

Telle usine, en effet, qui, à un certain moment devait être considérée comme d'un voisinage redoutable à cause de ses émanations délétères, peut très-bien à une autre époque et par suite de modifications apportées dans les opérations qui s'y pratiquent être devenue inoffensive ou tout au moins avoir considérablement perdu de sa funeste influence.

De nombreux exemples sont là pour l'attester. Nous en trouvons dans ce compte-rendu même. La fonte des suifs à l'autoclave, les fours à chaux fumivores du système Bidreman, la fabrication du mordant de rouille en absorbant ou détruisant les gaz délétères ; ces industries et d'autres encore ne témoignent-elles pas des changements, des transformations qui peuvent s'opérer dans le régime hygiénique des ateliers ?

Il résulte de là, que le rang qu'occupe un atelier industriel dans la classification des établissements incommodes, insalubres ou dangereux ne peut être absolu, définitif ; qu'il est relatif à un état de choses déterminé et dans un moment donné, et qu'il doit varier à mesure que se modifie, que se perfectionne l'industrie, que par conséquent la classification générale doit subir de continuelles mutations si on veut qu'elle représente fidèlement le caractère hygiénique particulier à chaque industrie.

Mais ce n'est pas tout, ce classement des ateliers insalubres ne peut jamais être complet, et cela par une cause facile à comprendre. De l'arbre de la science, de cet arbre toujours fructifiant, il se détache fréquemment quelque fruit mûr qui tombe dans le champ de l'industrie. Dans ce champ qu'une multitude de mains travaillent sans relâche, il ne tarde pas à germer ; et bientôt de ce germe il naît un art industriel nouveau, qui, de même que ses aînés, s'il apporte des avantages, apporte aussi sa part d'inconvénients. Il faudra donc l'étudier, le surveiller, et lui donner la place qui lui convient dans les cadres de technologie hygiénique.

Ainsi donc, la classification des industries pour être exacte doit se modifier constamment, à cause des transformations qui s'opèrent dans les ateliers industriels, à cause des arts nouveaux qui prennent naissance ; il faut y faire des mutations et des additions.

Or, c'est par l'intervention des Conseils d'hygiène que cette œuvre s'accomplit. Ne sont-ce pas eux qui, étudiant l'industrie sur place peuvent la suivre dans ses modifications, en constater les progrès, apprécier les résultats dus à l'application de procédés nouveaux ? Ne sont-ce pas leurs indications seules qui doivent servir de bases à tout changement dans la règlementation des établissements insalubres?

Scientifiquement et pratiquement, cette œuvre est d'une grande importance, et les considérations qui peuvent amener un changement dans le rang qu'occupe un établissement industriel, celles qui, concernant les industries nouvelles ou non classées, doivent déterminer leur classement et fixer la nature des conditions qu'on doit leur imposer ; ces considérations, dis-je, ne sauraient être exposées avec trop de soin, avec trop de détails.

Le Conseil de Lyon a eu fréquemment à résoudre des questions de classement ; nous croyons devoir être ici, par les raisons que nous venons de dire, plus explicites que nous ne l'avons été dans les autres chapitres. Les industries dont nous avons à parler ne s'exerçant pas encore partout, ou quelquefois étant nées à Lyon, ce sera, nous croyons, faire œuvre utile à tous, que d'enregistrer ici, et d'une manière détaillée, les observations auxquelles elles ont donné lieu.

ALBUMINE (fabrique d') AU MOYEN DU SANG. — Deux demandes concernant la fabrication de l'albumine, au moyen du sang des abattoirs, ont été adressées à l'Administration. Cette industrie ne figurant pas sur le tableau des établissements classés, le Conseil a été consulté pour qu'il eût à donner son avis sur la suite à donner à ces demandes, et sur les conditions qui devaient être imposées à l'exercice de cette industrie. La réponse du Conseil se trouve exprimée dans les deux rapports suivant :

PREMIER RAPPORT.

Les sieurs Blache et Manin demandent l'autorisation de conserver pendant quelques heures, à l'Abattoir, le sang des animaux abattus dans cet établissement.

Le sang peut être conservé, pendant l'été, durant l'espace de quatre ou cinq heures, et en hiver, durant le double de ce temps, au moins avant qu'il soit capable de se corrompre et de répandre la moindre odeur.

L'industrie qu'exercent les demandeurs consiste à séparer d'abord le sérum du coagulum sanguin pour en retirer ensuite l'albumine, produit qui a de nombreux emplois dans l'industrie. La première opération ne peut être faite qu'à l'Abattoir même, parce que si on était obligé de voiturer le sang, l'agitation qu'il éprouverait pendant son transport lui ferait éprouver un changement physique tel qu'il serait presque impossible d'obtenir la séparation du sérum, chose qui nuirait essentiellement aux intérêts des sieurs Manin et Blache.

J'ai visité l'atelier des sieurs Manin et Blache, qui est situé dans l'Abattoir, il est tenu proprement et ne répand pas d'odeur ; je crois qu'il n'y a aucun inconvénient à accueillir favorablement la demande de ces Messieurs.

Lyon, le 22 septembre 1854.

GUILLIERMONT.

DEUXIÈME RAPPORT.

Le sieur Defay a demandé l'autorisation de faire dans l'Abattoir de Vaise la séparation de l'albumine du sang, et d'établir pour la dessication de cette albumine une étuve, rue Gorge-de-Loup, 18.

Cette industrie vous est connue ; elle est de même nature quant aux opérations qu'elle nécessite, quant au but qu'elle se propose, que celle qui est en activité à l'Abattoir de Perrache, et au sujet de laquelle vous avez émis un rapport favorable. Il ne sera donc pas nécessaire d'entrer dans de grands détails sur la fabrication du sieur Defay. Je me bornerai à vous rappeler qu'il s'agit d'extraire l'albumine du sang des animaux abattus. Pour cela, il est nécessaire de laisser séjourner le sang environ vingt-quatre heures dans l'Abattoir pour obtenir la séparation du sérum d'avec le cruor ; séparation qui se ferait mal si le sang était transporté au dehors, car l'agitation mêlerait les globules avec le liquide séreux. Au bout de ce temps le sérum décanté, limpide, est emporté à l'étuve pour y être desséché à une température inférieure à celle où l'albumine se coagule. L'étuve du sieur Defay sera située hors de l'Abattoir, rue Gorge-de-Loup, 18, à une distance de 100 à 150 mètres. Quant au caillot, il sera enlevé en même temps et transporté dans une usine que le sieur Defay se propose d'établir à la Mouche pour être converti en engrais.

Le séjour du sang pendant vingt-quatre heures seulement à l'Abattoir ne peut avoir d'inconvénient et ne constitue pas une infraction aux règlements concernant la tenue de l'Abattoir. D'autre part, l'évaporation d'un sérum frais ne peut donner lieu à aucune émanation insalubre, ni même incommode. Et il n'est pas à craindre que l'on opère sur du sérum altéré, et par suite odorant, car l'intérêt même de l'industriel exige que le sérum employé soit aussi frais que possible. Je ne vois donc aucun inconvénient qui puisse résulter de cette industrie ; et je vous propose, en conséquence, de déclarer :

1° Que le sieur Defay peut être autorisé à opérer dans l'Abattoir de Vaise la séparation du sérum du sang, à condition qu'il se conformera aux règlements concernant l'enlevage des issues des animaux abattus ;

2° Qu'il peut être autorisé à établir, rue Gorge-de-Loup, une étuve, et à y opérer la dessication du sérum.

Dans le local affecté à cette étuve, il ne sera établi aucune provision du sérum autre que celle employée dans les vingt-quatre heures, ni aucun entrepôt de matières sanguinolentes.

Lyon, le 18 août 1858.

A. GLÉNARD.

ACIDE PICRIQUE. — ACIDE AZOTO-SULFURIQUE. — La préparation, l'application industrielles de ces produits ont pris naissance à Lyon. — Chargé d'examiner et de faire connaître à quelle catégorie appartient cette fabrication, le Conseil a exprimé son avis dans le rapport suivant :

J'ai eu l'honneur d'être chargé de préparer une réponse à la question qui nous est faite par l'autorité préfectorale, au sujet de la catégorie dans laquelle il convient de classer la fabrication de l'acide picrique et de l'acide azoto-sulfurique ou blanchiment à l'acide sulfurique nitreux, fabrication que voudraient effectuer les sieurs Malivernet et comp^e.

De très-courtes explications suffiront pour justifier l'avis que je vais émettre. La production de l'acide picrique s'obtient en traitant, par l'acide nitrique, une huile volatile que donne la distillation de la houille. D'abondantes vapeurs nitreuses se développent pendant l'opération, et à moins d'être complètement absorbées, elles sont de nature à exercer à l'entour une influence très-fâcheuse. La situation, sous ce rapport, est tout à fait comparable à celle que présente l'industrie du fabricant de mordant de rouille. Il y a, en outre, des dangers spéciaux d'incendie. La fabrication du mordant de rouille a un classement nominativement déterminé ; elle se place dans la première catégorie , ce sera à côté d'elle qu'il conviendra de classer l'industrie de fabricant d'acide picrique.

Nous en dirons autant de la fabrication de la liqueur dite azoto-sulfurique , laquelle s'obtient en conduisant des vapeurs nitreuses dans de l'acide sulfurique. La même cause la rend , en effet , sujette aux mêmes inconvénients. Elle est , d'ailleurs , presque forcément une annexe de la fabrication soit du mordant de rouille , soit de l'acide picrique , soit d'un autre produit donnant lieu à des vapeurs nitreuses pendant sa préparation.

En résumé , je conclus en vous proposant de déclarer que les fabriques soit d'acide picrique , soit d'acide azoto - sulfurique , doivent être considérées comme appartenant à la première classe des établissements incommodes ou insalubres.

Lyon , le 20 décembre 1854.

BINEAU.

Voici la première application qui fut faite des indications énoncées dans le rapport qu'on vient de lire :

Le sieur Malivernet a demandé l'autorisation d'établir dans son usine, sise rue Sainte-Anne , territoire de Baraban , une fabrique d'acide picrique, de persulfate de fer et d'acide azoto-sulfurique. J'ai l'honneur de vous présenter un rapport sur cette affaire.

Vous connaissez ce genre d'industrie , je n'en retracerai pas les inconvénients. Vous savez que les établissements où se fabriquent ces produits doivent être rangés dans la première classe des établissements insalubres. Si , maintenant , vous examinez le lieu où est située cette usine , vous vous rendrez facilement compte des oppositions nombreuses et très-vives qui ont accueilli la demande du sieur Malivernet. C'est au milieu d'un immense carré formé au midi par la rue très-habitée du Sacré-Cœur , au nord par le Cours Lafayette , à l'est par le couvent du Sacré-Cœur , à l'ouest par l'hospice des Petites-Sœurs des pauvres , qu'est située l'usine où le sieur Malivernet se propose de fabriquer les produits que j'ai indiqués , et où il est autorisé à fabriquer de l'alun. Dans ce vaste carré qui peut bien avoir 600 mètres de côté , se trouvent déjà d'autres établissements analogues et entre autres celui de MM. Coignet ; à peine si l'on y voit quelques habitations. Les propriétaires et habitants, quoique situés à une grande distance de l'usine , ont protesté contre la demande du sieur Malivernet , et M. le commissaire de police a pris fait et cause pour eux ; dans un rapport il fait un sombre tableau des dangers de l'industrie en question, montre les funestes effets qu'elle aurait sur l'avenir de ce quartier, dont les habitants se verraient bientôt condamnés à émigrer ; il termine en suppliant M. le Sénateur de refuser l'autorisation demandée. Je n'éprouve pas tout à fait les inquiétudes, l'effroi, je devrais dire, des signataires opposants, ni de M. le commissaire de police ; cependant, je reconnais que leurs allégations ne sont pas dénuées de fondement. Ainsi, comme eux, je trouve en effet que dans ce quartier, il existe déjà assez d'industries insalubres ; qu'il pourrait y avoir de sérieux inconvénients à y en réunir un nombre indéfini ; et je suis d'avis que tout établissement ayant pour effet de dégager des gaz nuisibles, tels que l'acide nitreux, doit être repoussé à l'avenir de cette localité, à moins qu'il ne soit prouvé que l'industriel dispose de moyens d'une efficacité réelle pour absorber, condenser les gaz délétères. A ce point de vue, je suis d'avis que l'on ne peut autoriser cette partie de la demande qui concerne la fabrication du mordant de rouille. Mais je ne puis être aussi exclusif en ce qui concerne l'acide picrique ; car le demandeur annonce qu'il absorbera les gaz, et il me paraît possible d'arriver à ce résultat d'une manière assez satisfaisante, d'après certains essais que j'ai vu pratiquer dans un atelier. Cependant, il faut dire que pour le moment, dans l'usine Malivernet, cette fabrication est loin d'être à l'abri de tout reproche, et si les opérations devaient s'exécuter toujours telles que je les ai vues, nous devrions nous joindre aux opposants. Mais l'établissement n'est pas encore organisé complètement, et on a lieu d'espérer qu'une fois que toutes les dispositions prises pour l'absorption des gaz seront achevées, il ne présentera plus les inconvénients qui le rendent si redoutable au voisinage. Il m'a paru que dans de semblables circonstances on ne pouvait absolument repousser la demande du sieur Malivernet, et que par une autorisation conditionnelle et temporaire on pouvait, sans nuire à l'industrie, sauvegarder les intérêts du quartier. Je vous proposerai donc de répondre ce qui suit à M. le Sénateur :

1º Il n'y a pas lieu d'autoriser la fabrication du mordant de rouille, à moins que le sieur Malivernet et Cᵉ n'ait à sa disposition les moyens propres à absorber efficacement, complètement, les vapeurs nitreuses ;

2º La préparation de l'acide azoto-sulfurique ne peut être autorisée qu'aux mêmes conditions ;

3º La production d'acide picrique peut être autorisée, mais pour cinq ans seulement et à condition qu'aucune vapeur provenant des diverses opérations ne se répandra directement dans l'atmosphère. Les gaz ou vapeurs provenant de la réaction de l'acide sur l'huile de houille ou de l'évaporation du produit de la réaction, doivent passer dans des liquides absorbants, et de là être dirigés dans la grande cheminée de l'usine.

Lyon, le 6 juin 1855.

A. Glénard.

Le rapport précédent montre l'industrie à sa naissance ; elle présente de graves inconvénients, en présence desquels le Conseil hésite à lui accorder son appui ; il propose cependant une autorisation, mais seulement temporaire, à titre d'essai en quelque sorte, prêt à demander son interdiction si elle ne réussit pas à se rendre inoffensive.

Mais comme on le verra par le rapport suivant, cette industrie ne tarde pas à se perfectionner au point de devenir parfaitement tolérable.

Une demande qu'a faite le sieur Fortier, d'être autorisé à joindre la fabrication de l'acide picrique aux autres fabrications qui lui sont permises, aux Charpennes, rue Neuve n. 71, a été renvoyée à l'examen du Conseil, et soumise d'abord à une Commission, composée de M. Tabareau et moi ; le sieur Fortier qui est autorisé déjà à fabriquer le mordant de rouille, s'est engagé à détruire par la combustion les gaz produits dans la préparation de l'acide picrique.

L'enquête a vu surgir peu d'opposants, je puis, sans allonger beaucoup ce rapport, reproduire complètement le texte de toute l'opposition. Tout se réduit en effet à la phrase suivante : Nous nous opposons à l'établissement de la fabrique du sieur Fortier pour cause de nos récoltes et de la mauvaise odeur ; à la suite de quoi se trouvent cinq signatures.

L'avis de M. le commissaire enquêteur n'est pas défavorable au demandeur, attendu que l'usine est, dit-il, assez éloignée des autres maisons. Mais vu les incommodités, les dangers même, peut-être, dont est susceptible l'acide nitrique qui s'emploie dans la fabrication dont il s'agit, des mesures doivent être prescrites pour empêcher les gaz d'atteindre le voisinage.

Votre Commission, Messieurs a partagé l'opinion de M. le commissaire. Au surplus, un excellent moyen d'atteindre le but demandé, a été indiqué par le demandeur, avec promesse de le réaliser. Ce moyen, c'est de brûler les gaz, ou plutôt, afin de parler plus correctement, c'est de les détruire en faisant contribuer à la combustion l'oxigène de toutes les émanations nitreuses, dont alors l'azote libre devient aussi inerte que celui de l'atmosphère.

Comment une telle condition est-elle remplie dans les procédés de fabrication du sieur Fortier ? Nous avons cherché à vous apporter sur ce point des éclaircissements positifs, en visitant l'usine dont il s'agit, pendant la marche d'une opération, et en consultant le voisinage. De nos investigations voici quel a été le résultat.

L'acide picrique est produit, par le sieur Fortier, en faisant réagir, comme d'habitude, l'acide nitrique sur une huile extraite du goudron de houille. Les produits gazeux qui prennent naissance, sont conduits d'abord dans des bonbonnes, où avec le concours de l'eau, s'en condense une forte portion, puis ce qui échappe à la condensation est amené par un conduit placé dans le sol, jusque dans la cheminée où un foyer, sans cesse allumé, sert à la fois à activer le tirage et à détruire les gaz pernicieux. L'efficacité de ce mode d'opérer a paru complète. Non seulement, il était impossible de percevoir dans le voisinage la moindre odeur désagréable, mais, de plus, aucune nuance tant soit peu rutilante ne trahissait à nos regards la moindre trace de produits nitreux.

Afin de nous convaincre que ce résultat était habituel dans la fabrication du sieur Fortier, il était utile d'interroger le voisinage, c'est ce qui a été fait ; les deux plus proches voisins étaient du nombre des signataires de la phrase d'opposition que nous avons citée. Nous avons frappé à leur porte ; et si l'un d'eux s'est trouvé absent, celui qui avoisine de plus près le sieur Fortier, à pu répondre à nos questions. Or il nous a déclaré qu'il n'a fait d'opposition qu'afin de maintenir ses droits à se plaindre si l'avenir lui en donnait lieu, mais depuis que le sieur Fortier a installé son industrie dans la fabrique en question, il n'avait absolument aucun sujet de plainte à formuler. L'arrivée du nouveau fabricant a, au contraire, constitué une amélioration très prononcée pour le voisinage, qui auparavant était parfois incommodé par l'odeur, laquelle provenait apparemment de la fabrication du mordant de rouille. Interrogé sur la couleur des produits aériformes qui s'échappent de la cheminée de l'usine, ce voisin, nommé le sieur Mortel, a répondu que les vapeurs rouges ne se montraient jamais depuis que le sieur Fortier a pris possession de la fabrique.

Conséquemment, votre Commission, convaincue de l'efficacité des moyens mis en œuvre par le demandeur pour éviter tout inconvénient pour ses voisins, a l'honneur de vous proposer d'émettre l'avis qu'il y a lieu d'accorder l'autorisation sollicitée, mais à la condition que les gaz nitreux, produits pendant la fabrication, seront détruits par la combustion à l'aide des dispositions établies par le sieur Fortier.

Lyon, le 5 juillet 1855.

BINEAU.

L'application des procédés qui viennent d'être décrits a permis d'autoriser la fabrique des sieurs Badin et Girard, dans des conditions où sans cela on n'eût pu les tolérer, voici le rapport dont cette fabrique a été l'objet.

Vous avez, Messieurs, à émettre votre avis sur la demande des sieurs Girard et Badin, demande qui a pour objet l'autorisation de fabriquer l'acide picrique dans leur usine, autorisée pour la préparation de l'orseille.

Cette affaire vous arrive avec de mauvaises notes. Oppositions des voisins, rapport contraire de M. le voyer, ainsi que de M. le commissaire de police. Ces circonstances donnent à cette affaire une certaine gravité qui me forcera à entrer dans des détails plus complets que je ne l'eusse fait dans un autre cas.

L'établissement dans lequel les sieurs Girard et Badin sont autorisés à fabriquer l'orseille est situé à l'extrémité du cours Villon ; il est séparé de la route par un espace d'environ 15 mètres. Sa façade opposée au cours donne sur un jardin qui s'étend au nord ; à droite et à gauche du terrain vague qui se trouve entre le cours et la fabrique s'élèvent des maisons habitées.

En définitive l'usine est située dans un quartier assez peuplé et comme au milieu des habitations.

J'ai examiné avec un soin minutieux l'organisation des appareils de fabrication, et je puis dire que toutes précautions sont prises pour que les gaz et vapeurs ne puissent se répandre dans l'atelier.

Les matras dans lesquels s'opère la réaction de l'acide nitrique sur l'huile de houille sont placés isolément au nombre de huit, sur un fourneau présentant huit trous, et chauffés au bain de sable. Les matras sont bouchés avec un bouchon qui donne passage à un tube pour le dégagement des gaz et vapeurs. Au milieu du fourneau est placé un cylindre horizontal en grès percé de huit trous à sa paroi supérieure et d'un trou à l'une de ses faces latérales. Les trous supérieurs sont destinés à recevoir les tubes venant de chaque matras. Le trou latéral reçoit un tube large en verre, qui va en s'inclinant s'engager dans une tubulure d'une bonbonne en grès, de cette bonbonne à travers une autre tubulure part un tube très-long qui se dirige actuellement vers la cheminée de l'usine, mais qui doit aboutir au foyer de la chaudière à vapeur.

Ceci posé, on va voir le fonctionnement de ces appareils : supposons l'opération en activité. La réaction est établie dans les matras, toutes les ouvertures sont lutées avec soin. Des gaz et des vapeurs s'échappent des matras, ils arrivent dans le cylindre horizontal ; là les vapeurs se condensent, se liquéfient en partie ; puis lorsque le liquide condensé atteint le niveau du trou latéral, il s'écoule par le tube incliné et va se recueillir dans la bonbonne ; ce liquide c'est de l'acide nitrique de 15 à 20° à l'aréomètre Baumé ; il s'en produit peu ; il faut environ un mois pour que la bonbonne se remplisse. Quant aux gaz, ils cheminent à travers le cylindre sans s'y arrêter, arrivent dans la bonbonne et s'en échappant, suivent le tube qui les conduit, soit dans la cheminée, soit dans le foyer de la chaudière.

Je n'ai pas besoin d'insister pour montrer qu'avec une semblable disposition des choses, il ne peut se répandre dans l'atelier ni gaz ni vapeurs.

Mais en l'état actuel, le gaz principalement formé de vapeurs nitreuses se dégage dans l'atmosphère par la cheminée, et c'est là ce qui motive à juste titre la sévérité contre cette fabrique. J'ai regardé avec beaucoup d'attention la végétation environnante, je n'ai pas remarqué que les arbres, ni les plantes présentassent aucune trace d'altération, toutefois on connaît assez l'action délétère du gaz nitreux, pour qu'on doive se prémunir contre ses effets. Mais les pétitionnaires se proposent de diriger les gaz dans le foyer de la chaudière ; leurs appareils sont commandés. Cela étant, il est évident qu'il ne sortira plus de vapeurs jaunes par la cheminée ; au contact du charbon incandescent, les composés nitreux se décomposent et se transforment en gaz inoffensifs. Dès-lors pas de gaz délétère dans l'atelier, pas d'acide hypo-azotique rejeté dans l'atmosphère ; la fabrication de l'acide picrique devient donc inoffensive. Le Conseil d'hygiène a eu l'occasion de constater expérimentalement l'efficacité du charbon incandescent pour la destruction des composés nitreux ; c'est donc là un procédé non de théorie qui peut n'avoir pas le succès espéré, mais un procédé prouvé par l'expérience, dont le succès est pratiquement établi.

M. le voyer, dans son rapport, expose que les eaux-mères d'où s'est séparé l'acide picrique, et qui sont très-acides s'écoulent de l'usine et se rendent dans le ruisseau qui passe au bout du jardin de la fabrique et de là dans le parc de la Tête d'Or.

Il y a là une erreur qu'il importe de rectifier. Dans leur procédé de fabrication, les sieurs Girard et Badin ne font pas recristalliser l'acide picrique dans l'eau; ils ne produisent pas d'eaux acides; lorsque la réaction est terminée, le liquide des matras est placé dans des terrines, où il se refroidit; l'acide picrique se sépare; on décante la partie liquide, et loin de la jeter on la recueille dans des bonbonnes. Ce liquide acide pèse 35°. J'ai pu m'assurer de ce fait en voyant dans la cour de l'établissement une quarantaine de bonbonnes pleines de ce liquide que l'on conserve en attendant qu'on lui ait trouvé un emploi.

Il est arrivé cependant que des eaux acides ont été jetées dans le ruisseau. Ce n'étaient pas des eaux-mères, c'était le liquide provenant de la condensation des vapeurs échappées des matras et récolté dans la bonbonne dont j'ai parlé plus haut. C'est ce liquide marquant de 15 à 20° au pèse-acide, qui a été versé une fois. C'est sans doute ce fait qui, mal interprété, a donné lieu à l'accusation de M. le voyer. Mais c'est un fait exceptionnel qui n'est pas nécessaire et que l'on peut très-bien empêcher.

Telles sont les observations que m'a fournies l'examen attentif de cette affaire et desquelles il ressort pour moi que, exercée dans les conditions que j'ai indiquées, la fabrication de l'acide picrique ne peut présenter d'inconvénients sérieux ; que cette fabrication installée dans l'établissement des sieurs Girard et Badin, n'est pas de nature à aggraver d'une manière notable la position faite au quartier par la fabrique d'orseille ; que l'on n'a pas à redouter pour la végétation avoisinante, ni surtout pour le parc de la Tête-d'Or, l'influence des produits émanés de la fabrique des demandeurs. Aussi n'hésitai-je pas à vous proposer d'émettre l'avis suivant :

Les sieurs Girard et Badin peuvent être autorisés à fabriquer l'acide picrique dans leur établissement, à condition :

1° Que la préparation aura lieu en vase clos ;

2° Que les gaz et vapeurs seront conduits dans le foyer de la chaudière à vapeur pour y être décomposés ;

3° Que l'on ne répandra sur le sol, ni dans les canaux qui aboutissent au ruisseau, situé au bout du jardin, ni dans le ruisseau même, aucune eau acide provenant de la fabrication de l'acide picrique.

Lyon, le 3 juin 1858.

A. Glénard.

Aniline. — Harmaline ou violet d'aniline. — Fuchsine.
— Sous ce titre, nous allons nous occuper d'une industrie toute récente, qui ne date que d'hier, en quelque sorte. Les produits qu'elle prépare figurent déjà parmi les plus précieuses acquisitions dont se soit enrichi l'art du teinturier, et aussi parmi les plus beaux fruits de la chimie contemporaine. Ces produits, ce sont deux magnifiques matières colorantes, d'une beauté, d'un éclat incomparables; l'une est violette et porte différents noms, *harmaline, violet d'aniline, indisine, aniléine;* l'autre est rouge et s'appelle *fuchsine, azaléine.* Leur invention se rattache aux plus belles découvertes de la chimie organique, elle en représente en quelque sorte l'éclosion industrielle.

Le violet d'aniline a été découvert en Angleterre, par un chimiste du nom de Parkins; mais c'est en France, c'est à Lyon, que s'est montée la première usine destinée à l'exploitation industrielle de ce produit.

Quant à la fuchsine, c'est à Lyon qu'elle a pris naissance, qu'elle se prépare, c'est un Lyonnais, M. Verguin, qui l'a trouvée.

Le Conseil d'hygiène de Lyon a donc été des premiers à étudier, à connaître cette industrie; il a dû fournir les premières indications relatives à son classement, il a dû indiquer quelles conditions devaient lui être imposées. Nous croyons faire œuvre utile à nos collègues des départements, en donnant ici quelques détails sur la nature de cette industrie et sur les inconvénients qui lui sont attachés.

La fabrication de l'harmaline, de la fuchsine, est une industrie des plus complexes, elle se compose d'une série d'opérations dont chacune pourrait être considérée comme formant une industrie particulière. De même que pour cette belle matière jaune, l'acide picrique dont nous venons de parler, c'est la houille qui est ici le point de départ, la houille que nos pères ne croyaient certainement pas capable de recéler tous ces trésors que la chimie moderne en a extraits.

Chacun sait que quand on distille la houille en vase clos, on obtient, en même temps que le gaz d'éclairage, un produit liquide désigné communément sous le nom de goudron de houille, et que le goudron soumis lui-même à une nouvelle distillation fournit un nouveau liquide oléagineux, l'huile de houille.

L'huile de houille elle-même est un produit complexe, un liquide composé dans lequel l'analyse a découvert plusieurs substances de composition, de propriétés différentes. Si on la rectifie avec certaines précautions, on peut en retirer une matière oléagineuse particulière qui est connue sous le nom de benzine, et que depuis quelques années on emploie dans le dégraissage. Or, cette benzine est précisément la matière qui fournit le violet et le rouge. Mais pour qu'elle y arrive, il faut la faire passer par une série de transformations, de métamorphoses.

Dans ce but, on la mélange avec de l'acide nitrique fumant; une combinaison a lieu bientôt et la benzine devient nitro-benzine, ou si l'on aime mieux essence de mirbane. Ce dernier nom est celui sous lequel elle est connue dans la parfumerie où à cause de l'odeur qu'elle possède on la substitue à l'essence d'amandes amères.

A son tour, la nitro-benzine est soumise à l'action des agents chimiques. Ceux-ci la transforment bientôt en un corps nouveau qui est l'aniline, substance remarquable à plus d'un titre, car c'est un des premiers alcaloïdes créés par le chimiste à l'exemple de ceux que la nature fabrique dans les organismes végétaux ; c'est enfin la matière même qui, entre les mains du fabricant et à sa volonté, va par une dernière métamorphose se changer en violet ou en rouge.

Nous avions raison de dire, comme on voit, que la fabrication de l'harmaline ou de la fuchsine, était une industrie complexe ; on peut en juger par le simple énoncé que nous venons de faire de la série des opérations nécessaires pour atteindre le but.

Quelle influence les fabriques de violet ou de rouge d'aniline peuvent-elles exercer sur l'hygiène des localités où elles sont situées ? Dans quelle catégorie doit-on les placer ? Quelle conduite doit-on tenir à leur égard ? Quelles règles doit-on leur imposer, c'est ce que nous devons examiner actuellement ?

Pour être plus clair, pour nous faire mieux comprendre, nous reprendrons la série des opérations que nous venons d'indiquer, nous les examinerons une à une, comme si chacune d'elles s'exécutait dans un établissement distinct ; nous en ferons connaître à mesure les inconvénients, nous indiquerons le classement qui leur convient, les mesures de précautions dont elles doivent être l'objet. Cette sorte d'analyse une fois faite, on en déduira facilement la connaissance de l'industrie dans son ensemble ; il suffira pour cela de réunir les éléments, les notions fournies par l'analyse, d'en faire la synthèse.

1° *Distillation de la houille.* — Cette opération ne doit pas nous occuper ici. Ce sont les usines à gaz qui l'exécutent ; et pour longtemps elles sont en mesure de fournir les produits goudronneux nécessaires à la préparation des matières colorantes rouge et violette , dût la consommation de ces matières s'augmenter dans une grande proportion.

2° *Distillation du goudron de houille.* — Les ateliers où se pratique cette distillation sont trop connus pour que nous entrions dans de longs détails à leur sujet. Odeur très-désagréable , danger du feu ; ce sont là les deux motifs principaux qui légitiment leur classement dans la première catégorie. Ces ateliers doivent être non-seulement isolés , mais éloignés des habitations.

3° *Benzine.* — Dans le liquide oléagineux qui provient de la distillation du goudron de houille , la benzine se trouve mélangée avec d'autres produits. On la sépare à l'aide de la distillation. Pour cela l'huile de houille brute est placée dans un alambic et chauffée. Les composés les plus volatils s'échappent les premiers ; la benzine est de ce nombre. On met à part tout ce qui passe au-dessous d'une certaine température, 200° par exemple ; et on continue à chauffer. A une température supérieure on obtient de nouveaux produits. Il arrive souvent que les distillateurs de goudron font une première distillation sur l'huile de houille de manière à la diviser en deux portions qu'ils désignent sous les noms d'huiles légères et huiles lourdes. Les fabricants de benzine achètent alors les huiles légères, d'où par de nouvelles rectifications ils retirent la benzine.

La distillation ou rectification des huiles de houille a été classée par décision ministérielle, en date du 2 octobre

1854. Les fabriques de benzine, lorsqu'elles distillent plus de 100 litres par jour sont placées dans le première classe ; celles qui agissent sur une proportion moindre appartiennent à la deuxième. Cette fabrication présente les inconvénients suivants : danger du feu non-seulement par le fait de la distillation, mais aussi par le fait de l'accumulation d'une quantité souvent considérable d'une matière éminemment combustible. Odeur désagréable, mais qui ne s'étend pas loin, et qui varie d'intensité suivant que le fabricant distille des huiles brutes ou seulement des huiles légères. Quand une distillerie de benzine opère sur moins de 100 litres par jour, et sur des huiles légères, il n'est pas nécessaire de l'éloigner des habitations, mais elle doit être isolée à cause du danger d'incendie dont elle est menacée et dont elle menace son entourage. Ces fabriques doivent, en outre, être soumises à quelques mesures de règlementation relatives aux résidus odorants de la distillation, à la disposition de l'alambic, à l'aménagement des provisions huileuses, etc.

4° *Nitro-benzine.* — La benzine mise en contact avec l'acide nitrique fumant, s'y combine et se transforme en un composé nouveau d'apparence oléagineuse et d'une odeur remarquable d'amandes amères. Si les quantités de benzine et d'acide mises en présence ne sont pas trop fortes, si la benzine est pure, si la température est maintenue dans des limites convenables, la combinaison s'effectue sans qu'il en résulte aucun dégagement gazeux ; la benzine paraît simplement se dissoudre dans l'acide en le colorant. Mais si les conditions de l'opération étaient différentes, c'est-à-dire si la benzine n'était pas pure, ou si l'acide nitrique était mêlé brusquement en quantité trop considérable avec cette matière même pure, alors les choses changeraient. Une réaction violente pourrait s'effectuer qui amènerait le développement d'une masse de gaz nitreux, et la température s'élevant considérablement, la matière pourrait prendre feu. La préparation de la nitro-benzine ne peut donc se faire convenablement, régulièrement, qu'à l'aide de certaines précautions essentielles. Voici comment nous avons vu pratiquer industriellement cette opération.

De deux flacons à robinet contenant l'un de la benzine, l'autre de l'acide nitrique fumant, s'écoulent deux filets de liquide. Ceux-ci se réunissent dans un tube en verre à large diamètre et de plusieurs mètres de long, qui débouche dans une jarre en grès. La combinaison a lieu dans le tube même; s'effectuant toujours entre de faibles proportions d'acide et de benzine, proportions que, du reste, on peut toujours réduire à volonté en fermant plus ou moins les robinets d'écoulement, il ne se produit pas de réaction vive; la température s'élève fort peu; seulement lorsque la benzine n'est pas pure, on voit les liquides se colorer en se mélangeant; une petite ébullition a lieu qui donne lieu à la production d'un peu de gaz rutilant. Mais ce phénomène s'arrête bientôt de lui-même. Les liquides après s'être combinés dans le tube arrivent par celui-ci dans la bonbonne, où ils se récoltent. Celle-ci est en communication avec plusieurs autres bonbonnes en grès qui contiennent de l'eau et qui fonctionnant comme flacons de Woolf, arrêtent au passage les gaz ou vapeurs condensables qui s'échappent de la première.

Le liquide résultant de l'union de l'acide nitrique et

de la benzine, et qu'on doit regarder comme une solution de nitro-benzine dans l'acide nitrique est ensuite traité par l'eau qui en précipite la nitro-benzine; celle-ci est ensuite lavée avec une solution de carbonate de soude qui la débarrasse de l'acide nitrique, et enfin rectifiée à l'eau dans un alambic à la manière des huiles essentielles.

Il résulte de ces détails que si la fabrication de la nitro-benzine, opérée sans les précautions convenables peut être la source de graves inconvénients, au contraire elle en présente fort peu lorsqu'elle est convenablement organisée, puisque toutes les opérations se passent en vases clos, et que ses conditions de succès, au point de vue industriel, sont autant de garanties pour l'hygiène. C'est dans la deuxième classe que nous proposons de placer les fabriques de nitro-benzine; et comme il est nécessaire de se tenir en garde contre les conséquences d'une fabrication mal conduite, contre les accidents possibles et qu'il faut toujours prévoir, il est nécessaire sinon d'éloigner au moins d'isoler ces sortes d'établissements.

5° *Aniline.* — Sous des influences désoxydantes, la nitro-benzine se transforme en perdant son oxygène et devient un corps nouveau qu'on a appelé *aniline*. Cette transformation peut s'opérer de plusieurs manières, à l'aide de divers agents, mais le résultat est le même. Le plus généralement c'est l'acétate ferreux qu'on emploie pour obtenir l'aniline. De l'acide acétique, de la limaille de fer, de la nitro-benzine sont mélangés ensemble. Presque aussitôt une réaction vive se manifeste, qui donne lieu à un dégagement abondant de gaz hydrogène, de vapeurs aqueuses, entraînant de la nitro-benzine et de l'aniline de récente formation. --- Puis le calme se rétablit dans la masse, la réaction s'achève ; on introduit alors les matières dans des cornues en fonte ou en terre, que l'on dispose sur un fourneau, et on procède à la distillation. Ces cornues correspondent avec un serpentin refroidi dans lequel se condensent les vapeurs. Le produit récolté est rectifié par une nouvelle distillation à la cornue.

Cette opération, comme on voit, est très-simple. Elle ne présente aucune espèce de danger. Elle donne lieu à des émanations odorantes, mais qui ne s'étendent pas au-delà de l'atelier. Nous croyons qu'il suffirait de placer les fabriques d'aniline dans la troisième classe, par analogie avec les fabriques de sulfate ferreux, et de leur imposer d'opérer la réaction de l'acide acétique et du fer sur la nitro-benzine dans des vases clos correspondants avec la cheminée, de manière que les produits volatils de la réaction s'échappent par cette issue.

6° *Harmaline-violet d'aniline.* --- En désoxydant la nitro-benzine nous avons produit l'aniline, c'est en faisant le contraire sur l'aniline, c'est-à-dire en l'oxydant, que l'on produit le violet. Le procédé généralement adopté est le suivant : Du sulfate ou du chlorure d'aniline dissous dans l'eau, est mélangé avec une solution aqueuse de bichromate de potasse et le mélange est abandonné quelque temps à lui-même. Une réaction ne tarde pas à s'établir, mais tranquille et ne donnant lieu à aucun dégagement de gaz ou de vapeur. Il se forme un dépôt noir qui renferme l'oxyde de chrôme provenant de la réduction de l'acide chromique, ainsi que divers produits qui résultent des transformations éprouvées par l'aniline, et nés sous l'influence oxydante exercée sur elle par l'acide chromique. Parmi ces produits se trouve le violet. Le dépôt est récolté, lavé avec soin et séché, puis traité par les véhicules propres à en extraire la matière colorante.

Ce dernier traitement se fait de diverses manières. Suivant le procédé anglais, procédé adopté dans plusieurs fabriques, on commence par laver ces poudres avec de la benzine rectifiée, pour enlever une matière résineuse brune qu'il est très-important de ne pas laisser se mêler au produit colorant dont elle ternirait l'éclat. Ce lavage étant opéré et la poudre séchée de nouveau, on la traite par l'alcool qui dissout alors l'harmaline. Il n'y a plus alors qu'à évaporer l'alcool par la distillation.

Certains fabricants se contentent de traiter par l'alcool faible les dépôts lavés, de distiller les liquides pour recueillir l'alcool, puis de précipiter les solutions privées d'alcool, par la potasse ou par d'autres matières; ils obtiennent ainsi la matière colorante sous forme pâteuse qu'ils redissolvent dans l'eau ou qu'ils livrent au commerce à l'état de carmin.

Enfin, d'autres n'employant ni alcool, ni benzine, traitent directement les poudres par l'eau qui, à la faveur de l'ébullition, se charge de la matière colorante sans prendre les autres produits qui l'accompagnent.

Il nous importe peu, au point de vue qui nous occupe, de savoir quel est le meilleur de ces procédés. Qu'il nous suffise de les connaître pour apprécier les inconvénients de cette sorte de fabrication. Or, il est facile de voir qu'ils se réduisent à bien peu de chose. Si ce n'était le maniement, la distillation de liquides alcooliques abondants, la production de masses aqueuses plus ou moins chargées de matières salines, et qu'il faut écouler, les fabriques de violet pourraient être tolérées partout. Mais en raison des faits que je viens de signaler, elles viennent naturellement se placer à côté des distilleries d'alcool, c'est-à-dire dans la deuxième classe.

7° *Fuchsine azaléine.* — En exposant l'aniline à l'action de certains chlorures métalliques anhydres, ou de certains oxydants, tels que l'azotate de mercure, d'une action plus énergique que celle du bichromate de potasse, on produit la fuchsine ou l'azaléine, c'est-à-dire le rouge d'aniline. Cette fabrication se fait de la manière la plus simple et sans produire d'inconvénient. L'aniline est introduite dans des matras ou dans des cornues placés sur un bain de sable, on y ajoute le chlorure métallique ou le sel de mercure dans les proportions convenables, et on chauffe. Sous l'influence de la chaleur, la réaction a lieu, et l'aniline, se colorant de plus en plus, finit par se transformer en une magnifique matière rouge, que l'on extrait et que l'on purifie par l'eau bouillante. Tout cela a lieu sans dégagement de gaz, sans production d'odeurs incommodes; nous croyons que cette fabrication doit être rangée dans la troisième classe.

On connaît maintenant toutes les opérations nécessaires à la production de ces couleurs si intéressantes par leur origine, par leur génération, si recherchées aujourd'hui à cause de leur beauté et de leur éclat et qui sont devenues, à peine nées, l'objet d'une importante industrie; on a vu les inconvénients particuliers à chacune d'elles, les mesures de précaution dont elles devaient être l'objet; est-il nécessaire maintenant de poser les règles relatives à l'industrie considérée dans son ensemble? Si nous nous sommes bien expliqué, si l'on nous a bien compris, ces règles doivent se déduire d'elles-mêmes de tout ce qui vient d'être dit, et ce serait nous répéter inutilement que de les exposer ici. Seulement avant de quitter ce sujet, nous croyons devoir faire encore une observation dont on comprendra l'utilité.

La fabrication du violet ou du rouge d'aniline, pour être complète, doit comprendre toutes les opérations dont nous avons parlé, depuis la distillation du goudron de houille jusqu'au traitement de l'aniline par le bichromate de potasse ou par le sel de mercure; l'usine où se pratique cette fabrication doit être la réunion de divers ateliers destinés chacun à l'accomplissement d'une des fonctions dont l'ensemble fournit le résultat cherché; mais il n'en est pas toujours ainsi. Rarement toutes ces opérations se pratiquent dans la même usine. Le point de départ, dans certaines fabriques, ce n'est pas le goudron, mais l'huile de houille légère. On n'y distille donc pas le goudron, ni les huiles brutes; mais on y rectifie les huiles légères pour faire la nitro-benzine et le reste.

Dans d'autres, on ne fabrique pas la nitro-benzine; on l'achète dans le commerce et on en fait l'aniline. Enfin, d'autres simplifient encore davantage leurs opérations en se bornant à préparer les matières colorantes au moyen de l'aniline fabriquée autre part.

Il importe d'être prévenu de ces faits; car il est nécessaire d'en tenir compte lorsqu'on a à donner un avis, sur la suite à donner à une demande ayant pour objet la fabrication du violet ou du rouge d'aniline. Il faut avant tout s'informer de la nature des opérations que se propose d'exécuter le requérant, du point de départ de sa fabrication. Il est évident que les mêmes règles ne peuvent être appliquées au tout et à la partie.

BLEU D'OUTREMER. — Une fabrique de bleu d'outremer existe depuis nombre d'années dans notre arrondissement. C'est celle de M. Guimet, l'inventeur de ce produit. Cependant cette fabrication ne figure pas sur le tableau des industries insalubres ou dangereuses. Aussi lorsque des demandes tendant à l'établissement de fabriques nouvelles se sont produites a-t-il fallu, en vue de la marche à suivre, déterminer d'abord la classe à laquelle devaient appartenir les fabriques de bleu d'outremer. Le Conseil, dans un rapport de M. Bineau, a émis l'avis qu'on devait les placer dans la troisième catégorie. Je regrette de ne pouvoir reproduire ce rapport qui manque dans notre collection, mais ceux qui suivent feront suffisamment connaître la nature et les inconvénients de cette industrie, les conditions qui doivent lui être imposées.

Dans notre dernière séance vous avez eu communication de la réponse de M. Bineau à une demande de la Préfecture concernant le classement qu'il convenait d'assigner à la fabrication du bleu d'outremer. La visite faite à l'établissement qui avait motivé cette demande, par notre honorable collègue, a eu pour résultat de vous proposer de placer cette industrie dans la troisième classe.

Depuis cette décision, un second avis de l'Administration a soumis au Conseil d'hygiène la demande en autorisation formée par le sieur Teinturier, pour exploiter la fabrication de l'outremer, avec la force motrice d'une machine à vapeur.

Une Commission composée de deux membres adjoints à M. Bineau se transporta sur les lieux, après avoir pris jour avec l'industriel qui dut procéder à une série d'opérations pour mieux faire connaître à vos délégués la nature des gaz rejetés au dehors et apprécier la valeur réelle des plaintes soulevées par l'enquête. Nous avons l'honneur de vous soumettre le résultat de notre visite faite dans les conditions préliminaires signalées plus haut.

La fabrication du bleu d'outremer artificiel est une des plus brillantes découvertes de notre époque, un des noms les plus honorables de la chimie industrielle s'y rattache dans notre département ; et bien que les moyens opératoires se trouvent décrits dans le Dictionnaire des arts et manufactures, on peut dire, surtout en ce qui concerne M. Guimet, que la connaissance des éléments bien déterminés et de la préparation de cette riche matière colorante ne sont pas encore tombés dans le domaine commun. Mais, sans nous arrêter à la supériorité des produits de cet habile industriel, on peut dire avec vérité qu'entre l'usine de Fleurieux et ses timides imitateurs, il y a analogie quant à la nature des gaz éliminés et leurs conséquences au point de vue de l'hygiène publique. La différence n'existe que dans l'échelle d'exploitation. Ainsi dans la modeste usine de M. Teinturier comme dans l'importante fabrique de M. Guimet, c'est l'acide sulfureux qui, à certains moments, s'échappe avec la fumée de la houille. Il est produit par le soufre que l'on ajoute en petite proportion au mélange d'argile et de carbonates alcalins, dont on forme une pâte avec une faible quantité d'eau. Cette pâte est ensuite desséchée au four, puis soumise à l'action d'un fourneau dans des pots-creusets superposés les uns aux autres, et dans lesquels on trouve, après dix ou douze heures de calcination, un produit plus ou moins azuré dont les différentes zones sont enlevées et classées selon leur pureté, puis enfin purifiées par des lavages.

Pendant la calcination, l'excès de soufre qui n'est pas fixé par les substances alcalines s'échappe par la cheminée en s'ajoutant à la somme de ce même gaz qui est le produit inévitable et incessant de tous les foyers alimentés par la houille.

En thèse générale, vous avez toujours pensé que les usines à produits chimiques devaient être groupées dans des lieux éloignés des habitations d'agrément ; comme, par exemple, le quartier des Rivières, sur le bord du Rhône. Mais il faut, autant que possible, réserver cette localité aux industries de la première classe, ou aux plus importantes de la deuxième. Vos commissaires ont donc trouvé juste d'admettre une exception en faveur de quelques industries assez inoffensives, comme celle qui nous occupe. Ils n'ont rien vu dans l'établissement de M. Teinturier qui justifiât le nombre de signatures et l'exagération de plaintes des opposants dont les 19/20 sont tout à fait désintéressés dans la question. Dans notre opinion, et après un examen attentif des lieux et des appareils mis en œuvre, nous ne croyons pas que les voisins les plus rapprochés soient incommodés par le travail de M. Teinturier. Il suffira, pour plus de sécurité, d'ajouter à la hauteur de la cheminée qui serait portée à vingt-huit mètres au-dessus du sol. Nous vous rappellerons, Messieurs, que cette usine est établie sur une échelle fort restreinte ; que son unique four donne la mesure exacte de sa production, et que le propriétaire s'engage à n'en pas changer les proportions, ni en construire d'autre sans une nouvelle autorisation. N'oublions pas d'ailleurs que la voie judiciaire est toujours ouverte, en cas de préjudice constaté ; mais nous ne pensons pas que ce dernier recours puisse être invoqué contre le pétitionnaire.

Dans tous les cas, et dans la prévision de l'accroissements plus ou moins prochain de cette localité suburbaine appelée sans doute à devenir un faubourg populeux, nous serions d'avis de limiter la permission au maximum de dix ans de durée. Nous pensons aussi qu'il serait prudent de prendre des réserves au sujet des eaux de lavage qui, dans leur faible état de saturation peuvent être, sans inconvénient, absorbées dans le sol. Si pourtant il devait en résulter plus tard quelque altération des eaux du voisinage, il serait enjoint au sieur Teinturier de les faire transporter à l'égout le plus rapproché.

D'après ces considérations, Messieurs, nous avons l'honneur de vous proposer d'émettre un avis favorable à la demande du sieur Teinturier à la condition d'élever sa cheminé à 28 mètres au-dessus du sol, et de se conformer plus tard aux injonctions qui lui seraient adressées au sujet des eaux de lavage, en cas d'infiltration préjudiciable à ses voisins.

Lyon, le 27 juillet 1854.

PARRAYON.

DEUXIÈME RAPPORT.

Le classement du bleu d'outremer dans la troisième catégorie des établissements dangereux incommodes ou insalubres, vous a fait émettre, dans votre séance du 27 juillet dernier, un avis favorable à l'établissement d'une fabrique de ce genre à Monplaisir, et cela malgré la vive opposition d'un très-grand nombre d'habitants de cette localité. Vous avez jugé que l'industrie dont il s'agit est assez inoffensive et l'excellent rapport de notre honorable collègue M. Parrayon, vous a démontré que dans l'opération qui consiste à ajouter une petite proportion de soufre au mélange d'argile et de carbonates alcalins, pour en faire une pâte et la soumettre à la calcination, il ne peut pas se dégager assez de gaz acide sulfureux pour incommoder les voisins placés à une certaine distance.

. Vous avez donc pensé, que sauf certaines conditions indiquées dans le rapport, l'Administration pouvait sans inconvénient autoriser, à Monplaisir, la fabrication de l'outremer.

Aujourd'hui, un autre industriel, le sieur Guillon demande à M. le Conseiller d'Etat, l'autorisation de maintenir en activité une fabrique de bleu d'outremer qu'il a établie à Villeurbanne, près la rue Corne de Cerf, ainsi que la chaudière et la machine à vapeur qui y fonctionnent.

Cet atelier que j'ai visité ressemble exactement, quant au mode de fabrication, à celui de Monplaisir. Il contient trois fours destinés à recevoir les pots-creusets contenant la pâte préalablement desséchée pour être soumise à la calcination. Ces trois fours fonctionnent alternativement.

Les gaz résultants de la combinaison chimique qui donne le produit azuré, s'échappent avec la fumée de la houille par une cheminée dont la hauteur peut être évaluée à 10 ou 12 mètres. Les eaux qui ont servi à purifier le bleu au moyen de lavages successifs, sont absorbées dans le sol et elles ne peuvent pas nuire aux eaux du voisinage attendu que l'atelier est à une assez grande distance des habitations. Non loin de là d'autres ateliers de produits chimiques versent dans l'atmosphère des gaz bien plus incommodes que ceux de la fabrique du sieur Guillon, fabrique qui fonctionne depuis un an environ, et contre laquelle aucune opposition ne s'est produite.

Cet établissement, comme vous le voyez, Messieurs, est dans de très-bonnes conditions. Il est situé dans un quartier déjà livré à l'industrie où il existe peu de maisons d'agrément. Il fonctionne depuis longtemps sans avoir soulevé aucune réclamation, et d'autre part, l'avis de M. le Commissaire enquêteur, lui est tout à fait favorable.

J'ai donc l'honneur de vous proposer de répondre à M. l'Administrateur du département, qu'il y a lieu de faire droit à la demande du sieur Guillon, à la condition toutefois, qu'il élèvera sa cheminée à 18 mètres au moins au-dessus du niveau du sol et qu'il se conformera pour son appareil à vapeur à toutes les mesures de précaution que lui prescrira M. l'Ingénieur des Mines.

Lyon, le 16 novembre 1854.

Brévard.

Cochenille ammoniacale. — Dans le classement des ateliers le Conseil ne considère pas seulement l'industrie qui s'y exerce, mais aussi l'importance de ces ateliers eux-mêmes. Il est évident que le degré d'insalubrité ou

d'incommodité qui provient d'une usine dépend non-seulement de la nature des opérations qui s'y pratiquent, mais encore et surtout des proportions de son travail. Un exemple en ce sens sera fourni par le rapport qui suit :

Le sieur Dufour, teinturier, a organisé, rue Colbert, 78, un petit établissement dans lequel il se livre à la préparation de la cochenille ammoniacale dont il a besoin pour ses opérations de teinture. Cette fabrication, bien que montée sur une très-petite échelle, a été l'objet de plaintes très-vives de la part des habitants voisins : plaintes qui ont amené le sieur Dufour devant le tribunal de simple police, mais qui n'ont pas abouti, par cette raison que les fabriques de cochenille ammoniacale ne sont pas classées parmi les établissements insalubres ou incommodes. L'Administration préfectorale, dans le but de faire droit aux réclamations qu'a suscitées cette fabrique et de suppléer à son défaut de classement, vous demande s'il y a lieu de la classer, et dans quelle catégorie ?

Il est vrai que la préparation de la cochenille ammoniacale ne figure pas dans le tableau des industries insalubres et dangereuses ; cependant elle mérite, à mon avis, d'y être introduite au même titre que la préparation de l'orseille par l'ammoniaque qui est placée dans la deuxième classe. En effet, cette opération qui consiste à chauffer au bain-marie de la cochenille avec de l'alcali volatil, donne lieu à un abondant dégagement de gaz ammoniac dont la dispersion au milieu d'endroits habités ne peut se faire sans inconvénient sérieux. D'une manière générale, je crois donc que tout établissement destiné à la production de la cochenille ammoniacale devrait être assimilé aux fabriques d'orseille et placé comme celles-ci dans la seconde catégorie.

Mais ce classement serait un peu sévère pour le cas particulier qui nous occupe. Il ne s'agit pas ici d'une fabrique importante, produisant constamment et uniquement de la cochenille ammoniacale, mais d'un petit établissement qui fonctionne très-irrégulièrement ; dans lequel une fois ou deux par mois le fabricant vient faire sa provision. On ne peut donc l'assujétir aux mesures qui régissent les industries de deuxième classe. Je vous proposerai donc de répondre que l'industrie, qui a pour objet la préparation de la cochenille ammoniacale, doit être en raison des produits qu'elle déverse dans l'atmosphère placée dans la deuxième catégorie, mais que l'établissement du sieur Dufour, en raison de son peu d'importance, ne peut être considéré que comme un établissement de troisième catégorie, et que les inconvénients, mais momentanés auxquels il donne lieu, peuvent être à peu près annihilés par un ensemble de mesures convenables et très-simples.

Lyon, le 7 avril 1856.

A. GLÉNARD.

COULEURS POUR PAPIERS PEINTS.

Monsieur le Conseiller d'Etat,

J'ai l'honneur de répondre à votre lettre du 8 septembre, par laquelle vous me demandez dans quelle catégorie doit être classée l'industrie du sieur Chavassieux, qui demande l'autorisation de maintenir la fabrique de couleurs pour papiers de tentures qu'il exploite à Lyon, cours Vitton, n° 88.

L'industrie du pétitionnaire est des plus inoffensives. Ce n'est pas, à proprement parler, une fabrique. Aucune matère ne se prépare dans l'atelier, ni par les acides, ni à l'aide du feu. Des matières colorantes minérales ou végétales fabriquées dans des usines spéciales, sont achetées par le sieur Chavassieux, qui les lave, les purifie, puis les mélange dans diverses proportions pour obtenir des nuances diverses. Ces opérations ne produisent aucune émanation, pas de vapeurs, pas de gaz. Tout au plus quelques poussières qui ne s'échappent pas de l'atelier. L'industrie en question ne peut donc, par son importance, rentrer dans aucune des catégories instituées par la loi qui régit les établissements insalubres, puisqu'elle ne présente ni danger, ni insalubrité, ni incommodité, et il ne paraît pas qu'elle doive être l'objet d'aucune mesure particulière.

Agréez, Monsieur le Conseiller d'État, etc.

A. GLÉNARD.

CYANURE DE POTASSE LIQUIDE OU PRUSSIATE ROUGE DE POTASSE. --- Voici l'avis qu'a proposé le Conseil sur le classement d'une fabrique destinée à la préparation de ce produit.

J'ai visité l'établissement des sieurs Duvernay et Schoën, situé à Lyon, avenue de Vendôme, n° 7, sur le classement duquel vous m'avez fait l'honneur de me consulter, et voici le résultat de l'examen attentif auquel je me suis livré.

L'industrie des demandeurs consiste dans la préparation du cyanure rouge de potassium et de fer, ce qu'ils appellent *cyanure de potasse*. Ce produit résulte de l'action du chlore sur le cyanure jaune. Pour l'obtenir, ils opèrent de la manière suivante : Dans un tonneau dont le fond supérieur est percé de trois trous, on introduit une dissolution de prussiate jaune; puis on fait passer dans le liquide un courant de chlore gazeux. Ce gaz pénètre dans le tonneau jusqu'au fond au moyen d'un tube scellé à l'un des trous, puis l'excédant de chlore, ce qui n'est pas absorbé dans le liquide, s'échappe par le dernier trou auquel est adapté un tube de plomb de deux centimètres de diamètre qui, s'élevant le long du mur de la maison jusqu'au dessus des toits, jette dans l'atmosphère le gaz inutile. Le chlore est produit dans une bonbonne en grès chauffée au bain-marie. Lorsque l'opération est terminée, la bonbonne est enlevée, bouchée, et aussitôt portée au Rhône où on la vide. Le prussiate rouge obtenu est livré au commerce à l'état liquide, tel qu'il sort du tonneau. C'est à peine si l'on sent une légère odeur de chlore dans le petit atelier de préparation, grâce aux précautions que je viens de signaler.

La loi a classé dans la première et la deuxième catégorie les fabriques qui préparent des produits à l'aide du chlore. Mais on ne peut assimiler l'opération des sieurs Duvernay et Schoën, surtout dans les conditions où ils l'exécutent, aux opérations qui ont pour but la préparation des chlorates, des chlorures alcalins, etc., et on ne peut lui appliquer un classement aussi sévère. Toutefois, on ne doit pas non plus la laisser en dehors des classements, car elle exige certaines précautions pour être inoffensive. Je crois que l'industrie des sieurs Duvernay et Schoën, dans les conditions d'importance et de précautions où ils l'exercent, doit être placée dans la troisième classe des établissements dangereux ou insalubres.

Lyon, le 25 octobre 1853.

A, GLÉNARD.

DISTILLERIE DE BOUILLONS DE BIÈRE.

Par une dépêche en date du 7 mars, M. le Conseiller d'État chargé de l'administration du département du Rhône, vous invite à lui faire connaître dans quelle catégorie des établissements dangereux ou incommodes doit être classée une distillerie pour les bouillons de bière des brasseurs, que le sieur Victor Etienne se propose d'établir, rue Roquette, 13, à Vaise. J'ai l'honneur de vous communiquer le rapport qui m'a été demandé sur cette question.

Le décret du 15 octobre 1810 et l'ordonnance du 14 janvier 1815, rangent dans la deuxième catégorie les distilleries d'eau-de-vie et de liqueurs. Ce classement est motivé sur les dangers d'incendie dus à la présence de fortes quantités d'alcool ou à l'inflammation du gaz hydrogène qui peut se dégager en proportion considérable dans certaines fermentations, et d'autre part sur la crainte des explosions des chaudières dans lesquelles on distille des matières solides, molles ou susceptibles de former des dépôts abondants.

La distillation des bouillons de bière doit entrer dans cette catégorie parce qu'elle offre à un certain degré, les inconvénients que je signale et qu'il n'est rien de plus facile que de transformer les ateliers où on l'opère en distilleries de pommes de terre ou de grains qui entrent de droit dans la classe mentionnée.

En conséquence, j'ai l'honneur de vous proposer, Messieurs, de répondre à M. le Conseiller d'État chargé de l'administration du Rhône, que l'industrie du sieur Victor Étienne, doit être rangée dans la deuxième catégorie des établissements dangereux.

Lyon, le 16 mars 1854.

TISSERANT.

Dépôt de guano.

M. le Sénateur chargé de l'administration du département du Rhône vous a adressé le 30 Mai, une lettre par laquelle il vous signale comme pouvant porter atteinte à la santé publique un dépôt de guano existant rue Boileau, 69.

Vous êtes en même temps consultés pour savoir si ce dépôt doit être placé au nombre des établissements régis par le décret du 15 octobre 1810 et l'ordonnance du 14 janvier 1815 et dans quelle catégorie il conviendrait de le ranger.

Ce dépôt existe dans un vaste magasin du rez-de-chaussée d'une maison large de façade, étroite de profondeur, entre rue et cour, parfaitement ventilé et surmonté d'un seul étage. Il contient environ, 2,500 sacs de guano.

A ma première visite tout était fermé, personne n'était là pour ouvrir porte ou fenêtre de ce magasin, j'ai pu seulement constater que dans le voisinage et dans cet état d'occlusion, il n'existait pas d'odeur appréciable; une seule personne m'a-t-on dit pouvait se plaindre, c'est l'industriel dont l'atelier d'apprêtage se trouve immédiatement au-dessus du dépôt dont il n'est séparé que par un mince plancher de bois qui n'est ni revêtu de plâtre à la partie inférieure, ni carrelée à la surface supérieure. Je dus avertir M. Debar, dépositaire de ce guano, d'une seconde visite devenue indispensable. Cette fois toutes les fenêtres de l'entrepôt étaient ouvertes sur la rue, et, en m'arrêtant devant j'ai été frappé de l'odeur fortement ammoniacale qui s'en échappait. Dans l'intérieur, cette odeur n'était guère plus prononcée.... Le guano, poudre jaune, sèche et dont vous connaissez l'origine, placé en petite quantité sur la main et soumis à l'odorat ne donna qu'une faible odeur ammoniacale, mais réunie en grande masse elle est beaucoup plus prononcée et peut devenir intolérable, cependant elle est bien éloignée d'avoir les inconvénients de celle qu'exhale la poudrette puisque, ainsi que je l'ai dit, lorsque les portes et les fenêtres du magasin sont fermées, à peine peut-on soupçonner l'existence de ce dépôt.

En conséquence, je vous propose de répondre en général, qu'il y a lieu de placer les dépôts de guano dans la deuxième classe des établissements désignés par le décret du 15 octobre 1810.

Dans le cas particulier dont il s'agit, la maison n'a qu'un étage, l'autre côté de la rue n'est pas encore bâti, les voisins les plus immédiats n'ont porté aucune plainte excepté l'industriel dont l'atelier d'apprêtage est au-dessus du dépôt, et il faut reconnaître qu'il est fondé dans ses réclamations qui n'auront plus autant de poids s'il fait carreler son atelier, ce qu'il peut exiger du propriétaire et qui doit même lui être ordonné d'autre part à cause du voisinage assez rapproché d'une chaudière à vapeur destinée à faire fonctionner cette industrie.

Lyon, le 6 juin 1855.

ROUGIER.

DÉPÔT D'OS ET EAUX GRASSES.

Par une pétition, en date du 2 de ce mois, le sieur Liabeuf sollicitait de M. le Conseiller d'État, administrateur du département du Rhône, l'autorisation de conserver un dépôt d'eaux grasses et d'os, qu'il avait établi à Lyon, quai Sainte-Marie-des-Chaînes, 6.

En renvoyant la demande au Conseil, M. le Conseiller d'État invitait M. le Vice-Président à désigner un membre pour se rendre sur les lieux et faire connaître, dans un rapport, à quelle catégorie peut appartenir l'industrie du pétitionnaire.

Lorsque je me suis présenté au domicile indiqué, en vertu de la délégation du Conseil, le dépôt n'existait plus. Le sieur Liabeuf se rendant aux observations de M. le commissaire de police du quartier, avait transporté le siège de la nauséabonde industrie dans un local voisin du fort Lamotte. Il ne restait chez lui qu'une très-petite quantité d'os frais, apportés, le matin, des cuisines de l'École vétérinaire et qu'il se disposait à transférer dans son nouveau local. Il ne m'a donc été possible de juger que par induction du degré d'incommodité qu'avait pu présenter le dépôt incriminé; mais l'aspect des lieux, l'extrême fétidité qu'ils retiennent encore par suite de l'absence de toute ventilation, l'étroit espace qui renfermait les matières, objet du commerce du sieur Liabeuf, ces diverses observations ont suffi pour me démontrer que les plaintes du voisinage étaient parfaitement justifiées, et qu'il était urgent, en effet, de supprimer ce foyer d'infection.

Quant à la classe dans laquelle cette industrie peut être rangée, il m'a semblé que si elle ne peut absolument rentrer dans la première catégorie, comme les voiries et dépôts d'immondices, elle doit, du moins, être assimilée aux établissements de deuxième que leur incommodité souvent plus grande que celle des établissements de la première catégorie, fait éloigner des quartiers habités.

Par ces motifs, et le sieur Liabeuf n'ayant pas renoncé à réintégrer son dépôt dans la maison qu'il occupe, sur le quai Sainte-Marie-des-Chaines, j'ai l'honneur de proposer au Conseil d'émettre l'avis suivant :

Le sieur Liabeuf ne pourra, dans aucun cas, rétablir son dépôt d'os et d'eaux grasses dans le local qu'il habite, quai Sainte-Marie des-Chaines.

Il devra se pourvoir d'une autorisation régulière pour exploiter, s'il y a lieu, son industrie dans le nouveau local qu'il a choisi près du fort Lamotte.

Lyon, le 22 juin 1854.

FRAISSE.

FABRIQUES DE TORCHES.

Le sieur Christophe Thibaudier, demeurant quai de la Vitriolerie, n° 6, a demandé l'autorisation d'établir une fabrique de torches à Lyon, quartier de la Villette, chemin de la Corne-de-Cerf; vous êtes consultés sur la question de savoir dans quelle classe il y aurait lieu de placer cette industrie.

Les torches, comme vous savez, ne sont autre chose que du chanvre imprégné de matières résineuses. Leur préparation est des plus simples; les résines sont tenues en fusion dans une chaudière et les filasses du chanvre sont plongées dans le liquide. Il résulte de cette courte, mais suffisante indication, que les opérations de cette industrie peuvent donner lieu à quelque odeur, et aussi à quelques chances d'incendie. Toutefois, le peu d'importance de cette fabrication ne permet pas un classement bien sévère.

A mon avis, la prudence sera satisfaite, si on range cette industrie dans la deuxième classe des établissements insalubres ou dangereux.

Lyon, le 20 avril 1858.

A. GLÉNARD.

Le Conseil a fait de la manière suivante l'application des conclusions qu'on vient de lire.

Le sieur Thibaudier demande l'autorisation de maintenir en activité une fabrique de torches, qu'il exploite à la Guillotière, chemin de la Corne-de-Cerf, quartier de la Villette.

Cette industrie, qui a pour principal inconvénient le danger d'incendie, est placée dans la deuxième catégorie des établissements incommodes, dans laquelle figurent les fabriques de vernis.

Le matériel de M. Thibaudier, se compose d'une chaudière d'un mètre vingt-cinq environ de diamètre, placée sur un fourneau portatif dont le tirage s'effectue au moyen d'un cornet de poêle. Cette chaudière sert à tenir en fusion une assez grande quantité de résine. On plonge dans ce liquide résineux des cordes grosses et d'un mètre de longueur, jusqu'à ce qu'elles en soient bien imprégnées, on les sort alors, en les roulant entre deux planches ; on les entoure de papier et en refroidissant elles acquièrent la consistance convenable.

Cet atelier est placé dans un endroit isolé contre le mur qui longe une rue inhabitée, il est pour ainsi dire en plein air.

Je crois que dans l'état actuel des lieux il peut être autorisé, mais en faisant des réserves pour l'avenir dans le cas où le quartier de la Villette, prenant de l'importance, il deviendrait nécessaire de repousser plus loin cet établissement dangereux.

GUILLIERMOND.

Dépôts d'huiles de résines et de cartons bitumés.

M. le Sénateur vous prie de lui faire connaître dans quelle catégorie des établissements dangereux ou insalubres doit être rangé le dépôt d'huiles de résines et de cartons bitumés, établi par le sieur Forét, rue des Augustins, n° 2.

Je viens, Messieurs, vous rendre compte de la visite que j'ai faite dans cet établissement. Le jour où je m'y suis rendu, l'odeur n'était pas très-forte et ne se répandait pas au dehors. J'y ai trouvé une quantité assez considérable de cartons bitumés, mais je n'y ai trouvé qu'une seule bonbonne d'huile, le dépôt ayant été transporté rue de l'Angile, ainsi que le déclare M. le Commissaire de police dans son rapport à M. le Sénateur. Néanmoins, les habitants du quartier, que j'ai interrogés, m'ont exprimé les plaintes les plus vives; ils m'ont assuré que l'éloignement du dépôt n'était que partiel, que souvent on apportait dans le magasin des tonneaux pleins d'huiles de résines, et que celles-ci étant transvasées à chaque instant, répandaient une odeur qui devenait insupportable vers certaines heures du jour, s'introduisait dans les appartements et finalement les incommodait au plus haut degé.

Cette huile, en effet, répand une odeur empyreumatique des plus pénétrantes. D'ailleurs le local qu'occupe le sieur Forét est trop petit pour que des matières aussi encombrantes que des cartons et des huiles puissent y être transportées sans inconvénient. En outre, la nature de ces substances, rend permanent le danger de l'incendie.

En conséquence, Messieurs, je propose de répondre à M. le Sénateur que cet établissement doit être rangé dans la deuxième catégorie comprenant les dépôts d'huiles de térébenthine et autres huiles essentielles.

Lyon, le 24 juillet 1856.

GUILLIERMOND.

Peinture et dorure sur porcelaine.

Monsieur le Préfet, par une lettre adressée au Vice Président du Conseil d'hygiène publique et de salubrité, vous demande à propos de la requête du sieur Mas, peintre et doreur sur porcelaine, si cette industrie doit être classée parmi les établissements régis par le décret du 15 octobre 1810 et l'ordonnance du 14 janvier 1815 ?

Comme rapporteur désigné par vous pour résoudre cette question, et après une visite minutieuse de l'atelier du sieur Mas, situé rue des Prêtres nº 18, je répondrai : que les mouffles ou vases de terre destinés à contenir les porcelaines sur le vernis desquelles on applique les couleurs broyées et la dorure qui doivent s'y parfondre au moyen de la chaleur, sont exactement clos et ne laissent échapper que très-peu de fumée, car les petits fours sont chauffés au bois, et leur température est toujours très-inférieure à celle de la fusion de l'argent. Ils sont construits sous la cheminée de l'appartement avec laquelle ils communiquent, et sont pourvus d'une capotte qui recueille tous les gaz qui pourraient s'échapper. La seule odeur qui se répande dans l'appartement, est celle de l'essence de térébenthine ou de lavande employées en très-petite quantité pour délayer les couleurs dont se servent les ouvriers, odeur qui ne peut en aucune façon incommoder ni ceux-ci, ni les voisins. Cet atelier ne donne lieu en outre à aucun danger d'incendie.

Je vous propose donc, Messieurs, d'adresser à M. le Préfet l'avis : qu'il n'y a aucun inconvénient à laisser le sieur Mas exercer son industrie, et que cet établissement ne doit pas être rangé parmi ceux que la loi atteint comme dangereux, incommodes ou insalubres.

Lyon, le 25 novembre 1852.

Brévard.

Pulvérisation de drogues.

Le sieur Jandet exploite, depuis 1840, rue St-Amour à la Guillotière, une industrie nouvelle à Lyon, qui consiste à réduire en poudre les substances que les droguistes pulvérisaient autrefois dans leurs laboratoires au fur et à mesure de la consommation.

Les bras employés à cet usage ont été remplacés, dans l'atelier du sieur Jandet par un mécanisme à la vapeur qui fait mouvoir en ce moment 24 pilons et 2 meules roulantes. Ces pilons, dont la longueur est de deux mètres environ, tombent d'une certaine hauteur dans des mortiers en fonte qui contiennent les drogues destinées à la pulvérisation. Toutes les substances médicinales et autres susceptibles d'être employées à l'état de poudre, sont livrées au commerce par cet industriel qui jusqu'ici a continué son travail sans autorisation. Mais aujourd'hui, M. le Conseiller d'État, chargé de l'administration du département du Rhône, auprès de qui le sieur Jandet s'est pourvu aux fins d'une autorisation régulière vient vous demander dans quelle catégorie des établissements dangereux, incommodes et insalubres l'atelier dont il s'agit doit être classé.

J'ai visité pour répondre à cette demande l'établissement du sieur Jandet et je n'ai rien vu qui puisse le faire considérer comme dangereux ou insalubre, et comme tel il ne peut pas être classé ; mais il n'en est pas de même sous le point de vue de l'incommodité. Ainsi il est facile de comprendre que le bruit produit par la chute cadencée des pilons dans les mortiers, que le bruit des meules roulantes joint à celui des rouages et des appareils nécessaires à mettre tout le système en mouvement pourraient incommoder le voisinage, si l'atelier était placé au centre de la population.

Par ce motif je pense qu'on doit considérer un établissement de ce genre comme très incommode, et j'ai l'honneur de vous proposer de répondre à M. le Conseiller d'État, que l'atelier du sieur Jandet doit être classé dans la deuxième catégorie, en indiquant le *bruit* comme l'inconvénient qui y est attaché.

Lyon, le 30 avril 1854.

Brévard.

PERSULFATE ET PERCHLORURE DE FER.

Monsieur le Conseiller d'État,

Vous m'avez fait l'honneur de me consulter au sujet de la demande formée par le sieur Saint-Lager, dans le but d'obtenir l'autorisation d'établir, chaussée Perrache n° 30, une fabrique de perchlorure et de persulfate de fer ; vous demandez à quelle classe appartiennent les produits que le sieur Saint-Lager se propose de fabriquer. Pour me mettre à même de répondre à cette question, j'ai eu avec le demandeur une entrevue, et il résulte des explications qu'il m'a données sur ses intentions, sur ses procédés de fabrication, que pour le moment cette industrie présente fort peu d'inconvénients et doit tout au plus appartenir à la troisième classe des établissements insalubres. Cependant ce classement ne peut être définitif, il doit être subordonné à l'extension qui pourrait être donnée plus tard, en cas de succès, à cette fabrication qui aujourd'hui n'est qu'un essai. Aussi à supposer qu'une autorisation dût être donnée comme à un établissement de troisième classe, ce ne pourrait être que pour un temps limité, dans la prévision que l'expérience, qu'un accroissement d'importance de cette industrie pourraient motiver plus tard un classement plus sévère.

Recevez, etc.

A. Glénard.

Lyon, le 20 septembre 1853.

La description de cette industrie, ainsi que la suite donnée à la demande du sieur Saint-Lager, sont exposées dans le rapport suivant :

Le sieur Saint-Lager a demandé l'autorisation d'établir à Lyon, chaussée Perrache, n° 30, une fabrique de perchlorure et de persulfate de fer à vase clos. Cette demande porte une date déjà ancienne, elle est du mois d'août dernier. Il ne sera pas inutile que j'explique ici la marche qu'a suivie cette affaire, afin de vous faire comprendre pourquoi aujourd'hui seulement vous êtes appelés à donner votre avis à ce sujet.

La demande faite par le sieur Saint-Lager, avait pour objet l'établissement d'une industrie en quelque sorte nouvelle, la fabrication d'un produit connu, il est vrai, mais par des procédés nouveaux. Les ordonnances relatives au classement des industries ne mentionnent pas celle du pétitionnaire ; l'Administration pour donner suite à la demande du sieur Saint-Lager, pour suivre la marche convenable, marche qui, vous le savez, varie suivant la catégorie à laquelle appartient l'établissement qui fait l'objet de la demande, l'Administration avait besoin d'être renseignée sur la nature et le classement de la fabrique du sieur Saint-Lager. C'est dans cette vue qu'elle a consulté directement votre secrétaire, qui, après avoir pris connaissance de la nature des produits à fabriquer et du mode de fabrication indiqués dans la demande, a répondu par une lettre en date du 20 septembre dernier, dont copie vous a été remise. Par cette lettre, votre secrétaire expliquait la nature de l'industrie du sieur Saint-Lager, et concluait en la classant dans la troisième catégorie. Connaissance de ces détails et conclusions a été donnée à M. le Ministre de l'agriculture et du commerce qui, par un arrêté en date du 13 janvier dernier, a confirmé le classement proposé par votre secrétaire.

Ce premier point établi, l'Administration a procédé aux formalités appropriées aux établissements de troisième classe, et aujourd'hui elle vous consulte sur la question de savoir s'il y a lieu d'accorder l'autorisation demandée.

Une description rapide de la fabrique du sieur Saint-Lager, suffira, je l'espère, pour motiver les conclusions de ma lettre du 20 septembre dernier, relative au classement de cette industrie, ainsi que celles que je vais avoir l'honneur de vous proposer.

Le sieur Saint-Lager prépare du perchlorure de fer liquide ou espèce de mordant de rouille destiné à remplacer économiquement, dans beaucoup de cas, le mordant de rouille ordinaire préparé à l'aide de la couperose verte et de l'acide nitrique. Pour cela, il se sert d'un oxyde de fer naturel (oxyde en grain), et d'acide chlorhydrique. Dans des bonbonnes en grès semblables à celles employées dans les fabriques de chlore, c'est-à-dire garnies intérieurement d'un cylindre percé de trous, faisant fonction de filtre qu'on peut enlever à volonté, s'opère la réaction entre l'acide chlorhydrique et l'oxyde de fer. Ces bonbonnes, au nombre de douze disposées sur deux rangs, sont placées dans une caisse en tôle épaisse contenant de l'eau ; on élève la température de cette eau au moyen de la vapeur, ou bien à l'aide d'un foyer placé au-dessous de la caisse en tôle. Les bonbonnes sont donc chauffées au bain-marie. La température à laquelle elles sont soumises volatilise très-peu de gaz acide. Du reste, une précaution a été prise pour éviter qu'il ne s'en répande dans l'atmosphère. La grande ouverture des bonbonnes est bouchée par un couvercle en plomb, dont le bord recourbé entre dans une rainure pratiquée dans le bord même de la bonbonne ; les joints sont garnis avec de l'argile. Une tubulure latérale, étroite reste ouverte, mais débouche dans un tube qui va plonger dans un baquet contenant de l'eau de chaux, de telle sorte que l'acide chlorhydrique échappé de la bonbonne, s'engage dans ce tube et s'absorbe ensuite facilement par la chaux. A l'aide de ces douze bonbonnes on peut préparer près de 1,000 kilogr. de perchlorure de fer par jour ; lorsque l'opération est finie, on retire le produit qui ne répand point ou à peine des vapeurs acides.

Par ces détails, on peut voir que l'industrie du demandeur présente bien peu d'inconvénients sérieux, et que si ce n'était que les accidents inhérents à ces sortes de fabrications et qu'on ne peut pas toujours éviter, ou ceux provenant d'un manque de surveillance ou de soin, on pourrait presque la tolérer au milieu même de la ville. Mais l'usine du sieur Saint-Lager fonctionne à peine, elle vient de naître, il est bien possible que l'expérience y décèle des inconvénients qu'il est difficile de prévoir aujourd'hui, et contre lesquels il est bon de se tenir en garde. D'un autre côté, l'emplacement choisi par l'industriel est sur le bord même de la chaussée Perrache, dans un quartier que la gare du chemin de fer appelle certainement à un brillant avenir ; il ne serait peut-être pas prudent de laisser l'industrie chimique y prendre une trop grande extension. Ces considérations me portent à proposer à votre adoption les conclusions suivantes :

Le Conseil est d'avis que l'on peut autoriser le sieur Saint-Lager à établir une fabrique de perchlorure de fer et de sulfate de peroxyde (traitement direct du peroxide par l'acide sulfurique ou hydrochlorique au bain-marie), au lieu indiqué dans sa demande, à condition que les procédés actuellement en vigueur et les mesures de précautions prises contre le dégagement des vapeurs acides, procédés et mesures de précaution indiqués dans ce rapport, seront constamment suivis et appliqués.

Aucune extension ne pourra être donnée à cette fabrication sans une nouvelle autorisation.

L'Administration se réserve le droit d'imposer toute nouvelle mesure de précaution qu'elle jugera convenable, et même de retirer son autorisation dans le cas où des inconvénients sérieux pour le voisinage viendraient à résulter, soit d'un changement dans les procédés de fabrication, soit de l'inexécution des mesures de précautions employées actuellement, soit de toute autre cause qui ne se peut prévoir, quant à présent, mais que l'expérience pourra révéler dans l'avenir.

Lyon, le 14 mars 1854.

A. Glénard.

FABRIQUES DE OUATES. — Les fabriques de ouates sont des fabriques beaucoup plus dangereuses qu'on ne le suppose généralement. Leur classement n'est pas assez sévère. A Lyon, c'est par de terribles accidents que nous avons appris à les connaître. Nous croyons donc devoir appeler l'attention sur cette industrie, dans l'espoir de provoquer contre ces établissements plus de méfiance, et par suite des mesures administratives plus conformes aux règles de la prudence. Dans ce but, nous publierons une série de rapports dont cette industrie a été l'objet, qui seront comme les pièces du procès que nous intentons aux fabriques de ouates et à l'aide desquelles nous espérons bien faire partager à tous notre manière de voir.

La première pièce est une lettre en réponse à une demande d'avis adressée au Conseil par l'Administration au sujet de plaintes portées contre une fabrique de ouates.

Monsieur le Conseiller d'État,

Conformément au désir que vous m'avez fait l'honneur de me témoigner par votre lettre du 16 décembre dernier, j'ai visité la fabrique de ouates du sieur Perrin, située à Lyon, rue Tramassac, qui a été l'objet de plaintes sérieuses de la part des locataires voisins ; voici le résultat de l'examen attentif auquel je me suis livré.

Cette fabrique est située sur le derrière de la rue ; elle occupe toute une petite maison ou màsure mal construite, formée de deux étages et enclavée dans d'autres maisons de meilleure apparence. L'industrie qui s'exerce en ce lieu se trahit d'avance par une poussière grise ou noirâtre qui recouvre les murs environnants et provient du cardage du coton. Cette poussière constitue une grande incommodité ; cependant ce n'est pas là l'objet principal des plaintes du voisinage. Ce qui cause l'inquiétude des voisins, c'est le danger d'incendie que présente cette industrie. Or, je suis obligé de le dire, cette inquiétude, les plaintes qui en ont été la suite me paraissent parfaitement motivées. Vous allez en juger :

Une grande pièce, non plafonnée au premier, fait office de séchoir à air chaud. La chaleur est fournie par un poêle d'une dimension assez considérable placé à peu près au milieu. Des cadres sur lesquels sont établies les plaques de ouates pendent de tous les points des solives supérieures, et entourent même le poêle. On conçoit facilement, en présence de ce mode barbare de chauffage, de séchage, combien souvent on doit courir le risque de mettre le feu à ces matières inflammables qui remplissent la chambre. Cependant le poêle n'est pas la seule cause possible d'incendie ; il en est une autre non moins à craindre ; c'est le travail à la lumière dont on ne peut se dispenser pendant les journées si courtes de l'hiver. Au-dessus de la pièce dont nous venons de parler, il en est une autre où se fait le séchage du coton teint. Cette pièce est chauffée par le tuyau du poêle d'en bas qui la traverse. Comme dans la précédente, on y travaille à la lumière. Il suffit, je crois, d'expliquer ces faits pour faire juger du degré de danger qui peut en résulter. Du reste, au dire de l'industriel, le feu a déjà pris dans cet établissement.

Je me suis demandé si, par quelques précautions, à l'aide de certaines mesures de sûreté, on pourrait se mettre à l'abri du danger inhérent à la fabrique du sieur Perrin ; mais cela m'a semblé impossible dans les conditions où se trouve cet industriel. Tout ce qu'on ferait ne pourrait tout au plus qu'atténuer le danger, mais ne le ferait pas disparaître. Je suis d'avis que dans l'intérêt du quartier, comme dans celui de l'industriel lui-même, l'on doit interdire cette fabrication ; c'est, selon moi, le seul moyen de donner satisfaction aux justes plaintes des habitants sans sacrifier l'industrie ;

car il sera moins coûteux certainement au sieur Perrin de se loger autre part dans un local convenable, que de réorganiser son atelier actuel de manière à ce qu'il présente toutes les garanties de sécurité qu'on est en droit d'exiger.

En conséquence, Monsieur le conseiller d'État, considérant que l'établissement du sieur Perrin, par son organisation, présente un danger permanent d'incendie pour le quartier, j'ai l'honneur de vous proposer de faire fermer cette fabrique.

Lyon, le 13 mars 1854.

A. GLÉNARD.

Peu après, la lettre suivante fut adressée au secrétaire du Conseil :

Monsieur le Secrétaire,

J'ai reçu votre rapport du 13 de ce mois, relatif à la plainte formée contre la fabrique de ouates du sieur Perrin, sise à Lyon, rue Tramassac.

Je vous remercie de cet envoi.

Par pétition en date du 26 février dernier, le sieur Perrin sollicite l'autorisation de transférer sa fabrique dans la rue Saint-Georges, et d'y établir une chaudière et une machine à vapeur; j'aurais besoin, pour instruire cette demande d'une manière convenable, de connaître à quelle catégorie appartiennent les fabriques de ouates.

Je vous serai obligé, en conséquence, de me faire parvenir ce renseignement comme complément de votre rapport précité.

Agréez, etc.

Pour le Conseiller d'État,
chargé de l'administration du département du Rhône,
Le Secrétaire-Général,

BELENGER.

Voici la réponse :

Monsieur le conseiller d'État,

J'ai l'honneur de répondre à votre lettre du 20 mars, par laquelle vous demandez dans quelle catégorie sont placées les fabriques *de ouates*.

On ne peut classer d'une manière absolue les fabriques de ouates ; il faut tenir compte nécessairement de la manière dont elles sont organisées. Telle fabrique, en raison de ses dispositions , présente des dangers sérieux qui doivent la faire considérer comme établissement de première classe, telle au contraire n'offre plus que des inconvénients de peu d'importance qui l'assimilent aux fabriques de troisième ordre. Vous allez comprendre cela facilement.

La fabrication de la ouate se compose de plusieurs opérations Il faut d'abord carder le coton , le disposer en espèces de plaques. Cette opération engendre une assez grande quantité de poussière cotonneuse, incommode surtout pour les ouvriers. C'est là un inconvénient, mais dont l'action est en quelque sorte bornée à l'atelier où se pratique le cardage.

La carde étant prête on l'étend sur un cadre et on l'encolle d'un côté, puis on la fait sécher. C'est dans le séchage que se trouve le danger. Que le séchoir soit mal organisé , que le foyer calorifique soit placé au milieu même des cardes, de telle sorte que celles-ci puissent par accident se trouver en contact avec une poêle rouge, comme chez le sieur Perrin , évidemment ce sont là des conditions fâcheuses qui présentent de nombreuses chances d'incendie et justifient un classement sévère des fabriques de ouates. Mais si l'atelier, mieux disposé , est chauffé à l'aide d'un procédé qui ne permette pas au coton de se trouver jamais en contact avec des surfaces incandescentes ou des matières embrâsées ; si , en un mot, le séchoir est chauffé à la vapeur ou par l'air chaud , et que le foyer échauffant soit en dehors du séchoir, loin des magasins de ouate, alors disparaît le danger d'incendie , et il ne reste plus à cette industrie que des inconvénients.

En résumé, Monsieur le conseiller d'État, je crois que l'on peut classer de deux manières les fabriques de ouate :

1º Placer dans la première catégorie les fabriques dans lesquelles le séchage de la carde ou ouate se fait au moyen de poêles ou autres appareils de chauffage placés dans le séchoir même :

2º Placer dans la troisième classe celles dans lesquelles le séchoir est échauffé au moyen d'appareils à vapeur, ou de calorifères bien construits et dont la source de chaleur est placée en dehors du séchoir, hors d'atteinte des matériaux si combustibles employés dans cette industrie.

Agréez , etc.

Lyon , le 22 mars 1834.

A. Gléxard.

Les propositions de classement énoncées dans la lettre précédente soumises à l'approbation ministérielle n'ont pas été adoptées. M le conseiller d'Etat, administrateur du département en a informé le Conseil en lui communiquant une lettre du ministre que nous croyons utile de placer ici.

M. le Préfet, j'ai reçu, avec votre lettre du 25 mars dernier, copie d'un rapport du Conseil d'hygiène publique et de salubrité du département du Rhône sur la question du classement des fabriques de ouate.

Vous désirez savoir si, comme le propose le Conseil d'hygiène dans son rapport précité, les fabriques de ouate peuvent être placées dans la première ou la seconde classe des établissements dangereux ou incommodes, suivant que le séchage de la ouate s'opère au moyen de poêles , ou au moyen d'appareils à vapeur.

Déjà, en 1848, le Comité consultatif des arts et manufactures appelé à donner son avis sur cette question, a reconnu que, bien qu'il y eût à Paris même des fabriques de ouate qui n'excitaient aucune plainte de la part des voisins , il était incontestable que, dans beaucoup de cas et dans certaines circonstances locales, ces établissements pourraient avoir des inconvénients réels. Ainsi, la grande poussière qui se produit, notamment dans la fabrication des ouates communes, peut être très-incommode. Quant aux dangers d'incendie, ils sont imminents, si l'on ne prend pas de grandes précautions dans la construction des appareils de chauffage et des séchoirs.

D'après ces considérations, le Comité consultatif des arts et manufactures déclara que les fabriques de ouate devaient être rangées dans la troisième classe des établissements insalubres, et cette opinion fut adoptée par mon département.

En conséquence, et en attendant un classement définitif, vous devez assujétir cette industrie aux formalités prescrites pour les ateliers de la classe ci-dessus déterminée.

Je vous renvoie ci-joint le rapport du Conseil d'hygiène de votre département.

Paris, le 20 avril 1854.

Recevez etc.

Pour copie conforme,
Le Secrétaire-Général,

BÉLENGER.

La demande du sieur Perrin eut son cours ; elle fut l'objet du rapport suivant :

Le sieur Perrin a demandé à M. le Conseiller d'Etat, Préfet du Rhône, l'autorisation 1° d'établir rue Port Mouton, quartier Saint-Georges, une fabrique de ouates, 2° d'y faire usage d'une chaudière et d'une machine à vapeur.

Chargé par vous d'examiner cette affaire, je viens vous rendre compte de ma mission.

L'établissement pour lequel le sieur Perrin sollicite une autorisation est du nombre de ceux qui entraînent avec eux le danger d'incendie ; soit à cause de la grande quantité de coton qu'on est obligé d'avoir en entrepôt, soit surtout à cause de l'opération qui consiste à sécher et gommer au moyen d'un calorifère à feu nu les cardes de coton ; mais dans l'atelier du pétitionnaire ce danger disparaît : ainsi ce sont de grands magasins au rez-de-chaussée qui lui servent d'entrepôt, des voûtes épaisses les recouvrent et préserveraient les appartements supérieurs en cas d'accident ; et puis le sieur Perrin a modifié complètement le gommage et le séchage de ses marchandises, en substituant aux calorifères à feu nu des calorifères à vapeur et en faisant dissoudre à la vapeur d'eau les substances nécessaires au gommage des cotons.

La machine à vapeur est destinée à faire mouvoir plusieurs cardes cylindriques, elle est placée dans une cour couverte et remplace une autre machine de même catégorie pour laquelle le locataire précédent avait obtenu une autorisation.

Il n'y a donc aucun inconvénient, ainsi que le reconnaît M. le commissaire de police du quartier, à faire droit à la demande du sieur Perrin, et je vous propose d'émettre l'avis qu'il y a lieu de lui accorder l'autorisation d'établir une fabrique de ouate, rue Port Mouton, n° 1, ainsi qu'une chaudière et une machine à vapeur de la 3e catégorie.

Lyon, le 22 juin, 1854.

BRÉVARD.

La fabrique du sieur Perrin fut donc autorisée. Elle était organisée dans des conditions relativement bonnes ; installée dans une maison en pierres, solidement construite, pourvue de séchoirs à vapeur, elle devait inspirer peu d'inquiétude. Cependant au bout de quelque temps la fabrique et le vaste bâtiment de la Commanderie dans lequel elle était située, avaient disparu dans un incendie. Ainsi se trouvaient et d'une façon bien cruelle justifiées les appréhensions du Conseil d'hygiène.

Un incendie qui faillit être plus terrible que le premier à cause des conditions dans lesquelles il s'est développé est venu ajouter aux craintes légitimes inspirées par les fabriques de ouate. A la suite de cet incendie, une véritable alarme s'est répandue dans tout le quartier Saint-Paul, où venait de brûler une fabrique et où bon nombre d'autres sont en pleine activité. Une sorte de conspiration s'organisa contre elles ; on tenta de les déloger. Dans ce but, une pétition fut adressée à l'Administration contre la fabrique du sieur David, qui fut signalée comme constituant un danger permanent d'incendie pour tout le quartier.

Cette pétition fut renvoyée au Conseil avec la lettre suivante :

Monsieur le Vice Président,

J'ai l'honneur de vous communiquer une pétition qui m'est adressée par un certain nombre d'habitants du quartier Saint-Paul, au sujet de la fabrique de ouate du sieur David, sise à Lyon, rue Juiverie, 20.

Je vous prie de vouloir bien m'adresser, le plus promptement qu'il vous sera possible, l'avis du Conseil d'hygiène publique et de salubrité, sur les mesures qu'il y aurait lieu de prescrire pour prévenir tout danger.

Je vous serai obligé de me renvoyer, en même temps, la pièce communiquée.

Agréez etc.

Pour le Sénateur,
chargé de l'administration du département du Rhône,
Le Secrétaire général,
BÉLENGER.

Le Conseil a répondu par le rapport ci-après :

Une pétition signée par bon nombre d'habitants du quartier Saint-Paul a été adressée à M. le Sénateur chargé de l'Administration du département, dans le but d'appeler son attention sur la fabrique de ouates du sieur David située rue Juiverie, 20, laquelle est signalée comme constituant un danger permanent d'incendie pour le quartier. Cette pétition vous a été renvoyée par l'Administration, et on vous demande d'indiquer les mesures à prendre pour prévenir tout danger. Chargé de cette affaire, j'ai l'honneur de vous rendre compte de ma mission.

Les fabriques de ouates sont des établissements éminemment dangereux, en raison des nombreuses chances d'incendie qu'ils présentent et que les précautions les plus minutieuses ne peuvent réussir à conjurer toujours. C'est là un fait incontestable qui ressort nettement de l'étude de ces fabriques, que vous avez signalé dans maints rapports, et qui a dû nécessairement vous inspirer une certaine sévérité à l'égard des établissements destinés à la préparation de la ouate. Aussi, consultés il y a quelques années au sujet de la fabrique du sieur Perrin, située rue Tramassac, après examen détaillé, vous avez demandé qu'elle fût fermée. Consultés plus tard sur le classement de cette industrie, vous avez opiné pour un classement sévère. Votre avis n'a pas été adopté. Une décision ministérielle a placé ces établissements dans la 3ᵉ catégorie.

De terribles événements sont survenus qui ont donné raison à votre prudence. Ainsi, la fabrique du sieur Perrin, établie sur le quai Fulchiron, dans l'arrière-bâtiment de la Commanderie, est devenue la proie des flammes. Ainsi cet hiver, une fabrique de ouates située à la montée du Change a brûlé, et ses flammes ont un instant menacé de dévorer le quartier. L'expérience atteste donc hautement le danger inhérent aux fabriques de ouates, elle dicte aussi la conduite à tenir à leur égard. En principe, nous ne devons pas hésiter à le répéter, ces fabriques doivent être déclarées dangereuses au premier degré, et par suite on doit les isoler des habitations.

L'incendie de la fabrique de la montée du Change qui a eu lieu cet hiver, et qui, plusieurs jours de suite, a inspiré les plus vives inquiétudes pour le quartier, cet incendie, en révélant au public le danger que recélaient ces sortes d'établissements les a mis en légitime suspicion. Aussi, les habitants du quartier Saint-Paul, redoutant le retour de semblables événements en raison de l'existence d'une autre fabrique de ouate, celle du sieur David, ont rédigé une pétition contre cette fabrique, pétition qui renferme implicitement l'espoir d'une suppression.

A coup sûr, nous ne nous étonnerons pas des réclamations du quartier Saint-Paul, elles sont justifiées et par leur objet même et par les circonstances qui les ont fait naître ; et, si nous pouvions suivre uniquement nos inspirations, nous ferions ici l'application des principes indiqués tout-à-l'heure, nous conseillerions la suppression de l'établissement, attendu que nous ne pensons pas que les précautions, même les plus minutieuses, puissent écarter absolument le danger d'incendie. Mais des mesures aussi radicales ne peuvent être appliquées ici ; car, d'une part l'établissement dont il s'agit n'appartient qu'à la 3e catégorie, et, d'autre part, le sieur David est muni d'une autorisation régulière aux termes de laquelle il s'est conformé. Il ne nous reste donc plus qu'à prescrire les moyens, les précautions que nous croirons les plus propres à prévenir le danger du feu ; c'est d'ailleurs là-seulement ce que nous demande M. le Sénateur, par sa lettre. Dans ce but, j'ai visité attentivement l'établissement du sieur David. Il est situé rue Juiverie, 20. Il occupe presque toute la maison, qui se compose d'un corps de bâtiment sur la rue et d'un autre corps sur le derrière, séparé du premier par une petite cour. Une chaudière à vapeur est située dans cette cour. C'est elle qui donne la force nécessaire pour mettre en mouvement les machines à carder, et qui distribue par des tuyaux de cuivre circulant dans des pièces situées à divers étages la chaleur nécessaire pour sécher le coton avant et après le cardage. Ainsi, comme on voit, le séchage se fait à la vapeur. La fabrique proprement dite occupe l'arrière-corps de bâtiment ; elle se compose de plusieurs pièces superposées dans lesquelles se pratique le cardage du coton, de pièces servant de séchoirs. Dans le bâtiment sur la rue se trouvent les magasins de vente, l'entrepôt des cotons ; l'étage supérieur sert de séchoir à air libre. Cette fabrique, l'une des plus anciennes et des plus considérables, je crois, de Lyon, est dans des conditions relativement bonnes. Je me suis assuré que, contrairement à ce qui est dit dans la pétition, on n'employait pour la confection, l'apprêt de la ouate, aucune matière, aucune essence capable d'augmenter la combustibilité du coton. Si l'expérience ne devait nous porter à exagérer en quelque sorte les mesures de prudence à l'égard de ces fabriques, nous nous tiendrions peut-être pour satisfaits des choses telles que je les ai vues chez le sieur David, mais nous sommes forcés d'être plus exigeants ; voici donc les mesures de précaution qui me semblent devoir être imposées au sieur David, et que je vous propose d'indiquer à l'Administration :

1° Dans les pièces où se travaille le coton, ainsi que dans les séchoirs, garantir à l'aide d'un plafonnage convenable les bois qui forment le plancher supérieur. Remplacer par un carrelage le sol planchéié qui se trouve dans quelques pièces.

2º Établir une conduite d'eau qui, s'élevant verticalement le long de la maison, avec prise d'eau à chaque étage, permette d'inonder rapidement toute pièce dans laquelle le feu se serait déclaré, soit dans l'arrière, soit dans l'avant de la maison.

Lyon, 4 mai 1859.

A. GLÉNARD.

Tels sont les documents que nous avons cru devoir réunir dans le but de faire connaître, sous leur véritable jour, les fabriques de ouate. Les conclusions qu'on doit en tirer ne nous semblent pas douteuses, elles peuvent se résumer ainsi :

Les fabriques de ouate doivent être placées dans la première classe des établissements dangereux ; le danger qu'elles présentent est celui d'incendie, qu'une foule de causes peuvent faire éclater ; elles ne doivent, par conséquent, pas être autorisées dans des quartiers populeux ; elles doivent êtres isolées des habitations. Voilà la jurisprudence que le Conseil de Lyon voudrait voir s'établir au sujet des fabriques de ouate et qui ressort de ses observations, de son expérience.

MARCHANDS DE VOLAILLES. — Certaines industries qui passent inaperçues, sont facilement tolérées de tous et échappent à la loi tant elles sont modestes et de peu d'importance peuvent, en se développant, en s'agrandissant, devenir des causes d'incommodité et même d'insalubrité sérieuses. Il devient nécessaire de les règlementer, de les classer. Telle est, entre autres, l'industrie des marchands de volailles, qui atteint quelquefois, dans les grandes villes comme Lyon, des proportions considérables et constitue alors de véritables établissements insalubres et incommodes.

Les inconvénients de cette sorte d'établissements, la conduite à tenir à leur égard, sont indiqués nettement dans le rapport suivant.

Vous avez reçu un rapport de M. le Commissaire de police des Chartreux, par lequel ce magistrat signale à l'autorité supérieure l'incommodité et l'insalubrité que font éprouver aux habitants de son quartier les ateliers des marchands de volailles établis rues Pareille et Bouteille. En vous communiquant ce rapport, M. le Sénateur vous prie de lui faire part de vos propositions sur les mesures à prendre pour faire cesser les inconvénients signalés et de lui faire savoir s'il n'y aurait pas lieu de placer les ateliers dont il s'agit au nombre des établissements régis par le décret du 15 octobre 1810, et dans quelle catégorie il conviendrait de les ranger.

Chargé de vous éclairer sur la réponse à faire à ces différentes questions, j'ai visité les ateliers précités et j'ai pu me convaincre que ces plaintes formulées dans le rapport de M. le Commissaire étaient parfaitement fondées. En effet, comme le dit très-bien ce fonctionnaire, l'existence de ces établissements est une cause permanente d'insalubrité et d'infection ; des volailles y sont égorgées et plumées, le jour et la nuit, par des femmes qui ne se font aucun scrupule d'incommoder les habitants du voisinage par leurs chants nocturnes. Les appartements sont envahis par le duvet; les cours et souvent la voie publique sont inondées par les cloaques provenant des vidanges de la volaille. Un inconvénient également grave et qui n'a pas été signalé dans le rapport de M. le Commissaire, c'est que dans ces mêmes ateliers, on se livre à la tuerie des chevreaux et des agneaux, leurs peaux sont étendues et séchées dans les lieux mêmes. Toutes ces circonstances au moment où les chaleurs vont revenir, donnent une grande valeur aux justes plaintes de tous les habitants du quartier.

Je suis d'avis que ces ateliers ne peuvent être supportés dans des maisons placées dans ces rues étroites et construites dans les plus mauvaises conditions hygiéniques. Je citerai, par exemple, l'impasse qui est situé derrière la maison Guillot et le rez-de-chaussée portant le n° 13, dans la rue Pareille, qui possède un de ces ateliers et qui, n'ayant point de cour n'est susceptible d'aucune aération.

Il serait bien difficile d'appliquer des moyens préventifs à des industries placées dans des conditions aussi mauvaises, elles doivent être exercées en plein air ou sous des hangars éloignés de toute habitation, en attendant que l'autorité ait déterminé un emplacement, soit dans les marchés, soit ailleurs, où la volaille puisse être égorgée et plumée sans inconvénient pour la population. Il conviendrait d'assigner aux marchands de volailles dépendant du marché de la Martinière, pour siège de leur industrie, le coteau des Chartreux, où les terrains vacants ne manquent pas et où ils pourraient s'établir à des distances suffisantes des habitations.

En conséquence, je vous propose de répondre à M. le Sénateur, que l'industrie qui nous occupe, en raison du développement qu'on lui a donné dans les rues Pareille et Bouteille, est susceptible de recevoir l'application du décret du 15 octobre 1810 et doit être rangée dans la deuxième classe des établissements incommodes et insalubres.

Lyon, le 9 mai 1855.

A. Guilliermond.

EAUX GAZEUSES. — Conditions de sûreté des appareils servant à la fabrication des eaux gazeuses.

Rapport du Conseil d'hygiène sur le projet de règlement proposé par MM. les Ingénieurs des mines, pour soumettre à certaines conditions de sûreté les appareils servant à la fabrication des eaux gazeuses.

L'explosion d'un appareil servant à la préparation des eaux gazeuses, survenue le 22 juillet 1852, rue de la Vigilance, n° 5, quartier de la Guillotière, à Lyon, et qui a causé la mort du sieur Bon, chef de l'établissement, a été l'occasion d'un projet de règlement émané de MM. les Ingénieurs des mines, et dont le but est de soumettre à des conditions de sûreté semblables à celles qui régissent les appareils à vapeur, les récipients, les gazomètres et les divers vases servant à la préparation des eaux gazeuses, et plus généralement tous les appareils propres à saturer de gaz, sous de hautes pressions, les liquides de toute nature.

Les mesures de sûreté auxquelles la loi a assujéti les appareils où la vapeur est employée comme force motrice n'ayant eu d'autres motifs que les dangers d'explosion auxquels la haute tension de la vapeur expose les chaudières, on ne peut se refuser d'admettre que les récipients, les appareils laveurs et les gazomètres des fabriques d'eaux gazeuses sont exposés aux mêmes dangers, par suite de la haute tension des gaz qu'ils contiennent, et qu'il y a lieu de leur appliquer des conditions de sûreté analogues à celles imposées aux appareils à vapeur.

Le règlement sur lequel vous êtes consultés contient des mesures de police et de surveillance administrative dont vous n'avez pas à vous occuper. Quant aux dispositions qui se rapportent essentiellement à la sûreté des appareils, elles peuvent se résumer ainsi qu'il suit :

1° La fixation de l'épaisseur à donner aux appareils à gaz par la formule légale $e = 1,8\,(n + 1)\,d + 3$ qui fait connaître l'épaisseur minimum à donner aux parois des chaudières à vapeur.

Le règlement proposerait avec raison de supprimer dans cette formule, ou tout au moins de réduire à 1,5 la constante 3, dont l'addition serait en effet, pour les appareils à gaz, hors de proportion avec les faibles épaisseurs données par le terme variable.

Le coefficient 1,8 se rapportant dans la formule à des parois en fer ou en cuivre, on a proposé de le remplacer par le coefficient 5,4 ou 28 dans le cas de la fonte ou du plomb ; les rapports connus des ténacités de ces différents métaux expliquent suffisamment ce changement de coëfficient.

2° L'épreuve des divers vases et gazomètres à la presse hydraulique sous une pression qui serait, suivant M. l'ingénieur Debette, double de la pression effective habituelle, et que M. l'Ingénieur en chef demande de porter au triple de la pression normale,

Vos commissaires sont d'autant plus portés à adopter l'épreuve à triple pression, que cette épreuve sera la seule garantie de la résistance que doivent offrir les boulons du vase à réaction où se produit l'acide carbonique des eaux gazeuses.

La réaction qui donne naissance à ce gaz exige que les appareils soient doublés intérieurement en plomb et que les vases à préparation soient par conséquent en deux pièces, dont les rebords doivent être serrés l'un contre l'autre au moyen de boulons. Le rapport des ingénieurs signale avec raison l'affaiblissement de ténacité impossible à évaluer que le serrage peut produire dans les boulons, en sorte que quelles que fussent les prescriptions sur leurs dimensions et leur nombre, on ne pourrait sans l'épreuve de la presse se rendre compte de la ténacité que leur a laissée un serrage que les constructeurs sont portés à exagérer pour rendre plus sûrement leurs appareils parfaitement étanchés.

3° L'application sur tous les vases et récipients de soupapes chargées pour une pression égale à 1 fois 1/2 la pression normale.

M. l'Ingénieur en chef propose, en outre, de fixer à 3 centimètres le diamètre des soupapes à adapter aux appareils actuels de fabrication, et son rapport légitime cette grandeur de diamètre.

Quant au mode de détermination de la grandeur des soupapes pour d'autres dimensions d'appareils, il ne peut être établi qu'à la suite d'expériences sur la rapidité avec laquelle se produit l'acide carbonique dans la réaction chimique qui lui donne naissance ; c'est alors seulement que l'on pourra calculer avec exactitude la limite nécessaire de la section d'écoulement à donner au gaz pour éviter l'établissement d'une tension trop élevée.

4° Enfin l'établissement sur tous les vases contenant des gaz à haute pression de manomètres indicateurs de la pression , toutes ces dispositions ayant déjà reçu la sanction de l'expérience par la fréquence de leur application aux divers systèmes d'appareils à vapeur , l'utilité de leur adoption dans le règlement à intervenir sur la fabrication des eaux gazeuses ne peut être l'objet d'aucun doute.

Il ne pourrait rester quelque incertitude que sur l'efficacité complète de ces moyens de sécurité qui, quoique reconnus suffisan's pour prévenir les explosions de chaudières à vapeur, pourraient cesser d'être efficaces dans quelques circonstances particulières à la fabrication des eaux gazeuzes.

Il nous a paru que les projections de matières solides qui, dans le vase à production de l'acide carbonique résultent du mouvement continuel de l'agitateur pourraient obstruer les soupapes et les tubes manométriques et suspendre facilement leurs fonctions. Il conviendrait peut-être , pour obvier à cet inconvénient sans augmenter le diamètre de la soupape normale, et par conséquent sans s'exposer trop souvent à des pertes considérables de gaz, d'adopter une deuxième soupape de secours d'un diamètre beaucoup plus grand pour éviter son obstruction , et qui, ne fonctionnant qu'à une pression supérieure à celle qui soulèverait la soupape normale, assurerait dans les cas rares de l'obstruction de celle-ci l'écoulement extérieur du gaz.

On suppléerait ainsi à toute suspension du jeu de la soupape normale et du manomètre.

Une autre circonstance a encore attiré notre attention. Nous nous sommes demandé si l'action constante d'un liquide acide sur les surfaces métalliques par lesquelles les soupapes et les parois des appareils sont en contact ne seraient pas susceptibles de produire, à la longue, une adhérence assez forte pour s'opposer à l'ouverture des soupapes quel que fût leur diamètre, et s'il ne deviendrait pas nécessaire d'assurer plus efficacement la sortie du gaz dans les cas de très-haute tension.

Un des moyens à essayer serait de pratiquer dans les parois, après l'épreuve à la presse hydraulique, une ouverture qu'on fermerait ensuite par une plaque boulonnée sur les parois et d'une moindre résistance que le reste de l'appareil. La déchirure de cette plaque par des pressions inférieures à celles qui produiraient la rupture du vase procurerait l'écoulement nécessaire au gaz.

Nous ne présentons ces nouvelles dispositions qu'à l'état de simple idée théorique ; leur mérite pratique ne peut être établi qu'à la suite d'expériences auxquelles le Conseil n'a pas mission de se livrer, et elles ne sont indiquées ici que pour attirer sur de nouveaux moyens de sûreté l'attention des commissions spéciales qui seront chargées, dans un intérêt plus général, de formuler un règlement d'utilité publique.

Une dernière question, et peut-être la plus importante à traiter, est le choix à faire parmi les disposi'ions qui précèdent de celles qui, vu leur urgence, devraient être provisoirement imposées, par arrêté préfectoral, sans attendre qu'il ait été statué définitivement sur un règlement général applicable à tous les départements.

Il a semblé à vos commissaires que, dans l'état actuel de la fabrication des eaux gazeuses dans le département du Rhône, il suffirait, pour pourvoir aux premières nécessités de sûreté, de rendre exécutoires, par arrêté préfectoral, les dispositions suivantes

1° L'établissement d'une soupape de 3 centimètres de diamètre sur tous les récipients ou vases contenant du gaz à haute pression.

Cette soupape serait chargée pour une pression égale à 1 fois 1/2 la pression normale, afin que son ouverture plus fréquente rendît son adhérence plus difficile et plus rare.

2° Etablissement d'un manomètre sur les seuls gazomètres de saturation.

Ce manomètre, qui ne serait plus exposé à aucun engorgement, avertirait suffisamment, par la suspension de l'élévation de la pression, que le gaz s'accumule dans les récipients qui précèdent le gazomètre final, et qu'il devient nécessaire de suspendre l'introduction de l'acide sulfurique, d'assurer le service des robinets de communication, ou enfin de soulever la soupape de sûreté si l'adhérence gênait son ascension spontanée.

3° L'épreuve de la ténacité des appareils sous une pression égale à 1 fois 1/2 la pression normale.

Vos commissaires rejettent d'une manière absolue dans la prescription des mesures de sûreté qui n'ont qu'un caractère essentiellement provisoire et d'urgence, toute épreuve à des pressions doubles et triples de la pression normale.

Ils en puisent les motifs dans la ruine à laquelle on condamnerait les propriétaires actuels d'établissements d'eaux gazeuses, dont les appareils seraient à coup sûr détruits par des pressions hors de proportion avec les circonstances ordinaires de leur emploi. Il est malheureusement certain que, dans l'absence de toute prescription de sûreté, les constructeurs d'appareils les ont livrés en ne leur donnant qu'une résistance nécessaire pour supporter de faibles excès de pression. Mais, d'un autre côté, on aurait tort d'y trouver des motifs à de trop grandes inquiétudes. L'accident de la Guillotière est le seul auquel les appareils métalliques aient encore donné lieu ; et, si les renseignements qui nous sont parvenus sont exacts, il doit être attribué à la seule imprudence, si ce n'est à des habitudes de désordre de la part du chef de l'établissement.

Plus généralement, ces établissements sont confiés, dans l'intérêt de leurs propriétaires, à des ouvriers intelligents et adroits. Toutes les doses des agents chimiques y sont pesées. Il faudrait même supposer une grande inattention de la part des manipulateurs pour qu'un écart dans la marche de l'opération ne fût pas immédiatement reconnu. La cessation du bruit qui accompagne le dégagement bulleux du gaz dans les appareils laveurs suffit pour avertir l'ouvrier que le gaz ne parvient plus dans ces appareils, et la seule ouverture du robinet d'écoulement du gazomètre final peut lui apprendre approximativement par la rapidité du jet d'eau gazeuse à quel degré la pression s'y est élevée.

Ces motifs de sécurité, qui tiennent à la nature même du procédé de fabrication des eaux gazeuses réunis aux dispositions de sûreté dont nous avons conseillé l'adoption provisoire, nous ont fait admettre que presque toutes les chances de danger seront écartées jusqu'à l'époque où un règlement définitif procurera une entière sécurité par la prescription de précautions encore plus efficaces, mais qui n'entraîneront pour les propriétaires d'établissements qu'un faible surcroît de dépense, en limitant ces nouvelles conditions aux appareils dont la mise en activité serait ultérieurement demandée.

Telles sont, Messieurs, les considérations et les conclusions dont vos commissaires vous proposent l'adoption.

Lyon, le 26 mai 1854.

TABAREAU.

Telles ont été les propositions émises par le Conseil sur les diverses questions de classement qui lui ont été adressées. Il ne sera pas inutile, en terminant ce chapitre, de placer ici les décisions ministérielles intervenues de-

puis 1851 dans le classement des établissements industriels. On remarquera que ces décisions sont le plus
souvent conformes aux propositions du Conseil.

ATELIERS INSALUBRES, INCOMMODES OU DANGEREUX,

CLASSÉS PAR DÉCISIONS MINISTÉRIELLES.

DÉSIGNATION DES ATELIERS ET ÉTABLISSEMENTS.	INDICATION SOMMAIRE DE LEURS INCONVÉNIENTS.	CLASSE.	DATES DES CLASSEMENTS.
Acide picrique à vase clos		2e	16 février 1855
Acide azoto-sulfurique à vase clos		2e	16 février 1855
Aniline		2e	17 novem. 1859
Benzine (fab. de), par la rectification et distillation des huiles volatiles du goudron de houille moins de 100 lit. par jour		2e	2 octobre 1854
Benzine, même fabrication, plus de 100 lit. par jour		1re	2 octobre 1854
Blanc de perles	dégagement d'acide sulfureux.	3e	3 avril 1857
Bleu de Berlin		3e	16 février 1855
Bleu d'azurage		3e	16 février 1855
Bouillon de bière (distillerie de), assimilé aux distilleries d'alcool		2e	24 mai 1854
Café indigène (Veyret)	fumée	3e	24 mai 1854
Carton bitumé (dépôt de)		2e	2 sept. 1856
Cochenille ammoniacale (assimilation à la fabrique d'orseille à vase clos)		2e	30 mai 1856
Cyanure de potasse liquide ou prussiate rouge de potasse	odeur de chlore	3e	13 janvier 1854
Dextrine ou gomme de fécule	danger du feu	2e	3 avril 1857
Graisses pour voitures, fabriquées avec l'huile d'arachide, de colza et de suif fondu	mauvaise odeur, danger du feu.	1re	19 déc. 1855

DÉSIGNATION DES ATELIERS ET ÉTABLISSEMENTS.	INDICATION SOMMAIRE DE LEURS INCONVÉNIENTS.	CLASSE.	DATES DES CLASSEMENTS.
Grillage de vieux fer-blanc, assimilé aux fabriques de fer-blanc	. . . .	3e	10 nov. 1853
Guano (dépôt de)	mauvaise odeur	2e	6 juillet 1855
Harmaline ou laque colorante, traitée par l'alcool	. . . .	2e	17 nov. 1859
Huiles de résines (dépôt de)	. . . .	2e	2 sept. 1856
Lavage de cocons (assimilé aux filatures de cocons)	. . . .	2e	27 déc. 1859
Noir animal, en brûlant les gaz et la fumée	. . . .	2e	10 avril 1855
Ocres lavés	. . . .	3e	16 février 1855
Orseille, sans emploi de l'urine . .	. . . .	2e	19 juin 1857
Ouates (fabr. de)	danger du feu	3e	20 avril 1854
Perchlorure de fer à vase clos . . .	. . . .	3e	13 janvier 1854
Persulfate de fer à vase clos	. . . .	3e	13 janvier 1854
Pilerie de drogues par des moyens mécaniques	bruit, poussière, danger du feu	2e	3 juillet 1854
Toiles imperméables, peinture à l'huile de lin	. . . .	1re	9 août 1855
Torches (fabr. de), assimilée aux fabriques de feutre goudronné	. . . .	2e	2 juillet 1858

La publication de ce document, que nous devons à l'obligeance de M. Charvet, chef de division à la Préfecture, et dans le département duquel se traitent toutes les affaires de salubrité, sera pour nous une occasion, que nous ne voulons point laisser échapper de lui adresser nos remercîments pour le concours empressé et cordial que nous avons toujours trouvé en lui, de lui témoigner notre reconnaissance pour le zèle actif autant qu'éclairé qu'il ne cesse de déployer dans toutes les affaires qui intéressent l'hygiène de notre arrondissement, et grâce auquel la tâche du Conseil a souvent été rendue facile.

V.

APPAREILS A VAPEUR.

Les usages de la vapeur se multiplient de plus en plus ; chaque jour ils s'étendent à des arts nouveaux. On peut dire, aujourd'hui, que la vapeur est devenue le premier et le plus indispensable ouvrier de l'industrie. Dans le plus grand nombre de nos ateliers nous voyons, en effet, fonctionner cet admirable agent et y exécuter des travaux d'une étonnante diversité.

Ici, véhicule rapide de la chaleur s'échappant de la chaudière, la vapeur se précipite par mille canaux vers les appareils qu'elle doit échauffer et dans lesquels, par son influence, vont s'accomplir des phénomènes et s'engendrer des produits non moins utiles que variés.

Là , puissance incomparable , mais parfaitement domptée, toujours soumise, obéissante, on lui voit exécuter par l'intermédiaire de mécanismes , de machines admirables, des prodiges de force ou des merveilles de délicatesse et de précision.

Les services qu'elle rend partout où elle est employée, sont tellement importants , tellement précieux , que chaque industrie est désireuse de l'utiliser à son profit et lui demande tous les jours quelque travail nouveau. Ceci explique comment les appareils à vapeur sont devenus si nombreux dans les ateliers de l'industrie et comment leur nombre tend à s'accroître bien davantage.

Lyon qui compte tant d'établissements industriels, compte naturellement aussi beaucoup d'appareils à vapeur. Ces appareils ne pouvant être établis, remplacés, changés de place, sans autorisation , laquelle ne se donne que sur l'avis du Conseil d'hygiène, sont l'objet de fréquentes demandes de la part des industriels et par suite de nombreux rapports de la part du Conseil. On ne s'étonnera donc pas si , dans la période de neuf années dont nous nous occupons, le Conseil a eu à donner son avis sur 460 demandes, concernant des appareils à vapeur. Ceux-ci ne formaient pas toujours l'objet unique de ces demandes ; souvent l'autorisation était, en même temps, sollicitée pour l'établissement de fabriques ou d'ateliers dans lesquels la vapeur devait jouer un rôle plus ou moins actif. Aussi n'avons-nous cité en commençant que 326 rapports spéciaux relatifs aux chaudières ou machines à vapeur ; le reste a été compris dans des rapports d'ensemble.

Il nous a paru utile de présenter ici la liste des appareils à vapeur autorisés dans l'arrondissement de Lyon depuis 1851. Nous avons, dans ce but, dressé le tableau suivant dans lequel ils sont distribués, par années et par genre d'industries. Ce tableau aura au moins l'intérêt de donner une idée du développement qu'a pris parmi nous l'emploi de la vapeur et des divers usages auxquels on l'applique.

ÉTABLISSEMENTS DANS LESQUELS ONT ÉTÉ AUTORISÉS DES APPAREILS A VAPEUR.	PENDANT LES ANNÉES									TOTAL DE
	1851	1852	1853	1854	1855	1856	1857	1858	1859	1851 A 1860.
Apprétage d'étoffes de soie	1	2	2	13	12	7	1	.	1	39
Décreusage de soie	.	1	.	.	.	.	.	.	.	1
Dévidage »	.	.	.	.	1	.	.	.	.	1
Filature »	.	.	.	3	1	1	.	.	.	5
Impression sur étoffes de soie	.	.	.	2	1	1	1	.	1	6
Lustrage »	.	.	.	.	1	.	.	.	1	2
Moirage	.	.	.	.	1	.	.	.	.	1
Moulinage	.	2	.	5	5	4	3	1	.	20
Rasage d'étoffes de soie	.	1	.	.	.	.	.	.	.	1
Teintureries	5	7	9	6	5	9	8	6	7	62
Forges de grosses œuvres, chaudronnerie	3	2	1	13	8	4	6	5	2	44
Perçage, tournage, ajustage de métaux	.	2	.	3	.	1	.	.	.	6
Fonderies fer, cuivre, plomb, étain	.	1	2	7	3	3	2	3	1	22
Fabrique d'outils	.	.	1	.	.	.	.	.	.	1
Fabrique d'aiguilles	.	1	.	.	.	.	.	.	.	1
Toiles métalliques	.	.	1	.	.	.	.	.	.	1
Affinage	.	.	.	.	.	.	.	1	.	1
Haut-fourneau	.	.	.	1	.	.	.	.	.	1
Coutellerie	.	.	.	.	.	1	.	.	.	1
Fabrique de chaines	.	.	.	1	.	.	.	.	.	1
» de ressorts	.	.	.	.	.	1	.	.	.	1
» de boutons métalliques	.	.	.	.	1	.	1	.	.	2
» d'appareils de chauffage	.	.	.	.	.	1	.	.	.	1
Tirage d'or	1	.	.	.	.	.	.	.	.	1
Bijouterie	.	1	2	.	.	.	1	.	.	4
Marteau-pilon	.	.	1	.	1	1	.	.	.	3
Grues	.	1	.	.	1	.	.	.	.	2
Mines	.	.	.	.	1	1	1	1	.	4
Construction de métiers de triage et autres	.	.	.	2	.	.	.	.	.	2
Travaux de chemin de fer	.	.	2	1	3	2	.	.	.	8
Construction de bateaux à vapeur	.	.	1	.	1	.	.	.	.	2
Fabrique de cardes	1	.	.	1	.	.	.	.	.	2
Fabrique de produits chimiques	3	6	7	6	7	6	1	2	2	40
» de bougies	.	1	.	.	.	.	1	.	1	3
» de chandelles	.	1	.	.	.	.	.	.	.	1
Epuration d'huile	.	.	.	.	1	.	.	1	2	4
Fonderie de cire	.	.	.	.	1	.	.	1	.	2
Distilleries d'alcool, absinthe, etc.	.	.	.	.	2	1	.	.	1	3
Usine à gaz	.	.	.	.	1	.	.	.	.	1
Fabrique de vernis	.	.	.	.	1	.	.	.	.	1
Totaux annuels	14	29	29	64	59	44	26	21	19	305

ÉTABLISSEMENTS DANS LESQUELS ONT ÉTÉ AUTORISÉS DES APPAREILS A VAPEUR.	PENDANT LES ANNÉES									TOTAL DE 1851 A 1860.
	1851	1852	1853	1854	1855	1856	1857	1858	1859	
Reports.........	14	29	29	64	59	44	26	21	19	305
Charbons agglomérés...............	.	.	.	.	1	.	.	.	.	1
Fabrique de chenilles...............	.	.	.	.	.	.	.	.	1	1
Tondage de châles...................	.	.	.	.	.	.	1	.	.	1
Cardage...................	.	1	.	.	.	1	.	.	1	3
Tulles...................	.	.	.	.	.	1	.	.	.	1
Lavage et défilage de chiffons........	.	.	.	.	.	1	.	.	.	1
Ouates.....................	.	.	.	1	.	1	.	.	1	3
Couvertures...................	.	.	.	.	.	1	.	.	1	2
Corsets...................	.	.	.	1	.	.	1	.	.	2
Chaussures...................	.	.	.	.	1	.	.	.	.	1
Chapeaux...................	1	.	.	2	1	4	1	1	.	10
Cartons...................	.	.	1	2	.	.	.	1	.	4
Lissage de cartons...............	.	.	.	.	.	1	.	.	.	1
Tondage de poils...................	.	.	1	.	.	.	.	.	.	1
Maroquinerie...................	.	.	.	1	.	.	.	.	.	1
Tannerie...................	.	.	.	.	.	.	.	1	1	2
Verrerie...................	.	.	.	.	.	1	.	.	.	1
Tuilerie...................	.	.	.	.	3	5	.	.	.	8
Fabrique de briques réfractaires......	.	.	.	.	.	1	.	.	.	1
Poterie...................	.	.	.	.	.	.	1	.	.	1
Sciage de tufs...................	.	.	.	.	.	.	1	.	.	1
Monture d'albâtre...................	.	.	.	.	1	.	.	.	.	1
Fabrique de carreaux en ciment et autres	.	.	.	1	1	.	1	.	.	3
Plâtre...................	.	.	.	1	.	.	.	.	1	2
Scierie...................	.	.	.	3	2	6	2	2	.	15
Menuiserie...................	.	.	.	.	.	.	.	.	1	1
Fabrique d'asphalte et goudron.......	.	.	.	.	.	2	.	.	.	2
Fonderie de suif...................	.	.	.	.	.	1	.	.	1	2
Moulin à blé...................	2	.	.	1	3	2	1	1	.	10
Fabrique de pâtes de Gênes.........	.	.	.	1	1	1	.	.	1	4
Boulangerie...................	.	.	.	.	1	.	.	.	.	1
Fabrique de chocolat...............	1	1	1	3	.	1	1	.	.	8
» de liqueurs...............	1	.	.	.	1	1	2	.	1	6
Confiseur...................	.	.	.	1	.	1	.	.	.	2
Dessication de légumes............	.	.	.	.	1	1	.	.	.	2
Brasseries...................	.	1	1	1	1	1	1	3	.	9
Service des eaux...................	.	.	.	.	.	1	.	.	.	1
Imprimerie typographique...........	.	.	.	1	1	1	.	.	.	3
Fabrique de papiers peints...........	.	.	.	.	.	2	.	.	.	2
Pilerie de drogues...................	.	.	.	1	.	.	.	.	.	1
Fabrique d'échalas...................	.	.	.	.	.	1	1	.	.	2
Buanderies, plates, lavoirs publics.....	3	.	.	.	.	2	2	3	2	12
Bains...................	.	4	1	6	.	2	1	.	.	14
Irrigation...................	.	.	.	.	.	1	.	.	.	1
Hospices, maisons de santé, collèges...	.	.	1	2	.	1	.	.	.	4
Totaux annuels.....	22	36	35	93	78	89	43	33	31	460

Il résulte donc de l'inspection de ce tableau, que 460 appareils à vapeur ont été autorisés depuis 1851 ; nous savons bien qu'il ne s'agit pas ici toujours d'appareils nouveaux, mais bien souvent d'appareils anciens que l'on devait ou changer de place, ou remplacer par d'autres. Cependant si, défalquant ceux-ci, nous ajoutons ceux qui ont été autorisés avant 1851, nous croyons pouvoir, tout compte fait, évaluer au moins à 500 le nombre des appareils à vapeur actuellement en activité dans la circonscription, je ne dis pas dans l'arrondissement de Lyon. A coup sûr, pour qui n'envisagerait les choses qu'au point de vue industriel, il y aurait lieu à se féliciter grandement des résultats révélés par ce tableau. Car, toutes ces chaudières qui bouillonnent, ces alambics qui distillent au contact de la vapeur, ces machines qui, véritables êtres organisés animés par elle, se meuvent, travaillent comme autant d'ouvriers infatigables, tout cela c'est l'activité, c'est la vie industrielle de notre pays, c'est le travail, c'est la richesse, c'est enfin une manifestation de l'intelligence de l'homme. En présence de tout cela, il est permis de se laisser aller à l'admiration, à l'enthousiasme. C'est là un sentiment naturel qu'éprouve quiconque contemple les merveilles de l'industrie.

Mais nous l'avons déjà dit, ce n'est pas ainsi que l'hygiéniste peut envisager les appareils à vapeur. Ce n'est point le beau côté, mais le revers de la médaille qu'il considère, qu'il étudie. Or, si on examine les choses sous cette nouvelle face, le tableau est loin d'être aussi brillant, aussi satisfaisant; ils devient sombre, parfois même effrayant. Oui, la découverte de la vapeur a été une magnifique conquête; mais cette conquête n'a-t-elle donc rien coûté ? De nombreuses victimes ne lui ont-elles pas été sacrifiées ? C'est une puissance incomparable par laquelle se multiplie à l'infini la force humaine ; mais puissance terrible et qui peut se tourner contre l'homme. Elle est enchaînée, mais impatiente du joug, toujours menaçante. Que de fois ne l'a-t-on pas vue, brisant sa prison , porter le ravage , la destruction autour d'elle ? Force aveugle et brutale, elle ne distingue ni ne respecte rien. Malheur à l'ouvrier imprudent ou distrait qui se laissera saisir par une de ces machines qu'anime la vapeur ; il sera impitoyablement coupé, écrasé comme le tronc d'arbre qu'elle devait scier, comme le bloc de métal qu'elle devait aplatir. A chaque instant les journaux enregistrent des accidents de cette nature.

Ainsi de nouveaux dangers, voilà pour l'hygiène les fruits de l'introduction de la vapeur dans l'industrie. Mais l'homme, grâce aux ressources de son esprit inventif, de son génie, est parvenu à dompter complètement cette force terrible. Par sa science, il a trouvé les moyens de conjurer la plupart des accidents qui en faisaient redouter l'emploi et par là, à rassurer l'hygiène justement alarmée. Sous ce rapport, les Conseils d'hygiène n'ont pas à s'en occuper. Des règlements sévères fixent les conditions d'établissement, de construction, de fonctionnement des appareils à vapeur et les ingénieurs des mines sont chargés d'en surveiller l'application.

Mais ceci fait, tout n'est pas dit sur les appareils à vapeur ; il est encore d'autres points par lesquels ils intéressent l'hygiène et commandent son attention. Je veux parler de cette combustion incessante de houille qui s'opère sur une échelle de plus en plus considérable, par le fait de l'application de la vapeur et d'où

résulte l'introduction dans l'atmosphère de masses énormes de fumée. Ainsi, nous avons compté à Lyon 500
chaudières à vapeur en activité. Certainement nous
n'exagèrerons rien si nous les évaluons chacune en
moyenne à 5 chevaux de force. Ce serait donc 2,500
chevaux qui dévorent, qu'on me permette le mot, incessamment de la houille et qui, la digérant mal, en suite
d'une organisation imparfaite, en rejettent une bonne partie dans l'air sous la forme d'une fumée noire et épaisse.
On peut bien évaluer à 4 kilogrammes par cheval et
par heure, la quantité de houille nécessaire à l'alimentation d'une chaudière à vapeur, ce serait alors 10,000
kilos par heure ou 100,000 par journée de travail de
dix heures, que consommeraient nos 2,500 chevaux
vapeur. Qu'on juge par là de la proportion de fumée,
c'est-à-dire de gaz, de vapeurs de diverse nature, de
particules solides, versées incessamment dans notre
atmosphère. Il y a bien là sans même compter la fumée
qui provient d'autres sources, de quoi troubler singulièrement la pureté de l'atmosphère lyonnaise. Faut-il
s'étonner alors si de cette atmosphère tombent sans cesse
des particules charbonneuses qui noircissent si vite nos
monuments? Faut-il s'étonner si la neige de Lyon n'est pas
blanche comme celle des Alpes, si l'eau qu'elle produit
en fondant, au lieu d'être limpide et transparente comme
celle qui s'écoule des glaciers, est au contraire trouble,
sale, chargée de particules noires ?

Quand on considère cette énorme quantité de fumée
qui des usines où se produit la vapeur s'élance dans
l'air, on ne peut moins faire de s'en préoccuper. On
se demande si l'atmosphère d'une ville comme Lyon,
déjà exposée à de si nombreuses causes de viciation par

le fait même de l'agglomération de cette multitude d'individus qui y accomplissent leur existence, ne risque pas d'en être troublée au point de devenir insalubre? Mais c'est là une question difficile à trancher. Il serait plus aisé de démontrer que l'air, dans ce cas, doit ou peut être insalubre que de prouver qu'il l'est réellement. Aucune observation directe ne peut être invoquée pour établir expérimentalement l'action nuisible de la fumée respirée dans les conditions dont nous parlons. Au contraire, on peut citer des faits qui semblent témoigner de son innocuité ; ainsi des populations entières passent leur vie au milieu de la fumée ; Givors, Rive-de-Gier, St-Étienne sont presque constamment plongés dans un nuage fumeux. La vie s'y accomplit-elle moins bien qu'ailleurs ? A-t-on jamais constaté dans ces localités quelque affection morbide spéciale dont on puisse attribuer la cause à leur constitution atmosphérique?

Mais de ce que certains faits n'ont pas été observés, de ce que certains rapports entre l'homme et le milieu dans lequel il vit sont restés insaisissables, ont échappé aux investigations, il ne s'en suit pas qu'ils n'existent point ; et l'influence fâcheuse, l'insalubrité, dans une mesure que je ne saurais dire, d'une atmosphère enfumée ne me semble pas devoir être niée pour cela. La respiration d'un air pur a de tout temps et de partout été considérée comme une des conditions les plus essentielles de la vie ; tout ce qui tend à altérer la pureté de cet air doit donc porter en même temps atteinte d'une manière plus ou moins directe à la vie elle-même. Mon intention n'est pas de développer toutes les raisons qui doivent faire considérer la respiration d'un air imprégné de fumée comme devant exercer une action sur l'économie capable d'apporter quelque trouble dans les fonctions ; ce serait inutile, car en hygiène tout le monde est d'accord sur ce point ; s'il y a diversité d'opinions, c'est sur la mesure de cette action. Et d'ailleurs le doute existât-il, que la question devrait être tranchée en faveur de l'hygiène.

Mais si au point de vue de la salubrité l'influence de la fumée de la houille n'est pas bien manifeste, bien prouvée, en revanche son influence au point de vue de la commodité n'est pas douteuse ; elle est visible, palpable en quelque sorte. Cette fumée est la source de beaucoup de désagréments, et de graves inconvénients. Tout ce qui plonge dans l'atmosphère lyonnaise est exposé à s'y salir, à s'y détériorer promptement. Nos monuments à peine achevés se couvrent d'une couche de plus en plus noire, sorte de patine peu artistique, peu satisfaisante pour l'œil, dont les éléments, qui sont puisés dans l'air, ne sont autres que ces particules charbonneuses échappées des foyers où se consume la houille. Les arbres, les plantes se revêtent d'un enduit noir qui obstrue leurs pores et nuit à l'accomplissement normal des phénomènes de la végétation. Les ouvriers qui travaillent la soie se défendent avec peine contre l'invasion dans leurs ateliers de ces fuligines qui menacent de ternir l'éclat de leurs étoffes.

La fumée de la houille est donc la cause d'une incommodité sérieuse et cette incommodité est d'autant plus grave qu'elle est incessante, de tous les instants. Il est donc nécessaire d'y remédier, de mettre une digue à cette inondation toujours croissante de notre atmosphère par la fumée. Mais comment ? Ce problème n'est pas facile à résoudre. Ordonner à ceux qui emploient les appareils à

vapeur la construction de hautes cheminées de façon que
la fumée ne puisse être déversée dans l'atmosphère qu'à
une grande hauteur, c'est quelque chose assurément,
mais c'est bien peu; c'est le déplacement et non la suppression de la fumée. D'ailleurs une semblable mesure
ne peut pas toujours être appliquée. A Lyon particulièrement, il est des circonstances où une haute cheminée,
à moins d'une élévation inouïe, serait plus nuisible
qu'utile. Pourrait-on par exemple, auprès de ces coteaux
qui entourent la ville, élever de hautes cheminées comme
on en voit dans les plaines de Villeurbanne, sans risquer
d'enfumer les habitants de la Croix-Rousse, de St-Just, etc.?

Une mesure d'un effet plus utile que la précédente,
qui produit des résultats tout-à-fait satisfaisants, c'est
celle qui consiste à substituer le coke à la houille dans
l'alimentation des foyers de chaudières à vapeur. La
combustion du coke n'entraîne en effet aucun des inconvénients que nous avons signalés. Malheureusement
cette mesure n'est pas toujours applicable, et c'est précisément dans les cas où son application serait la plus
désirable, c'est-à-dire lorsqu'il s'agit d'un vaste foyer
où la consommation du combustible doit être considérable, qu'elle ne peut avoir lieu. Toutefois l'emploi du
coke au lieu de la houille nous a permis, dans bon
nombre de circonstances, d'atténuer dans une certaine
mesure les inconvénients des appareils à vapeur en
activité dans notre ville.

La seule chose dont on puisse espérer un résultat
satisfaisant, c'est l'emploi d'un fumivore convenable.
La fumivorité est un des problèmes dont on s'est le plus
occupé depuis quelques années, et à la solution duquel
l'industrie n'est pas moins intéressée que l'hygiène. Cette

fumée noire, épaisse qui s'échappe de la cheminée renferme une quantité considérable de matériaux combustibles, oxyde de carbone, noir de fumée, hydrocarbures etc., qui proviennent de la décomposition de la houille et qui brûlés sous la chaudière eussent produit un effet utile. C'est donc une perte de combustible, par conséquent une perte de travail, de force, une perte d'argent et qui est d'autant plus considérable que le mode de chauffage est plus imparfait. Brûler parfaitement la houille, brûler la fumée voilà donc le but qu'il faut atteindre.

Des efforts nombreux ont été tentés dans ce sens et l'on peut dire que si la fumivorité absolue n'a pas été obtenue, cependant par l'emploi d'appareils particuliers on a réussi à réduire singulièrement les proportions de la fumée produite par les chaudières à vapeur. Notre intention n'est pas de faire connaître ici les divers appareils fumivores qui ont été successivement imaginés, de décrire leur construction, leur mode de fonctionnement, de discuter leur valeur relative; à coup sûr, ce serait là une étude pleine d'intérêt, mais ce serait un traité spécial sur la fumivorité qui exigerait pour être complet bien des éléments qui nous manquent. Nous nous bornerons à faire connaître ce que le Conseil d'hygiène de Lyon, agissant dans sa sphère, a cru devoir faire en ce sens.

Dès l'année 1851, le Conseil, frappé du développement croissant des chaudières à vapeur, s'est préoccupé des moyens de remédier aux inconvénients qui en résultaient. L'occasion s'étant présentée d'observer, d'étudier un appareil fumivore, il la saisit avec empressement dans l'espoir d'y trouver la solution du problème qu'il cherchait ; une Commission d'abord, puis le Conseil tout entier se transporta dans les ateliers de construction de bateaux de M. Breittmayer où fonctionnait une grille fumivore du système Tailfer. Après examen attentif de cet appareil, un rapport fut rédigé qui en consignait les résultats et proposait les conclusions qui devaient en être la conséquence. Voici un extrait de ce rapport.

Messieurs, vous l'avez constaté par vous mêmes, le remède est trouvé, le problème est résolu d'une manière tout à fait satisfaisante. Vous avez vu fonctionner une machine de la force de douze chevaux ; le combustible arrivait incessamment dans le foyer, et cependant aucune fumée ne se montrait à la cheminée. Inutile de rappeler ici la construction des grilles fumivores. Dans ces sortes de questions le fait est tout, la théorie n'est rien. Un appareil n'est pas fumivore, parce qu'il est construit de telle ou telle façon, mais parce qu'on lui voit brûler la fumée. Il suffit que l'expérience ait constaté le fait, et vous l'avez constaté comme beaucoup d'autres parmi lesquels je dois citer le Conseil de salubrité de Paris.

Maintenant que ce fait est établi, c'est à vous d'en tirer tout le parti utile, c'est à vous de le faire tourner au profit des populations dont les intérêts hygiéniques vous sont confiés. Vous avez le moyen de détruire le mal, vous devez vous en servir. C'est-à-dire que vous devez vous efforcer à l'avenir de provoquer l'application des procédés de fumivorité, afin d'arriver progressivement à supprimer la fumée que produisent en quantité considérable les nombreuses chaudières à vapeur de notre ville. Pour arriver à ce résultat vous avez un moyen bien simple : il suffit, lorsqu'une autorisation pour une chaudière à vapeur vous est demandée, d'exiger la fumivorité absolue. Vous pouvez le faire en toute sécurité, car vous n'avez pas à craindre ici de porter atteinte à l'industrie, de lui imposer des sacrifices. Il résulte, en effet, de documents nombreux, de témoignages authentiques d'industriels honorés, que la grille fumivore procure sur le combustible une économie de dix-huit à vingt pour cent. Ce fait est tellement positif, qu'en Angleterre, le pays où l'on se préoccupe le moins de la fumée, certains industriels ont adopté les grilles Tailfer, non parce qu'elles sont fumivores, mais parce qu'elles sont économiques. Rien ne s'oppose donc à ce que vous fassiez l'adoption de ces grilles en les prescrivant toutes les fois que vous les jugerez nécessaires. Si vous prenez ce parti, je ne crains pas de le dire, vous rendrez un service important à notre pays, à ses habitants, en supprimant aussi une cause constante d'incommodité et d'insalubrité ; vous favoriserez aussi l'industrie en lui donnant le moyen de se maintenir dans ce grand centre de consommation dont vous auriez été tôt ou tard obligés de l'exclure.

En conséquence, je vous propose d'adopter les résolutions suivantes, comme règle de conduite à venir :

1° Toutes les fois qu'un appareil à vapeur devra être placé au pied d'un des coteaux de Lyon, la fumivorité absolue sera rigoureusement exigée ;

2° Toutes les fois qu'un appareil à vapeur, sans être placé au pied d'un coteau, consommera une quantité de charbon considérable, la fumivorité absolue sera exigée.

A. GLÉXARD.

Ces conclusions ont été combattues comme trop absolues ; après une discussion à laquelle ont pris part tous les membres du Conseil, et particulièrement M. l'ingénieur Guillebot de Nerville, il a été décidé qu'elles seraient modifiées et réduites à la formule suivante :

Le Conseil ayant constaté l'efficacité des grilles mobiles de M. Tailfer, comme moyen de fumivorité, en prescrira l'emploi toutes les fois qu'il le jugera convenable.

La première application de ces principes fut faite dans l'usine d'un teinturier, située cours d'Herbouville et dont la cheminée que l'on ne pouvait ni abaisser, ni élever, à cause des habitations étagées sur le coteau, était une cause d'incommodité réelle. L'emploi de la grille Tailfer paraît avoir rendu là le service qu'on en attendait ; car les plaintes dont la cheminée en question avait été l'objet à diverses reprises ne se sont pas renouvelées.

L'Administration préfectorale, frappée des avantages promis par l'emploi de la grille Tailfer et signalés dans le rapport dont nous avons reproduit un extrait, disposée à ordonner l'application immédiate de ces grilles à tous les établissements de machines et chaudières à vapeur qui fonctionnent dans l'enceinte de la ville ou dans les agglomérations importantes d'individus, rappela bientôt (janvier 1852), l'attention du Conseil sur la question de la fumivorité, en lui proposant de l'envisager à ce nouveau point de vue; elle lui demanda la nomenclature des établissements auxquels la condition de fumivorité pourrait être utilement applicable. Une Commission fut nommée pour étudier les choses dans le sens indiqué par l'Administration et voici la réponse qu'elle adressa à M. le Préfet.

Monsieur le Préfet,

J'ai communiqué au Conseil, dans sa séance du 22 janvier, votre lettre en date du 16, en réponse au rapport que nous avons eu l'honneur de vous adresser le 10 du même mois sur les grilles fumivores et par laquelle vous appelez notre attention de nouveau sur ce système dont vous êtes disposé à ordonner l'application immédiate à tous les établissements pourvus de machines et chaudières à vapeur qui existent dans l'enceinte de la ville, ou des agglomérations importantes d'habitations.

Vous demandez en même temps au Conseil de formuler, à son point de vue, les bases de l'arrêté réglementaire que vous vous réservez de promulguer dans le département et aussi la nomenclature *de tous les établissements pourvus de cheminées, appareils à vapeur et usines de toute nature auxquels la condition de fumivorité pourrait être utilement imposée.*

Votre sollicitude pour tout ce qui concerne la salubrité publique vous a inspiré cette mesure qui dépasse le vœu modeste que nous avons émis dans notre rapport et par lequel nous demandions d'être autorisés à prescrire la fumivorité toutes les fois que, pour cause d'insalubrité ou d'incommodité, nous le jugerions nécessaire dans les usines à créer.

Dans la discussion qui s'est ouverte, au sein du Conseil, sur l'importante mesure que vous proposez, sans nous préoccuper de la rétroactivité, d'ailleurs légale, qu'elle entraine et que justifie l'intérêt public, nous avons dû surtout nous arrêter : sur la nécessité dans quelques cas, l'utilité dans le plus grand nombre, et principalement sur la possibilité de son exécution.

Pour éclairer ces divers points de la question, le Conseil a nommé une Commission composée de MM. Bineau, Richard de Nancy, Guillebot de Nerville et Fraisse auxquels se sont adjoints le Président et le Secrétaire.

Dans sa première réunion, cette Commission a constaté d'abord qu'il existe dans le département près de quatre cents usines pourvues de chaudières avec ou sans machines à vapeur. A première vue elle a pensé que sur ce nombre beaucoup fonctionnent sans insalubrité, ni incommodité pour le voisinage. Pour quelques unes la fumivorité serait désirable, pour d'autres indispensable. Mais alors même et avant tout elle a dû se préoccuper de la possibilité de l'établir et sur ce point elle s'est assurée qu'il existe plusieurs systèmes de chaudières auxquels, jusqu'à présent du moins, la grille fumivore ne peut être adaptée, et que prescrire la fumivorité ce serait prescrire en même temps l'uniformité dans le système des chaudières, système qui se modifie chaque année avec grand avantage pour l'industrie.

Néanmoins, comme une découverte nouvelle tend toujours à généraliser son application et comme la grille fumivore nous parait destinée à produire une révolution dans toute industrie qui exige une grande combustion de houille, la Commission va se mettre immédiatement en relation avec les grands centres industriels, avec M. Tailfer et les grandes manufactures qui emploient son procédé, pour s'informer avec détail de tous les systèmes de chaudières, de tous les appareils auxquels il peut être appliqué dans l'état actuel de la science.

Elle se tiendra en même temps au courant de toutes les modifications heureuses qui pourront surgir et ce sera alors avec toute connaissance des choses qu'elle pourra formuler les propositions qu'elle aura à vous soumettre.

C'est donc un court délai que le Conseil vous demande, M. le Préfet, en vous priant de vouloir bien surseoir à l'exécution de la mesure que vous lui proposez, se réservant de l'imposer à l'avenir aux établissements à créer, toutes les fois qu'il la jugera utile.

Veuillez agréer, etc.,

ROUGIER.

Les choses en sont restées là quelque temps. Le Conseil a continué à prescrire, dans diverses circonstances, l'emploi des grilles fumivores ; mais diverses raisons l'ont empêché de proposer plus tard qu'il fût fait de ces grilles l'objet d'une prescription générale.

Mais depuis l'époque dont nous parlons, les efforts ne se sont pas arrêtés. Loin de là. Des procédés nouveaux de fumivorité ont été imaginés, des procédés anciens ont été perfectionnés, si bien que l'on peut dire aujourd'hui que l'industrie est en mesure, sinon d'anéantir complètement et absolument la fumée qui se produit dans les foyers des chaudières à vapeur, au moins de la réduire à des proportions insignifiantes, et cela sans s'imposer des sacrifices onéreux. On est donc en droit d'exiger d'elle la fumivorité, non plus en lui imposant tel ou tel système, mais en lui laissant le choix de l'appareil qui, tout en produisant l'effet désiré, lui présentera le plus d'avantage à son point de vue.

C'est ce que n'a pas hésité à faire l'administrateur habile qui dirige les affaires de notre département. Voici l'arrêté qu'a édicté à ce sujet M. le Sénateur, et en vertu duquel, avant peu, la fumivorité sera appliquée à tous les foyers de chaudières à vapeur.

EMPIRE FRANÇAIS

———

PRÉFECTURE DU RHÔNE

———

APPAREILS A VAPEUR

———

ARRÊTÉ.

Nous, Sénateur, chargé de l'administration du département du Rhône,

Vu les lois des 14-22 décembre 1789, 16-24 août 1790, 19 juin 1851, et 24 mars 1852 ;

Vu le décret du 15 octobre 1810 et l'ordonnance du 14 janvier 1815, concernant les établissements incommodes, insalubres ou dangereux ;

Vu l'ordonnance du 22 mai 1843 et la loi du 21 juillet 1856, concernant les machines et chaudières à vapeur ;

Vu l'article 471, paragraphe 15, du code pénal :

Considérant que la fumée des usines où l'on fait usage d'appareils à vapeur donne journellement lieu à de vives réclamations ;

Que cette fumée pénètre dans les habitations, noircit la façade des maisons et des monuments publics, et constitue une cause très-grave d'incommodité et d'insalubrité pour le voisinage ;

Considérant qu'il existe plusieurs moyens pratiques et connus de brûler la fumée produite dans les fourneaux des appareils à vapeur par la combustion de la houille ; que l'expérience a démontré que ces moyens peuvent facilement, et à peu de frais, être appliqués aux usines actuellement existantes ; que, d'un autre côté, l'emploi des houilles sèches et du coke est souvent économique et ne donne lieu qu'à très-peu de fumée ;

Considérant, d'ailleurs, que les appareils à vapeur n'ont été généralement autorisés qu'à la condition de ne pas produire une fumée incommode pour le voisinage, et qu'en outre, les propriétaires des usines sont tenus, aux termes même de leurs permissions, de se conformer à toutes les conditions que l'Administration juge convenable de leur prescrire dans l'intérêt de la salubrité,

Arrêtons :

Article premier. Dans le délai de cinq ans, à partir de la publication du présent Arrêté, les propriétaires d'usines situées dans l'agglomération lyonnaise, et où l'on fait usage d'appareils à vapeur d'une force de plus de trois chevaux, seront tenus de brûler complètement la fumée produite par les fourneaux de ces appareils, ou d'alimenter ces fourneaux avec des combustibles ne donnant pas plus de fumée que le coke ou le bois.

ART. 2. Les contraventions aux dispositions qui précèdent seront constatées par des procès-verbaux et poursuivies conformément aux lois, sans préjudice des mesures administratives qu'il y aurait lieu de prendre, suivant les cas.

ART. 3. L'ingénieur en chef des mines, chargé du service des appareils à vapeur, le commissaire spécial, chef de la police de sûreté, et les commissaires de police de l'agglomération lyonnaise sont chargés, chacun en ce qui le concerne, de tenir la main à l'exécution du présent arrêté qui sera imprimé et affiché.

Fait à Lyon, le 7 février 1857.

Le Sénateur, chargé de l'administration du

département du Rhône,

VAÏSSE.

Certifié conforme :
Le Secrétaire général pour la police,
F. BÉLENGER.

Une semblable mesure ne peut moins faire de produire d'heureux fruits. L'industrie en bénéficiera aussi bien que l'hygiène publique. Mais cette mesure, qui pouvait la prendre avec autant de justice et d'autorité que M. le Sénateur Vaïsse ? N'est-elle pas le complément indispensable de son œuvre ? Quand comme lui on a refait Lyon, le purifiant de ses souillures, restaurant ses monuments, élargissant ses rues, répandant partout l'air, la lumière, l'eau, les fleurs ; quand d'une ville aux rues sales, aux maisons noires, à l'aspect triste, on a fait une ville propre, élégante, superbe, on a le droit de faire respecter son œuvre. On est sûr d'être obéi. Remercions-le donc de ce nouveau témoignage de sa sollicitude pour notre ville.

VI.

RÉFLEXIONS GÉNÉRALES. — DESIDERATA.

Nous avons terminé l'exposé des travaux du Conseil de Lyon, concernant les établissements insalubres ou dangereux ; nous avons fait ressortir, autant que nous l'avons pu, sa jurisprudence dans les affaires d'hygiène industrielle ; les nombreux rapports que nous avons publiés et dont l'ensemble embrasse, comme on a pu le voir, une multitude de sujets suffiront certainement pour établir d'une manière nette la nature et le genre de considérations qui déterminent sa conduite.

Notre tâche serait donc désormais accomplie, si la mission des Conseils d'hygiène devait se borner à l'étude, à la solution d'un nombre plus ou moins grand de questions spéciales. Mais il n'en est pas ainsi. En hygiène, comme ailleurs, les observations de détail doivent conduire aux observations sur l'ensemble, la solution de problèmes particuliers doit amener celle du problème général ; c'est-à-dire les règles appropriées à chaque industrie isolément doivent amener les règles applicables à l'industrie tout entière. C'est par les comptes-rendus, avons-nous dit en commençant, que s'établira la science de l'hygiène, c'est par eux que s'édifiera le Code qui doit classer et régir définitivement les ateliers insalubres ou incommodes. Ce serait donc manquer à ce but si utile, que de ne pas envisager maintenant l'hygiène à son point de vue le plus général; ce serait laisser notre œuvre inachevée, que de ne pas présenter ici les observations, les réflexions qui ont dû résulter pour nous de l'exercice, de la pratique de l'hygiène dans un centre industriel aussi important que le nôtre. Les considérations que nous allons exposer sont destinées à compléter notre travail en ce sens.

Quiconque a pratiqué l'hygiène dans une grande ville, comme Paris, Marseille, Lyon, etc., quiconque a eu à faire l'application des lois qui régissent les établissements industriels, a dû reconnaître que ces lois étaient bien souvent insuffisantes, que notre législation était défectueuse, qu'elle laissait beaucoup à désirer. Régler les conditions d'exercice de l'industrie au sein des populations, déterminer d'après leur influence sur la santé publique, les rapports de situation, de distance, que doivent avoir les fabriques, les ateliers destinés à la pratique des arts industriels, avec les agglomérations d'individus; tel est, comme on sait, le but du décret du 15 octobre 1810 et de l'ordonnance règlementaire du 14 janvier 1815, lesquels constituent la législation qui régit la matière. Ce décret, cette ordonnance, peuvent être considérés comme excellents en principe, mais ils sont insuffisants en fait. Ils renferment les bases d'un bon Code administratif, mais ce n'est pas encore le Code lui-même, ou du moins c'est un Code très-incomplet, car il ne prévoit pas tout ce qu'il devrait prévoir, et ne précise pas tout ce qu'il devrait préciser.

En effet, il est facile de reconnaître que, en ce qui concerne cette distance des habitations qu'on doit exiger des établissements insalubres, notre législation est fort peu explicite; et qu'elle ne renferme nullement ces indications nettes, précises, nécessaires cependant pour déterminer d'une manière légale le choix de la place qu'on doit assigner à une industrie.

Les établissements manufacturiers ont été divisés en trois grandes catégories, basées non sur la nature, mais sur le degré des inconvénients qu'ils présentent au point de vue de la commodité, de l'insalubrité et des dangers; suivant la classe à laquelle ils appartiennent leur éloignement des habitations doit varier. D'après la loi, un établissement de première classe ne peut être autorisé dans l'intérieur des villes, il doit être éloigné des habitations, mais à quelle distance? Rien n'est dit sur ce point. Il est évident que tous les ateliers qui font partie d'une catégorie ne peuvent ou ne doivent pas être repoussés à une distance aussi grande. Mais rien n'est spécifié non plus dans ce sens. C'est aux administrations préfectorales qu'il appartient d'apprécier les conditions d'isolement qui doivent être imposées aux usines en cause; ces administrations n'agissent qu'après avoir pris l'avis du Conseil d'hygiène.

Cette manière de procéder peut présenter quelques

avantages, mais elle a, à mon avis, de sérieux inconvénients. En ne précisant rien, on laisse une trop grande part aux appréciations individuelles, ou pour parler comme les intéressés dans ces sortes d'affaires, à l'arbitraire; on augmente ainsi, on expose même la responsabilité des hommes à qui appartient de décider les questions d'hygiène industrielle. Appliquer la loi dans des circonstances déterminées, faire exécuter des règlements nettement formulés, c'est là besogne facile qui n'exige de la part de ceux qui en sont chargés que du sens et de la fermeté. Mais ce travail de conciliation entre des intérêts opposés auquel se livrent forcément les Conseils d'hygiène en l'absence de lois qui définissent nettement les droits de chacun, de règlements qui fixent d'une manière positive l'exercice de ces droits, ce travail, disons-nous, exige non-seulement du sens et de la fermeté, mais encore beaucoup de lumières, de prudence et d'abnégation. Chacun se courbe devant la loi, obéit sans murmurer; mais on accepte difficilement, surtout quand on se croit sacrifié, des décisions qui, n'étant pas dictées en quelque sorte d'avance par un Code, peuvent être attribuées à des appréciations individuelles. C'est que les appréciations, quelque désintéressées qu'elles puissent être, n'en sont pas moins aux yeux de tous entachées des causes d'erreurs qui influent sur les jugements des hommes.

Il serait donc à désirer que notre législation se complétât sur ce point. Assigner à chaque industrie la place qu'elle doit occuper près des centres de population était chose difficile, impossible même à l'époque où fut édicté le décret qui régit encore aujourd'hui la matière; mais maintenant ce travail est facilement réalisable, grâce à cette admirable institution des Conseils d'hygiène qui, répandus sur tous les points de l'empire, observent partout et constamment l'industrie sous toutes ses formes, en étudient les effets, s'occupent d'en modérer l'influence. Ne trouverait-on pas, en effet, dans leurs rapports tous les éléments nécessaires à l'accomplissement d'un travail de cette espèce? les conditions d'éloignement, d'exercice imposées par chaque Conseil aux divers établissements insalubres ne pourraient-elles pas être généralisées, former les articles d'un Code?

Une loi peut être sévère, parce qu'elle est forte, parce qu'elle émane de la société entière. En administration, on ne peut être fort et sévère qu'en s'appuyant sur la loi. Il serait possible, si on réformait notre législation dans le sens que nous disons, d'y introduire des mesures plus rigoureuses que celles qui sont appliquées habituellement, d'isoler mieux qu'on ne le fait les établissements insalubres, et cela cependant sans porter préjudice à l'industrie. La tradition, l'usage, les précédents qui forment la règle de conduite des Conseils d'hygiène, en faisant sa force font aussi sa faiblesse, car ils peuvent être invoqués tour à tour pour et contre l'industrie. De là naissent des difficultés, de là viennent des débats qui amènent quelquefois des conflits de juridiction. Nous en avons eu des exemples à Lyon. Des industriels dont les prétentions avaient été repoussées par l'Administration préfectorale, sur l'avis du Conseil d'hygiène, se sont pourvus au Conseil d'État, et ils ont obtenu gain de cause devant ce juge suprême. Nous ignorons quelles considérations ont pu dicter au Conseil d'État une décision contraire aux avis émanés du Conseil d'hygiène, à la décision de l'Administration, avis, décision qui n'ont eu lieu qu'après une étude sérieuse, approfondie de la question, qui reposaient sur une appréciation raisonnée des exigences de certaines localités ; tout ce que nous pouvons dire, c'est que si la loi s'expliquait plus nettement qu'elle ne le fait sur les divers points que nous avons signalés, il ne pourrait se produire dans une même affaire deux jugements complètement opposés. Un pareil résultat est fâcheux. Il s'établit ainsi un conflit réel entre l'Administration locale et le Conseil d'État, qui ne peut que nuire à la cause de l'hygiène, et qui infirme d'avance les décisions des hommes chargés de régler l'exercice de l'industrie. Ainsi à Lyon, lorsque nous croyons devoir être sévères, sommes-nous menacés du recours au Conseil d'État, en qui les industriels ont l'espoir de trouver un juge plus facile, espoir que divers faits cités dans notre compte-rendu semblent jusqu'à un certain point justifier. Aussi, sommes-nous obligés, dans la crainte de voir autoriser ce que nous croyons nécessaire de repousser, de transiger avec l'industrie, de faire avec elle un échange de concessions dont le résultat soit un terme moyen entre l'interdiction ou l'autorisation absolue.

Nous comprenons parfaitement le rôle du Conseil d'État dans ces sortes d'affaires ; si l'on peut dire qu'il est moins à même que les Conseils d'hygiène, que les Administrations préfectorales de connaître certains intérêts, certaines exigences toutes locales, en revanche on peut dire qu'à cause de sa position élevée il envisage les choses de plus haut et qu'il doit échapper ainsi à beaucoup d'influences. Admettons donc que son intervention soit utile, et nous concevons très-bien que les arrêts de ce juge souverain présentent aux yeux de tous un caractère de justice, d'autorité que ne peuvent offrir à un égal degré les décisions émanées de juridictions inférieures. Mais nous voudrions que ces arrêts suprêmes, de même que les décisions des Conseils de salubrité fussent la conséquence légale de principes nettement formulés, de règlements précis, qu'ils fussent en un mot l'application des articles d'un code ; probablement alors ne verrait-on plus se produire ces jugements contradictoires dont on s'étonne à bon droit.

Nous pourrions nous étendre bien davantage sur ce sujet, mais nous croyons en avoir dit assez pour démontrer la nécessité de revenir sur la législation qui régit les établissements insalubres et d'y introduire les conditions qui doivent d'après leur nature, d'après les lieux, fixer leur situation par rapport aux habitations.

Mais voici un autre point sur lequel nous croyons devoir appeler l'attention du législateur. Il s'agit encore des conditions de l'autorisation à accorder aux ateliers insalubres, mais à un autre point de vue, à celui de la durée. La question que nous ne voulons que soulever est croyons-nous d'un grand intérêt, non-seulement pour le présent mais et surtout pour l'avenir.

L'autorisation comme on sait est donnée non à l'individu qui veut exercer une industrie, mais à l'emplacement sur lequel il veut établir son usine. Une demande ayant pour objet l'établissement d'un atelier insalubre est-elle adressée à l'Administration, ce qu'il faut considérer, ce qu'il importe de connaître c'est la nature de l'atelier, c'est le lieu choisi par le demandeur. Quant à ce dernier, peu importe quel il soit. Si l'autorisation est accordée c'est donc pour une industrie d'une nature déterminée, et dans un lieu désigné. On confère ainsi à une portion du sol un droit positif, on y attache un privilége ; cette portion du sol portera désormais droit d'industrie de même que certaines terres portaient anciennement droit de noblesse. Ce droit sera transmissible par voie d'acquisition ; le possesseur pourra changer indéfiniment sans que le privilége puisse être atteint.

Jusque là rien de bien grave ; mais voici qui l'est davantage. Ce droit, ce privilége sont illimités quant à leur durée. L'autorisation une fois donnée, c'est à perpétuité ; elle n'est pas révocable à moins de certaines circonstances que les industriels ont soin de ne pas faire naître. A-t-on réfléchi assez sérieusement aux conséquences qui peuvent résulter d'un pareil fait ? Autoriser un établissement insalubre dans une localité, c'est évidemment grêver à tout jamais cette localité d'une servitude, qui peut un jour lui être très-lourde, qui peut à un moment donné devenir très-onéreuse ; c'est compromettre l'avenir des communes en mettant à leur développement, à leurs projets d'amélioration un obstacle dont on ne pourra se débarrasser qu'à l'aide de grands sacrifices ; c'est enfin aliéner au profit d'intérêts particuliers les droits de l'hygiène publique, de tous les plus inaliénables.

En vain dira-t-on pour expliquer, pour justifier cette générosité de la loi envers l'industrie, que celle-ci ne peut s'établir, se développer, prospérer qu'à la condition de pouvoir disposer du temps, de beaucoup de temps ; qu'une usine n'a de valeur que vivante, que par conséquent la supprimer, la déplacer à un moment donné c'est détruire entre les mains du propriétaire un capital industriel, c'est provoquer la ruine de ce propriétaire. Nous répondrons : Oui le temps est nécessaire à l'industrie, mais ne peut-il donc être limité ? oui, une usine est un capital, mais ce capital n'est-il donc pas sujet à l'amortissement? Nous voudrions que l'autorisation fût temporaire ; que sa durée fût fixée dans des limites aussi larges qu'on voudra, mais déterminées, d'après la nature de l'industrie, d'après son importance et d'après sa situation plus ou moins distante des habitations. Et qu'on ne croie pas que cela soit incompatible avec les besoins de l'industrie ; que cela puisse compromettre sa prospérité. Ne la voyons-nous pas s'installer souvent dans des locaux qu'elle ne peut posséder qu'à titre locatif, par bail à échéance plus ou moins longue mais fixe et courir ainsi les chances d'une installation temporaire? Ne la voyons-nous pas changer de place spontanément pour aller s'établir dans un lieu qui se prête mieux à ses développements? A coup sûr si ces changements étaient si onéreux nous n'aurions pas à statuer si souvent sur des demandes en transfèrement d'ateliers. Une usine à gaz après un certain nombre d'années, un pont deviennent la propriété de la commune où ils sont installés, un chemin de fer devient la propriété de l'État et cela sans ruine pour les Compagnies qui ont fait les frais d'établissement ; une fabrique ne pourra-t-elle donc pas après avoir usé pendant un temps calculé suivant ses besoins du privilége qu'on lui avait accordé, rendre ce privilége et transporter ailleurs son matériel ? Assurément nous ne pouvons voir là une cause de ruine ; en industrie comme dans la vie ordinaire le mal vient presque toujours de l'imprévu ; ce qu'on peut prévoir on s'y prépare à l'avance, de sorte que lorsque l'événement arrive, si les précautions ont été bien prises, tout se passe sans trouble, sans qu'il en résulte rien de fâcheux.

N'accorder à l'industrie que des autorisations temporaires, passer avec elle non des actes de cession pour un temps illimité, mais des baux à terme, à échéance aussi longue que l'on voudra, mais fixe, déterminée; des baux renouvelables quand rien ne s'y oppose, c'est là une règle de conduite que l'on devrait désormais adopter, règle qui, nous en avons la conviction, est dès aujourd'hui applicable dans la grande majorité des cas; c'est un principe qu'il faudrait introduire dans la loi, dont on devrait faire en quelque sorte un article fondamental du code qui doit régir les établissements insalubres.

Ce principe, nous l'avons appliqué maintes fois à Lyon. Bon nombre d'établissements n'ont reçu que des autorisations temporaires. Nous n'avons jamais éprouvé de difficultés sérieuses de la part des industriels lorsque nous avons proportionné la durée de l'autorisation à l'importance de l'industrie; et nous avons pu nous convaincre des heureux résultats que pouvait produire nonseulement pour l'hygiène, mais même, en industrie, l'adoption d'une semblable mesure. Voilà pourquoi nous voudrions la voir se généraliser.

Nous abordons maintenant des considérations d'un ordre moins élevé, moins général, plus circonscrit, des considérations qui, bien qu'applicables en principe à toutes les grandes villes, ne concernent en fait que Lyon. Nous voulons examiner rapidement la situation de l'industrie dans la circonscription lyonnaise, ses conditions d'exercice dans les diverses localités où elle a établi son siége, ce qu'il y aurait à faire pour l'organiser d'une manière qui lui permît de satisfaire aux diverses exigences de l'hygiène.

Lyon possède, on peut le dire, une collection assez

complète d'établissements insalubres. Presque tous les arts industriels y ont leurs représentants, depuis les plus inoffensifs jusqu'aux plus redoutés. Si on examine la distribution de ces établissements sur le territoire lyonnais, on voit les uns, et c'est le plus grand nombre, installés dans Lyon même ; les autres dans un voisinage très-rapproché, quelques-uns dans les communes situées seulement à quelques kilomètres. En un mot, ils sont dans la ville ou très-peu éloignés de cette grande et puissante sphère d'attraction.

A Vaise, à la Guillotière, aux Brotteaux, à Villeurbanne, aux Charpennes se trouvent la plupart des établissements de première et de deuxième classe pour ne nous occuper que de ceux-là. Sont-ils convenablement situés et trouvent-ils partout les conditions nécessaires à leur exercice ? Si pareille question est faite aux habitants des localités où siége l'industrie, la réponse n'est pas douteuse ; elle est négative. Personne ne veut de l'industrie, partout on la repousse. Si une enquête *de commodo et incommodo* est ouverte sur un projet d'établissement d'usine, immédiatement la feuille d'enquête se couvre d'une foule de signatures qui protestent en termes énergiques contre le projet ; et ces signatures ne sont pas toujours le fait de voisins du futur établissement, par conséquent de gens directement intéressés dans l'affaire ; mais bien souvent elles émanent de gens qui habitent à une grande distance et tout à fait hors de portée de l'influence qu'on peut attribuer à la fabrique projetée. Les motifs allégués mis en avant pour justifier l'opposition ne sont pas puisés dans la connaissance de l'industrie contre laquelle on proteste et dont on peut s'exagérer les effets ; loin de là, ces motifs, qui sont presque toujours les mêmes n'importe l'établissement en cause, n'ont qu'un même fond, l'intolérance vis-à-vis de l'industrie.

Mais le Conseil, qui n'éprouve pas les mêmes passions, qui envisage les choses avec plus de calme, qui peut apprécier exactement la nature et le degré des inconvénients inhérents aux divers établissements industriels, tout en respectant, en exagérant même les droits de l'hygiène desquels seuls il a à s'occuper, peut émettre une opinion plus raisonnée, plus modérée sur la question que nous avons posée. Examinons donc les divers quartiers où s'est établie l'industrie, et voyons s'ils sont appropriés à leur rôle et dans quelle mesure.

Vaise, autrefois commune suburbaine importante, depuis quelques années arrondissement de Lyon, donne asile à bon nombre d'ateliers industriels qui sont établis depuis plus ou moins longtemps. On y compte des fabriques de produits chimiques assez importantes, telles que fabriques de prussiate, de noir animal, de savons, fabriques de bougies, des fours à chaux fumivores, des fours à plâtre, à poterie; des ateliers de grosse chaudronnerie, un vaste abattoir, etc.... Quand on examine attentivement Vaise dans son ensemble, on ne peut moins faire de considérer cette localité comme peu convenable pour la réunion des ateliers à émanations insalubres. Fermée au midi, à l'ouest, au nord par les collines de Loyasse, de Champvert, par le coteau de la Duchère, la plaine de Gorge-de-Loup est mal disposée pour qu'il s'y opère cette ventilation active nécessaire pour disperser les gaz ou vapeurs émanés des usines. De plus, les usines placées dans cette plaine ne peuvent moins faire, par leurs cheminées, d'envoyer leur fumée, leurs émanations plus ou moins désagréables jusqu'aux coteaux de Champvert, de la Duchère, coteaux semés de maisons de campagne, d'habitations d'agrément, dont le séjour deviendrait par là insupportable.

Soit au point de vue de la population de Vaise elle-même, soit dans l'intérêt de ce qui l'entoure; il importe de ne pas laisser envahir ce quartier par l'industrie, d'y restreindre autant que possible le nombre des établissements insalubres, de n'y autoriser que ceux dont les inconvénients présentent peu de gravité.

Les plaines situées sur la rive gauche du Rhône et sur lesquelles sont établies les communes des Charpennes, de Villeurbanne, le quartier des Brotteaux, de la Guillotière, de la Mouche etc. sont le siége de la plupart des établissements insalubres de Lyon. C'est là le véritable champ de l'industrie ; on le reconnaît à ces hautes cheminées qui s'y élèvent de tous côtés et d'où l'on voit s'échapper tantôt des torrents d'une noire fumée, tantôt un nuage blanc de vapeur, quelquefois des gaz colorés. Ces larges plaines, qui s'étendent du nord au midi de Lyon et que limitent le Rhône, sont admirablement disposées pour recevoir les fabriques destinées à l'exercice de l'industrie chimique. Ouvertes de tous côtés, elles offrent un libre accès au vent et ne présentent aucun de ces accidents de terrain qui peuvent en entraver l'action. L'atmosphère y est donc soumise à de continuelles agitations, l'air s'y renouvelle sans cesse et les émanations qui y ont pris naissance sont promptement dissipées. A ne considérer que l'intérêt de Lyon, proprement dit, on ne peut moins faire de voir là des circonstances naturelles très-heureuses pour notre ville, qui lui permettent de donner l'essor à ses arts insalubres et la mettent à l'abri de leur influence. Mais les choses ne peuvent être envisagées à un point de vue si exclusif, si égoïste. Au milieu de ces plaines vivent des populations ; leurs intérêts qui ne nous sont pas moins chers ne peuvent être abandonnés, sacrifiés. Or, si nous nous transportons dans ces localités, si nous les parcourons, observant, examinant les rapports de l'industrie avec les populations, nous ne pourrons éprouver la même satisfaction, nous trouverons même souvent matière à de sérieuses réflexions.

Mais bornons nos investigations à un espace circonscrit, et contentons-nous d'explorer cette partie que borne au midi la rue du Sacré-Cœur, au nord le chemin des Charpennes, à l'orient une ligne tirée de Villeurbanne au chemin des Charpennes, à l'occident la ligne des fortifications ou pour mieux dire le Rhône, du pont Saint-Clair au pont de la Guillotière. Cette partie des plaines est à coup sûr celle qui doit le plus nous intéresser, soit pour le présent, soit pour l'avenir. Très-peuplée aujourd'hui, elle tend à le devenir bien davantage. N'est-ce pas évidemment par là que doit s'écouler, n'est-ce pas là que doit s'étendre ce flot toujours croissant de population qui déborde de ce grand bassin qu'on appelle Lyon ? Dans cet espace circonscrit, nous trouvons de nombreuses et souvent considérables usines. Ce sont des usines de première classe, fabriques de phosphore, de prussiate, de vernis, de mordant de rouille, distilleries de résines, de goudron, etc., puis une multitude d'ateliers de deuxième classe. Nous y trouvons, en même temps, d'importantes agglomérations d'individus, ce sont la rue du Sacré-Cœur, le quartier de la Villette, où se remarque l'hospice des Petites Sœurs des Pauvres, la cité Napoléon, le village de Villeurbanne, près duquel est situé le couvent du Sacré-Cœur, la commune des Charpennes et enfin, un grand nombre d'habitations particulières, de petits clos d'agrément tantôt réunis, tantôt isolés. Or, ces usines, ces agglomérations d'individus ne sont pas toujours vis-à-vis les unes des autres dans les conditions qui devraient en régler les rapports conformément aux exigences de l'hygiène. Il est incontestable que certaines fabriques doivent être une cause sinon d'insalubrité sérieuse, au moins de graves incommodités. L'on ne doit donc pas s'étonner que de fréquentes réclamations partent de ces localités, que d'énergiques oppositions protestent contre la création d'usines nouvelles. On pourrait dire, il est vrai, à ceux qui se plaignent, à ceux qui réclament la suppression de certains établissements, que l'industrie était là avant eux, que c'est elle qui a peuplé le pays, qui y a amené la vie, que pouvant la connaître et s'étant établis librement, de leur propre volonté près d'elle, ils doivent se résigner à subir des inconvénients qu'ils ont acceptés d'avance. Mais nous ne saurions tenir un pareil langage, ni adopter la conduite qui semble en être la conséquence. Il y a là un état de choses fâcheux, que condamne l'hygiène ; sans nous préoccuper des causes qui l'ont amené, nous devons le signaler et chercher le moyen d'y remédier ; nous devons tâcher d'améliorer le présent, de réserver l'avenir. C'est ce que nous allons faire, rattachant ce que nous avons à dire à des questions d'hygiène plus générales et qui embrassent toute la circonscription lyonnaise. C'est par là que nous terminerons.

L'existence d'établissements industriels plus ou moins nombreux et variés, plus ou moins incommodes ou insalubres, auprès d'une grande ville comme Lyon, c'est là un fait auquel il faut se soumettre et se résigner d'avance. L'industrie est chose nécessaire, inévitable.

C'est un compagnon qui a de grands défauts, de grands vices si on veut, mais qui a de précieuses qualités et qui rend d'utiles services et avec lequel, en tout cas, il faut absolument se résigner à vivre. Tout ce qu'on peut faire c'est de s'arranger avec lui de manière à profiter de ses qualités sans souffrir de ses vices. C'est là une nécessité, un principe dont il faut bien se pénétrer quand on veut juger équitablement les intérêts, les droits réciproques de l'hygiène et de l'industrie. Ceci admis, on comprend qu'il n'y a plus qu'à s'occuper d'établir l'industrie dans les meilleures conditions possibles, c'est-à dire, de la loger, de l'organiser de manière que son influence ne puisse s'exercer d'une manière fâcheuse sur ce qui l'environne.

Le choix de l'emplacement destiné à recevoir les établissements insalubres est chose très-importante. Ce choix intéresse non seulement le présent, mais encore l'avenir ; il faut donc y apporter beaucoup de prudence et de réflexion. Pour le faire convenablement il faut tenir compte d'une foule de circonstances, soit locales, soit générales ; il ne faut pas envisager l'hygiène d'une grande population dans ses détails, mais dans son ensemble ; il ne faut pas faire l'hygiène d'un lieu circonscrit, borné, mais celle du tout dont ce lieu fait partie.

Les diverses localités qui composent la circonscription lyonnaise ne sont pas également propres à recevoir l'industrie ; il en est même qu'on ne peut, qu'on ne doit pas lui abandonner, d'où elle doit être exclue à tout jamais. Quel est le Lyonnais, tant soit peu artiste, tant soit peu amateur de la nature, qui consentirait à lui sacrifier, par exemple, les délicieux rivages de la Saône, à voir changer en usines les charmantes villas, les pittoresques habitations qui émaillent ses coteaux, à voir se refléter dans les eaux de la transparente et paisible rivière, au lieu du vert peuplier, au lieu du saule, une colossale cheminée ornée de son panache noir? Et ce que nous disons-là, nous pourrions le dire de beaucoup d'autres localités qui avoisinent Lyon. Il y a donc des lieux que l'on ne doit pas livrer à l'industrie, et cela, non pas seulement par cette raison d'amour de la nature, de sentiment du pittoresque qui, à quelques yeux, pourraient n'avoir pas une valeur suffisante, mais par des motifs plus sérieux, par des motifs d'hygiène.

« Lyon, avons-nous dit quelque part, à propos de l'éta-
« blissement d'une fabrique d'acide pyroligneux, à Fon-
« taines, Lyon possède un population de plus de 300 mille
« âmes. Cette population habite des rues humides, som-
« bres, mal aérées. Resserrée dans des murs trop étroits,
« sa sphère de mouvement ne peut se borner aux lieux
« qu'elle habite ; elle s'étend nécessairement au-delà et
« dans un rayon de douze à quinze kilomètres autour
« de la ville. Mais elle ne s'étend pas également dans
« tous les sens, car tous les environs de la ville ne l'atti-
« rent pas au même degré. Elle se porte évidemment de
« préférence du côté où la nature a répandu le plus de
« charmes. Cette expansion d'une population hors de
« ses murs est le résultat d'un besoin ; c'est un fait ins-
« tinctif, nécessaire, dont l'hygiène doit tenir un compte

« sérieux, car il lui profite. On doit favoriser ce besoin
« d'expansion et non l'entraver ; dans ce but, il faut être
« ménager des lieux que la nature a fait beaux et qui,
« à cause de cela, ont mérité les préférences d'une po-
« pulation ; il faut les conserver avec soin. Ce serait, à
« coup sûr, un mauvais moyen que de les livrer à l'in-
« dustrie qui les a si vite transformés. Parmi les loca-
« lités qui environnent Lyon, une de celles où se porte
« de préférence la population lyonnaise, c'est à coup
« sûr Fontaines , voilà pourquoi le Conseil d'hygiène
« s'efforce de conserver ces campagnes comme le jardin
« de Lyon. »

Mais ces plaines qui s'étendent à l'est de Lyon, et dont
nous avons parlé, ces plaines qui bordent le Rhône,
formées par lui et que le fleuve impétueux menace de
reprendre, peut-on les comparer aux campagnes riantes
de la Saône? Doit-on les respecter comme elles? Non assurément. Par leur position, par leur configuration, elles
sont destinées à être le siége de l'industrie. C'est-là qu'on
doit établir les ateliers, les manufactures, non pas cependant partout indistinctement, mais en les répartissant
conformément aux exigences des diverses parties qui
composent ce vaste territoire.

Le quartier des Rivières, le quartier des Iles, Saint-
Fons, les bords du Rhône à Feyzin, plaines presque
désertes, éloignées de Lyon, sont parfaitement situées,
disposées pour donner asile aux établissements de première classe et à tous ceux dont les émanations compro-
mettent la commodité ou la santé publique. C'est là que
nous voudrions diriger les industriels, au grand avantage
de toute l'agglomération lyonnaise.

Quant à cette portion si peuplée, comprise entre la Guillotière et les Charpennes dont nous avons parlé plus haut, nous devons faire des réserves. Nous avons signalé la situation fâcheuse faite à ce quartier populeux, par le nombre et la qualité des usines qui y sont établies. Evidemment il faut se garder d'aggraver cet état. Mais faut-il pour cela écarter désormais l'industrie de ce quartier comme le pensent, comme le demandent bon nombre d'habitants? Telle n'est pas notre opinion. Ces localités, quoi qu'on fasse, sont vouées et pour long-temps à l'industrie qui tend à l'envahir de plus en plus parce qu'elle y trouve divers avantages; et il n'y a pas de raison pour l'en exclure d'une manière absolue. Refuser désormais toute autorisation pour des établissements susceptibles d'augmenter la dose d'insalubrité ou d'incommodité produite par ceux qui existent actuellement dans ce quartier, appliquer largement le principe des autorisations temporaires, voilà le moyen de préserver l'avenir. Quant au présent, deux mesures pourraient être prises, qui auraient certainement pour effet d'atténuer beaucoup les inconvénients des usines actuellement en activité.

La première serait la création d'un cours d'eau à travers les localités dont nous parlons. Les inconvénients des usines ne résultent pas uniquement des gaz ou vapeurs qu'elles rejettent dans l'atmosphère et dont elles se débarrassent à l'aide de ces hautes cheminées qu'on pourrait appeler des égouts aériens, elles en ont d'autres non moins graves et qui proviennent des déjections liquides qui se produisent quelquefois en abondance dans un grand nombre d'opérations, et qui peuvent devenir, si on ne s'en débarrasse promptement, une source d'é-

manations infectes, insalubres. Mais il n'est pas toujours
facile de s'en débarrasser, et là moins qu'ailleurs, car on
ne peut les déposer ni sur, ni dans le sol. Dans le terrain d'alluvion qui compose ces plaines, les liquides
s'infiltrent, arrivent à la nappe d'eau souterraine, et
circulant avec elle à travers les graviers vont infecter les
puits souvent à une distance assez grande. Aussi le
Conseil défend-il l'usage des puits perdus ; aussi ordonne-
t-il aux industriels la construction de citernes cimentées
dans lesquelles se récoltent les eaux de la fabrique, et
d'où on les emporte dans des tonneaux pour les jeter au
Rhône. Il n'est pas besoin de faire remarquer que ce sont
là des conditions fâcheuses pour l'industrie, et peu satisfaisantes pour l'hygiène. La création d'un cours d'eau
rendrait ici un service signalé. On a bien fait quelque
chose dans ce sens, on a fait des travaux au ruisseau
de la Rize, mais ces travaux sont loin d'être suffisants.
Le cours de la Rize n'est point assez rapide, ses eaux sont
trop peu abondantes. Aussi, loin d'être un moyen d'assainissement pour les lieux que parcourt ce ruisseau,
n'est-il souvent, comme nous avons eu maintes fois
l'occasion de le constater pendant les chaleurs de l'été,
qu'une cause d'infection, d'insalubrité. Ce qu'il faudrait
là, c'est un canal large et profond, qui prenant ses eaux
dans le Rhône, et recevant sur son parcours les liquides
provenant des usines, les emporterait par un cours rapide au-delà de Lyon pour les jeter dans le fleuve. Le
Conseil s'est intéressé vivement, il y a quelques années,
à un projet qui avait pour but de canaliser la Rize, de
lui fournir l'eau des balmes qui alimentent les marais
de Vaux, et de dessécher ces marais pour les livrer à
la culture. C'était là un beau et utile projet qui méritait

d'être encouragé. Nous ne savons ce qu'il est devenu. Espérons qu'il sera repris et conduit à bonne fin.

Surveiller attentivement les usines, les forcer à exécuter rigoureusement les conditions qui leur ont été imposées, c'est là certainement une des mesures les plus propres à atténuer leur influence non-seulement dans les lieux dont nous parlons, mais partout. C'est une mesure dont l'importance ne peut échapper à personne ; il suffit de la signaler pour en indiquer les avantages. Les établissements industriels ne sont pas toujours insalubres parce qu'ils font certaines opérations, mais bien souvent par la manière dont ils les font. De leur tenue générale, des précautions qui y sont prises dépendent souvent et uniquement leurs inconvénients. Les Conseils de salubrité dictent ces précautions, les administrations fixent les conditions de l'autorisation. Mais ces conditions sont-elles exécutées, ces précautions sont-elles employées ? Combien de fois le contraire n'arrive-t-il pas ? De telle sorte que telle usine qui, dans l'esprit du Conseil devait être inoffensive parce qu'elle devait fonctionner suivant un mode déterminé, devient une cause d'incommodité ou d'insalubrité, parce qu'elle opère en dehors des limites de son autorisation. Cela n'arriverait pas à coup sûr, si une surveillance active, si une inspection sévère étaient exercées sur elle. Depuis bien longtemps le Conseil de Lyon est pénétré de l'utilité, de la nécessité de cette inspection, et maintes fois il en a demandé l'établissement. Nous devons remercier M. le Sénateur administrateur du département de l'avoir instituée ; c'est un service après tant d'autres rendu à l'hygiène de nos localités. Un jeune chimiste attaché depuis peu d'années à la voirie lyonnaise, parfaitement compétent dans les questions industrielles, M. Sécligmann, à qui on doit déjà un excellent travail sur les eaux de Lyon, est chargé de l'inspection des ateliers et manufactures. Cette inspection, si elle est sévère, constante et ferme, comme nous la désirons, comme elle doit être, portera certainement ses fruits.

Telles sont les mesures que le Conseil s'est efforcé constamment d'appliquer, ou dont il a cherché à provoquer la réalisation ; tels sont aussi les principes généraux qui ont toujours déterminé sa conduite, motivé ses avis dans les nombreuses affaires qui lui ont été soumises. C'est en effet par l'emploi de ces mesures, par l'application de ces principes que l'on peut espérer organiser l'industrie dans ses détails comme dans son ensemble, conformément aux exigences de l'hygiène, et de façon à assurer le présent sans compromettre l'avenir.

J'ai terminé la tâche qui m'était imposée. J'ai fait mes efforts pour que ce compte-rendu fût l'historique exact, quoique abrégé, des faits accomplis dans l'hygiène industrielle par le Conseil de Lyon, et l'expression fidèle de ses vues, de ses opinions, de ses principes.

Puisse ce livre être utile à la cause sacrée de l'hygiène. C'est l'unique récompense qu'ambitionne le Conseil de Lyon.

FIN.

TABLES DES MATIÈRES.

TABLE

DES MATIÈRES CONTENUES DANS LA PREMIÈRE PARTIE.

Arrêtés Constitutifs des Conseils d'hygiène publique et de salubrité dans les départements. . . . . ɪ

Composition du Conseil d'hygiène publique et de salubrité de l'arrondissement de Lyon et des mutations, du 1er janvier 1851 au 31 décembre 1859. . . . . vɪɪɪ

Médecins correspondants du Conseil. . . . . xvɪ

CHAPITRE PREMIER.

Hygiène de lyon, introduction. 3

CHAPITRE II.

Lyon a la fin du XVIIIe siècle.   8

CHAPITRE III.

Lyon régénéré   22

   Quais du Rhône et de la Saône.   24
   Ponts sur la Saône et sur le Rhône.   28
   Quartiers nouveaux.   30
   Quelques réflexions sur ce qui précède.   41
   Recrépissage des maisons.   50
   Trottoirs, pavés.   51
   Éclairage.   54

CHAPITRE IV.

Service des eaux   56

CHAPITRE V.

Promenades publiques.   73

CHAPITRE VI.

Inondations, leurs conséquences au point de vue de l'hygiène publique.   84

CHAPITRE VII.

De l'assistance publique pour les malades indigents.   96

   Hôpitaux et hospices civils   97
   Hôtel-Dieu   99
   Hospice de la Charité. 105
   Hospice de l'Antiquaille. 108
   Hospice du Perron. 115

Hôpital de la Croix-Rousse.................... 117
Hospices particuliers......................... 126
Secours à domicile aux malades indigents..... 131
Dispensaire général.......................... 131
Dispensaire spécial.......................... 132
Bureaux de bienfaisance...................... 133
Société de charité maternelle................ 133
Salles d'asile............................... 134
Crèches...................................... 134
Hôpitaux militaires.......................... 135

CHAPITRE VIII.

Séminaire.................................... 138
Lycée impérial............................... 141
École impériale vétérinaire.................. 143

CHAPITRE IX.

Prisons...................................... 146

Maison d'arrêt, prison de Roanne............. 147
Maison de détention de Perrache.............. 151

CHAPITRE X.

Voirie. — Égouts............................. 153

CHAPITRE XI.

Vidanges, Usines, Urinoirs................... 162

CHAPITRE XII.

Marchés. — Etalages en plein vent, marchés de la Martinière et des
    Cordeliers 168

CHAPITRE XIII.

Friperies et leurs dangers. — Vêtements, modes diverses pernicieuses
à la santé.. 174

CHAPITRE XIV.

Etablissements insalubres. — Abattoirs, tueries................. 181

CHAPITRE XV.

Fonderies de suif. Dépôts de cuirs verts...................... 201

CHAPITRE XVI.

Cimetières..................................... 218

CHAPITRE XVII.

Des Épidémies, Endémies, etc. — La variole et la vaccine dans le département du Rhône 223

CHAPITRE XVIII.

Résumé des rapports annuels sur la santé publique et les épidémies de
la ville de Lyon, depuis 1852 jusqu'en 1860, par le D^r Ed. Bouchet,
médecin des épidémies............................. 231

Rapports du Conseil d'hygiène se rattachant au chapitre des épidémies, endémies, etc............................. 238

CHAPITRE XIX.

Hydrophobie ,...... ;.........,.;.........;.;...... 247

CHAPITRE XX.

Travail statistique relativement au goitre endémique dans le département du Rhône.. 251

Rapport sur le ruisseau de la Rize.......................... 262
Du mal des bassines, affection particulière aux femmes qui filent les cocons 264

CHAPITRE XXI.

Conséquences de la régénération de la ville de Lyon sur la santé publique et sur la constitution physique de la population......... 267

FIN DE LA TABLE DE LA PREMIÈRE PARTIE.

TABLE

DES MATIÈRES CONTENUES DANS LA DEUXIÈME PARTIE.

Introduction... 283

CHAPITRE PREMIER.

Établissements de première classe..................... 291

Abattoirs publics ou particuliers..................... 291
Equarrissage.. 292
Echaudoirs, triperies................................. 294
Cordes harmoniques (fabrique de)...................... 296
Suifs (fonte à feu nu)................................ 300
Sang (dépôts de)...................................... 301
Vidanges (dépôts de).................................. 303

Allumettes chimiques...................................... 304

»   »   Rapport sur la fabrication du phosphore et
des allumettes à Lyon.................................. 308

Colle forte.. 332

Résines (fonte-distillation des) 333

Vernis. — Cuirs vernis. — Toiles peintes................ 333

Schistes (distillation des)............................. 333

Verreries 338

Acide sulfurique (fabrique d').......................... 345

CHAPITRE II.

ETABLISSEMENTS DE DEUXIÈME CLASSE........................ 351

Fours à chaux 352

»   »   leur influence sur la vigne................ 357

»   »   fumivores (système Bidremann).............. 360

Fours à plâtre.. 371

»   à tuiles... 371

»   à briques 371

»   à poterie 371

»   à pipes 371

»   à faïence.. 371

Suif (fonte au bain-marie)............................. 372

Bougies stéariques (fabrique de) 375

Tanneries... 380

Corroieries 385

Chiffons (dépôt de)..................................... 388

Noir animal. — Cirage (fabrique de)..................... 389

Acide pyroligneux (fabrique d')......................... 394

Sulfate ferrique (mordant de rouille)................... 403

Gaz d'éclairage (usine à) 408

Asphalte (fabrique d').................................. 413

Chapeaux (fabrique de).................................. 414

Cartons (fabrique de).................................. 415

Couvertures (fabrique de)............................... 415

Soie (filature de)...................................... 416

Colle de peau (fabrique de) 417

Orseille (fabrique de)............................ 418
Liqueurs (fabrique de)............................ 419
Huiles (épuration d')............................ 421
Cendres gravelées (fabrique de)........................ 422
Chaudronnerie. — Construction de machines.................. 423
Fonderies de métaux 429

CHAPITRE III.

Établissements de troisième classe......... 430

Bois à brûler (dépôt de)............................ 432
Brasseries 432
Buanderies............................ 436
Briqueteries flamandes............................ 437
Carmin d'indigo (fabrique de)........................ 440
Cierges (fabrique de)............................ 440
Cire (fonte au bain-marie)........................ 440
Couleurs (fabrique de)............................ 440
Étamage de glaces........................ 440
Extraits de bois colorants............................ 440
Cuivre (fonderie au creuset)........................ 441
Fromages (dépôt de)............................ 445
Gélatine (fabrique de)............................ 451
Ferblanc (grillage du vieux)........................ 451
Etoffes de soie (grillage des)........................ 452
Papiers peints (fabrique de)........................ 452
Etain (poterie d')............................ 452
Savons (fabrique de) 452
Sulfate de chaux (fabrique de)........................ 455
Sulfate ferreux (fabrique de)........................ 455
Soude caustique (fabrique de)........................ 456
Soude factice (fabrique de)........................ 456
Raffinage du tartre............................ 456
Teintureries............................ 457
Vacheries 460
Vinaigre (fabrique de) 466

CHAPITRE IV.

Industries non classées. — Questions de classement, etc............ 464

Albumine au moyen du sang (fabrique d') 467
Acide picrique-azoto-sulfurique (fabrique de).................. 469
Aniline, harmaline, fuchsine (fabrique d')..................... 477
Bleu d'outremer (fabrique de)............................ 488
Cochenille ammoniacale (fabrique de).,..................... 491
Couleurs pour papiers peints (fabrique de)................... 493
Cyanure de potasse liquide ou prussiate rouge de potasse (fabr. de). 493
Bouillons de bière (distillerie de) 494
Guano (dépôt de)..................................... 495
Os et eaux grasses (dépôt d') 496
Torches (fabrique de)................................. 497
Huiles de résine et cartons bitumés (dépôt d').............. 499
Peinture et dorure sur porcelaine........................ 499
Pulvérisation de drogues............................... 500
Sulfate et chlorure ferrique à vase clos (fabrique de)........... 501
Ouates (fabrique de).................................. 504
Marchands de volailles 513
Eaux gazeuses. — Conditions de sûreté des appareils........... 515
Tableau contenant les décisions ministérielles sur le classement de
    diverses industries depuis 1851........................... 520

CHAPITRE V.

Appareils a vapeur 523

Tableau représentant les appareils à vapeur autorisés depuis 1851 ,
    dans l'arrondissement de Lyon, année par année, avec l'indication
    des industries qui les emploient 525
Fumivorité. — Appareil Tailfer...................... 533
Arrêté de M. le Sénateur, administrateur du département du Rhône,
    concernant la fumivorité................................ 538

CHAPITRE VI.

Réflexions générales. — Desiderata 542

FIN DE LA TABLE DE LA DEUXIÈME PARTIE.

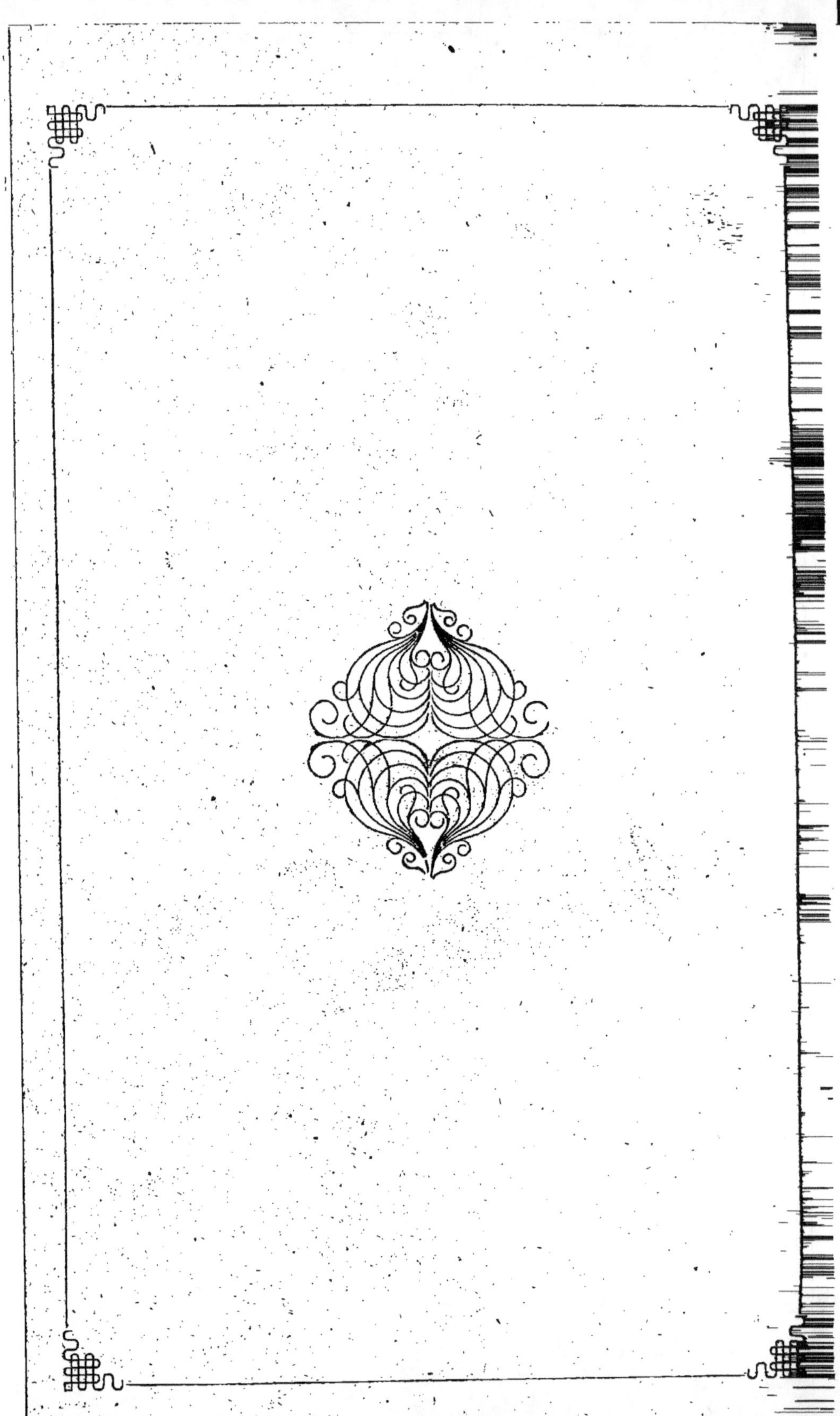